U0247378

急危重症微循环学

姚咏明　邱海波　马晓春　主编

科学出版社

北　京

内 容 简 介

本书系统介绍了急危重症微循环学基础理论与临床应用。全书共22章，内容主要包括微循环学基础理论，微循环功能障碍、影响因素及其机制，微循环的临床评估方法和干预措施，微循环障碍与多器官损害，脓毒症和多器官功能障碍综合征病理过程中微循环变化特征，特殊环境微循环改变的病理生理学意义等。

本书内容系统、全面，可供临床内、外科急危重症与创、烧伤医学临床医生、护士，以及相关专业的基础科研人员和研究生参考。

图书在版编目（CIP）数据

急危重症微循环学 / 姚咏明，邱海波，马晓春主编. —北京：科学出版社，2021.6
ISBN 978-7-03-068771-5

Ⅰ. ①急… Ⅱ. ①姚… ②邱… ③马… Ⅲ. ①急性病–微循环（生理）②险症–微循环（生理） Ⅳ. ①R331.3

中国版本图书馆 CIP 数据核字（2021）第 089402 号

责任编辑：沈红芬 / 责任校对：张小霞
责任印制：赵 博 / 封面设计：黄华斌

科 学 出 版 社 出版
北京东黄城根北街 16 号
邮政编码：100717
http://www.sciencep.com

三河市春园印刷有限公司 印刷
科学出版社发行 各地新华书店经销
*
2021 年 6 月第 一 版 开本：787×1092 1/16
2021 年 6 月第一次印刷 印张：27 3/4
字数：650 000
定价：238.00 元
（如有印装质量问题，我社负责调换）

《急危重症微循环学》编写人员

张庆红　研究员　中国人民解放军总医院医学创新研究部
赵自刚　教　授　河北北方学院基础医学院
周建新　教　授　首都医科大学附属北京天坛医院

协编者　（按姓氏汉语拼音排序）

安　胜	安　欣	车在前	陈　影
谌俐宏	郝　东	何宗钊	胡才宝
黄　洁	李　磊	李　泉	李红云
刘嘉琳	司　向	宋凤卿	孙　凯
王　涛	王陆豪	项　辉	徐静媛
杨燕琳	曾学英	张　泓	张　卉
张明明	张如愿	朱江勃	朱委委

主 编 简 介

姚咏明 中国人民解放军总医院医学创新研究部转化医学研究中心主任、教授、博士生导师，国家杰出青年科学基金获得者，清华大学、浙江大学、中山大学、南开大学等 13 所高校讲座或兼职教授。

长期从事创（烧、战）伤感染与免疫、休克、脓毒症和多器官功能障碍综合征发病机制及防治策略的转化医学研究，取得的主要成绩和贡献如下：阐明了高迁移率族蛋白 B1 在创（烧）伤后脓毒症发病中的确切作用与意义，证实其作为新的晚期炎症介质和免疫调节分子诱发多器官损害的论点；揭示

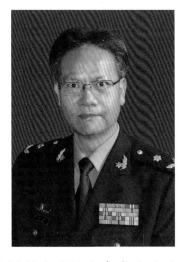

了脂多糖结合蛋白及脂多糖受体表达上调是严重损伤增敏内源性内毒素作用的主要分子基础；发现生物蝶呤参与了内/外毒素休克的发病过程，从全新的角度探索脓毒性休克病理生理机制；率先开展严重创（烧）伤后革兰氏阳性菌感染及其外毒素分子致病机制与干预对策研究；明确了血必净注射液改善脓毒症状态下炎症失控、免疫紊乱和凝血异常的主要组分、关键环节和调控途径；提出了评价严重烧伤患者免疫功能障碍程度的新标准与临床免疫调理新策略。

现任国际休克学会主席（担任该主流国际学术组织重要职务的首位华裔学者）、第十届世界休克大会主席、欧洲休克学会顾问、国际危险预警分子和炎症研究协会中国分会主席、中国研究型医院学会休克与脓毒症专业委员会主任委员、中国微生物学会微生物毒素分会主任委员、中国中西医结合学会急救专业委员会副主任委员、中国病理生理学会休克专业委员会副主任委员等职务。担任国家科技进步奖评委、国家重点实验室评估专家、国家自然科学基金委员会医学科学部学科评议组组长等。并任 *Front Med*、*Shock*、*Front Public Health* 杂志副主编，*Front Immunol* 杂志特邀专题主编，*Mil Med Res* 杂志执行主编，《中华危重病急救医学》《中华烧伤杂志》《中华急诊医学杂志》等 11 种中文杂志副主编等。主持国际合作、国家和省部/军队级课题 35 项，包括国家杰出青年科学基金、国家自然科学基金重点项目、国家"973 计划"项目课题、国家重点研发计划项目课题等。发表学术论文 614 篇，其中被 SCI 收录 196 篇、SCI 他

引 4110 次。主编《现代脓毒症理论与实践》《急危重症病理生理学》《脓毒症防治学》等大型学术专著 8 部，副主编、参编国内专著 29 部及国外专著 8 部。

获国际学术奖 3 项（均排名第一），国家科技进步奖一等奖 1 项（排名第二），国家科技进步创新团队奖 1 项，国家科技进步奖二等奖 4 项（2 项排名第一、1 项排名第二），省部/军队级科技进步奖一等奖 6 项、二等奖 9 项（10 项排名第一）。荣获国际 Schlag 纪念奖（唯一获此殊荣的亚洲学者）、国家"万人计划"百千万工程领军人才、军队科技领军人才、"求是"杰出青年奖、中国青年科技奖、"新世纪百千万人才工程"国家级人选、全国优秀科技工作者、军队杰出专业技术人才奖、北京科技领军人才等。享受国务院政府特殊津贴，先后荣立个人二、三等功各 1 次。所带领的团队 2016 年荣立集体二等功 1 次，2019 年被中央军委表彰为全军首届十大"践行强军目标标兵单位"，是军队医疗卫生系统唯一获此殊荣的基层科室。

邱海波 东南大学首席教授（二级）、主任医师、博士生导师、长江学者，入选教育部新世纪优秀人才计划，享受国务院政府特殊津贴。东南大学附属中大医院党委副书记。国家卫健委重症医学医疗质量控制中心主任、中华医学会重症医学分会第三届主任委员、中国医师协会重症医师分会副会长。《中华重症医学电子杂志》总编辑，《中华急诊医学杂志》《中华危重病急救医学》《中华创伤杂志（英文版）》副总编辑，*Annals of Intensive Care* 副主编，*Critical Care Medicine* 编委，《美国重症医学杂志（中文版）》总编辑。

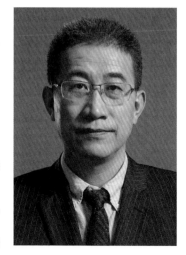

推动我国重症医学学科的建立和规范性发展。制定呼吸功能障碍与呼吸支持关键技术规范并进行推广，与国际平台接轨；参与编撰我国重症医学各类规范、指南 20 余项；建立了以东南大学附属中大医院为中心的区域性突发公共事件医疗应急团队，并形成辐射全国的快速反应团队；通过完善重症医学诊疗流程、临床路径和关键生命支持技术规范，编写了《重症医学：规范·流程·实践》；完成重症医学网络平台整体框架的构建，建立"云重症"平台，通过"互联网+"的模式，将先进的技术下沉到基层医院，带动了各层次医院重症医学的整体发展，让更多的重症患者能够得到科学、规范的诊疗服务。

在国家重大突发事件的重症患者救治领域，发挥领导性和引领性作用。先后参与了 2003 年"非典"疫情、2005 年四川省猪链球菌病疫情、2008 年手足口病疫情、2008 年汶川地震、2009 年甲型 H1N1 流感疫情、2010 年玉树地震、2011 年温州动车事故、2013 年 H7N9 禽流感疫情、2014 年"8.2"昆山爆炸事故和 2015 年"8.12"天津特大火灾爆炸事故、2019 年响水爆炸等重大突发公共卫生事件的抢救工作，并多次担任国家医疗专家组组长或副组长，为救治重症患者做出了重要贡献。新冠肺炎疫情暴发以后，立即奉命奔赴武汉，作为中央赴武汉指导组专家组成员、国家卫健委救治专家组成员参与抗疫战斗，制定了一系列重症患者的诊疗规范及流程，提出了一系列如专家下沉、全国驰援、早期俯卧位通气等具有战略意义的建议并被采纳，为抗击疫情做出了重要贡献。

长期从事 ARDS/脓毒症发病机制与治疗的临床和基础研究，主持和参与国家自然科学基金重点项目及面上项目、国家科技重大专项、卫健委重大行业专项等省部级以上课题 40 余项。获国家科技进步奖二等奖 1 项（排名第六）、教育部自然科学奖二等奖 1 项（排名第一）、中华医学科技奖二等奖 1 项（排名第一）、江苏省科技进步二等奖 1 项（排名第一）。发表论文 400 余篇，其中 SCI 收录论文近 200 篇，总影响因子 600 余分，他引 3000 余次。部分论文发表在 *N Engl J Med*、*Intensive Care Med*、*Clin Infect Dis*、*Crit Care Med*、*Crit Care*、*Anesthesiology* 等专业顶级期刊。

先后荣获全国抗疫先进个人、全国优秀共产党员、全国抗震救灾模范、全国优秀科技工作者、全国防治非典型肺炎工作优秀共产党员、全国师德先进个人、全国卫生计生系统白求恩奖章、全国最美医生、全国医德标兵、卫生部有突出贡献中青年专家等荣誉称号。

马晓春　中国医科大学附属第一医院重症医学科主任，二级教授、博士生导师，享受国务院政府特殊津贴。辽宁省特聘教授（第一批）、首届辽宁名医、辽宁好人·最美医生（第一届）、辽宁省五一劳动奖章获得者、全国抗疫先进个人。现任中华医学会重症医学分会副主任委员、中国病理生理学会危重病专业委员会副主任委员、中国医药教育学会休克专业委员会副主任委员、中国老年医学会重症医学专业委员会副主任委员、中国医师协会重症医学医师分会常委、辽宁省医学会重症医学分会主任委 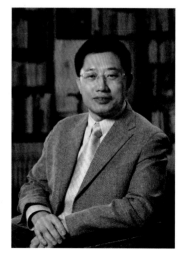 员、辽宁省医师协会重症医学医师分会会长、中国医学救援协会理事、卫健委突发公共卫生事件专家组成员、国家联防联控医疗救治专家组专家。

长期致力于全身严重感染、感染性休克的微循环障碍、凝血功能障和多器官功能衰竭，老年危重病及严重感染抗凝治疗的基础与临床研究，发表相关论文近200篇。获得国家科技进步奖二等奖、辽宁省科技进步奖一等奖各1项。

前　言

　　近年来，随着现代基础医学理论的进步和临床实践技术的完善，急危重症医学发展迅猛，相关理论认识和诊治观念不断更新。这种快速发展在促进急危重症医学学科进步的同时，也对广大医护人员和科研工作者提出了新的要求。急危重症病理生理机制复杂，临床救治难度很大，内容涉及多学科、多领域的一系列基本科学问题，并与机体多系统、多器官病理生理改变密切相关。因此，急危重症医学系基础医学和临床医学共同关注的新学科，加强对其研究和提高对其认识有助于促进多学科的融合发展。

　　微循环是联系大循环和细胞的桥梁，正常的微循环和微观组织灌注是保障细胞呼吸和能量代谢的关键，也是组织、器官正常功能得以维持的基础。但在急危重症状态下，低血容量休克复苏后大循环血流动力学参数的恢复无法完全保证微循环及组织灌注的恢复；而在脓毒性休克中的内皮细胞功能障碍、白细胞-内皮细胞相互作用、凝血异常和炎症反应等因素所造成的微循环可逆或不可逆损伤，都会引起微循环功能障碍，以及更深层次的细胞缺氧、线粒体窘迫综合征和细胞生物能量衰竭，使得组织损伤进一步恶化，是脓毒症、多器官功能衰竭发生发展的重要病理生理学机制之一。与大循环相关的参数，如平均动脉压、中心静脉压、心输出量、混合静脉血氧饱和度和中心静脉血氧饱和度，常用于急危重症患者的血流动力学评估。然而，一些研究表明，这些参数与微循环状态和器官组织灌注之间存在解离。直接观察微循环的技术并未普及，也没有被纳入休克患者的临床治疗中。如何及时有效地改善微循环障碍、防止组织灌注不良的恶性发展，已成为急危重症领域普遍关注和高度重视的临床难题。

　　临床实践中，目前急需明确急危重症患者微循环与大循环血流动力学之间的本质联系，完善可视化、连续性、定量微循环功能监测和评估技术，探索微循环障碍、线粒体损伤的核心机制和干预靶点，制定有效、科学的微循环异常诊疗策略以恢复组织器官微循环灌注和功能。迄今为止，国内外还没有一部全面、系统、深刻论述急危重症微循环学的著作。因此，很有必要编写一本系统介绍急危重症微循环学理论基础及临床应用的学术专著，为从事相关领域工作的各级人员提供参考，帮助其掌握急危重症微循环学的理论构架和技术体系，进一步开阔研究视野、把握学科前沿，以适应学科飞速发展。

　　近年来，在国家"973 计划"项目、国家重点研发计划、国家自然科学基金重点项目及军队/省部级重大科研计划等课题的资助下，我国急危重症医学的基础研究与转化应用均取得了长足进步，在国际权威专业期刊发表了一系列较高水平的学术论文，取得了包括国家科技进步奖一等奖在内的有重要影响的科研成果。这些学术论文及研究成果为本书的撰写奠定了良好基础，本书的出版也为我们系统总结研究工作及进一步推广应用创造了有利条件。参与本书编纂的作者均长期从事急危重症医学基础研究与临床诊治工作，其中许多专家是该领域造诣颇深的著名学者和学术带头人，积累了丰富的研究成果和临床资料。本书着重总结了作者大量的研究成果，并结合了国内外最新进展，内容丰富全面，学科特色突出，理论联系实际，充分体现了急危重症微循环学内容及结构体系的完整性、新颖性、前沿性和实用性。相信这一著作的出版将进一步提升我国急危重症的基础研究与临床诊治水平，并对多学科的融合发展具有积极推动作用和重要学术价值。

本书是国内外首部全面、系统论述急危重症微循环学的学术专著。全书共分22章，约65万字，内容主要包括微循环学基础理论（例如，微循环的结构及生理调节机制，淋巴循环功能特点、变化规律与调控过程等），微循环功能障碍、影响因素及其机制（感染/非感染因素引起的全身过度炎症反应，全身过度炎症反应引起的微循环障碍，微循环障碍加重全身过度炎症反应等），微循环的临床评估方法和干预措施（微循环的临床监测方法，影响微循环的常用干预措施和药物，中医药在微循环障碍治疗中的作用等），微循环障碍与多器官损害（包括心功能障碍和休克、脑损伤、急性肺损伤、胃肠功能障碍、重症急性胰腺炎、肝脏损伤、肾脏损伤、弥散性血管内凝血等），脓毒症和多器官功能障碍综合征病理过程中微循环变化特征，特殊环境微循环改变的病理生理学意义等。本书涵盖了从微循环系统基本理论知识到急危重症微循环障碍机制、临床微循环监测方法和治疗方案等内容，可供临床内、外科急危重症和创、烧伤医学临床医师、护士及相关专业的基础科研人员和研究生参考。

由于编纂时间和经验有限，加之急危重症微循环学研究进展迅速，某些问题尚存在学术争议，书中难免存在不足与疏漏之处，恳请各位专家和广大读者提出宝贵意见，以便再版时修订完善！

编　者

2020年10月于北京

目　　录

第一章 微循环的结构及生理调节机制

第一节 微循环的基本概念

一、微 循 环

有机体的生命过程始终贯穿着个体与环境及生物体内部器官、组织和细胞之间的物质、能量和信息的传递，其传递方式和部位因不同生物而有明显的差别。单细胞生物通过细胞膜直接与外界进行交换；节肢动物开始出现局限于背部的血管，血液自血管流出后成为血淋巴，缓慢流动于细胞、组织之间，形成相对复杂的开放性循环与外界进行交流；脊椎动物开始出现由微血管中的血液、初始淋巴管中的淋巴液和组织间隙中的组织液及其管道系统形成的闭锁循环，其中的两栖类在此基础上进化出完善的淋巴循环系统。在脊椎动物闭锁循环中，血液、淋巴液和组织液分别被血管壁、淋巴管壁所分隔，此时组织、细胞的物质、能量和信息传递只有通过微血管中具有通透性的毛细血管和微静脉或毛细淋巴管壁完成。因此，闭锁循环系统中直接参与组织、细胞的物质、能量和信息传递的部分只有微血管中的血液、初始淋巴管中的淋巴液及组织间隙中的组织液。广义的微循环概念是指这种直接参与细胞、组织的物质、能量和信息传递的血液、淋巴液和组织液的循环流动及其通路系统。

二、体内主要的微循环

1. 血液微循环

以在微动脉、毛细血管和微静脉组成的微血管内血液流动为物质、能量和信息传递形式的循环流动及其通路系统称为血液微循环（microhemocirculation）。这种循环流动的动力源于心脏和血管的正常结构与功能。

2. 淋巴微循环

以在微淋巴管内的淋巴液流动为物质、能量和信息传递形式的循环流动及其通路系统称为淋巴微循环（lymphatic microcirculation）。微淋巴管起始于器官或组织内，开始部分为盲端，收集组织间液，通过淋巴管和淋巴结从胸导管汇入血液。

3. 组织液微循环

以在微血管、组织细胞和毛细淋巴管之间的组织液循环流动为物质、能量和信息传递形式的系统称为组织液微循环。

血液微循环、淋巴微循环和组织液微循环三者相互依存、相互影响，共同维持机体稳态，构成广义的微循环概念。

既往的研究主要关注血液微循环。近年来淋巴微循环开始受到高度关注，而组织液微循环是有待深入研究的领域。血液微循环是三大微循环中研究得最多的系统，是本章重点介绍的内容。

三、微循环的基本作用及其与体循环、肺循环的关系

作为机体物质交换、能量转化和信息传递的主要部位，微循环具有以下基本作用：

1. 物质运输和交换

微循环作为机体的末梢循环系统，将血液携带的氧气、营养物质运送至器官的组织和细胞，同时将局部代谢产物和细胞裂解碎片回收、清除。

2. 信息传递

微循环保证机体产生的激素和生物活性物质到达靶部位，从而发挥调节作用。同时，微血管内皮作为机体重要的内分泌器官，也可通过旁分泌和自分泌的方式参与微循环自身的调节。

3. 内稳态维持

微循环参与血压、血管阻力和组织间隙中组织液容量、渗透压、酸碱度等生理参数的调节，保证处于多变外环境的机体维持内环境稳态。

微循环与体循环、肺循环的关系简要介绍如下：

1. 体循环

体循环又称大循环，血流通路为：左心室→主动脉→全身各器官的毛细血管→静脉→上、下腔静脉→右心房→右心室。

2. 肺循环

肺循环又称小循环，血流通路为：右心室→肺动脉→肺泡毛细血管→肺静脉→左心房→左心室。

3. 微循环

微循环血流通路为：大循环/小循环灌流至组织末梢的小动脉→微动脉→毛细血管→微静脉→大循环/小循环的小静脉。

血液微循环与体循环、肺循环具有血液循环通路的共性，但是在血管壁结构、功能方面有其特点。

第二节　血液微循环的形态结构

一、血液微循环通路的组成与区段划分

（一）血液微循环通路的组成

由微动脉、毛细血管和微静脉组成的微血管是血液微循环的通路，主要包括三种通路

模式：

（1）血液由微动脉直接流入分支毛细血管，再流入网状毛细血管，而后数个网状毛细血管的血液汇集流入集合毛细血管，最后汇入微静脉。

该通路可示意为：微动脉→分支毛细血管→网状毛细血管→集合毛细血管→微静脉。

（2）血液由微动脉直接流入分支毛细血管，不经过网状毛细血管，通过直捷通路注入集合毛细血管，再注入微静脉。

该通路可示意为：微动脉→分支毛细血管→毛细血管直捷通路→集合毛细血管→微静脉。

（3）血液从微动脉不通过毛细血管，经动静脉短路支，直接注入微静脉。

该通路可示意为：微动脉→动静脉短路支→微静脉。

（二）微血管的区段划分

为便于对微血管进行形态观察、功能分析和代谢检测等，研究者通常将微血管划分为不同区段。但长久以来区段划分标准不一，分类较为混杂，田牛等基于多种动物模型微循环活体观察、铸型标本、病理学、伊文思蓝或荧光物质注射、氧电极等方法，并参考 Chamber 和 Zweifach（1944）、西丸（1952）及第 11 届国际解剖学会议的资料，采用了一种"五级分类"法，即细动脉、分支毛细血管、网状毛细血管、集合毛细血管、细静脉，并强调了细动脉、细静脉与小动脉、小静脉的鉴别原则，指出具有内弹力板的小动脉，以及具有弹力纤维的小静脉不能直接参与组织细胞物质、能量和信息的传递，不应该划归微循环的范畴。由于其中所描述的细动脉和细静脉分别对应"arteriole"和"venule"，按照目前国际通用的命名分别称为微动脉和微静脉。本节在上述五级分类的基础上，结合近年来文献归纳出微血管的区段划分（表 1-1）。

表 1-1　不同资料中微血管的区段划分

	年份	微血管区段划分（动脉侧→静脉侧）			
本章	2021	微动脉	分支毛细血管	网状毛细血管	集合毛细血管	微静脉
Tucker 和 Bhimji	2017	微动脉		毛细血管		微静脉
田牛，等	1973	细动脉	分支毛细血管	网状毛细血管	集合毛细血管	细静脉
第 11 届国际解剖学会议	1970	细动脉	动脉性前毛细血管	真毛细血管	静脉性后毛细血管	细静脉

微血管区段的划分较为复杂，应参考其管壁结构、功能综合判定。首先要根据微血管的物质交换特性（通透性和微血管周围氧含量变化明显）区分开小动脉、小静脉和微血管，再根据毛细血管管径细、单层内皮细胞等特点与微动脉、微静脉加以区分。仅根据管径区分微血管的区段的方法不全面，而且文献报道各区段的管径差别较大，如毛细血管管径范围为 3～15μm 和 8～30μm，微动脉的管径范围为 8～60μm，细（微）静脉管径范围为 8～100μm。

（三）各区段微血管的特点

1. 微动脉（arteriole）

微动脉由小动脉逐级分支形成，是在组织器官内将血液分布到毛细血管的主要阻力血管。微动脉的管径因动物种属、所在血管床和收缩状态而异，通常为8～60μm。微动脉分支较少，走行较直，通常与微静脉并行，其管腔通常较规则，管壁较厚（1～2μm），光学显微镜下可见微动脉管壁由内皮细胞、基膜、较完整的两层以下平滑肌细胞及周细胞构成，不具有完整的内弹力板。在微动脉和毛细血管之间存在毛细血管前括约肌，因此微动脉在微循环中起总闸门的作用。

（1）微动脉和小动脉的鉴别：小动脉是微动脉的上游血管，管径一般大于30μm，需要经过几次分支最后形成微动脉才能和毛细血管相连。

（2）微动脉和微静脉的鉴别：微动脉通常比伴行的微静脉细1/3～2/3。除了管径，血流方向是鉴别微动脉和微静脉的关键：1根血管分别向2根以上的分支毛细血管流动时可判断为微动脉，由数根集合毛细血管流向1根血管时则可判断为微静脉。

2. 毛细血管（capillary）

毛细血管是位于微动脉和微静脉之间的薄壁微血管，管壁仅由内皮细胞、基膜及周细胞构成。在微血管中管径最细，管壁最薄，分布最广。脑的微血管占脑组分的3%～4%，长度约400英里[1英里（mi）=1609.34m]，交换面积约20m^2。毛细血管根据走行可分为以下3类：

（1）分支毛细血管：管径细（5～10μm）、管壁薄（0.2～0.5μm），直接由微动脉分支形成。分支毛细血管数目少于其他两类，分支较集合毛细血管少，走行较直，活体观察时给人以紧张的感觉。

（2）网状毛细血管：在3类毛细血管中管径最细（2～8μm）、管壁最薄（0.1～0.3μm），分支相互吻合形成网络状结构，走行弯曲，活体观察时给人以柔软圆滑的感觉。

（3）集合毛细血管：管径较细（8～20μm）、管壁薄（0.2～0.5μm），与微静脉相连，走行弯曲，活体观察时给人以松软柔和的感觉。

分支毛细血管和微动脉的鉴别：微动脉往往与微静脉并行，血流速度快，管腔内很少能看到白细胞。

集合毛细血管与微静脉的鉴别：微静脉的管径较集合毛细血管的管径粗，血流速度快，并且多数与动脉伴行。

3. 微静脉（venule）

微静脉是汇集毛细血管血液的最小静脉，通常由数条毛细血管汇合而成，管径较粗（15～50μm）、管壁较薄（0.5～0.7μm），走行略弯曲，活体观察时给人以松软的感觉。光学显微镜下观察，微静脉内膜由单层内皮细胞构成，中膜无平滑肌或只有少量分散的平滑肌细胞，外膜由富含胶原纤维的结缔组织组成。在毛细血管和微静脉之间存在毛细血管后括约肌，参与氧气、营养和水等物质交换。

微静脉和小静脉的鉴别：微静脉介于小静脉和毛细血管之间，小静脉管径一般大于50μm，血流速度比微静脉快，多呈线流。

（四）微血管的特殊结构

1. 微血管括约肌

微血管括约肌为分布在微血管分支或汇合部位血管壁的环形平滑肌，其舒缩对于血管阻力、功能毛细血管数量、微循环灌注等具有重要调节作用。在微血管范围内，主要包括毛细血管前括约肌（precapillary sphincter）和毛细血管后括约肌（post-capillary sphincter）。

（1）括约肌在不同区段微血管的分布比例：小动脉、微动脉、毛细血管、微静脉和小静脉都有括约肌广泛分布，但不同的血管区段分布比例有所差异。括约肌主要分布在微动脉处，主要功能是调节微循环的血流阻力；括约肌在毛细血管分支或汇合部分布的比例次之，主要存在于真毛细血管的起始部，称为毛细血管前括约肌，其舒缩可调控毛细血管的关闭或开放；括约肌在承担汇合、回输血液功能的微静脉系统中分布比例最低，某些微静脉甚至不存在括约肌。

（2）具有括约肌的微血管形态特征：血管括约肌是否出现在微血管分支处与微血管的支干比（即分支管径和主干管径的比值）、分支角度有关。在同类微血管中，支干比越小（即分支管径与主干管径的差别越大），分支血管与主干血管之间的夹角越大，括约肌出现的比例越高。

2. 微血管的短路支和吻合支

（1）短路支：指动脉不流经毛细血管，以直捷通路直接注入微静脉甚至小静脉的血管，称为动静脉短路支。这种结构的微血管在调节血流分布方面发挥重要作用。

（2）吻合支：直接连通动脉与动脉或静脉与静脉的血管称为吻合支。吻合支与短路支的区别在于：前者指动脉-动脉之间或静脉-静脉之间的连通血管，而后者则指动脉-静脉之间的连通血管。

二、微血管的形态

微血管在组织、器官中的空间立体分布、排列和形态称为微血管构型。机体中每个器官都有与其结构协调、功能适应的特异性微血管构型，不同器官间的微血管构型差别很大，甚至同一器官不同部位微血管构型也不尽相同。微血管的构型通常分为8类（表1-2）：

表1-2　不同微血管构型在组织器官的分布和功能特点

构型	组织器官	功能特点
发夹型	皮肤（甲襞）、口唇黏膜、齿龈黏膜	物质交换、体温调节
树枝型	球结膜、肠系膜、肌肉、大脑、食管	物质交换
网囊型	肠黏膜绒毛、甲状腺滤泡	吸收、分泌
球网型	甲状腺、肺泡、眼脉络膜	气体交换
丝球型	肾小球、脾小体、淋巴滤泡、小肠隐窝、胰岛	滤过分泌、物质交换
密网型	肝脏	大量物质交换
珊瑚型	骨髓的红髓、脾脏髓质	储血、造血
菜花型	舌菌状乳头	舌微循环改变

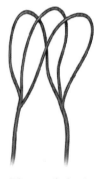

图 1-1 发夹型
微血管

1. 发夹型

发夹型指由一支微动脉分出数根毛细血管，作为输入支在途中急剧回转，回转后管径变粗，此时形成毛细血管的输出支，最后汇合注入微静脉的微血管构型。发夹型是最简单的微血管构型，多见于皮肤（甲襞）、口唇黏膜、齿龈黏膜等体表，其除了保证局部物质交换外，还适于实现体温调节功能（图 1-1）。

2. 树枝型

树枝型指微血管管径较细，相互间距较大，排列成树枝状的微血管构型。这类微血管多见于球结膜、肠系膜、肌肉、大脑、食管、膀胱黏膜，主要作用是保证局部物质交换（图 1-2）。

3. 网囊型

网囊型指微动脉和微静脉居中，被管径较细并缠绕成立体密网状的毛细血管包围的微血管构型，多见于小肠黏膜绒毛、甲状腺滤泡，由于毛细血管表面积相对较大，适于实现分泌和吸收功能（图 1-3）。

4. 球网型

球网型指中心为气态或液态物质，周围为毛细血管网，微动脉和微静脉并不并行的微血管构型，多见于甲状腺、肺泡、眼脉络膜（图 1-4）。

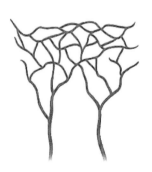

图 1-2 树枝型微血管

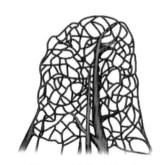

图 1-3 网囊型微血管

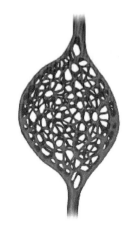

图 1-4 球网型微血管

5. 丝球型

丝球型指根据器官的形态互相缠绕形成细丝状球体，且边界清晰的微血管构型，这类构型的微动脉及其分支多从丝球体的一侧进入，多见于肾小球、脾小体、淋巴结初级和次级小体、小肠隐窝，以及胰岛，适于实现过滤与分泌功能（图 1-5）。

6. 密网型

密网型指毛细血管管径较粗，且紧密缠绕成密集的网状，微动脉和微静脉多分布于该网络两侧的微血管构型。

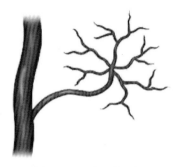

图 1-5 丝球型微血管

密网型的特征是微血管表面积非常大，血液流动较慢，适于进行大量的物质交换，一般存在于肝脏（图1-6）。

7. 珊瑚型

珊瑚型指集合毛细血管、微静脉部分膨大迂曲，相互缠绕，而毛细血管、微动脉数量少，静脉系统的容积明显大于毛细血管和动脉系统容积的微血管构型。此类构型多见于骨髓的红髓、脾脏髓质，对血液储存、造血及血细胞的破坏有重要意义（图1-7）。

8. 菜花型

菜花型指由一至数根微动脉或毛细血管输入支，在黏膜固有层注入多个管径粗大管袢，各管袢呈菜花状成丛排列的微血管构型。这类构型见于微血管退缩或固有膜组织增生的舌菌状乳头（图1-8）。

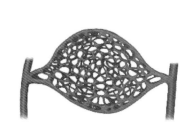 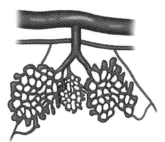 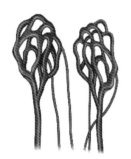

图1-6　密网型微血管　　　　　图1-7　珊瑚型微血管　　　　　图1-8　菜花型微血管

三、微血管壁的微观结构

（一）糖萼

糖萼（glycocalyx）是覆盖于血管内皮细胞表面的膜结合大分子复合物，在调节血管通透性、炎症反应、机械传导和凝血等方面发挥重要的作用。

Danielli在20世纪40年代最早提出整个内皮细胞由一薄层毛细血管内壁覆盖的概念，但直到1966年才由Luft等通过钌红染色在大鼠肠黏膜中确定。糖萼呈典型的水合凝胶结构，被认为是内皮细胞与流动血液及血浆和细胞成分之间的重要界面。

1. 一般结构

内皮细胞糖萼层由硫酸化的蛋白聚糖、糖胺聚糖、糖蛋白和血浆蛋白组成。糖胺聚糖和蛋白聚糖为主要组分，其一般结构如下：

糖胺聚糖（glycosaminoglycan，GAG）曾被称为黏多糖（mucopolysaccharide），是糖萼中含量最多的成分，它是由一分子己糖胺与一分子己糖醛酸组成的二糖重复线性杂多糖。GAG二糖单位中至少有一个单糖残基，带有呈负电荷的羧基或硫酸基，因此是一种酸性的阴离子多糖链。己糖胺与己糖醛酸的特异性组合形成了庞大的GAG家族。按单糖残基、残基间连接的类型及硫酸基的数目和位置，GAG可分为5个主要类别：硫酸乙酰肝素（heparin sulfate）/肝素（heparin）、硫酸软骨素（chondroitin sulfate）、硫酸皮肤素（dermatan sulfate）、硫酸角质素（keratan sulfate）和透明质酸（hyaluronic acid）。硫酸乙酰肝素作为 GAG 的主要成分，占总量的 50% 以上，它和硫酸软骨素的比例通常为 4：1。内皮细胞受刺激活化可导致这一比例改变。GAG 中的透明质酸主要与 CD44 相连接，在维持血管内皮的完整性中起重要作用。

蛋白聚糖（proteoglycan，PG）由一条或多条硫酸化的糖胺聚糖和一个核心蛋白共价连接而成。多数核心蛋白的糖链连接点是在-Ser-Gly-X-Gly-序列（X 可以是任一种氨基酸残基）中的 Ser 残基上。糖胺聚糖通过一个四糖接头（tetrasaccharide linker）连接于核心蛋白的 Ser 残基（图 1-9）。PG 除含糖胺聚糖链外，还包括一些 N-或（和）O-连接的寡糖链。血管内皮糖萼层的 PG 核心蛋白家族通常含有几个共价连接的硫酸乙酰肝素链，主要包括：多配体蛋白聚糖（syndecan）和磷脂酰肌醇蛋白聚糖（glypican）。多配体蛋白聚糖通过其跨膜结构域附着在血管内皮上，与硫酸乙酰肝素和硫酸软骨素相连接，这种结构参与了血管内皮对血流剪切力的传导机制；磷脂酰肌醇蛋白聚糖则是通过一个脂锚（lipid anchor）——糖基化磷脂酰肌醇锚定在内皮细胞上，同时与硫酸乙酰肝素相连，构成了糖萼的骨架。

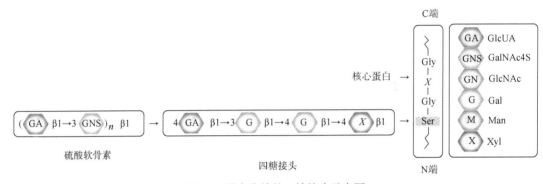

图 1-9　蛋白聚糖的四糖接头示意图

此外，糖胺聚糖、蛋白聚糖还可通过与自身负电荷基团的静电相互作用与血浆蛋白结合。

2. 功能与调节

内皮糖萼层属于血管内皮的屏障组分，但同时参与多种微循环功能，包括维持内皮稳定，储存血浆蛋白（如白蛋白、抗凝血酶、硫酸肝素和抗氧化剂），感受并传导剪切力变化，并在血液有形成分和内皮表面形成缓冲。调节方式包括以下方面：

（1）通透性调节：糖萼含有大量带负电荷的糖残基，使血管内壁呈负电性，能够吸附某些大分子血浆蛋白，从而限制液体和血浆大分子向内皮细胞膜转运，构成一道血管壁的天然选择性通透屏障，在血管内外液体的交换中发挥调节通透性的作用。有研究者在对糖萼的蛋白多糖分子进行酶处理后，发现毛细血管的血细胞比容增加了两倍，提示糖萼可能参与了血管通透性调节，从而影响血液浓缩。

糖萼调整血管通透性受多种因素影响。研究发现，以神经氨酸酶灌注破坏内皮糖萼中的唾液酸残基可降低内皮糖萼的厚度并增加白蛋白的通透性。Vink 等检测了内皮细胞表层对不同血浆标记分子的通透性，发现中性大分子及阴性大分子不能透过，中性小分子和阴性小分子则可透过，而且前者的透过速度快于后者；纤维蛋白原与血浆白蛋白透过的速率相当。进一步证实，通过改变糖萼层的电荷密度可调节血管壁的通透性。

（2）机械传感调节：Pries 等发现，直径达 30μm 的微血管的血流阻力明显高于相同直径的玻璃管。研究证实，糖萼主要通过其硫酸肝素和透明质酸组分感受血液的流动剪切力，传导机械信号并快速生成一氧化氮（nitric oxide，NO），从而引起一系列血管张力的变化，包括血流阻力的调节。

（3）炎症反应调节：选择素（selectin）、白细胞介素（interleukin，IL）等细胞因子通过协助白细胞黏附、迁移介导炎症反应。硫酸肝素作为 L-选择素的配体参与白细胞在血管内的翻转和迁移，并调节趋化因子的浓度梯度，促进内皮细胞和白细胞的黏附。近期研究发现，炎症引发的糖萼脱落可进一步促进单核细胞黏附，促进脂质沉积处的巨噬细胞浸润。

（4）抗凝调节：糖萼作为重要的内皮屏障，生理状态下将内皮与血细胞阻隔从而避免血栓形成。糖萼还可与抗凝血酶Ⅲ（antithrombinⅢ，ATⅢ）、血栓调节素（thrombomodulin，TM）和组织因子途径抑制物（tissue factor pathway inhibitor，TFPI）相互作用而实现抗凝作用。

（二）内皮细胞

内皮细胞（endothelial cell）是衬于血管、淋巴管和心腔内表面的单层细胞，是构成微血管壁的主要细胞之一。内皮细胞结构和功能的完整对于维持血液流动性，以及组织、细胞和血液间的物质、能量和信息传递具有重要意义。

1. 一般形态

组成微血管壁的内皮细胞为单层，沿血流纵向排列，形态扁平，胞质菲薄，略长，呈多角形，大小较为一致（长 25～50μm、宽 10～15μm）。为了维持足够空间的管腔，内皮细胞需要保持扁平状态，但这需要内皮细胞上 ATP 酶的参与及消耗能量。当细胞 ATP 酶受抑，产能受限时，内皮细胞则趋于变圆或肿胀，引起管腔狭窄。

2. 结构分类

不同部位微血管的内皮细胞因参与的微血管功能、周围环境不同而存在结构上的差异，主要分为 3 类：

（1）连续内皮细胞：连续内皮细胞多见于中枢神经系统、肌肉和淋巴结，主要承担维持屏障功能、营养物质转运和免疫细胞归巢等重要生理功能，因而该类内皮细胞排列紧密，胞质连续、完整，与周围没有孔隙。

（2）有窗内皮细胞：有窗内皮细胞见于肠绒毛、肾小球和一般内分泌腺的毛细血管内表面，该类细胞胞质局部菲薄，某些地方甚至只有内外两层胞膜融合成膜样结构，称为窗。

（3）有洞内皮细胞：有洞内皮细胞见于肝窦、骨髓血窦等毛细血管内表面，这一类型的内皮细胞呈不连续排布，基底膜菲薄或缺如，形成大分子可通过的孔隙。

3. 侧面结构

内皮细胞相互连接，形成单细胞层，单个细胞出现两种结构、功能和代谢各不相同的侧面结构。

（1）腔侧面：内皮细胞腔侧面直接与血流、血液成分接触，腔侧面被覆一层黏多糖和蛋白质复合物，称为糖萼。腔侧面同血细胞一样都带负电荷，以防血细胞聚集或血液凝集。内皮细胞表面还有多种黏附分子，各种因素导致内皮细胞受损时黏附分子发生变化，导致腔侧面与白细胞、血小板发生黏附。腔侧面还有内皮细胞的细胞质突起，有三种形式：指状微绒毛、片状或瓣状突起、粗大圆柱状突起。

1）指状微绒毛：增大内皮细胞表面积，使接近管腔内壁处的血流产生涡流而减慢血流速度，有利于物质交换和能量、信息的传递，同时还可能与炎症时俘获白细胞有关。

2）片状或瓣状突起：多见于易通透水的微血管，可能通过吞饮作用从血浆中摄取液体运送到组织。

3）粗大圆柱状突起：直径可达 250～350nm，长 300～3000nm，突起末端钝圆，较长的突起可分支，并与其他突起融合，突起中可见质膜小泡。

（2）细胞间侧面：讨论细胞间侧面需要首先明确细胞连接的概念。细胞连接指相邻两个微血管内皮细胞膜之间的接触方式，与微血管内皮的完整性、通透性功能调节有密切关系，内皮细胞间连接主要有三种：

1）紧密连接（tight junction）：又叫闭锁小带，是由直径仅几个纳米的紧密蛋白颗粒重复形成的一排排索状结构，将相邻两个内皮细胞连接起来。不同组织、不同血管内皮细胞间紧密连接的程度不同，脑血管内皮细胞紧密连接程度高于其他组织。

2）黏附连接（adherent junction）：黏附连接组装和构建先于紧密连接，与血管内皮通透性调节密切相关。黏附连接的破坏会导致细胞间隙增大，通透性增加，引起组织水肿。

3）缝隙连接（gap junction）：又称通信连接（communication junction），是除血细胞和骨骼肌细胞外广泛存在于其他组织细胞间的一种细胞连接形式。缝隙连接的细胞质侧断面上分布着排列整齐的连接小体。连接小体由 6 个亚单位构成，紧密围绕中间的亲水小管排列成环形。缝隙连接的功能有两个：①使细胞紧密相连；②在细胞间通过转运离子和分子实现细胞通信的功能。通信方式分为：①离子偶联，即离子通过缝隙连接的管道在相邻细胞间流动；②代谢偶联，即氨基酸、葡萄糖、核苷酸、维生素、激素等小分子代谢产物通过亲水管道在相邻细胞间共用。

4. 内皮细胞标志物

（1）结构性标志物：正常生理状态下的内皮细胞即可表达的特异性标志物，如血管内皮钙黏素（vascular endothelial cadherin，VE-cadherin）、血管紧张素转换酶（angiotensin-converting enzyme，ACE / CD143）、血管性假血友病因子（von Willebrand factor，vWF）、CD31、CD36、CD93/C1qR1 等。

（2）诱导性标志物：高表达于被生长因子、炎症因子等激活的内皮细胞中，如细胞间黏附分子 1（intercellular cell adhesion molecule 1，ICAM-1）、血管细胞黏附分子 1（vascular cell adhesion molecule 1，VCAM-1/CD106）、血管内皮生长因子（vascular endothelial growth factor，VEGF）等。

（三）基膜

从超微结构看，基膜（basement membrane）是环绕血管内皮细胞的电子密度较高、厚30～150nm 的一层薄膜样结构，主要成分为糖胺聚糖。

1. 存在的意义

新生血管一般没有基膜，随着血管的生长、成熟逐渐形成，故基膜是微血管成熟的标志之一。小肠、脑微血管内皮细胞周围有连续完整的基膜，脾窦内皮细胞外有厚但不连续的基膜，骨髓血窦、肝窦和初始淋巴管内皮细胞没有基膜。此外，基膜对病理性刺激十分敏感，内皮细胞损伤时往往引起基膜增厚或增生。

2. 主要功能

（1）支持结构：基膜的主要功能在于支持和加固微血管，是维持组织形态的重要结构。坏血病时基膜形成障碍，血管内皮失去支持，易受损出血。

（2）筛选过滤：基膜同内皮细胞一样，发挥着分隔血液和组织，同时又保证物质交换、能量转换和信息传递的作用。基膜通过其分子筛的作用调节血液和组织液之间物质交换。基膜有 2~4nm 的小孔，可以使分子量 40kDa 以下的物质通过；基膜中有糖胺聚糖，其负电荷排斥血液中的阴离子物质，能够发挥电过滤的作用。

（3）调节血管新生：基膜和细胞再生有密切关系，其再生方式因器官、组织而异，主要有 3 种方式。①基膜没有完全破坏时，细胞沿基膜生长将其完全修复；基膜的连续性被破坏时，细胞不能完全修复导致瘢痕形成，如肺上皮细胞及其毛细血管。②形成新的基膜后，细胞沿基膜再生，肾脏、皮下神经及肌肉毛细血管基膜属于此类。③在血管活性物质作用下，基膜与内皮细胞分离形成新的空间结构，内皮细胞在此空间内再生形成新的血管。

（四）周细胞

周细胞（pericyte）是存在于机体血管化组织的多潜能分化细胞，位于内皮细胞外侧，被覆于基膜下，胞质突起包绕血管壁。1871 年首次由德国病理学和细菌学家 Carl Joseph Eberth 报道，两年以后被法国生理学和解剖学家 Charles-Marie Benjamin Rouget 再次发现，并定义为"植入静脉和毛细血管基底膜的周细胞"。周细胞具有异质性，与其所在位置、形态和标志分子的表达有关。中枢神经系统、胸腺的血管周细胞主要来源于外胚层神经嵴，而心脏、肺、肝脏和肠道血管周细胞来源于间皮，其他器官特别是成骨细胞周围的周细胞则主要来源于中胚层。最近报道，在胚胎皮肤和脑，周细胞源于造血系统，提示同一组织的周细胞来源不一致。

1. 形态结构

周细胞的形态取决于其所在位置和 α-平滑肌型肌动蛋白（α-smooth muscle actin，α-SMA）含量。毛细血管中段周细胞没有 α-SMA，细胞外形细长，呈纺锤形，而毛细血管前后端周细胞含有不等的 α-SMA，细胞呈星状，有许多突起，从四周包围并衬托着网状毛细血管管壁。在分支毛细血管和集合毛细血管，周细胞突起包围管壁的面积增大。电镜下的超微结构显示，周细胞近似未分化细胞，细胞核长圆，线粒体数目少，粗面内质网和滑面内质网短小，高尔基复合体不发达，细胞质中含有少量微丝和微管，可见吞饮小泡。

2. 一般功能

（1）生成基膜和胶原纤维，支持微血管，防止血管内物质外漏。

（2）有一定的收缩功能，并具备向平滑肌细胞分化的能力。

（3）内皮细胞募集到的周细胞胞质突起嵌入毛细血管内皮细胞的基膜中，通过物理接触和旁分泌信号与内皮细胞进行细胞通信，监视和稳定内皮细胞的成熟过程。

（4）周细胞与内皮细胞相互作用，使周细胞可以调节血流。两者在视网膜和中枢神经系统中的比例为 1：1，在皮肤和肺中为 1：10，而在横纹肌中的比例则为 1：100。

3. 标志分子

由于周细胞的异质性，经常用以下组织特异性标志分子进行鉴定：血小板衍生生长因子受体 β（platelet derived growth factor receptor β，PDGFRβ），与周细胞增殖和募集有关；神经角质细胞抗原 2（nerve-glial antigen 2，NG2），是细胞膜上一种参与募集周细胞至肿瘤血管床的硫酸软骨素蛋白多糖；CD146，是一种非 Ca^{2+} 依赖的细胞黏附分子，本身属于跨膜糖蛋白；G 蛋白信号调节因子 5（regulator of G-protein signaling 5，RGS5），是 GTP 酶活化蛋白，在血管重塑和肿瘤发展过程中表达于激活的周细胞上；α-平滑肌型肌动蛋白和 desmin，作为结构蛋白在周细胞收缩和血压调控中发挥重要作用；氨肽酶 N（aminopeptidase N，CD13），是主要表达于脑周细胞膜上的锌依赖金属蛋白酶；胶质瘤相关癌基因 1（glioma-associated oncogene 1，Gli1），是锌指蛋白，作为 Hedgehog 信号途径中的效应器参与周细胞调节的纤维化和毛细血管管周微环境健康；T-框转录因子 18（T-box transcription factor 18，TBX18），参与心脏和冠脉血管的发育。

（五）平滑肌细胞

平滑肌细胞（smooth muscle cell，SMC）是位于除毛细血管外所有血管内皮基膜外的长梭形细胞。

1. 形态结构

血管平滑肌细胞通常呈长梭形，胞核两侧细胞质中细胞器较多，可见高尔基复合体、较小的线粒体、少量粗面内质网和糖原颗粒，此外还有肌细胞特有的细肌丝组分肌动蛋白（actin）和粗肌丝组分肌球蛋白（myosin）。

2. 主要功能

在 Ca^{2+} 的参与下，平滑肌通过其细胞内的收缩蛋白发生收缩，从而调节微血管的张力和舒缩。

（六）外膜

外膜（tunica adventitia）是由疏松结缔组织组成、含螺旋状或纵向分布的弹性纤维和胶原纤维的血管壁结构，位于血管的最外层。血管壁的结缔组织细胞以成纤维细胞为主，当血管受损伤时，成纤维细胞具有修复外膜的能力。有的动脉中膜和外膜的交界处，有密集的弹性纤维组成的外弹性膜（external elastic membrane）。血管外膜是包含滋养微血管、神经、成纤维细胞、免疫细胞和原位祖细胞的复合层。外膜祖细胞表达干细胞标志物 Sca1 和 CD34，具有体外分化为多个谱系的潜力。

第三节　微循环的主要功能

一、微循环的基本功能是维持机体生命活动

（一）物质运输和交换

微循环作为机体循环系统的最小功能单位，其基本功能之一是为组织、器官输送血液，提供其所需的氧和营养物质，排出代谢废物，从而保证组织、器官正常的新陈代谢。

（二）内稳态维持

生理或病理状态下，微循环在维持机体自稳态中发挥十分重要的作用。生理状态下，正常的微循环功能可以保证血氧、血容量、血压、体温、渗透压、酸碱平衡等重要生理参数保持在正常范围，是维持机体自稳态所必需的；在应激、创伤、疾病等病理情况下，微循环通过调节机体血流分布、关闭部分毛细血管、开放短路支等措施，保证重要脏器的血氧供应，以最大程度维持生命状态。

（三）信息传递

微循环将细胞产生的化学信号（如激素、组胺、气体小分子等）通过不同的体液（血浆、组织液、淋巴液等）传送到靶部位（包括激素分子的远距离传递和内皮细胞旁分泌、自分泌），经过一系列信号转导后发挥对机体代谢、生长、发育、生殖等重要生理功能的调节。

二、反映微循环功能状态的参数

血液微循环在维持机体生命活动中具有重要作用，目前用于评估其功能状态的主要指标包括微血管数目、通透性、舒缩功能、旁分泌和自分泌、阻力及灌注状态等。

（一）微血管数目

血液微循环是包括微血管结构和脉管内流动循环的动态变化系统，微血管数目是反映血液微循环功能的参数之一，在生理和病理状态下，为保证重要脏器的血氧供应，机体通过调节其他组织器官微血管收缩，甚至部分微血管可逆性关闭从而调节机体血流分布。

1. 微血管的解剖学计数

即通过病理学常规血管标记技术计数到的、具有完整血管壁结构的微血管数目，既包括生理状态下有血液流过的微血管，也包括因各种生理或病理原因导致闭锁、无血液通过的微血管。微循环活体观察时容易忽略某些暂时未开放的微血管，这类血管作为备用血管

通常在机体调节血流分布、血流速度或降低外周阻力时开放，如休克时动静脉短路支开放数量增多，导致循环血量减少，血压降低。

2. 微血管的功能性计数

微血管的功能性计数是指开放的、有血液流过的功能性微血管数目，该指标对于判断局部微循环血液灌流状况，进而评估微循环功能具有重要意义。功能性微血管数目异常减少影响组织血液灌注，引起细胞缺氧。长时间缺血、缺氧进一步导致血管内皮细胞坏死和管腔闭合，使微血管数目由功能性减少转变为解剖性减少。

（二）微血管通透性

血液和组织液中的物质选择性地透过二者之间毛细血管壁屏障的能力称为毛细血管通透性（capillary permeability），这是微血管的重要功能之一。毛细血管维持一定的通透性是血液和组织之间物质交换、能量转化和信息传递功能的保障，但通透性过高导致血管内血浆成分过量透过血管壁并积存于微血管周围组织间隙，此时微血管边界不清晰甚至模糊，组织出现水肿。

物质透过微血管壁的主要形式有三种。

1. 主动扩散

主动扩散主要指气体分子（O_2、CO_2）、脂溶性分子通过血管壁的传输方式。这类分子可在毛细血管壁的任何部位以扩散的方式通过，其传输速率主要取决于血管壁两侧该物质的浓度梯度，其次，胞质菲薄的有窗内皮的窗孔处扩散速率相对较快。

2. 孔隙传输

孔隙传输指物质从有洞内皮细胞构成的不连续内皮孔隙间透过的方式。H_2O 及可溶性小分子通常以这种方式透过微血管。决定孔隙传输速率的因素有：①管壁内外的静水压梯度；②管壁内外该物质的浓度梯度，即渗透压。不连续内皮上孔径的大小决定某种物质主要是受静水压还是受渗透压的影响，当内皮孔隙直径＞2nm 时，H_2O 的传输以前者为主。

3. 主动运输

主动运输通常为非脂溶性大分子物质透过微血管壁的方式。这类分子既不能主动扩散，也无法通过孔隙通过血管，需要借助内皮细胞上的载体或吞饮小泡进行运输，这一过程需要消耗化学能，故而能够逆浓度梯度进行物质运输。

前两种运输属于物理性通透，后一种属于生物性通透。微血管的物理性通透受微血管内压、血液黏滞系数、血细胞状态、神经体液调节等多种因素调节。而不易通过物理性扩散的物质若需要逆浓度梯度转运通过血管壁，主要依靠内皮细胞上的钠钾三磷酸腺苷酶、胞饮等主动运输作用主动耗能进行运输，这种通透形式称为生物性通透。

（三）微血管舒缩功能

在神经、体液因素的调节下，有平滑肌的微动脉、微静脉发生收缩和舒张。微血管的舒缩调节影响微循环功能，如微血管的物理通透性、血流灌注、血液分布等。短期一过性的收缩或舒张属于生理性反应，但病理因素可致微血管持续性地收缩或舒张。各种病变的急性期微血管反应多以微动脉的收缩为主，而中晚期微静脉舒张明显。

（四）微血管阻力

在微血管括约肌的作用下微血管对血流产生的阻力即外周阻力，分为毛细血管前阻力和毛细血管后阻力。前者是机体血压维持的关键，后者影响潴留在外周的血液容量。此外，微血管阻力改变本身引起微血管静水压的变化，由此影响血液中物质的滤过。

（五）组织灌注效率

组织细胞维持一定效率的血液灌注对于物质交换、能量转化和信息传递具有重要意义。影响组织灌注效率的微循环因素包括：

1. 接触面积

接触面积主要指毛细血管总表面积。因此，毛细血管数目直接关系到血液与组织的接触面积。

2. 接触时间

调节微循环血流可影响血液与组织、细胞的接触时间。微动脉的阻力是控制微循环血流量的主要因素，但微静脉和毛细血管前括约肌间歇性的舒缩活动也对微循环血流有调节作用。

3. 通透性

毛细血管和微静脉维持适宜的通透性直接关系到组织与血液之间物质交换、能量转化和信息传递的效率。

（六）微循环血流动力学

血液是一种复杂的流体，是血细胞等有形成分分散在血浆中构成的悬浮液，其正常流动是保证组织灌注的基础。

1. 血流速度

血流速度决定了微血管中的血液与组织、细胞接触的时间。毛细血管、微静脉中血流速度最慢，血液和细胞、组织有充分的接触时间完成物质、能量和信息的传递。

2. 黏度

黏度是血液流态的重要参数之一，与血流速度成反比，黏度越高，血流速度越慢。正常生理状态下，血液的黏滞系数是水的 34 倍。在一定范围内，红细胞数量越多，血液黏滞系数越大。红细胞增多症患者血液的黏滞系数可达 0.07～0.08 P，贫血患者的黏滞系数则在 0.02 P 左右，接近于血浆。

3. 血细胞状态

与血液流态密切相关的血细胞包括红细胞、白细胞和血小板。

（1）红细胞：红细胞为血液中最多的血细胞，达 $4.5×10^{12}/L$～$5×10^{12}/L$，红细胞压积一般为男性 40%～50%、女性 35%～45%，正常生理状态下的红细胞形变能力强，带有负电荷，这些生理特征的改变将影响微循环功能。主要的红细胞病理变化包括：

1）红细胞聚集：诸多因素如表面电荷、血液胶体性质改变，以及血流速度减慢等均可导致红细胞之间相互吸附，称为红细胞聚集。红细胞聚集是微循环障碍较常见的病理改变，给机体带来一系列不良效应，如增加血液黏度和血流阻力，血流速度减慢，组织灌注效率降低，从而减少组织血供、氧供，引起血管内皮损伤和调节异常，进一步引起通透性增加，造成组织水肿。

红细胞聚集分为轻度、中度和重度聚集。

轻度聚集：数个红细胞聚集，血流不成线条状，失去流利光滑的状态，血流有颗粒感。

中度聚集：血流中出现多个红细胞聚集团块，血流有明显颗粒感。

重度聚集：十余个或数十个红细胞聚集成团块，团块和血浆明显分离。

2）红细胞变形性下降：红细胞直径约 $7\mu m$，而较细的毛细血管直径仅 $4\sim5\mu m$，当红细胞通过毛细血管时发生形变，因而红细胞变形指数是血液流变学的重要指标。病理因素所致红细胞变形能力减小，硬化程度增加时引起全血相对黏度增加、红细胞破裂，从而直接引发溶血性贫血、血红蛋白尿等疾病；红细胞变形能力降低导致的组织灌注减少、组织缺血缺氧也是间接引发急性心肌梗死、脑血栓、休克、肾衰竭等疾病的风险因素之一。

（2）血小板：血小板的数量为 $100\times10^9/L\sim300\times10^9/L$，应激或损伤时血小板虽然是最少的血细胞，但它和微循环功能的关系最为密切。

（3）白细胞：正常状态下，血液缘流中仅有少量白细胞沿血管内皮翻滚，但炎症时白细胞翻滚增多，继而贴壁黏附，甚至与血小板聚集、黏附而形成白微栓，嵌塞在微血管中，影响血流。

（七）压力与弹性

1. 微血管压力与张力

微血管压力是指微血管内流动的血液对于微血管壁的侧压力，而微血管张力主要来自微血管壁的结构，特别是平滑肌细胞和周围结缔组织的作用。在机体稳态时，血管张力因受血管舒张、收缩双重信号的调节而保持平衡，使得微血管能够保持一定的管径和形状，从而使血压和血流维持较为稳定的状态。

2. 微血管弹性

微血管弹性也称微血管顺应性，即外界压力下微血管的可扩展性（容积变化）。微血管弹性一方面维持一定血压下血液在血管中的高速运输，另一方面防止血管内的压力过大。

（八）微血管旁分泌和自分泌

微循环除了远距离运输激素信号，还以微血管细胞旁分泌和自分泌方式实现微循环的信息传递功能。

1. 旁分泌（paracrine）

某些细胞分泌的激素并非通过血液远距离运输，而是通过弥散方式作用于邻近细胞进行信息传递。如恶性肿瘤细胞分泌产生的 VEGF 可作用于相邻基质血管内皮细胞 VEGF 受体，促进血管内皮细胞分裂、增殖，诱导肿瘤血管新生，增加血管通透性，促进肿瘤生长转移。

2. 自分泌（autocrine）

自分泌即细胞分泌的细胞因子作用于产生细胞因子的同类细胞群的调节方式。

实际上，细胞合成、释放的血管调节物质既可能作用于自身类群细胞，也可能作用于相邻类群细胞，一种血管活性物质往往同时存在旁分泌和自分泌两种调节方式。

三、微血管内皮的功能

内皮细胞衬于血管、淋巴管和心腔内表面，表面积大，细胞数目多。文献报道，人内皮细胞表面积约为 $6000m^2$，成人体内内皮细胞的重量约为 720g，其中毛细血管内皮超过 600g。内皮细胞在微血管的屏障、物质交换、通透性、抗凝-促凝调节、旁分泌和自分泌、与血细胞相互作用、炎症、调节血管新生等方面具有重要作用。

（一）屏障功能

内皮细胞是维持微血管壁通透性的关键因素。内皮细胞间的连接是内皮通透性的结构基础。在正常生理条件下，细胞间连接严格限制血液中生物大分子的漏出，即内皮的屏障作用。但在创伤、休克、感染等病理条件下，血管内皮的屏障功能降低或丧失，导致血管通透性增加，引起组织水肿。

（二）物质交换

微血管内皮表面是血液和组织间物质交换的重要场所，毛细血管是物质交换的关键部位。由血管内皮介导的血液、组织液之间物质交换的途径包括：

1. 直接转运

直接转运即经内皮细胞膜直接扩散的转运方式，包括直接扩散、窗孔扩散和孔隙运输。主要适于气体、水、脂类和脂溶性小分子的运输。

2. 囊泡转运

大分子物质及颗粒性物质不能直接穿过微血管内皮，因而通过在内皮细胞中膜包裹、形成囊泡、与膜融合或断裂几大步骤完成的转运方式称为囊泡转运。囊泡是真核细胞中十分常见的膜泡结构，是细胞内膜系统不可或缺的重要功能结构组分。

（三）凝血调节

内皮细胞的抗凝-促凝双重作用处于动态平衡中。

1. 抗凝作用

内皮细胞为血管提供一个抗血栓形成的平面，通过抑制凝血和血细胞黏附保证血液的正常流动。内皮细胞的抗血小板聚集机制包括：

（1）释放前列环素（prostacyclin，PGI_2）和一氧化氮，发挥抗血小板聚集作用，二者协同作用增加血小板的 cAMP 含量，进而抑制血小板聚集。

（2）蛋白 C 系统和抗凝血酶Ⅲ–硫酸乙酰肝素系统。蛋白 C 系统由蛋白 C（protein C）、蛋白 S（protein S）、血栓调节蛋白（thrombomodulin，TM）和活化蛋白 C 抑制物组成，主要抑制凝血因子Ⅴa（FⅤa）+凝血因子Ⅷ（FⅧ）的作用。作为凝血酶受体的 TM 分布于内皮细胞表面，当其与凝血酶结合时激活，对肝脏合成的蛋白 C 的激活能力增加数千倍。蛋白 C 激活后变成活化蛋白 C，活化蛋白 C 可提高蛋白 S 与内皮细胞的专一结合能力，而蛋白 S 与内皮细胞的结合和对活化蛋白 C 及其在血管壁上形成复合物发挥抗凝作用起关键性作用。

（3）血管内皮细胞还可摄取和灭活多种具有促进血小板激活、聚集作用的血管活性物质，如五羟色胺、组胺、儿茶酚胺、缓激肽、血管紧张素Ⅱ、血小板激活因子（PAF）等。

2. 促凝作用

当血管内皮细胞受损或激活时，内皮细胞在特异性理化因素调节下，其抗血栓表面会转化成促血栓形成表面。内皮细胞合成的多种促凝分子促进血小板聚集和血栓形成，包括：①促凝因子，如促进血小板活化的 PAF；②血小板黏附蛋白，如胶原、纤连蛋白（fibronectin，FN）、FⅤ、FⅧ、vWF；③凝血酶反应素（thrombospondin，TSP），促使血小板在血管损伤部位黏附和聚集，以及促进利于止血的纤维蛋白和凝血酶的生成；④内皮细胞释放 IL-1，进而刺激内皮细胞释放并增强组织因子（tissue factor，TF）、PAF 等促凝物质的释放。

3. 纤溶作用

内皮细胞的纤溶作用是保证血液在血管中维持流动性的机制之一。内皮细胞释放纤溶酶原激活物抑制物-1（plasminogen activator inhibitor-1，PAI-1），它能抑制纤溶酶原激活物（plasminogen activator，PA），包括组织型纤溶酶原激活物（tissue plasminogen activator，tPA）和尿激酶型纤溶酶原激活物（urokinase plasminogen activator，uPA），从而促进纤溶。tPA 是一个非常重要的因子，在体条件下可通过与内皮细胞表达的钙磷脂结合蛋白（annexin Ⅱ）区域结合，将血液中的纤维蛋白溶解酶原转化为纤维蛋白溶解酶，继而消化纤维网状组织溶解血栓，但目前尚不清楚 tPA 激活的信号途径。此外，机体受到创伤或血管生成的过程中，内皮细胞还分泌 uPA 参与发挥纤溶作用。

（四）旁分泌和自分泌

微血管内皮组织是强大的旁分泌、自分泌器官，可以合成、分泌、摄取、灭活多种具有生理活性的物质，从而精细地调节局部微循环功能，参与多种生命活动。内皮细胞不仅产生调节血管舒缩功能的内皮素、血管紧张素Ⅱ、一氧化氮、肾上腺髓质素等血管活性物质，还可以产生调节凝血–纤溶相关的凝血因子Ⅴ和Ⅷ、vWF、纤溶酶原激活物抑制物，产生炎症相关活性物质 IL-1、IL-18、C 反应蛋白等，以及血管新生相关活性物质 VEGF、bFGF 等，还可以产生多种调节心脏功能和重构的旁分泌与自分泌物质，包括 IL-6、骨膜蛋白（periostin）、肌腱蛋白-C（tenascin C）、凝血酶反应素、卵泡抑素样蛋白 1（follistatin-like 1）、卷曲相关蛋白 3（frizzled-related protein 3，FRP3）、IGF-1、CTGF、BMP-2 和 4、apelin、IL-1β、胎盘生长因子、LIF、WISP-1 和肾上腺髓质素等。

（五）对白细胞黏附功能的调节

内皮细胞和中性粒细胞的相互作用是炎症反应的基础，内皮细胞与白细胞、血小板的黏附是多种微血管病病理变化的重要阶段，是一个复杂的病理生理过程：首先，白细胞、血小板能够可逆地黏附于内皮表面或沿着表面翻滚；在多种病理条件下，如低氧、炎症、缺血损伤、细菌内毒素等均可致内皮细胞激活，上调表达黏附分子如 VACM-1、ICAM-1，这些黏附分子分别与特异性的配体结合介导中性粒细胞聚集，向内皮细胞趋化、黏附，继而通过内皮间孔隙向内皮下迁移。

（六）调节血管新生

内皮细胞通过分泌一系列促进血管生成和抑制血管生成的因子，对血管的新生进行精细调节。

1. 碱性成纤维细胞生长因子（basic fibroblast growth factor，bFGF）

内皮细胞可分泌 bFGF，诱导血管内皮细胞增殖、分化和新生血管形成。Kawasuji 等（2000）发现，在缺血心肌局部注射 bFGF 能明显增加边缘区的心内膜血流和梗死区的心外膜血流，增加边缘区的毛细血管和微动脉、小动脉密度，减轻梗死区心肌变薄程度，并能改善心室功能。Simons 等的临床试验结果显示，bFGF 对于心肌梗死具有良好的疗效。通过蛋白质组学分析，证实 bFGF 诱导微血管平滑肌细胞增殖和血管生成至少涉及新合成蛋白质折叠、胶原成熟、能量代谢等多个环节。

2. 串珠素（perlecan，PN）

PN 是内皮细胞外基质中最重要的硫酸肝素类蛋白聚糖之一，由核心蛋白和 4 条硫酸肝素侧链组成，分子量约为 700kDa，不仅参与细胞黏附、增殖调节等，其在新生血管功能完善中的作用也颇受关注。新生血管周围会出现 PN 的募集，这些 PN 侧链可与 bFGF 结合，调节 bFGF 的释放与活性，并增强 bFGF 与受体的结合活性，从而调节 bFGF 诱导的内皮细胞、平滑肌增殖作用。这一增强作用可能与 ERK 上游激酶 MAPK 激酶 1（MEK1）、黏着斑激酶（focal adhesion kinase，FAK）介导的信号途径有关。

3. 低氧诱导因子-1α（hypoxia-inducible factor-1α，HIF-1α）

内皮细胞产生的 HIF-1 是一种由低氧诱导产生、可以激活低氧反应基因转录的 DNA 结合蛋白，是机体低氧反应信号转导的共同通路。HIF-1 由 α 和 β 两个亚基组成，HIF-1α 在低氧时上调，HIF-1β 则为结构性表达。HIF-1α 磷酸化后被激活，从而促进 VEGF、血小板源生长因子（platelet-derived growth factor，PDGF）等多种与血管生成及功能调节相关基因的转录。细胞外信号调节激酶（extracellular signal regulating kinase，ERK）调节低氧诱导的血管新生机制与上调 HIF-1α 有关。

4. 肾上腺髓质素 2（adrenomedullin 2，ADM$_2$）

ADM 是从人的嗜铬细胞瘤组织中分离出的活性多肽，对全身血管均有扩张作用，从而降低平均动脉压，使心率、心输出量均显著增加。ADM$_2$ 亚型是较晚发现的肾上腺髓质素基因家系成员，主要在垂体和胃肠道表达，可以增加表达内源性降钙素基因相关肽（calcitonin gene related peptide，CGRP）受体的人神经母细胞瘤细胞和大鼠 L6 骨骼肌肌原细胞 cAMP

的产生。ADM$_2$ 对于未受到刺激因素作用的脑微血管内皮细胞的增殖无明显影响，但呈剂量依赖性抑制小牛血清和 PDGF-BB 所致的平滑肌迁移和增殖，提示其对于病理条件下内皮细胞增殖具有抑制作用。

第四节 微循环的生理调节及其机制

一、微循环的系统调节

维持机体内环境稳态是微循环的基本功能之一。血液微循环、组织液微循环和淋巴微循环这三套相互关联又相对独立的微循环的整体调节在维持机体内环境稳定中具有重要作用。

（一）血液微循环

1. 存在意义

从心血管系统的重要功能看，血液微循环是三大微循环的中心，它既是血液循环的重要通路，同时也是细胞、组织、器官进行物质交换、能量转化、信息传递的重要场所。

2. 调节特点

循环系统是高等动物进化成适应复杂多变外环境的精细、复杂的机体调控系统，具备以下特点：

（1）全局调节和局部调节并存：机体既需要内环境稳态的维持，又需要随时应对环境变化而改变生理状态。血液微循环作为机体物质交换、能量转化、信息传递的枢纽，既可实现实时、适度的局部调控，又能动员全身多系统、多器官实现整体水平的调控。血液微循环通过局部性微调，如改变不同器官的微血管数目、舒缩功能、通透性等，以应对机体局部代谢变化的需求，如枕叶的视觉中枢在注视时、颞叶的听觉中枢在聆听时组织耗氧量明显高于静息状态。这些局部调控又受到全局性调节机制的控制，即便机体处于多变的环境中，局部微循环状态不断变化，但整体的心输出量、血压、重要脏器的血流灌注、体液 pH、渗透压等重要生理参数始终维持在一定范围，以保持生命状态的稳定。

（2）稳定性调节和应变性调节并存：微循环作为机体循环系统的最末梢，处于机体内、外环境的边界，首要任务是对抗环境变化因素，维持心输出量、血压、血容量、重要脏器血液灌注量、组织耗氧量、酸碱平衡、渗透压等生理参数在一个恒定的范围；其次，需要对环境变化做出迅速、有效的适应性调节。如动物进食后，肠系膜上动脉血流量增加25%～130%，餐后30～90分钟胃和近端肠血流量增大，餐后45～120分钟空肠血流量增加，提示消化系统微循环调节是一种应对食物量变化的适应性调节机制。

（二）组织液微循环

1. 存在意义

组织液微循环介于血液微循环和淋巴微循环之间，既是二者之间的桥梁，也是机体最小生命单位细胞生存的内环境，是机体物质、能量、信息传递的重要场所。

2. 调节特点

组织液是血浆经血管壁选择性滤过到组织间隙形成的，与血浆的主要差别在于某些蛋白的含量，与微血管通透功能，特别是物理性通透功能有密切关系。组织液的生成受到毛细血管血压、组织液静水压、血浆胶体渗透压、组织胶体渗透压、微淋巴管静水压、微淋巴管胶体渗透压的综合影响。也就是说，对于微动脉端注入毛细血管的血液，促进其滤过的因素是毛细血管血压和组织液胶体渗透压，阻止其滤过的因素是血浆的胶体渗透压和组织液静水压；滤过液通过组织液微循环约有 10% 进入淋巴微循环，而 90% 则被重吸收进入微静脉，此时促进组织液重吸收的因素是组织液静水压和血浆胶体渗透压，阻止其重吸收的因素是毛细血管血压和组织液胶体渗透压。微血管对组织的有效滤过压公式为：有效滤过压=（毛细血管血压+组织液胶体渗透压）–（组织液静水压+血浆胶体渗透压）。

（三）淋巴微循环

1. 存在意义

高等动物生命活动的复杂性导致组织间隙中堆积大量的细胞碎片和大分子物质，但仅凭组织液中吞噬细胞、酶类的清除作用已不能完成对环境稳态的维持，因而进化出完善的淋巴系统，有效实现对代谢废物、细菌残体、毒素等有害物质的清除，以及对免疫球蛋白、免疫细胞、乳糜颗粒、长链脂肪等重要物质的转运。

2. 结构组成

由于初始淋巴管、初始后淋巴管和微动脉、毛细血管、微静脉及器官的实质细胞一起构成器官的最小功能单位，因此认为，初始淋巴管和初始后淋巴管属于淋巴微循环的范畴。

3. 调节特点

（1）分布广泛：体内主要器官几乎都有淋巴系统，只有骨髓、骨皮质、软骨、肌腱、角膜、晶状体、玻璃体等没有典型的初始淋巴管。

（2）组织器官特异性：不同器官中，淋巴微循环的形态、结构、功能、代谢和淋巴液成分因器官功能差异而具有明显的差别。例如，肝脏的淋巴液中蛋白质浓度为 6g/dl，而四肢淋巴液中蛋白质浓度仅为 $1\sim1.5g/L$。

（3）单向流动：与闭合血管环路的血液循环不同，淋巴微循环的结构基础是以盲端为起始的淋巴管，淋巴微循环中的淋巴液为单向流动。

（4）通透性高：初始淋巴管对物质通透性高于毛细血管，组织间隙的小分子物质（数千道尔顿以下）主要通过血管扩散，而细胞碎片、红细胞、乳糜颗粒、铁蛋白等大分子物质则主要通过淋巴管传输。例如，从毛细血管主动运输进入组织的乳糜颗粒不能反向回到血管，但很容易进入淋巴管，通过其转运作用再被肠道中的乳糜管摄取。

（5）被动调节：与血液微循环受心输出量、大动脉搏动、微血管活性物质、交感神经、血管内皮细胞旁/自分泌功能等机制的调控不同，淋巴微循环主要受胶体渗透压和静水压这一相对被动的方式调节。

4. 三种微循环之间的协同调节（表 1-3）

（1）血液微循环-组织液微循环：微血管内皮作为一道选择透过性屏障，负责血液和组织液之间的物质交换和信息传递。当微血管的通透性升高时，一些血浆蛋白可能通过微血管内皮之间的缝隙漏出至组织间隙，引起组织水肿。在组织液微循环的作用下，巨噬细胞、成纤维细胞在水肿灶处增多，活性和吞噬能力增强，及时水解并清除组织通道中的蛋白碎片；相反，当血浆胶体渗透压降低，机体需要维持适宜浓度的血浆时，可以通过组织液微循环-血液微循环间联系对血浆蛋白进行补充。

（2）组织液微循环-淋巴微循环：组织、细胞在代谢活动中产生的水、盐类、蛋白质及细胞的裂解产物不断渗入组织间隙，如不能及时有效清除，则可能引发组织水肿、缺氧、慢性感染和纤维变性，影响机体内环境稳态的维持。尽管组织液微循环、血液微循环能够对上述堆积物进行蛋白水解、吞噬、回收入血，但生命进化到两栖动物时上述机制已不能满足清除多余的大分子物质的需求，在两栖纲动物中开始进化出了较完善的淋巴系统，担负起清除大量堆积在组织中细胞裂解碎片的任务，因而出现组织液微循环到淋巴微循环之间的联系。

（3）淋巴微循环-血液微循环：淋巴微循环可看作血液微循环的一部分，当包含长链脂肪、脂溶性维生素、免疫球蛋白、免疫细胞等的成分吸收进入初始淋巴管后，流入初始后淋巴管、汇集淋巴管，再经小淋巴管流出器官，向心性流经淋巴干，注入静脉。每天经淋巴管返回血液的蛋白质至少是机体蛋白量的50%。

表 1-3　三种微循环的存在意义及调节特征

类型	存在意义	调节特点
血液微循环	物质交换、能量转化、信息传递的重要场所，三大系统的中心	全局调节与局部调节并存；稳定调节和应变调节并存
组织液微循环	组织细胞生存的内环境，物质、能量、信息传递的重要场所，血液微循环和淋巴微循环间的桥梁	组织液的生成主要取决于微血管对组织的有效滤过压
淋巴微循环	清除机体代谢废物、细菌残体、毒素等有害物质，转运免疫球蛋白、免疫细胞、乳糜颗粒、长链脂肪等重要成分	分布广泛；组织器官特异性；单向流动；高通透性；被动调节

二、血液微循环的主要调节方式

（一）血液微循环的全身性调节

血液微循环是三大微循环的中心，是实现机体全身性调节和局部调节、稳定性调节和应变性调节的关键环节。

1. 调节的意义

通过调节微循环功能，如血液灌注量、微区血流量、血压、毛细血管压、微血管通透性、组织液的流动、淋巴回流等，维持全身循环系统的稳定，满足全身重要脏器的活动需求。

2. 作用环节

（1）血压：通过神经、体液、代谢、肌源性等各种机制作用于小动脉、微动脉、微静脉和毛细血管，调节微血管各段的紧张性和舒缩、微血管数目、动静脉吻合支开放、微循环灌注量等，实现对机体血压的调节。

（2）血流分布：在全身循环血量一定的情况下，当机体重要脏器如心脏、脑、肾脏在应激情况下需要增加循环血量时，微循环通过各种机制作用于小动脉、微动脉、微静脉、小静脉和毛细血管，调节血管阻力、紧张性、运动性、通透性，以及血管容量、动静脉短路支开闭等，调节整体血流分布。

（二）血液微循环的局部调节

1. 调节的意义

不同器官、同一器官的不同部位，或同一组织的不同区域可能具有不同的生理功能和代谢水平，血流量也存在差异，如大脑的灰质和白质、小肠的黏膜和肌层、肾脏的皮质和髓质等。

2. 作用环节

（1）传递面积：循环血液在组织、细胞的传递面积主要取决于微血管的管径和单位组织内的微血管密度。凡能改变微血管密度的因素都可直接影响传递面积，如微血管功能性和解剖性数目改变。

（2）传递时间：单位血液在组织细胞传递时间的长短直接影响组织、细胞的物质、能量、信息传递。传递时间主要取决于血液对组织的灌注量、血流速度、毛细血管前阻力与毛细血管后阻力比值，以及局部血液流态。

（3）传递速度：血液中不同物质的传递速度取决于各自通过血管的方式，即各自的通透指数。在微血管环节中，影响传递速度的主要因素为通透性、管周间质和血流状态。

三、血液微循环的调节机制

血液微循环的调节机制主要包括四类：神经调节、体液调节、代谢调节和自身代偿性调节（表1-4）。这四大调节机制在微循环的全局性调节和局部调节中均存在。

表1-4　血液微循环的四种基本调节机制

神经调节		体液调节		代谢调节	代偿调节
舒缩调节	通透性调节	神经递质和激素	血管活性物质		
①交感缩血管神经；②副交感舒血管神经；③交感舒血管神经；④NANC血管舒张神经	①直接调节内皮细胞间孔隙数量；②间接调节毛细血管前后阻力，改变毛细血管静水压而影响血液物质的通透系数	儿茶酚胺、乙酰胆碱、血管加压素、阿片肽、心钠肽等	缩血管类：ET-1、AngⅡ、UⅡ、TXA_2；舒血管类：缓激肽、前列腺素、NO、组胺、P物质、五羟色胺等	血氧含量、腺苷、CO_2、K^+和H^+	肌源性调节；血流自动调节

（一）神经调节

1. 存在意义

微动脉是毛细血管前阻力血管，其阻力占全部末梢阻力的80%；微静脉是毛细血管后阻力血管，其阻力占全部末梢阻力的 20%；神经调节机制在调节微血管的舒缩、阻力、通透性和局部血流灌注量方面具有重要意义。

2. 舒缩调节

（1）交感缩血管神经：节前神经元为胆碱能神经元，释放的神经递质为乙酰胆碱；节后神经元突触后膜上的受体为 N 型胆碱能受体。从椎旁发出的交感节后纤维支配躯干和四肢小血管，从椎前神经节发出的交感节后纤维支配内脏血管。交感缩血管神经的节后神经元为肾上腺素能神经元，释放的神经递质为去甲肾上腺素。血管平滑肌上同时存在肾上腺素 α 和 β 受体，去甲肾上腺素与 α 受体结合可导致血管平滑肌收缩，与 β 受体结合则引起血管平滑肌舒张。由于去甲肾上腺素与 α 受体的结合力远高于 β 受体，因而交感缩血管神经兴奋时引起缩血管效应。体内几乎所有的血管都被交感缩血管神经纤维支配，但分布密度不同。皮肤中交感缩血管纤维分布密度最高，其次是骨骼肌和内脏，而心脏冠脉和脑血管上此类神经纤维分布相对较少。即便在同一器官中，交感缩血管纤维的分布密度也不尽相同，动脉上的分布密度明显高于静脉。虽然神经纤维仅支配血管平滑肌，但在细小的微血管区段，神经末梢和平滑肌细胞之间的间隙较窄，神经肌肉产生的活动也可以影响阻力血管的舒缩调节，如交感缩血管纤维通过 α_2 受体作用于终末微动脉（管径约 20μm）后增加该血管段对代谢产物反应的敏感度。

（2）副交感舒血管神经：某些器官（如脑、唾液腺、胃肠道和外生殖器等）的血管平滑肌除了接受交感缩血管纤维支配，同时也接受副交感舒血管神经支配。这些神经的节前神经元位于脑干的某些核团或脊髓骶段灰质的中间外侧柱，它们的轴突走行于脑神经和骶部副交感神经之中到达所支配的器官。这些神经轴突末梢释放的神经递质为乙酰胆碱，与血管平滑肌上的胆碱能受体结合，引起血管舒张。副交感舒血管神经主要调节组织器官局部血流状态，体现了调节的局部性和精细性，对循环系统总的外周阻力影响较小。

（3）交感舒血管神经：骨骼肌交感神经中还有舒血管的纤维，这类神经纤维的节前神经元是胆碱能的，释放乙酰胆碱为神经递质。如用阿托品阻断血管平滑肌上的乙酰胆碱 M 型受体，此时刺激交感神经则不引起舒血管效应。如先给予肾上腺素 α 受体拮抗剂，刺激交感神经则只能引起骨骼肌血管舒张。上述实验提示交感舒血管神经的存在。与交感缩血管纤维不同，交感舒血管神经在正常生理状态下无活动，在动物处于应激状态或剧烈活动时产生神经冲动，引起骨骼肌血管舒张，同时，体内其他器官的血管在此时处于收缩状态，骨骼肌因此得以获得适应代谢所需的血流灌注。

（4）非交感非胆碱（nonadrenergic noncholinergic，NANC）舒血管神经：肠道内有 NANC 血管舒张神经，释放降钙素基因相关肽（CGRP）、P 物质和 ATP。其释放的神经递质主要通过多肽和胆碱能受体结合而发挥舒张血管的作用。肽能感觉神经对肠系膜有直接舒张血管的作用，还与交感神经的脊柱旁神经节相联系。食物刺激胃肠黏膜感觉神经，通过局部轴突反射释放血管舒张肽类神经递质，直接作用于微动脉，引起胃肠道血流增加。NANC 纤维除了释放促进血管平滑肌舒张的神经递质外，还通过内皮细胞和肥大细胞分泌舒张性化学物质，间接作用于平滑肌细胞。

（5）脊髓背根舒血管神经：皮肤的伤害性感觉信号由一些没有髓鞘的纤维传入脊髓。这类神经纤维在外周末梢处有分支。当某处皮肤受到伤害刺激信号时，感觉冲动一面沿着传入纤维向中枢传导，一面可在末梢分叉处沿着其他分支到达刺激部位邻近的微动脉处，使其舒张，这样皮肤局部表现为红晕。背根舒血管纤维释放的神经递质尚不完全清楚，可能是组胺或 ATP，也可能是 P 物质和 CGRP。

（6）血管活性肠肽神经元：血管活性肠肽等肽类可能是某些自主神经元的神经递质，具有舒张血管平滑肌的作用。支配汗腺的交感神经元和支配颌下腺的副交感神经元胞体中都同时含有乙酰胆碱和血管活性肠肽。当刺激这些神经时，其轴突一方面释放乙酰胆碱引起腺体细胞分泌，另一方面释放血管活性肠肽引起舒血管效应，使局部血流量增大，以利于腺体细胞分泌的物质进行运输传递。

3. 通透性调节

神经调节机制还参与对微血管通透性的调节，主要机制有：

（1）直接调节：通过调节内皮细胞间孔隙数量而直接改变血管通透性。通过兔耳窗微循环活体观察并结合微血管电镜观察，证实刺激交感神经后，毛细血管、微静脉内皮细胞发生收缩，导致内皮细胞间连接缝隙增大，引起微血管通透性升高。以 α 受体阻断剂作用后，可抑制交感神经兴奋所致的微血管通透性增加。

（2）间接调节：通过调节毛细血管前后阻力，改变毛细血管静水压而影响血液中物质的通透系数。刺激局部交感神经，犬脂肪组织的微血管虽然收缩，但其毛细血管滤过系数（capillary filtration coefficient）增加。

（二）体液调节

血液、组织液和淋巴液中的一些化学物质对微循环活动进行的调节称为体液调节。参与微循环体液调节的物质有激素、神经递质、血管活性物质和前列腺素等。

1. 存在意义

参与体液调节的各种物质在血液中存留的时间不一。肾上腺素、组胺、多巴胺、前列腺素 A、加压素等物质存留时间相对较长，主要参与微循环的全身性调节；而血管紧张素 Ⅱ、五羟色胺、乙酰胆碱、缓激肽等存留时间较短，主要参与微循环的局部调节。

2. 神经递质和激素

（1）儿茶酚胺：肾上腺素（adrenaline，Ad）和去甲肾上腺素（norepinephrine，NE）都属于儿茶酚胺类，主要由肾上腺髓质分泌，少量由肾上腺素能神经元释放入血。肾上腺素对心血管活动的调节既有共性也有特异性。共性体现在对心脏的调节，心肌细胞膜上的肾上腺素受体为 β_1 型，通过与其作用能够使心肌细胞兴奋活动加强；儿茶酚胺的特异性调节体现在对血管舒缩的调节上，血管平滑肌存在 α 和 β_2 两种受体，前者使血管收缩，而后者使血管舒张。在肾上腺素和去甲肾上腺素的作用下，外周血管平滑肌的舒缩状态取决于其细胞膜表面占优势的受体类型。皮肤、肾脏、胃肠等内脏的血管上 α 受体占优势，在肾上腺素的作用下表现为血管收缩；而骨骼肌、肝脏和冠脉微循环上则以 β_2 受体为主，小剂量的肾上腺素引起这类血管的舒张。肾上腺素对外周血管最主要的调节是使各器官的血液分配发生变化，特别是增加肌肉组织的血流量，并减小总的外周阻力，因而对应激反应具有重要意义。

去甲肾上腺素主要激活 α 和 $β_1$ 受体，对 $β_2$ 受体作用小，因此对体内大多数血管产生缩血管效应。尽管去甲肾上腺素通过作用于心肌细胞表面 α 受体引起心脏活动增加，但注射去甲肾上腺素实际往往引起心率降低，这是因为其广泛的缩血管作用导致外周阻力增加，血压升高，进一步引起颈动脉窦和主动脉弓的压力感受器反射性减慢心率，掩盖了去甲肾上腺素对心脏的效应。

（2）乙酰胆碱（acetylcholine）：微血管对乙酰胆碱的反应具有组织、器官特异性。静脉注射乙酰胆碱可引起猫软脑膜微血管舒张，对地鼠颊囊局部用药可致其微动脉、微静脉舒张，不过，对肝脏微血管和蛙肺微血管无明显影响。目前临床以冠状动脉内多普勒导引，通过乙酰胆碱引起的冠状动脉血流变化来评估冠脉微血管内皮功能。

（3）血管加压素（vasopressin，VP）：又称抗利尿激素（antidiuretic hormone，ADH），是下丘脑视上核和室旁核神经元分泌的一种九肽，经下丘脑垂体束运输到神经垂体后作为神经垂体激素释放入血，远距离作用于微血管平滑肌上的血管加压素受体而引起血管收缩。通常情况下，体内的血管加压素浓度与血容量有关。大量饮水后血浆中该激素的浓度降低，禁水或失血后其浓度明显升高，此时血管加压素一方面收缩血管，使肾脏入球动脉毛细血管滤过减少，体现出抗利尿效应，另一方面在血容量降低时对维持机体血压有重要意义。

（4）阿片肽（opioid peptide）：垂体释放的 β-内啡肽进入脑内，作用于某些与心血管活动相关的神经核团，抑制交感神经活动，使迷走活动加强，以这种中枢的方式引起血压降低。内毒素、大量失血均可引起 β-内啡肽释放，该激素的升高可能是危重症导致休克的重要机制之一。

（5）心钠肽（atrial natriuretic peptide，ANP）：又名心钠素、心房钠尿肽，主要是心房肌细胞合成并释放的一种多肽，具有强烈的利尿和排钠作用，是调节水盐平衡的重要激素。人静脉注射 50μg 心钠肽可使尿量增加 3~4 倍，而 Na^+ 的排泄增加 23 倍。心钠肽对血管的调节作用包括引起平滑肌舒张，导致肾素、血管紧张素 Ⅱ 和醛固酮分泌减少，抑制血管加压素的合成及释放，最终导致血压降低。

3. 血管活性物质

（1）缩血管物质

1）内皮素（endothelin，ET）：Yanagisawa 等在 1988 年发现一种内皮细胞源性的二十一肽，具有强烈的缩血管效应，能够在肾上腺素、凝血酶、转化生长因子 β（TGF-β）、血管紧张素 Ⅱ 等刺激下产生。目前已发现的内皮素家族有 ET-1、ET-2 和 ET-3 三种，以 ET-1 的作用最为重要。ET-1 本身可诱导促炎信号的表达，在炎症区域收缩血管从而对病原体起到遏制作用，并减慢白细胞的迁移速度。ET-1 信号转导增加内皮细胞上黏附分子如 VCAM1 的表达，促使中性粒细胞聚集，导致缺血心肌中大量中性粒细胞浸润。

ET-1 的受体有 ETA 和 ETB。在血管水平，ET-1 结合不同的受体分别发挥不同的作用。ET-1 与主要分布于平滑肌细胞的 ETA 结合，刺激血管收缩；ET-1 与主要表达于内皮细胞的 ETB 结合，介导 NO 的释放，抑制血管收缩和细胞增殖。在生理状态下，给予低浓度 ET-1 可引起血管舒张，而高浓度 ET-1 则引起血管收缩。内皮素的作用也具有组织特异性，对冠脉的作用最强，且缩血管效应持续时间较长而不易被清除。生理状态下血液中内皮素含量极低，在某些病理情况下表达显著升高。

2）血管紧张素（angiotensin，Ang）：Ang II是一类具有强烈缩血管效应的多肽类物质，是肾素-血管紧张素-醛固酮系统（renin-angiotensin-aldosterone system，RAAS）这一重要血压调节系统的中心环节。Ang II强烈的缩血管作用机制为：一方面直接作用于平滑肌细胞膜上的受体，产生缩血管效应；另一方面作用于交感神经末梢，引起去甲肾上腺素释放，间接引起平滑肌收缩。Ang II还可以直接作用于内皮细胞，通过上调引起环氧-二十碳三烯酸（epoxyeicosatrienoic acid，EET）降解的可溶性环氧化物水解酶（soluble epoxide hydrolase，sEH），减少内皮源性超极化因子（endothelium derived hyperpolarizing factor，EDHF）样作用。当机体肾脏血流灌注不足或血钠降低时刺激肾脏近球细胞释放肾素。肾素进入血液后将血中的血管紧张素原水解为 Ang I，经过肺循环时，在 Ang I 转换酶的作用下脱去两个氨基酸，从而转变为 Ang II。Ang II可进一步被氨基肽酶水解为 Ang III，但其中升压活性最强的是 Ang II。除了直接的缩血管作用，Ang II还可作用于脑区，促进交感缩血管中枢神经元活动增强，以中枢的方式调节机体升压。此外，Ang II促进肾上腺皮质释放醛固酮，促进肾小管对 Na^+ 的重吸收，使细胞外液容量增加，组织液微循环进一步影响血液微循环，导致血容量增加，血压升高。

3）尾加压素 II（urotensin II，U II）：U II是从鱼的脊髓尾部下垂体中分离出的生长抑素样环肽，是迄今为止所知的具有最强缩血管效应的活性物质，其作用比 ET-1 强 10 倍。心血管组织中富含 U II 及其特异性 G 蛋白偶联受体（G protein coupled receptor，GPCR）14。Ames 等于 1999 年报道，人源性 U II 可以明显增加非人类灵长类动物血管总外周阻力。我们在大鼠软脑膜、肠系膜上采用活体显微录像技术和激光多普勒血流量测定技术首次证实，U II 使大鼠软脑膜、肠系膜微动脉、微静脉和毛细血管收缩，所灌注区血流量减少，其作用强于去甲肾上腺素。此外，尽管 U II 对微血管有广泛的收缩作用，但对大鼠肠系膜大血管、其他 200μm 以上管径的腹腔血管有舒张作用。

4）血栓烷 A_2（thromboxane A_2，TXA_2）：TXA_2是由花生四烯酸（arachidonic acid，AA）经环氧酶代谢后由血栓素合成酶催化合成的前列腺素类衍生物，在体内主要由血小板受到刺激后合成。TXA_2通过与其七次跨膜偶联受体结合后，在多种组织和细胞中发挥生物学效应，对血管平滑肌有收缩作用。此外，TXA_2还参与促血小板聚集、血栓形成、细胞增殖等生理过程的调节，与内皮功能紊乱、动脉粥样硬化等一系列病理过程有密切关系。

（2）舒血管物质

1）缓激肽（bradykinin）：血浆中的激肽释放酶水解高分子量激肽原产生的一种九肽称为缓激肽。在唾液腺、汗腺、肾脏及胃肠黏膜中的激肽释放酶水解低分子量激肽原产生的一种含 10 个氨基酸的赖氨酰缓激肽，进一步在氨基肽酶作用下脱去氨基酸成为缓激肽。在缓激肽的作用下，血管平滑肌舒张，血管通透性增高。目前，缓激肽和血管舒张素是已知的最强烈的舒血管物质，以全身性和局部性的方式进行降压调节。

2）前列腺素（prostaglandin）：是 AA 或其他二十碳不饱和脂肪酸分解产生的一类含 20 个碳原子的不饱和羧酸，分子中含有一个环戊烷。全身各个组织细胞都具有产生前列腺素的前体物质。不同的前列腺素对血管平滑肌的作用不尽相同：前列腺素 E_2 具有强烈的舒血管作用，前列腺素 F_{2a} 则使静脉收缩。前列腺素 I_2 也称为前列环素（PGI_2），由血管内皮细胞膜磷脂中的 AA 在氧化酶的作用下转化而来，作为一种内皮细胞旁分泌因子能够刺激腺苷酸环化酶介导 cAMP 水平升高，发挥强烈的舒血管作用及抗血小板聚集作用。越来越多的证据表明，前列腺素通过调节血管张力、血管壁重塑或血管生成的方式参与了冠状动脉的生理和病理生理过程。

交感缩血管神经纤维末梢也受到前列腺素的调节，前列腺素 E_2 和 I_2 可使神经递质释放减少，同时也可使血管平滑肌对去甲肾上腺素和血管紧张素 II 的敏感度降低。因此，前列腺素也是一种重要的舒血管和降压物质，与缓激肽协同拮抗体内的血管紧张素 II、儿茶酚胺等缩血管、升压物质的效应，从而精细调节血压，维持整体血压平衡。

3）一氧化氮（NO）：人体中的气体信号分子 NO 是在一氧化氮合酶（nitric oxide synthase，NOS）催化作用下合成的舒血管物质，也是对抗缩血管作用的最主要的舒血管物质。NOS 是一种同工酶，主要有三种亚型：主要存在于内皮细胞中的内皮型 NOS（endothelial nitric oxide synthase，eNOS）、神经细胞中的神经元型 NOS（neuronal nitric oxide synthase，nNOS），以及主要存在于巨噬细胞、胶质细胞中的诱导型 NOS（inducible nitric oxide synthase，iNOS）。

每个单体 eNOS 含有 1 个加氧酶结构域和 1 个还原酶结构域。其氨基端加氧酶域可结合血红素辅基（heme）、四氢生物蝶呤（tetrahydrobiopterin，BH4）、分子氧和 L-精氨酸（L-arginine，L-Arg），从而发挥催化活性；而羧基端还原酶域可结合黄素腺嘌呤二核苷酸（flavin adenine dinucleotide，FAD）、黄素单核苷酸（flavin mononucleotide，FMN）和还原型辅酶 II（nicotinamide adenine denuleotide phosphate，NADPH），从而控制电子从 NADPH 到 FAD 再到 FMN 的传递过程。

eNOS 还是一种钙敏感蛋白，在静息低钙状态的内皮细胞中，小凹蛋白和钙调蛋白（calmodulin，CaM）结合后抑制 eNOS 的活性，eNOS 与 CaM 解聚而抑制电子传递过程；当 Ca^{2+} 水平升高且与钙调蛋白结合后，eNOS 与 CaM 结合，暴露 FMN 电子结合部位，从而进行区域间电子传递。CaM 抑制剂和钙去除剂可降低 eNOS 的活性。当内皮细胞受到刺激大量释放 NO 时，能够与可溶性鸟苷酸环化酶（sGC）的血红素亚基结合，并将其激活，升高平滑肌细胞内 cGMP 水平，使细胞内 Ca^{2+} 减少，引起平滑肌细胞松弛，实现舒血管作用。eNOS 对血管壁功能的调节起着至关重要的作用。在健康机体中，eNOS 产生 NO 使得血压和血流改变时维持正常的血管张力。此外，NO 还具有抑制血小板黏附、抑制血管平滑肌细胞增殖和迁移的作用。

iNOS，顾名思义，在炎症条件下由细胞因子诱导产生，可产生 ROS 来对抗病原体。NO 自身也有自由基的潜能，因而具有杀菌作用。iNOS 的主要来源是白细胞，尤其是巨噬细胞，但在内皮细胞中也有表达。在无菌炎症条件下，iNOS 的激活对心血管系统构成严重威胁，并可能促进感染性休克的进展。

4）组胺（histamine）：氨基酸在脱羧酶的作用下产生组胺。在肺、皮肤、肠黏膜的肥大细胞中含有大量的组胺，对血管的舒缩和通透性有重要的调节作用。组胺含量升高主要引起微血管的舒张和通透性增强。

5）P 物质（substance P）：是一种由 11 个氨基酸组成的心血管调节多肽。P 物质对微血管的调节作用也是引起血管舒张和血压降低。P 物质的微循环调节作用有组织特异性，给犬静脉注射 P 物质后，皮肤、骨骼肌、肝脏和胃肠血流量增加，但肾脏血流灌注无明显变化。

6）五羟色胺（serotonin）：局部给予五羟色胺能够提高微血管对儿茶酚胺的敏感度，但该物质可引起内皮细胞肿胀、血管通透性增加。

7）鲑鱼素（salusin）：是一类新发现的具有强烈的舒张血管和促有丝分裂作用的活性肽，包括 28 个氨基酸的 salusin α 和 20 个氨基酸的 salusin β 两种类型，是编码人类扭转应力障碍基因 TOR2A 的选择性剪接产物。刘秀华团队在大鼠肠系膜上采用活体显微录像技术首次证实，salusin α 可以使大鼠肠系膜微动脉舒张，并明显舒张去甲肾上腺素导致收缩的微动脉，降低外周阻力。

（三）代谢调节

1. 存在意义

微血管所处的微环境也可直接影响微循环功能，主要通过细胞代谢产物进行调节。据报道，在微循环局部调节机制中，75%属于代谢调节。

2. 调节因素

（1）血氧含量：血氧张力增加或微血管周围组织氧张力升高能引起微动脉收缩，毛细血管血流速度减慢。当微血管周围组织氧张力下降时，组织、细胞的代谢受到影响，进一步可能导致细胞器结构损伤与功能障碍，最敏感的细胞器为线粒体。

（2）腺苷：腺苷对微血管有明显的舒张作用。当动脉血氧分压降低或局部代谢活动增强时，细胞因缺氧导致 ATP 合成代谢低于分解代谢，ATP 分解产物腺苷浓度增加。局部浓度升高的腺苷作用于毛细血管括约肌和微动脉，引起局部微动脉和毛细血管舒张、毛细血管开放数目增加，代偿性增加局部组织的血液灌注，调节局部缺氧引起的代谢变化。

（3）二氧化碳：CO_2 对微血管的作用取决于 H^+ 含量，即体液的 pH。动脉血中 CO_2 含量增多引起微动脉舒张，尤其对较小的微动脉作用明显。脑微血管对 CO_2 张力十分敏感，当局部 CO_2 或 pH 发生变化时，CO_2 可直接作用于微血管平滑肌细胞导致其舒张。

（4）氢离子（H^+）和钾离子（K^+）：当局部脑组织细胞外液 H^+ 浓度升高，如癫痫发作时，能够引起微动脉明显舒张；当局部代谢活动增强时，细胞外液中 K^+ 浓度升高，也能够引起局部微动脉舒张。

（四）自身代偿性调节

1. 肌源性调节

血管平滑肌即便没有受到神经因素和体液因素的调节，本身也具有一定的收缩机制，称为肌源性活动。这种现象与平滑肌的数量有关，因而在毛细血管前阻力段特别明显。肠系膜灌流实验显示，动脉血压由 13.3 kPa 降到 10.7 kPa 时，毛细血管血流速度明显加快。肌源性调节的意义在于：动脉短时间（3 分钟内）闭锁尚不足以引起代谢产物的明显改变和血管活性物质的分泌，血压降低也不明显，此时主要靠自身调节机制维持内稳态。当器官血管的灌注压突然升高，血管跨壁压增高时，血管平滑肌受到牵拉刺激而使肌源活动进一步加强，使该器官的血流阻力增大，从而维持器官血流量相对恒定。肌源性调节属于自身代偿性调节机制。

2. 血流自动调节

当血压在一定的小范围内波动时，微循环可通过非神经、非体液的自身调节机制维持局部血流的稳定。这种调节机制仅仅存在于器官组织或血管本身，也是自身代偿性调节的一种。脑血管、心肌血管的血流调节作用较强，肝脏、肾脏、骨髓微血管次之，肌肉、皮肤等与外环境变化息息相关的器官微血管几乎无自身调节功能。

四、重要器官微循环调节的特征

微循环调节的机制并非独立存在，而是根据不同状态主次分明、有序动员，是涉及不同系统、器官、组织、细胞及生物大分子在内的多层次、多维度的复杂协同活动。

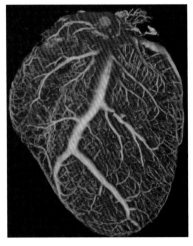

图 1-10　新型低温切片技术和落射荧光显微成像获得的犬心脏三维图像
荧光显影物质充盈血管，冰冻心脏切成 40μm 厚的薄片，心脏大体表面以高分辨率 CCD 相机成像并重建

（一）心脏微循环调节

心脏由复杂的动脉网络灌注。心外膜下层的小部分心肌由心外膜导管动脉发出的多个分支血管灌注，更大范围的内层心肌组织则由穿过心肌外层的动脉灌注（图 1-10）。心肌各部位局部血流差别较大，其微循环调节机制十分复杂。冠状血管的紧张度与代谢活动需求相适应，绝大多数冠状动脉阻力来自管径 <300μm 的小血管和微血管区段。丰富的冠脉微循环受到神经机制、体液机制、代谢机制和自身机制的调节，但上述各机制均有各自优势作用的血管区段。血管周围细胞，如肥大细胞、心肌细胞均可合成、分泌生长因子，与内皮依赖或非内皮依赖的血管活性物质调节机制发挥协同作用，如成纤维细胞生长因子（FGF）、肝素、内皮素等可调节微血管的紧张性。

（二）脑微循环

脑是人体生命活动的调节中枢，脑微循环的调节目标在于最大限度维持微环境的稳定，以及保证高代谢所需的供血和供氧。

1. 结构特点

（1）血脑屏障（blood brain barrier，BBB）：血脑屏障为存在于脑实质组织和血液循环之间的屏障结构，由连续毛细血管的紧密连接、星形胶质细胞的脚板、完整的基膜共同构成，能够阻止大分子物质由血液进入脑组织，是维持中枢神经系统内环境稳定的结构基础。

（2）脑膜淋巴管（meningeal lymphatic vessel）：先前的观点认为大脑不具有淋巴管。

但在 2015 年，弗吉尼亚大学的神经学家 Jonathan Kipnis 团队证实，大脑实际被淋巴管所包围，颠覆了人们原先对中枢神经系统不具有淋巴管结构的认知。这些淋巴管被称为脑膜淋巴管，是中枢神经鞘膜内部引流大分子的网络，与外周免疫系统相连，在保持大脑健康稳态方面发挥着重要作用。时隔三年，Kipnis 团队再次在 *Nature* 发文揭示脑膜淋巴管的新功能：脑膜淋巴管负责将中枢神经系统脑脊液和脑组织间液中的大分子碎片，如阿尔茨海默病典型的蛋白病斑引流到颈部淋巴结，有效清除大脑"垃圾"。一旦这一运输系统受阻，可能促使认知功能衰退加剧，引发一系列与衰老相关的大脑疾病。

然而，形态学研究表明，除了脑膜部位，脑实质不具有淋巴管结构。推测这一特殊的微循环特征可能与维持脑中精密的神经突触连接、神经信号传递有关。

2. 调节特征

（1）自身调节：脑微循环具有明显的自身代偿性调节机制。当全身血压在 6.67～33.33kPa 范围内变动时，血压降低引起脑微动脉和小动脉舒张，血压升高则脑微动脉收缩，以此维持恒定的脑血流量。当血压低于 6.67 kPa 或高于 33.33 kPa 时这种自身调节代偿不足。

（2）代谢调节：脑对 CO_2 分压、K^+ 敏感，碳酸血症引起强烈的血管舒张，代偿性增加血流，提高氧分压。

（3）神经-体液调节：脑微血管受到多种神经递质、激素和血管活性物质的调节，但其表面受体与外周血管有较大差异。如肾上腺素能受体在外周血管主要为 α_1、α_2 和 β 受体，而脑微血管上只有 β 受体，这对于应激状态下保证脑的正常血供有重要意义。乙酰胆碱受体在外周血管上只有 M_3 亚型，但在脑微血管表面有 M_1 和 M_3 两种亚型。内皮完整时，M_3 亚型发挥作用引起血管舒张，M_1 亚型几乎没有作用或作用微弱；内皮损伤时，M_1 亚型发挥作用引起血管收缩。血管紧张素 II 受体在外周血管上主要为 AT_1 型，以介导血管收缩为主；而在脑微血管上为 AT_2 型，主要介导血管舒张。

（三）肾脏微循环

肾脏的血流调节机制十分复杂。肾上腺素作用于微动脉上的 α_1 和 α_2 受体，引起肾血管收缩，肾血流量减少，属于神经调节；但肾脏终末微动脉对 pH 降低十分敏感，具有显著的代谢调节机制。

五、微循环研究的意义及展望

各种病因造成微血管壁、血流和微血管周围组织形态、功能和代谢异常所导致的组织器官损伤称为微血管病（microvascular disease），其往往是肾病、高血压、糖尿病、冠心病、结缔组织病等多种疾病的共同病理生理过程。某些急性微血管病，如血栓性微血管病（thrombotic microangiopathy，TMA）还常引起肾衰竭、休克和弥散性血管内凝血等，在疾病发生发展中起主导作用，并决定疾病的预后和转归。微血管病发病机制的早期研究主要强调外源性致病因素对血细胞的影响，启动凝血过程，形成血栓，进而损伤微血管，造成微血管病。目前认为微血管内皮细胞的损伤及其功能障碍是微血管病发生的重要环节，并且强调内皮与血液成分和周细胞的相互作用在微血管病发生、发展中的作用。在生物与基础医学相关领域快速发展的今天，临床微循环，特别是危重症微循环研究的发展相对滞后，微血管病共同的发病机制和不同类型微血管病特有的分子机制亟待阐明。

（王晓祁　刘秀华）

参 考 文 献

蔡莉蓉，李玉珍，刘秀华. 2006. 肾上腺髓质素 2 对大鼠脑微血管内皮细胞增殖的影响. 中国病理生理杂志，22：908-910

付艳，刘秀华，蔡莉蓉. 2006. 串珠素对大鼠平滑肌细胞增殖的影响及其机制的研究. 中国微循环，10：108-110

金惠铭. 2006. 加强微血管病发病机制的研究. 中国微循环，10：77

李玉珍，蔡莉蓉，孙胜，等. 2005. 低氧诱导因子-1α 参与低氧预处理诱导的心肌血管生成. 中国病理生理杂志，21：2301-2304

刘秀华. 2004. 血液微循环与心血管内源性细胞保护. 微循环学杂志，14：1-3

刘秀华. 2007. 血液微循环与心血管疾病. 微循环学杂志，17：1-6

刘秀华，蔡莉蓉，刘凤英，等. 2004. 尾加压素 II 对大鼠肠系膜微循环的影响. 中国病理生理杂志，20：501-504

刘秀华，郭渝成. 2012. 微血管病——转化医学的范例. 微循环学杂志，22：1-5

刘秀华，刘凤英，蔡莉蓉，等. 2004. 人尾加压素 II 对大鼠脑微循环的影响. 中国应用生理杂志，20：46-49

田牛. 2004. 微循环学. 北京：原子能出版社

田牛，等. 1993. 微循环方法学. 北京：原子能出版社

吴立玲，张幼仪. 2009. 心血管病理生理学. 北京：北京大学出版社

Betteridge KB，Arkill KP，Neal CR，et al. 2017. Sialic acids regulate microvessel permeability，revealed by novel in vivo studies of endothelial glycocalyx structure and function. J Physiol，595：5015-5035

Cancel LM，Ebong EE，Mensah S，et al. 2016. Endothelial glycocalyx，apoptosis and inflammation in an atherosclerotic mouse model. Atherosclerosis，252：136-146

Chilian WM，Layne SM，Klausner EC，et al. 1989. Redistribution of coronary microvascular resistance produced by dipyridamole. Am J Physiol，256：H383-H390

Da Mesquita S，Louveau A，Vaccari A，et al. 2018. Functional aspects of meningeal lymphatics in ageing and Alzheimer's disease. Nature，560：185-191

Davenport AP，Hyndman KA，Dhaun N，et al. 2016. Endothelin. Pharmacol Rev，68：357-418

Dragovich MA，Chester D，Fu BM，et al. 2016. Mechanotransduction of the endothelial glycocalyx mediates nitric oxide production through activation of TRP channels. Am J Physiol Cell Physiol，311：C846-C853

El-Bouri WK，Payne SJ. 2016. A statistical model of the penetrating arterioles and venules in the human cerebral cortex. Microcirculation，23：580-590

Goncharov NV，Nadeev AD，Jenkins RO，et al. 2017. Markers and biomarkers of endothelium：when something is rotten in the state. Oxid Med Cell Longev，2017：9759735

Harrell CR，Simovic Markovic B，Fellabaum C，et al. 2018. Molecular mechanisms underlying therapeutic potential of pericytes. J Biomed Sci，25：21

Koo A，Dewey CF Jr，García-Cardena G. 2013. Hemodynamic shear stress characteristic of atherosclerosis-resistant regions promotes glycocalyx formation in cultured endothelial cells. Am J Physiol Cell Physiol，304：C137-C146

Kozar RA，Pati S. 2015. Syndecan-1 restitution by plasma after hemorrhagic shock. J Trauma Acute Care Surg，78：S83-S86

Lennon FE，Singleton PA. 2011. Hyaluronan regulation of vascular integrity. Am J Cardiovasc Dis，1：200-213

Louveau A，Smirnov I，Keyes TJ，et al. 2015. Structural and functional features of central nervous system lymphatic vessels. Nature，523：337-341

Matsumoto Y，Asao Y，Sekiguchi H，et al. 2018. Visualising peripheral arterioles and venules through high-resolution and large-area photoacoustic imaging. Sci Rep，8：14930

Mosher P，Ross J Jr，McFate PA，et al. 1964. Control of coronary blood flow by an autoregulatory mechanism. Circ Res，14：250-259

Mukhamedyarov MA，Rizvanov AA，Yakupov EZ，et al. 2016. Transcriptional analysis of blood lymphocytes and skin fibroblasts，keratinocytes，and endothelial cells as a potential biomarker for Alzheimer's disease. J Alzheimers Dis，54：1373-1383

Ozen G，Norel X. 2017. Prostanoids in the pathophysiology of human coronary artery. Prostaglandins Other Lipid Mediat，133：20-28

Pries AR，Secomb TW，Gessner T，et al. 1994. Resistance to blood flow in microvessels in vivo. Circ Res，75：904-915

Reitsma S，Slaaf DW，Vink H，et al. 2007. The endothelial glycocalyx：composition，functions，and visualization. Pflugers Arch，454：345-359

Segers VFM，Brutsaert DL，de Keulenaer GW. 2018. Cardiac remodeling：endothelial cells have more to say than just no. Front Physiol，9：382

Shesely EG，Maeda N，Kim HS，et al. 1996. Elevated blood pressures in mice lacking endothelial nitric oxide synthase. Proc Natl Acad Sci USA，93：13176-13181

Siragusa M，Fleming I. 2016. The eNOS signalosome and its link to endothelial dysfunction. Arch Eur J Physiol，468：1125-1137

Sturtzel C. 2017. Endothelial cells. Adv Exp Med Biol，1003：71-91

Symmers WS. 1952. Thrombotic microangiopathic haemolytic anaemia（thrombotic microangiopathy）. Brit Med J，2：897-903

Thomsen MS，Birkelund S，Burkhart A，et al. 2017. Synthesis and deposition of basement membrane proteins by primary brain capillary endothelial cells in a murine model of the blood-brain barrier. J Neurochem，140：741-754

van Horssen P，van den Wijngaard JP，Brandt MJ，et al. 2014. Perfusion territories subtended by penetrating coronary arteries increase in size and decrease in number toward the subendocardium. Am J Physiol Heart Circ Physiol，306：H496-H504

Vink H，Duling BR. 2000. Capillary endothelial surface layer selectively reduces plasma solute distribution volume. Am J Physiol Heart Circ Physiol，278：H285-H289

Weinbaum S，Tarbell JM，Damiano ER. 2007. The structure and function of the endothelial glycocalyx layer. Annu Rev Biomed Eng，9：121-167

第二章　淋巴循环与休克

　　自从 17 世纪初 Asellius 首次发现淋巴系统以来,学者们应用不同的科技手段对淋巴系统进行了研究, 对淋巴系统的整体认识逐步提高, 淋巴系统的神秘面纱逐步被揭开, 淋巴学研究也取得了很大进展。特别是在淋巴管生成和功能、淋巴管内皮细胞（lymphatic endothelial cell，LEC）、淋巴液生成和运输、肿瘤淋巴转移等诸多方面取得了长足进步。一般来说, 组织液及其携带的多种成分经初始淋巴管进入淋巴管系统, 再汇入初始后淋巴管、微收集淋巴管, 然后通过集合淋巴管汇入淋巴干, 再通过胸导管、右淋巴导管回流入静脉, 这就形成了淋巴循环。淋巴循环的一个重要特点是单向流动而不形成真正的循环。通过淋巴循环, 实现了对水、大分子、脂类、免疫细胞与免疫球蛋白等重要成分的转运, 同时有效清除代谢废物、细菌残体、毒素等有害物质, 从而在体液调节、大分子与脂类物质吸收、免疫调节等方面具有重要作用。淋巴循环是循环系统的重要组成部分, 淋巴循环的生理与病理生理作用受到广泛关注。休克是临床常见急危重症, 至今已有近三百年的研究历史。在多种严重致病因素引起休克发生的过程中, 神经及体液因子发生一系列的变化, 炎性细胞因子大量释放, 引起淋巴管收缩增强或减弱, 从而影响体液与物质转运, 进一步影响休克进程。本章聚焦淋巴循环与休克发生发展的关系, 在阐述淋巴管结构与功能的基础上, 论述休克后淋巴循环的变化与调控及淋巴循环在休克发生中的作用。

第一节　淋巴管的结构与功能

　　从本质上说, 淋巴循环是一个功能性的体液运输系统, 淋巴微循环是淋巴循环独具特点的起始部位, 初始淋巴管、收集淋巴管是其最重要的结构。淋巴液的形成与运输离不开淋巴管的正常结构及与之相协调的收缩功能。本节重点介绍淋巴结前淋巴管的结构与功能。

一、初始淋巴管

　　初始淋巴管是淋巴循环最远端的组织结构, 是典型的盲端导管或壶腹, 也称为"终末淋巴管""外周淋巴管", 有时称为"毛细淋巴管"。不同部位的初始淋巴管在形状和大小上有很大差异, 但均汇入收集淋巴管, 是淋巴液经收集淋巴管和运输淋巴管向心性流动的最重要途径。

　　相对于毛细血管,初始淋巴管的管径要大得多,直径/宽度一般为几十微米到几百微米,且形状多不对称。初始淋巴管由单层扁平内皮细胞组成, 不含肌细胞（除外蝙蝠翅膀的初始淋巴管）和周细胞，并且无基底膜或基底膜不完整（图 2-1）。初始淋巴管内皮细胞之间的连接是不连续的，相邻 LEC 的胞质延伸，以一种不连续的方式在细胞连接点重叠，可调整 LEC 的细胞间隙。初始淋巴管的黏附分子包括 $\alpha_2\beta_1$、$\alpha_3\beta_1$、$\alpha_v\beta_3$ 整合素和黏着斑激酶（focal adhesion kinase，FAK），这些细胞间连接以黏着点的方式存在，而不是连续的细胞间黏着带。由于这些组织特征，初始淋巴管相邻细胞之间重叠的内皮结点作为一个初始瓣膜系统，将向组织间隙的渗漏作用降到最小，从而促进组织液从组织间隙向淋巴管流动；同时这种瓣膜结构使得进入微淋巴管中的较大颗粒无法离开淋巴管返回到组织间隙，保证了淋巴液的生成与运输。

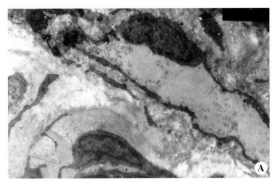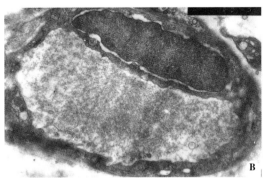

图 2-1　初始淋巴管的基底膜

A. 初始淋巴管的纵切面，无基底膜（×7200）；B. 初始后淋巴管的横切面，基底膜不完整（×10 000）

一般来说，LEC 通过一种特殊的锚定纤维（anchoring filament）结构（主要成分为网状纤维和胶原蛋白）与周围组织的弹性纤维适当地锚定；锚定纤维只与形成开放连接的两个 LEC 的外侧细胞膜连接，在细胞外侧面固定不变的情况下，保证顺压力梯度流入的液体使细胞内侧面偏斜，从而使体液和颗粒进入管腔内。人皮肤初始淋巴管锚定纤维中的纤维蛋白通过 $\alpha_3\beta_1$ 整合素和 FAK 与内皮细胞骨架成分紧密连接，使初始淋巴管与组织间隙紧密结合在一起，有利于将组织液从间隙基质向初始淋巴管运送。而初始淋巴管周围组织间隙压力的变化也会作用于并改变淋巴管功能，成为影响淋巴液生成和淋巴流量的主要机制之一，也是消除水肿的主要因素之一。可见，这种结构使得初始淋巴管非常适合于吸收组织间隙的液体与大分子物质，有利于组织液的吸收，生成淋巴液。

关于淋巴液生成及转运的机制，主要有组织泵学说、外源力学说和内源泵学说。组织泵学说指组织间隙压力将淋巴液转运至血液；外源力学说指借助邻近肌肉，使淋巴管内压力增高，从而发挥运输淋巴液的作用；内源泵学说指淋巴管的自主性收缩。其中，内源泵学说越来越受到重视，认为淋巴管不是被动收缩的管道，而是可以根据间质内水含量、渗透压梯度等灵活调节淋巴管的收缩活动。这种活动可能是肌源性的，也受神经（如交感神经）和神经递质肾上腺素、去甲肾上腺素等体液因素调控。比如，牛肠系膜淋巴管内皮细胞下方有无髓鞘的神经纤维，有的围绕在内皮细胞周围、靠近内皮细胞间连接处；大鼠肠系膜微收集淋巴管管壁上富含交感神经膨体，数目多、密度大，较与之伴行的微动脉少，较微静脉多；而去除内脏大神经后，交感神经膨体明显稀疏，荧光减弱，大鼠肠系膜微淋巴管的自主收缩性降低。

正常情况下，毛细淋巴管扩张速度极低；在炎症或伴随组织液蓄积增加的情况下，随着组织液流体静水压的增加（由−7mmHg→+2mmHg），微淋巴管显著扩张，淋巴流量也显著增加；但当组织液流体静水压超过+2mmHg后，淋巴管系统不能调节过度的液体负荷，引起水肿；过度炎症或组织液流体静水压升高，影响锚定纤维的结构，引起初始淋巴管结构坍塌，形成水肿。一般情况下，LEC 间开放连接的数量取决于淋巴管所在部位及周围组织的环境，机械活动较大的组织或组织压力不稳定区域的初始淋巴管会有大量的开放连接。在炎症等损伤因素作用下，开放连接数量增加 20%～40%，成为引起水肿的另一个机制。

二、收集淋巴管

初始淋巴管收缩后，瓣膜关闭，推动淋巴液依次进入初始后淋巴管、微收集淋巴管和收集淋巴管。微收集淋巴管壁薄而腔小，由内皮细胞及内皮下层组成，无平滑肌，外膜不明显；内皮细胞胞质向管腔突出的微绒毛较多，并可见内皮细胞及其下的结缔组织向管腔内折形成的微瓣膜（图 2-2）。初始淋巴管和收集淋巴管之间最主要、最重要的差异是它们外侧管壁平滑肌的形态。大多数收集淋巴管通常含有 3 层不同的结构：内膜为基底膜包绕的单层内皮细胞，中层包含 1～3 层平滑肌细胞并夹杂着胶原纤维和弹性纤维，外膜由成

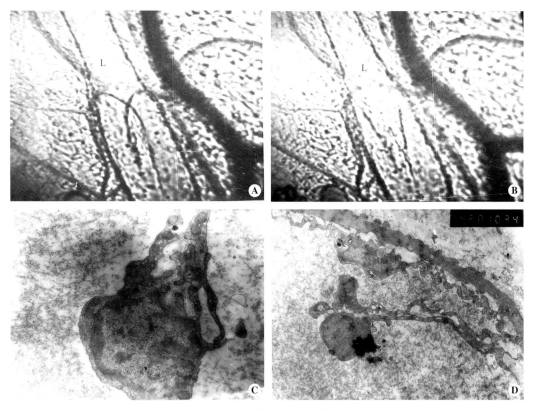

图 2-2　微收集淋巴管的瓣膜结构

A. 瓣膜关闭，呈"×"形（×77）；B. 瓣膜开放（×77）；C 和 D. 瓣膜结构，内皮细胞核位于其游离缘，细胞器发达，中央有少量结缔组织形成的中轴（×10 000；×7200）

纤维细胞和含有与支配淋巴管活动的神经相连的组织成分。在不同的组织或物种中，收集淋巴管的中层结构有所差异。一般来说，在较小的淋巴管，中层由一层平滑肌细胞及遍布的弹性纤维和结缔组织所覆盖，所以这三层结构与内膜不容易区分；随着淋巴管的向心性分布，平滑肌细胞的数目增加并且变得更有序，层次可辨，肌纤维近似环形分布在外膜内侧；在较大的淋巴管，例如牛肠系膜淋巴管，中膜可分为内纵、中环、外纵三层平滑肌。单向瓣膜将收集淋巴管分为若干小段，成为封闭的空间；上游和下游瓣膜之间的收集淋巴管被称为淋巴管腔室或淋巴管节。

微收集淋巴管较细（内径 60～200μm），虽含有微瓣膜，但每个瓣膜由单独存在的 1～2 个内皮细胞及少量结缔组织形成，瓣膜间距 200μm 左右，与一般淋巴管的瓣膜间距不同（器官内淋巴管为 2～3μm，器官外淋巴输出管为 8～10μm，淋巴干内为 12～15μm，胸导管内为 6～10μm）。另外，微收集淋巴管与微动、静脉伴行，参与淋巴液自组织间隙回流后的运输过程，在一般微循环显微镜下能较好地观察到。因此，学者们将微收集淋巴管纳入淋巴微循环的结构范畴。

三、淋巴管的收缩功能

淋巴管收缩功能对维持淋巴循环具有重要作用，是淋巴液生成与转运的源动力。淋巴管平滑肌细胞（lymphatic smooth muscle cell，LSMC）是淋巴管收缩的结构基础之一，其自发性收缩有紧张性收缩和时相性收缩两种形式，与电兴奋–收缩耦联和化学兴奋–收缩耦联引发动作电位、启动不同收缩蛋白有关，主要表现为时相性收缩，是淋巴循环的动力学基础。淋巴管节通过一个内在的收缩机制（淋巴泵），节律性和时相性收缩，推进淋巴液向心性流动，从而实现淋巴循环运输淋巴液的重要功能。因此，淋巴管收缩与其自身结构基础、LSMC 收缩蛋白、生物电基础有关。

在淋巴管收缩过程中，除了淋巴泵的主动力量，同时还受淋巴管张力及心跳、脉搏、呼吸等被动力量造成的局部压力梯度的调节。此外，淋巴管收缩的调节还受到内脏神经、肽能神经等神经因素的调节，肾上腺素、去甲肾上腺素、乙酰胆碱、一氧化氮、五羟色胺、内皮素、组胺、P 物质、降钙素基因相关肽、血管活性肠肽（vasoactive intestinal peptide，VIP）等体液因子也通过细胞间及细胞内信号转导通路参与了淋巴循环功能的调节。考虑到下文还会涉及这些因素在休克后淋巴管收缩中的调节机制，故不在此介绍。

第二节 休克后淋巴循环的变化与调控

常见的休克类型有失血性休克、创伤性休克、烧伤性休克、感染性休克、心源性休克等。不管是感染性因素还是非感染性因素引起的休克，均存在微循环障碍、过度炎症反应的共同发病环节，在炎性细胞因子大量释放的同时，均可引起 LEC、LSMC 结构损伤，加之炎症引起神经系统的变化及神经系统对淋巴管收缩功能的调节作用，共同引起了淋巴循环功能改变。近年来，学者们开始关注休克后淋巴循环的变化，希望以调控淋巴循环为切入点，探寻防治休克的新举措。

一、失血性休克后淋巴循环的变化与调控

　　战伤、交通事故伤、自然灾害、大手术、产后大出血等多种严重创伤因素引起机体大量失血、组织有效循环血量急剧减少，发生失血性休克，以急性循环障碍、组织严重缺氧为特征，以组织细胞损伤和功能障碍为严重后果。一般认为，失血性休克的发展过程可分为两个阶段。第一个阶段为创伤或失血引起的低血压。在这一阶段，创伤及失血带来的有效循环血量减少，激活交感-肾上腺髓质系统、肾素-血管紧张素系统（renin-angiotensin system，RAS），释放大量的缩血管物质，使皮肤、骨骼肌及腹腔脏器的微血管收缩，导致血液重新分布、组织液回流增加，有力地保证了重要器官心、脑的血液供应，具有重要的代偿作用。第二个阶段是指以液体复苏为主的救治阶段，积极的治疗可以纠正微循环缺血，促进患者血压恢复。但是，受多种因素的影响，并不是所有患者都能够在1小时的"黄金时期"内得到有效的处理，以致发展为顽固性低血压，引起死亡。截至目前，国内外学者从炎症反应失控、血管低反应性、血管高通透性、心肌功能障碍、能量代谢障碍、凝血功能紊乱、免疫功能抑制等多个方面，探讨了重症失血性休克的发病机制，寻找相应的治疗措施，使失血性休克的防治取得了很大进步。但是，由于腹主动脉瘤破裂、产妇生产意外、消化道溃疡及创伤后的失血，仍可引起每年全球将近190万人的死亡，其中，单纯由创伤引起失血导致的死亡人数就有近150万。可以说，重症失血性休克的防治，尤其是失血后临床前的救治，依然任重道远。

　　目前认为，失血性休克发展为难治性休克最主要的原因是，由于不能及时地恢复组织器官的血液灌注，加之血管舒缩功能障碍引起的血管反应性下降甚至麻痹，以及血管内皮的缺氧性损害增加了血管通透性，引起组织液回流不畅伴有组织水肿，进一步加重了组织缺氧。因此，治疗创伤休克患者的关键在于及时恢复组织的血液灌注，扩张血管，使组织液更有效地流动，将水肿液引流回血液循环中，减轻组织水肿，缓解缺氧。这样患者就能够在低血压状态维持血液灌注，从而维持生命。可见，组织液回流对于失血性休克患者的救治非常关键。一般来说，能够导致组织液生成增多、回流入静脉减少的因素除了毛细血管流体静水压增高、血浆胶体渗透压降低、血管高通透性以外，最为关键的就是淋巴管系统对组织液的吸收及淋巴液的生成与转运功能障碍。因此，关注重症失血性休克不同时间淋巴循环的变化与调控机制，对于防治失血性休克具有积极的意义。

（一）失血性休克发展进程中淋巴管收缩性的变化

　　活体淋巴微循环观察发现，麻醉的羊在一次性快速丢失25%全血量的血液后，平均动脉血压（mean blood pressure，MAP）降至50～60mmHg，3小时后逐步恢复后，肠淋巴液流量增加至放血前的3.5倍，淋巴管收缩活性最高达到放血前的6倍，且淋巴液流量增高早于MAP回升；但在一次性快速丢失50%全血量的血液后，部分动物在放血即刻，淋巴

液流量有一定程度的增加，但随后所有动物的淋巴液流量、淋巴管收缩活性均显著下降，且在放血后 30 分钟时已远远低于对照组。大鼠在经历不同程度失血（分别为 0.5ml/100g、1ml/100g、2ml/100g、2.5ml/100g）结束即刻，淋巴管收缩频率分别降至失血前的 67×（1±0.19）%、45×（1±0.55）%、43×（1±0.77）%、31×（1±0.57）%；1ml/100g 和 2.5ml/100g 两个组的淋巴管收缩口径分别降至失血前的 77×（1±0.13）%、61×（1±0.15）%；将放出的全血回输后，淋巴管收缩频率与收缩口径逐步恢复，但输血结束后 20 分钟，2ml/100g 组的淋巴管收缩频率下降至 42×（1±0.72）%。

应用淋巴管收缩分数（fractional contraction index，Index Ⅰ，指淋巴管收缩幅度，与单次淋巴管收缩过程中淋巴液的运输量呈正相关）、总收缩活性指数（total contractile activity index，Index Ⅱ，反映单位时间内淋巴管的收缩能力）和淋巴管动力学指数（lymphatic dynamic index，LD-Index，反映淋巴液整体的运输程度）评价淋巴管收缩功能发现，失血前大鼠肠系膜微淋巴管收缩频率每分钟为 6～8 次；放血至 80mmHg，微淋巴管自主收缩频率及三个收缩性指数维持正常或稍高；放血至 40mmHg，随着低血压时间的延长，收缩频率明显降低，每分钟为 1～2 次，淋巴管收缩性指数明显下降；当实施液体复苏后，在血液循环恢复的同时，淋巴管收缩频率和收缩性指数显著增加，但自液体复苏结束后 2 小时起，淋巴管收缩频率与淋巴管收缩性指数逐步下降，恢复至正常水平。

为了去除神经体液因素的影响，应用离体淋巴管收缩观察技术，测量淋巴管收缩频率（contractile frequency，CF）、舒张末期口径（end diastolic diameter，EDD）、收缩末期口径（end systolic diameter，ESD）、被动管径（passive diameter，PD），计算紧张指数（tonic index，TI，反映静息状态下淋巴管的紧张度，为收缩的准备状态）、收缩幅度（contractile amplitude，CA，反映标准化后淋巴管单次舒缩的强度）和泵流分数（fractional pump flow，FPF，反映淋巴管每分钟输送淋巴液的能力，全面衡量淋巴管的泵功能），联合 CF 作为反映淋巴管收缩功能的指标（图 2-3）。结果发现，随着低血压时间的延长，在不同跨壁压下，离体淋巴管收缩性表现为双相变化，即休克即刻、休克 0.5 小时淋巴管收缩性增高，低血压 2 小时和 3 小时淋巴管收缩性下降。在大鼠经历创伤失血性休克液体复苏后 3 小时，同样发现离体淋巴管的 CF、FPF 和 TI 均显著降低。

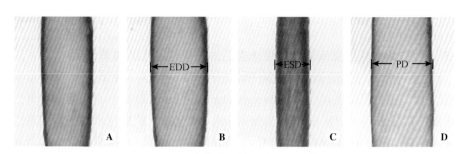

图 2-3　离体淋巴管收缩性的观察

A. 静息状态下的淋巴管；B. 最大舒张状态下的淋巴管，舒张末期口径（EDD）；C. 最大收缩状态下的淋巴管，收缩末期口径（ESD）；D. 去除 Ca^{2+} 状态下的淋巴管，被动管径（PD）。测量收缩频率（CF）后，计算：紧张指数（TI）=（PD–EDD）/PD×100%；收缩幅度（CA）=（EDD–ESD）/PD×100%；泵流分数（FPF）=（EDD^2–ESD^2）/EDD^2×CF

（二）失血性休克发展进程中淋巴管反应性的变化

淋巴管在缩血管活性物质作用后收缩性发生变化，称为淋巴管反应性（lymphatic reactivity）。在大鼠肠系膜淋巴管表面滴加不同浓度去甲肾上腺素（NE），肠系膜微淋巴管静态口径呈剂量依赖性缩小。大鼠失血性休克晚期微淋巴管对 NE 的反应性显著降低，浓度–反应曲线显著左移。失血性休克大鼠自低血压 1 小时起，淋巴管压力对股静脉快速注射 NE（5μg/kg）的升压反应呈进行性降低，休克 1、1.5、2 小时，淋巴管的 ΔF（收缩频率）、Δ Index I、Δ Index II、Δ LD-Index 均显著降低。离体淋巴管收缩性对 NE 反应的研究显示，从持续低血压 2 小时大鼠上获得的离体淋巴管对 NE 的反应性及对梯度 Ca^{2+} 的张力下降；钙敏感性增强剂血管紧张素 II 能在一定程度上提高休克 2 小时离体淋巴管对 NE 的反应性及对梯度 Ca^{2+} 的张力；钙敏感性抑制剂胰岛素则进一步抑制了淋巴管的反应性。结果表明，休克时离体淋巴管低反应性的机制与钙敏感性下降有关。

P 物质（SP）是与淋巴组织感觉神经支配有关的神经肽，也是调节淋巴管的一种介质。研究表明，在等长等压的条件下，10nmol/L 的 SP 可明显增强淋巴管的变时性和收缩力。在缺乏 SP 条件下，缓慢增加前等容负荷，收缩幅度大约增加 1.6 倍、频率增加 1.7 倍；而 SP 则可使收缩幅度增加 1.9 倍、频率增加 2.4 倍；在缺乏 SP 的等压条件下，压力从 0.5cmH₂O 上升到 10cmH₂O 时，收缩幅度减少 3/5、频率增加 1.8 倍；研究结果提示，SP 具有缓慢增加淋巴管收缩幅度、快速增加频率，以及改变幅度、频率、压力三者之间关系的作用。因此，SP 对淋巴管平滑肌具有正性肌力和变时性作用，同时增强淋巴管的收缩功能。失血性休克后，淋巴管对 SP 反应性呈双相变化：休克 0 小时与休克 0.5 小时，大鼠淋巴管反应性升高；休克 2 小时与休克 3 小时，淋巴管反应性降低。我们的研究也发现，大鼠失血性休克液体复苏后 3 小时的离体淋巴管对 SP 的反应性亦呈现显著下降趋势。

（三）失血性休克后淋巴管收缩功能的调节机制

失血性休克过程中，除了持续缺血缺氧引起了 LSMC 损伤及能量不足引起淋巴管收缩性障碍之外，体液因子的变化及 LSMC 收缩蛋白的变化，也参与失血性休克后淋巴管收缩性和反应性的调节。

1. SP 与肌球蛋白轻链激酶对失血性休克后淋巴管收缩性的调节作用

SP 能增强离体淋巴管的紧张性收缩和时相性频率，但对时相性收缩幅度没有明显作用。SP 激活肌球蛋白轻链激酶（myosin light chain kinase，MLCK），从而增加淋巴管肌细胞层肌球蛋白轻链 20（20kDa myosin light chain，MLC20）磷酸化水平，增加淋巴管紧张性的收缩活性。MLCK 选择性抑制剂 ML-7 前处理显著抑制 SP 诱导的紧张性收缩，淋巴管明显舒张，MLC20 磷酸化水平下降。ML-7 和 SP 共同孵育淋巴管后，MLC20 磷酸化水平也相应降低。而 ML-7 单独或 ML-7 联合 SP 共同孵育离体淋巴管，未明显影响其时相性收缩幅度，表明 MLCK 对淋巴管平滑肌时相性收缩强度影响很小。鉴于 SP 通过 MLCK 提高淋巴管的收缩功能，因此许多学者也把 SP 作为 MLCK 的广泛激动剂用以研究 MLCK 在淋巴管收缩功能中的调节作用。大鼠失血性休克后，在多个跨壁压下，SP 增加淋巴管时相性收缩的频率和紧张性收缩的张力，从而提高休克各期淋巴管的泵功能；ML-7 显著降低了休克早期淋巴管的收缩频率与张力，并抑制了 SP 对离体淋巴管的作用。结果表明，MLCK 作为影响 LSMC 收缩的关键酶，参与了失血性休克发展进程中淋巴管收缩性的双相调节，但具体的调节机制有待进一步研究。

2. NO 对失血性休克后淋巴管收缩性的调节作用

生理状态下，淋巴管内皮细胞仅表达内皮型一氧化氮合酶（eNOS），且依赖于细胞内 Ca^{2+}。在淋巴管收缩引起淋巴液流动的同时，产生剪切力，激活淋巴管内皮细胞中的 eNOS，产生并释放 NO，瓣膜和管壁都会出现快速、短暂的 NO 增加，引起淋巴管舒张；随着淋巴管舒张，NO 含量减少，引起淋巴管下一步的收缩。在淋巴管收缩过程中，NO 几乎随收缩频率的增快而成比例增多；当淋巴管收缩减弱时，NO 开始减少；可见，在淋巴管周期性的收缩与舒张过程中，伴随着 NO 生成多与少的变化。淋巴管节 NO 的周期性变化参与了淋巴管的收缩、舒张及张力调节，有利于维持淋巴液形成和流动过程中流量和压力的起伏变化，从而提高淋巴泵效率。

NO 通过提高环磷酸腺苷（cyclic adenosine monophosphate，cAMP）、环磷酸鸟苷（cyclic guanosine monophosphate，cGMP）水平激活蛋白激酶 A（protein kinase A，PKA）、PKG，既可引起 LSMC 膜超极化、降低肌质网 IP_3 活性，从而降低 LSMC $[Ca^{2+}]_i$，亦可通过活化肌球蛋白轻链磷酸酶（myosin light chain phosphatase，MLCP）降低 LSMC 的钙敏感性，最终降低淋巴管收缩性。失血性休克后，在淋巴管收缩性或反应性逐渐降低的过程中，诱导型一氧化氮合酶（iNOS）、NO、cAMP、cGMP、p-PKA、p-PKG 随着低血压的持续逐渐升高。NO 供体 L-Arg、cAMP 的供体 8-Br-cAMP 可显著降低休克 0.5 小时淋巴管的收缩性与反应性，这些作用能够被 PKA 抑制剂 H-89 及 K_{ATP} 抑制剂格列本脲消除；NOS 抑制剂 L-NAME（N omega-nitro-L-arginine methyl ester）、可溶性鸟苷酸环化酶抑制剂 ODQ、PKG 抑制剂 KT-5823 均能显著提升休克 2 小时淋巴管的收缩性与反应性，而 K_{ATP} 开放剂吡那地尔分别降低了它们的作用。结果表明 NO 通过 cAMP/PKA、cGMP/PKG 途径开放 K_{ATP} 参与了失血性休克淋巴管低收缩性与低反应性的发生与调节（图 2-4）。

3. RhoA-ROCK-MLCP 信号通路对失血性休克后淋巴管收缩性的调节作用

小 G 蛋白 Rho 及其效应酶 Rho 相关激酶（Rho-associated kinase，ROCK）通过降低 MLCP 活性，调节 MLC20 磷酸化水平，通过调节钙敏感性来影响钙非依赖型的平滑肌收缩。Rho-ROCK 信号通路参与了正常大鼠离体回肠淋巴管收缩性的调节；且 Rho-ROCK 介导的钙敏感性降低参与了大鼠酒精中毒后淋巴管肌源性收缩性降低的发生过程。失血性休克后，淋巴管组织的 RhoA、MLCP 亦呈双相变化，RhoA 抑制剂 C3 转移酶、ROCK 抑制剂 Y-27632 降低了休克 0.5 小时淋巴管的收缩性及对 SP 的反应性；RhoA 激动剂 U-46619 增加了休克 2 小时淋巴管的收缩性与反应性，Y-27632 和 MLCP 抑制剂冈田酸则抑制 U-46619 的作用。Rac1 调节休克淋巴管收缩性双相变化的作用是通过 PAK、MLCK 实现的，且 RhoA 与 Rac1 的作用相互拮抗。总之，RhoA-ROCK-MLCP、Rac1-PAK-MLCK 信号通路参与了失血性休克淋巴管收缩性与反应性的双相调节，且 RhoA 与 Rac1 的作用相互拮抗（图 2-5）。

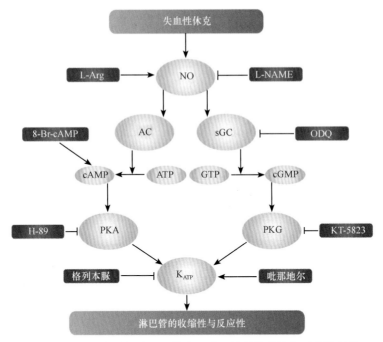

图 2-4 一氧化氮参与失血性休克后淋巴管的收缩性与反应性调节

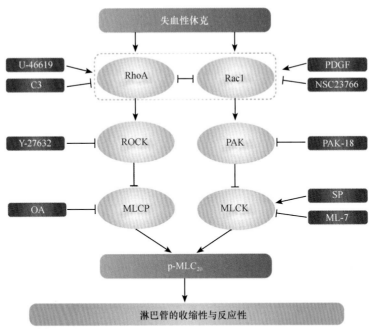

图 2-5 RhoA/Rac1 参与失血性休克后淋巴管的收缩性与反应性调节

（四）小结

失血性休克后，淋巴管的收缩性与反应性表现为双相变化，即早期升高，晚期下降。失血性休克早期，淋巴管收缩性与反应性增强，淋巴液流量增加，促进了组织液经淋巴管系统吸收、转运入血，结合机体自身输血、自身输液、血液重新分布等变化，共同构成了休克早期的一系列代偿机制，有助于机体发挥抗休克作用。随着低血压持续时间延长、液体复苏后时间的延续，重症失血性休克淋巴管收缩性与反应性、淋巴流量显著降低，淋巴管运输组织液的能力下降，淋巴系统则不能很好地发挥代偿作用，这可能是重症失血性休克发生组织水肿的一个重要机制。由此加重循环衰竭，导致休克难以治疗。淋巴管的反应性与收缩性变化表现出高度的一致性，也提示淋巴管对血管活性物质的反应性下降是其收缩性降低的重要机制之一。

NO、RhoA 等信号分子参与了失血性休克后淋巴循环功能的调控过程，这为通过这些靶点干预和调控淋巴管功能防治重症失血性休克提供了初步的实验依据。

总之，在失血性休克发病的微循环学说中，除血液微循环障碍外，淋巴微循环是不容忽视的因素。淋巴微循环影响淋巴液生成及其蛋白转运，是休克代偿和恶化的一个重要机制，表明淋巴微循环障碍是失血性休克发病学微循环障碍理论的一个重要组成部分。因此，深入揭示淋巴管收缩性的调控机制，开展休克不同阶段淋巴管功能的调控研究，促进淋巴液主动回吸收、充分发挥淋巴管系统的代偿作用，可能对于防治重症失血性休克具有积极的意义。

二、感染性休克后淋巴循环的变化与机制

感染性休克由多种严重感染因素引起，以微循环障碍为特征，以细胞损害与器官结构损伤、功能障碍或衰竭为严重后果，病死率高达 70%。感染性休克常由革兰氏阴性杆菌引起，其主要致病成分脂多糖（lipopolysaccharide，LPS）进入血液循环后，可作用于炎症细胞，通过激活一系列信号转导通路介导炎症因子的生成与释放；亦可作用于血管内皮细胞，生成并释放大量的细胞黏附分子，活化炎症细胞，共同引起全身过度炎症反应。在感染性休克的发展进程中，过度炎症反应也引起淋巴循环功能障碍，进而加重了内环境紊乱，成为感染性休克恶化的机制之一。

（一）感染性休克后淋巴循环的变化

麻醉状态下，静脉注射 LPS（3.3mg/kg）10 分钟后，羊肠系膜淋巴管的收缩活性与淋巴液流量逐渐降低，60 分钟时降低幅度达 90%；在清醒状态下，静脉注射 LPS（33mg/kg），羊肠系膜淋巴管的泵活性（收缩频率与收缩幅度）仅为对照组的 50%；LPS 孵育离体淋巴管没有直接抑制淋巴泵功能，提示 LPS 降低淋巴管泵的作用与 LPS 引起的细胞与体液交互作用有关。而一次性静脉注射 LPS（5mg/kg）1 小时后，大鼠肠系膜淋巴管的收缩频率及三个收缩指数 Index Ⅰ、Index Ⅱ、LD-Index 逐渐降低，直至 6 小时。进一步的研究显示，LPS 引起的红细胞溶血产物抑制了活体与离体的淋巴管收缩功能。这些研究结果表明，LPS 攻击降低了淋巴管的收缩功能，引起了淋巴循环障碍，这可能与脓毒症发生后的组织水肿形成有关。

（二）感染性休克后淋巴管收缩功能变化的机制

研究发现，LPS 静脉注射后，大鼠淋巴管组织 iNOS 表达逐步增高，应用 iNOS 抑制剂硫酸甲基异硫脲（S-methylisothiourea，SMT）在降低淋巴管组织 iNOS 表达的同时，恢

复了肠系膜淋巴管的收缩频率及三个收缩指数，说明感染性休克后淋巴管收缩功能降低的作用与 iNOS 高表达有关。Lobov 等将离体的牛肠系膜淋巴管与不同终浓度的 LPS（1、5、10mg/L）共孵育 8～10 分钟后，淋巴管的收缩幅度与收缩频率显著降低，并与 LPS 浓度呈负相关。NOS 抑制剂 L-NAME、前列环素抑制剂吲哚美辛抑制 LPS 降低淋巴管收缩功能的作用。大鼠腹腔巨噬细胞分离培养并经 LPS（10mg/ml）处理后，其上清液（supernatant of the macrophages，M phi）抑制了 U46619 预处理提高大鼠有或无内皮的离体淋巴管环收缩活性的作用；大鼠巨噬细胞用 L-NAME（5×10^{-5}mmol/L）、吲哚美辛（10^{-5}mmol/L）、地塞米松（10^{-6}mmol/L）、环己酰亚胺（10^{-5}mmol/L）预处理 12 小时，均显著抑制了 M phi 舒张淋巴管的作用；L-NAME 与吲哚美辛共处理协同抑制了 M phi 舒张淋巴管环的作用；L-NAME 与阿司匹林共处理对 M phi 舒张淋巴管环的作用无明显影响。这些结果表明，LPS 处理抑制淋巴管收缩的作用与 LPS 引起 NO 和前列腺素的生成与释放有关。

为了进一步深入了解感染性休克后淋巴管收缩功能降低的机制，Chakraborty 等应用腹腔注射 LPS（10mg/kg）的大鼠模型，发现 LPS 在引起不同跨壁压下离体淋巴管紧张性指数、淋巴管收缩频率、淋巴管泵流量与泵流分数降低的同时，还引起肠系膜淋巴管中性粒细胞沉积的减少、单核细胞/巨噬细胞增多，且呈现 CD163、CD206 高表达，淋巴管组织的促炎细胞因子表达显著增加；LPS 处理上调 LSMC 细胞间黏附分子-1（ICAM-1）和血管细胞黏附分子-1（VCAM-1）、下调 CXCR2 和 galectin-9 的 mRNA 和蛋白表达；降低 p-MLC20 表达，提高 p-蛋白激酶 B（protein kinase B，PKB/Akt）、p-细胞外信号调节激酶（extracellular signal-regulated kinase，ERK）、核因子-κB（nuclear factor kappa-light-chain-enhancer of activated B cell，NF-κB）、p-IκBα 表达；Toll 样受体 4（Toll like receptor 4，TLR4）抑制剂 polymixin B、Akt 抑制剂 LY294002 提高了 LMC 的 p-MLC20 表达；IL-8 增加了 LMC 的 p-MLC20 表达。研究结果表明，淋巴管天然免疫细胞及其炎症因子参与了淋巴管功能障碍的发生，调控机制涉及 LPS-TLR4、Akt、ERK-NF-κB/IκB 等信号通路或信号分子。

（三）小结

感染性休克后，淋巴管的收缩功能下降，淋巴循环运输组织液回流的能力下降，成为感染性休克或脓毒症发生组织损伤的重要机制。感染性休克后淋巴管收缩功能障碍并非单纯由 LPS 刺激 LSMC 引起，更主要的是由于 LPS 所引起细胞、体液间的交互作用导致，其机制涉及血管舒张因子 NO 和前列腺素的生成与释放，更重要的是 LPS 诱发的炎症反应参与了这一形成过程。与失血性休克一样，淋巴循环障碍依然是感染性休克发病学的一个重要部分，值得关注。目前人们对 LPS 所引起淋巴管收缩功能障碍机制的研究较少，需要进一步深入研究。相信随着人们逐渐阐明感染性休克后淋巴循环障碍的机制，将为感染性休克的防治提供新的靶点和策略。

三、烧伤性休克后淋巴循环的变化

烧伤在临床常见，烧伤除了可引起烧伤区淋巴管损伤，导致淋巴循环障碍，使淋巴液回流不畅，引起烧伤部位发生淋巴水肿外，还可以引起其他部位淋巴循环的障碍，如肠系膜淋巴微循环障碍成为局部烧伤发展为全身性病理过程的一个关键环节。

肖虎等应用 30% 背部 Ⅲ 度烫伤大鼠模型，发现随着烫伤时间的延续（6、12、24 小时），肠系膜淋巴管明显扩张，收缩频率显著降低；补液治疗在一定程度上改善了淋巴管收缩功能，但仍低于对照组；伤后 48 小时，肠系膜 LEC 出现超微结构损伤，胞膜肿胀，细胞有纵横交错的纤维蛋白，细胞连接断裂；伤后各时间点肠系膜淋巴液中肿瘤坏死因子（tumor necrosis factor，TNF）-α、IL-6、IL-8 均显著升高，这些高水平的炎症因子可能是引起淋巴微循环障碍加重的一个因素。尽管烧伤降低了肠系膜淋巴管收缩频率，但在烧伤羊模型中发现，烧伤引起了肠淋巴液流速加快，淋巴液蛋白含量显著增加，这种作用有利于减轻局部水肿，维持机体内环境稳定。

最新研究发现，烧伤增加了血管内 MHCⅡ⁺免疫细胞的数量，并且大小与形状均出现了明显的变化；而来自烧伤动物的血清显著提高了淋巴管内皮通透性，降低了血管内皮钙黏素的表达；来自血管通透性抑制剂多西环素（doxycycline）治疗的动物血清则没有这些负性作用。结果提示，烧伤时 MHCⅡ⁺免疫细胞可能参与介导淋巴管通透性增高。

总之，烧伤引起了淋巴循环障碍，且不局限于烧伤区的淋巴管损伤；烧伤引起的炎症反应可能是淋巴循环障碍的机制之一，除此以外的其他机制尚不明确。由于烧伤性休克既有与失血性休克相似的神经内分泌反应，也有与感染性休克类似的炎症反应，故烧伤性休克引起淋巴循环障碍可能兼具上述两种休克影响淋巴循环的机制。

第三节　淋巴循环在休克发病中的作用

各种严重致病因素作用于机体，激活了交感-肾上腺髓质系统，引起儿茶酚胺大量释放，伴随着 RAS 活化，在引起一系列炎症因子释放及免疫细胞活化的同时，也引起了机体的血液重新分布与组织液回流增加。由于肠道微血管含有非常丰富的肾上腺素能受体，使得肠道成为应激原作用于机体后第一批受影响的器官之一，常发生肠黏膜结构损伤，引起肠道屏障功能障碍，成为肠源性细菌/内毒素移位、肠源性感染的发病学基础。因此，肠源性感染又成为这些致病因素导致或加重全身炎症反应失控、发生脓毒症的基本发病机制。

肠有丰富的淋巴管和淋巴引流系统，小肠黏膜层、肌层及浆膜层内均有毛细淋巴管网。黏膜层的淋巴引流起始于肠绒毛的中央乳糜管，在绒毛底部注入黏膜层毛细淋巴管网，并与黏膜下层淋巴管相吻合，形成淋巴管丛。在初始淋巴管，两个内皮细胞间隙宽度大于 30nm 的连接称为开放连接。不同器官的连接状态有所差别，开放连接平均占 1%～6%，中空的胃肠道开放连接多。静止状态下，开放连接的间隙一般为 30～120nm，是蛋白质、示踪剂、大分子物质、颗粒物质和细胞进入淋巴管的结构基础；淋巴管内皮细胞轻度损伤时，内皮细胞间的开放连接可达 50%。鉴于肠淋巴管的开放连接丰富，且淋巴管具有吸收大分子物质的特性，近年来，研究者已开始关注肠淋巴循环在失血性休克、感染性休克、烧伤性休克、肠系膜上动脉阻断（superior mesenteric artery occlusion，SMAO）休克或肠缺血-再灌注损伤（intestine ischemia reperfusion injury，IIR）中的作用，认为肠淋巴循环是肠源性感染的又一条基本通路。本节介绍肠淋巴循环携带的肠淋巴液回流在休克发病中的作用。

一、淋巴循环在失血性休克发展过程中的作用

在创伤、失血等严重致病因素引起血液重新分布及组织液回流增加的同时，肠道、脾脏、肝脏、肾脏等腹部器官及皮肤、骨骼肌等也成为失血性休克后首先出现低灌注的器官。其中，肠道是失血后最易出现低灌注、缺血性损伤的器官之一。研究表明，随着低血压状态的延续，缺血性损伤逐步放大，以及液体复苏带来的再灌注损伤，将导致肠黏膜通透性增加、肠屏障功能障碍，进而发生肠源性细菌、内毒素移位及肠源性感染，进一步引起并加重远隔器官的损伤。休克晚期肠黏膜通透性增高及肠屏障衰竭，重要的是持续缺氧引发的淋巴管内皮细胞损伤，使得内毒素、细菌及其他生物活性物质经肠淋巴循环回流成为可能。自 20 世纪 90 年代起，Moore、Deitch 等学者就开始关注肠淋巴液转运在失血性休克后炎症反应失控及其在介导器官损伤中的作用，认为肠淋巴液是失血性休克加重炎症反应、引起器官损伤、发生脓毒症的桥梁。

（一）阻断肠淋巴循环对失血性休克炎症反应的作用

1998 年，Magnotti 等首先报道，重症失血性休克大鼠液体复苏后，阻断肠淋巴循环以减少肠淋巴液（post-hemorrhagic shock mesenteric lymph，PHSML）回流，可降低肺血管通透性，降低肺泡上皮细胞的凋亡，以及降低肺组织多形核中性粒细胞（polymorphonuclear cell，PMN）扣押的标志物髓过氧化物酶（myeloperoxidase，MPO）水平，从而减轻失血性休克引起的肺损伤。研究表明，肠淋巴液携带的肠源性因子，通过肠淋巴液回流而不是门静脉循环，参与了休克后肺损伤过程。Sambol 等报道，失血性休克前 7 天行肠淋巴管结扎，可显著降低失血性休克大鼠的肺损伤，表现在显著降低肺组织 MPO 活性，这一作用可持续 1 周。Gonzalez 等发现，肠淋巴液转流削弱了失血性休克增加肺 PMN 表面 CD11b 的表达及增加肺组织 MPO 活性的作用，降低了 PMN 在肺组织的积聚。再者，肠淋巴管结扎降低了失血性休克引起肺组织 P-选择素和 ICAM-1 在休克后 3 小时和 24 小时的高表达。

此外，肠淋巴管结扎可降低心肌、肾组织的自由基含量与 NO 水平，减少 TNF-α、IL-6 等炎症介质的含量，减轻失血性休克大鼠的心肌和肾结构损伤。肠淋巴管结扎也减少了失血性休克后肾组织 5-脂氧合酶（5-lipoxygenase，5-LO）及 5-LO 活化蛋白（5-lipoxygenase-activating protein，FLAP）在肾髓质间隙的活化，降低了尿液中白三烯的含量。在一项失血后持续低灌注的研究中发现，自低血压 1 小时行 PHSML 引流，可减轻失血性休克后持续低血压 3 小时的肾组织损伤，降低肾组织胰蛋白酶活性和乳酸含量，减少 ICAM-1 和 RAGE 表达。Han 等研究发现，PHSML 引流在减轻失血性休克大鼠肾组织损伤的同时，降低了肾组织硫化氢（hydrogen sulfide，H_2S）、胱硫醚-γ-裂解酶（cystathionine-γ-lyase，CSE）和 TNF-α 水平，CSE 抑制剂 D 和 L-炔丙基甘氨酸（L-propargylglycine，PPG）可进一步增加 PHSML 引流的良性作用，而 H_2S 供体硫氢化钠（sodium hydrosulfide hydrate，NaHS）处

理则消除了 PHSML 引流的有利作用，提示 PHSML 介导的肾组织损伤与 H_2S 密切相关。

（二）PHSML 直接引起炎症反应的作用

为了进一步证实 PHSML 回流在失血性休克后炎症反应中的作用，学者们将引流至体外的 PHSML 直接作用于各种类型细胞。结果发现，PHSML 不仅可直接刺激 PMN，使其活化后产生超氧化物的能力显著增加、上调 CD11b 表达，而且 PHSML 也能活化人肺微血管内皮细胞（pulmonary microvascular endothelial cell，PMVEC），使 ICAM-1 表达增加，促进 PMN 与内皮细胞黏附，引起细胞死亡。4% 终浓度的 PHSML 作用于大鼠 PMVEC 4 小时后，在引起 PMVEC 凋亡增加的同时，也显著提高 PMVEC 中 TNF-α、IL-6、iNOS mRNA 的表达；PHSML 作用于 PMVEC 6 小时后，引起凋亡信号调节激酶 1（apoptosis signal regulating kinase 1，ASK1）、p38 丝裂原激活的蛋白激酶（mitogen-activated protein kinase，MAPK）磷酸化蛋白表达水平升高，ASK1 抑制剂 TRX1、p38 MAPK 抑制剂 SB203580 可逆转 PHSML 的作用。这些研究从细胞水平证实了 PHSML 引起炎症反应的直接作用。

Senthil 等进一步将 PHSML 通过静脉回输给正常大鼠，虽然没有出现明显的血流动力学异常，但是肺组织 MPO 活性增强，iNOS/NO 水平上升，出现了肺间质水肿、炎症细胞浸润和肺泡内出血等组织形态学改变。Wohlauer 等实时将大鼠 PHSML 引流入正常大鼠体内，发现正常大鼠也出现了急性肺损伤样改变，表现为 PMN 扣押、肺泡灌洗液蛋白水平与血管通透性增高。这些研究从在体水平提供了 PHSML 引起炎症反应直接作用的证据。

近年来的研究发现，TLR4 不仅通过病原体相关分子模式识别微生物组分，而且通过损伤关联分子模式识别应激和损伤细胞释放的内源性危险信号分子。研究表明，TLR4 途径在失血性休克导致的多器官损伤中处于发病学的中心环节。Reino 等发现，在 TLR4 突变小鼠，PHSML 不能引起肺损伤的表现。与此相应，TLR4 下游适配分子 TRIF 和髓样分化因子（myeloid differentiation primary response gene 88，MyD88）突变的小鼠，也能够不同程度抵抗 PHSML 的肺损伤效应。将 PHSML 去内毒素处理后，也得到相同的结果。

上述研究结果表明，PHSML 中所含的损伤性因素可以直接作用或作为危险信号分子通过 TLR4-TRIF/MyD88 信号通路引起组织损伤，也可能引发次级危险信号分子产生，导致组织损伤。

（三）PHSML 通过免疫抑制引起炎症反应失控的作用

免疫功能障碍是失血性休克发展为脓毒症及多器官衰竭的重要中间环节。免疫细胞包括脾脏细胞、NK 细胞、PMN 等凋亡，是失血性休克后发生免疫抑制状态的一个关键因素。考虑到失血性休克后，肠淋巴管是肠源性毒素移位的一个主要途径，PHSML 在失血性休克后免疫功能抑制发生过程中的作用受到重视。

研究发现，肠淋巴管结扎或 PHSML 引流避免了失血性休克引起的胸腺细胞和脾脏免疫细胞凋亡，恢复了脾脏 T 细胞亚群的分布和外周血干扰素-γ/IL-4 比例，上调胸腺和脾脏组织 bcl-2 表达，下调 bax 表达，提高了胸腺和脾脏组织细胞的增殖指数，降低了 p53 表达。失血性休克或 PHSML 静脉注射至正常野生型小鼠均增加了脾或胸腺细胞凋亡，但

TLR4 基因缺陷小鼠却没有发生类似情况，说明失血性休克后肠淋巴循环中参与介导脾或胸腺细胞凋亡的肠源性因子的作用与 TLR4 有关。此外，失血性休克可引起脾脏 $CD4^+$ T 细胞和树突状细胞（dendritic cell，DC）增殖能力下降、产生细胞因子的能力降低，该作用可被 PHSML 引流阻断；将引流至体外的休克肠淋巴液直接作用于纯化的 $CD4^+$ T 细胞和 DC，发现 PHSML 早期促进、晚期抑制 $CD4^+$ T 细胞和 DC 的增殖与活化，随之分泌抗炎因子的能力也表现为先降低、后升高，且下调 DC 表面成熟分子 CD80、CD83 的表达。这些研究结果表明，PHSML 参与了失血性休克后机体免疫功能紊乱的发生过程。

休克肠淋巴液引起免疫功能紊乱的详细机制还需深入研究。一方面，失血性休克后肠淋巴循环对免疫细胞、炎症因子转运的具体机制还不清楚；另一方面，失血性休克后肠淋巴液调节免疫细胞功能增强或降低的成分也不明确；再者，肠淋巴液调节免疫细胞活化的作用靶点需要明确。因此，应进一步关注肠淋巴循环在失血性休克等急危重症免疫功能紊乱中的作用，通过调节淋巴循环改善失血性休克后的免疫功能紊乱，为临床上失血性休克等急危重症患者的救治提供新的理论依据和策略。

二、淋巴循环在 SMAO 休克/IIR 发展过程中的作用

随着液体复苏的实施及血管活性药物的应用，肠道的低灌注状态得以纠正，但受液体复苏时间与时机、复苏液体量与质等因素的影响，经常发生 IIR 损伤。肠系膜上动脉阻断（SMAO）引起肠道缺血，恢复血液再灌注后导致 IIR。由于 IIR 引起肠道屏障功能障碍导致细菌和内毒素移位，诱导大量炎症介质和细胞因子释放，从而可引起远隔器官如心、肝、肺、肾和脑的结构损伤及功能障碍，是导致危重症患者死亡的重要原因。近年来，肠淋巴循环在 SMAO/IIR 发展过程中介导失控炎症反应的作用引起学者们的关注。

Azuma 等在 SMAO、肠系膜上静脉阻断（superior mesenteric vein occlusion，SMVO）家兔模型上观察了实施胸导管引流（thoracic duct lymph drainage，TDLD）对血浆和淋巴液中内毒素水平的影响。结果发现，无论是 SMAO 还是 SMVO 组，胸导管淋巴液或门静脉血内毒素水平均显著高于对照组，且实施 TDLD 的兔外周动脉血中内毒素水平显著低于未实施 TDLD 组；SMAO 组门静脉血内毒素水平显著高于胸导管淋巴液，SMVO 组则与 SMAO 组相反。IIR 损伤后，淋巴流量和淋巴细胞输出量显著降低，引起了淋巴细胞在集合淋巴结、小肠、肠系膜淋巴结、大肠和胃部的分布显著增多，肠淋巴液中内毒素和 TNF-α 含量显著升高。应用 VIP 治疗可显著提高肠淋巴流量和淋巴细胞输出量，降低淋巴细胞在集合淋巴结、小肠组织、肠系膜淋巴结、大肠和胃部的分布，降低肠淋巴液中内毒素和 TNF-α 含量。何桂珍等的研究结果也显示，肠缺血–再灌注后，经肠淋巴循环到肠系膜淋巴结的细菌移位率达 40%，循环血中内毒素、D-乳酸、二胺氧化酶、TNF-α、IL-1β、IL-6 和可溶性 ICAM-1 水平均显著升高。结扎肠淋巴干，可降低血中细菌移位率及内毒素、D-乳酸、二胺氧化酶、TNF-α、IL-1β 水平。应用 ω-3 多不饱和脂肪酸治疗肠 IIR 大鼠，显著降低肠淋巴液中内毒素、TNF-α、IL-1β、IL-6 和高迁移率族蛋白 B1（high mobility group box-1 protein，HMGB1）水平；对比实验组，治疗组降低了肠淋巴液作用于单核/巨噬细胞系后

培养上清液中 TNF-α、IL-1β、IL-6、可溶性 ICAM-1、趋化因子 MCP-1、MIP-2 水平，以及单核/巨噬细胞 TLR4、NF-κB、MCP-1、MIP-2 的表达。结果表明，肠淋巴循环参与了 IIR 后炎症反应的发生和发展。阻断肠淋巴循环或减少肠淋巴液中炎症介质含量，将有助于干预 IIR 后炎症反应的发生和发展。

肠淋巴管与肠系膜上动脉毗邻，并具有壁薄、透明的特点，容易受到挤压，引起淋巴管闭塞；解除挤压后，又会出现肠淋巴液的再灌注。为此，我们以肠缺血-再灌注概念为基础，把夹闭 ML 阻断淋巴液回流 1 小时，再行淋巴液灌注称为肠淋巴再灌注（mesenteric lymph reperfusion，MLR）。研究发现，MLR 可使肠淋巴液中的内毒素水平增加，加重 SMAO 休克大鼠远隔器官肺、心肌和脑的自由基损伤、NO 合成与释放、PMN 扣押和炎症反应。因此，伴随 IIR 的 MLR 对于 IIR 后炎症反应的发生具有负性强化作用。

三、淋巴循环在烧伤性休克发展进程中的作用

大鼠烫伤后，肠淋巴液内毒素含量、细菌阳性率与细菌数量均明显增加，并伴有回肠绒毛中央乳糜管扩张、肠上皮细胞坏死脱落等组织损伤。透射电镜观察发现，肠上皮细胞间囊性扩张、微绒毛坏死脱落，线粒体出现空泡化、嵴断裂现象。给予早期肠道喂养，可较好地恢复肠组织学结构，减少肠淋巴液中的内毒素含量。40% Ⅲ度烧伤大鼠的 5% 终浓度肠淋巴液可上调 PMN 的 CD11b 表达，并增强佛波酯诱导的氧化应激反应。此外，许多文献报道了烧伤肠淋巴液对心肌泵功能的不良作用，其机制主要涉及心肌细胞钙离子转运与动作电位的变化。

四、淋巴循环在脓毒性休克发展进程中的作用

在盲肠结扎穿孔（cecal ligation and puncture，CLP）脓毒性休克模型上，发现了细菌移位至肠淋巴结，以及免疫细胞在肠黏膜或肠淋巴结积聚的现象，提示肠淋巴循环介导的肠源性感染可能是 CLP 引起脓毒性休克的重要因素之一。因此，减少细菌的肠淋巴结移位、减少肠淋巴液中毒素进入血液循环，是减轻全身性炎症反应、干预 CLP 引起的脓毒性休克的重要环节。

第四节 小结与展望

肠淋巴循环在感染性、非感染性休克引起的全身炎症反应过程中均具有重要作用，肠道的结构特点和肠淋巴循环的特性是其发挥作用的基础。持续的缺血性损伤或再灌注损伤引起的肠屏障及淋巴管内皮屏障破坏是发生肠源性感染的基础；肠淋巴途径是门静脉途径之外的肠源性细菌和内毒素移位的关键通路。肠淋巴途径绕开了肝脏的解毒作用，经胸导管直接进入下腔静脉到达血液循环，是多种急危重症导致失控炎症反应，以及心、肺、肝、

肾和脑等重要组织器官损伤，进而发展为难治性休克和多器官功能障碍综合征、多器官衰竭的重要发病机制。

　　鉴于肠淋巴循环在重症失血性休克、烧伤性休克、脓毒症时炎症反应中的重要作用，肠淋巴液中引起炎症反应的物质基础受到关注。众多学者利用代谢组学、基因组学、蛋白质组学、液相色谱、离子交换色谱等多种手段研究了肠淋巴液中引起危重症病理过程的生物活性分子（包括毒性成分或诱导炎症反应的活性物质）。研究认为，含有大量促进蛋白水解和氧化应激活性的蛋白成分、促炎脂质介质的肠淋巴液进入血液循环，启动全身炎症反应和器官损伤的级联反应，从而将血流动力学的改变演化为各个脏器和系统的损伤过程。研究结果对于明确肠淋巴液中介导休克恶化的成分、针对肠淋巴循环探寻防治措施有积极的影响。但是，到目前为止，对于多种危重症病理过程中肠淋巴液成分的研究只是初步涉及，详细成分还远未阐明。如何针对肠淋巴液活性因子或毒性物质发掘新的防治措施，任重道远。

　　淋巴循环在休克的发展进程中具有"双刃剑"作用。良好的淋巴循环功能可提高淋巴液的生成与回流能力，在创伤、烧伤、失血等非感染性因素作用于机体的早期发挥重要的代偿作用；而淋巴管收缩性降低引起的淋巴管运输淋巴液和炎症细胞的能力下降是导致组织水肿、循环衰竭、炎症反应加重的重要环节。在多种休克的发展过程中，肠屏障及淋巴管内皮屏障破坏，肠道细菌和内毒素经肠淋巴液回流、移位，肠淋巴循环成为全身性炎症反应及其引起远隔器官损伤的基本途径和重要机制。

　　鉴于肠淋巴循环在介导休克病程进展中的重要地位，应基于对肠淋巴循环的研究进一步探寻适于临床应用的治疗措施，以实现在改善肠损伤、减轻淋巴管组织缺氧性损伤、恢复淋巴管内皮屏障功能的同时，能够根据具体情况，调控不同阶段的淋巴循环功能。这样既有利于发挥淋巴系统有益的代偿作用，又能避免持续低血压或再灌注后经淋巴途径的肠源性感染，这是针对改善淋巴循环救治急危重症的关键问题。随着对淋巴循环认识的不断深入，将进一步明确淋巴系统在体液循环与炎症反应中的生理与病理生理作用，进而为休克等急危重症乃至其他淋巴系统相关疾病的治疗提出新的思路。

（赵自刚）

参 考 文 献

何桂珍，董良广，崔晓雨，等. 2008. 肠道缺血再灌注损伤时肠淋巴干结扎对系统炎性反应的影响. 中华胃肠外科杂志，11：469-471

刘华，邢立强，赵自刚，等. 2013. 肠淋巴液引流减轻失血性休克大鼠脾组织损伤的作用与机制. 中国病理生理杂志，29：1496-1501

秦立鹏，牛春雨，赵自刚，等. 2011. P物质增强失血性休克大鼠离体淋巴管的泵功能. 中国病理生理杂志，27：1323-1328

肖虎，王德昌，冷向峰，等. 2005. 烧伤羊休克期淋巴循环的变化. 中华烧伤杂志，21：293，294

肖虎，王德昌，冷向峰，等. 2005. 严重烧伤休克大鼠淋巴微循环、细胞因子及淋巴管内皮细胞超微结构的变化. 中国微循环，9：261-263

姚晓，张立平，于桂英，等. 2002. iNOS抑制剂SMT对内毒素血症大鼠淋巴管动力学的影响. 微循环学杂志，12：1-3

姚晓，张立平，于桂英，等. 2002. 诱生型一氧化氮合酶抑制剂硫酸甲基异硫脲对内毒素血症大鼠肠系膜淋巴管一氧化氮合酶表达的影响. 解剖学杂志，25：340-344

张玉平，牛春雨，赵自刚，等. 2012. 肌球蛋白轻链激酶在失血性休克大鼠离体淋巴管收缩性双相变化中的作用. 中国病理生

理杂志，28：589-594

Azuma K，Akiyama M，Ebata T，et al. 1983. Endogenous endotoxin absorption and the role of intestinal lymphatics. JPN J Surg，13：535-539

Balakrishnan C，Bradt LM，Khalil AJ，et al. 2004. Lymphedema of the upper extremity following circumferential burns. Can J Plast Surg，12：79，80

Chakraborty S，Zawieja SD，Wang W，et al. 2015. Lipopolysaccharide modulates neutrophil recruitment and macrophage polarization on lymphatic vessels and impairs lymphatic function in rat mesentery. Am J Physiol Heart Circ Physiol，309：H2042-H2057

Cromer WE，Zawieja SD，Doersch KM，et al. 2018. Burn injury-associated MHC Ⅱ⁺ immune cell accumulation around lymphatic vessels of the mesentery and increased lymphatic endothelial permeability are blocked by doxycycline treatment. Lymphat Res Biol，16：56-64

Davis MJ，Lane MM，Davis AM，et al. 2008. Modulation of lymphatic muscle contractility by the neuropeptide substance P. Am J Physiol Heart Circ Physiol，295：H587-597

Deitch EA，Shi HP，Lu Q，et al. 2004. Mesenteric lymph from burned rats induces endothelial cell injury and activates neutrophils. Crit Care Med，32：533-538

Gonzalez RJ，Moore EE，Ciesla DJ，et al. 2001. Mesenteric lymph is responsible for post-hemorrhagic shock systemic neutrophil priming. J Trauma，51：1069-1072

Gonzalez RJ，Moore EE，Ciesla DJ，et al. 2003. Post-hemorrhagic shock mesenteric lymph activates human pulmonary microvascular endothelium for in vitro neutrophil-mediated injury：the role of intercellular adhesion molecule-1. J Trauma，54：219-223

Han B，Zhao ZG，Zhang LM，et al. 2015. Hydrogen sulfide in post hemorrhagic shock mesenteric lymph drainage alleviates kidney injury in rats. Braz J Med Biol Res，48：622-628

Kawai K，Kawai T，Sambol JT，et al. 2007. Cellular mechanisms of burn-related changes in contractility and its prevention by mesenteric lymph ligation. Am J Physiol Heart Circ Physiol，292：H2475-H2484

Lee MA，Yatani A，Sambol JT，et al. 2008. Role of gut-lymph factors in the induction of burn-induced and trauma-shock-induced acute heart failure. Int J Clin Exp Med，1：171-180

Liu H，Zhao ZG，Xing LQ，et al. 2015. Post-shock mesenteric lymph drainage ameliorates cellular immune function in rats following hemorrhagic shock. Inflammation，38：584-594

Lobov GI，Kubyshkina NA. 2004. Mechanisms underlying the effect of *E. coli* endotoxin on contractile function of lymphatic vessels. Bull Exp Biol Med，137：114-116

Magnotti LJ，Upperman JS，Xu DZ，et al. 1998. Gut-derived mesenteric lymph but not portal blood increases endothelial cell permeability and promotes lung injury after hemorrhagic shock. Ann Surg，228：518-527

McGhan LJ，Jaroszewski DE. 2012. The role of Toll-like receptor-4 in the development of multi-organ failure following traumatic haemorrhagic shock and resuscitation. Injury，43：129-136

Niu CY，Zhao ZG，Ye YL，et al. 2010. Mesenteric lymph duct ligation against renal injury in rats after hemorrhagic shock. Ren Fail，32：584-591

Niu CY，Zhao ZG，Zhang YP，et al. 2012. Lymphatic hyporeactivity and calcium desensitization following hemorrhagic shock. Shock，37：415-423

Osterberg J，Ljungdahl M，Haglund U. 2006. Influence of cyclooxygenase inhibitors on gut immune cell distribution and apoptosis rate in experimental sepsis. Shock，25：147-154

Reino DC，Pisarenko V，Palange D，et al. 2011. Trauma hemorrhagic shock-induced lung injury involves a gut-lymph-induced TLR4 pathway in mice. PLoS One，6：e14829

Ruan X，Shi H，Xia G，et al. 2007. Encapsulated bifidobacteria reduced bacterial translocation in rats following hemorrhagic shock and resuscitation. Nutrition，23：754-761

Sambol JT，Lee MA，Caputo FJ，et al. 2009. Mesenteric lymph duct ligation prevents trauma/hemorrhage shock-induced cardiac contractile dysfunction. J Appl Physiol，106：57-65

Sambol JT，Lee MA，Jiang M，et al. 2011. Mesenteric lymph from rats with trauma-hemorrhagic shock causes abnormal cardiac myocyte function and induces myocardial contractile dysfunction. J Appl Physiol，111：799-807

Sambol JT，White J，Horton JW，et al. 2002. Burn-induced impairment of cardiac contractile function is due to gut-derived factors transported in mesenteric lymph. Shock，18：272-276

Sambol JT，Xu DZ，Adams CA，et al. 2000. Mesenteric lymph duct ligation provides long term protection against hemorrhagic shock-induced lung injury. Shock，14：416-420

Senthil M，Watkins A，Barlos D，et al. 2007. Intravenous injection of trauma-hemorrhagic shock mesenteric lymph causes lung injury that is dependent upon activation of the inducible nitric oxide synthase pathway. Ann Surg，246：822-830

Si YH，Niu CY，Zhao ZG，et al. 2013. Role of RhoA in regulating the pump function of isolated lymphatics from hemorrhagic shock rats. Shock，40：49-58

Stringham JR，Moore EE，Gamboni F，et al. 2014. Mesenteric lymph diversion abrogates 5-lipoxygenase activation in the kidney following trauma and hemorrhagic shock. J Trauma Acute Care Surg，76：214-221

Tiesi G，Reino D，Mason L，et al. 2013. Early trauma-hemorrhage-induced splenic and thymic apoptosis is gut-mediated and Toll-like receptor 4-dependent. Shock，39：507-513

Tsan MF，Gao B. 2004. Endogenous ligands of Toll-like receptors. J Leukoc Biol，76：514-519

Wang H. 1997. Activated macrophage-mediated endogenous prostaglandin and nitric oxide-dependent relaxation of lymphatic smooth muscles. JPN J Physiol，47：93-100

Wang HH，Zhang LM，Zhao ZG，et al. 2015. Reduction of contractility and reactivity in isolated lymphatics from hemorrhagic shock rats with resuscitation. Acta Cir Bras，30：216-221

Wohlauer MV，Moore EE，Harr J，et al. 2011. Cross-transfusion of post shock mesenteric lymph provokes acute lung injury. J Surg Res，170：314-318

Xu DZ，Lu Q，Adams CA，et al. 2004. Trauma-hemorrhagic shock-induced up-regulation of endothelial cell adhesion molecules is blunted by mesenteric lymph duct ligation. Crit Care Med，32：760-765

Yang H，Jin Y，Li M，et al. 2012. Disturbances of mesenteric lymph flow and in vivo intestinal lymphocyte trafficking during early gut injury induced by ischemia-reperfusion in rats. Lymphology，45：130-139

Yang H，Jin Y，Wang CH，et al. 2013. Effects of exogenous vasoactive intestinal peptide on mesenteric lymph pathway during early intestinal ischemia-reperfusion injury in rats. Regul Pept，186：36-42

Zallen G，Moore EE，Johnson JL，et al. 1999. Post hemorrhagic shock mesenteric lymph primes circulating neutrophils and provokes lung injury. J Surg Res，83：83-88

Zhang LM，Qin LP，Zhang YP，et al. 2016. Nitric oxide regulates the lymphatic reactivity following hemorrhagic shock through ATP-sensitive potassium channel. Shock，45：668-676

Zhang R，He GZ，Wang YK，et al. 2015. Omega-3 polyunsaturated fatty acids inhibit the increase in cytokines and chemotactic factors induced in vitro by lymph fluid from an intestinal ischemia-reperfusion injury model. Nutrition，31：508-514

第三章　感染因素引起的全身过度炎症反应

第一节　炎症的基本概念与平衡

炎症（inflammation）是常见的病理生理过程之一，指机体在体内外多种损伤因素作用下，由受损细胞产生并释放炎症介质所诱发的防止组织损伤扩大、促进损伤部位修复的以防御为主的局部组织反应。炎症的局部改变包括初期的血管扩张、血管通透性增加、中性粒细胞向受损部位游出，以及后期的损伤组织修复、功能康复等复杂反应。但当致炎刺激强烈、炎症范围较广时，还可伴有不同程度的全身反应，包括发热、白细胞增多、微循环障碍、组织损伤、功能异常等。因此，从本质上看，炎症是机体应对损伤打击的一种防御反应。许多研究提示，炎症反应属于多种细胞、不同因子参与的非常复杂的反应过程，参与炎症调节的有多种激素、体液因子（如炎症介质、促炎/抗炎细胞因子）和细胞黏附分子等，它们具有相互促进或相互拮抗的关系，共同构成极其复杂的调控网络。因此，充分了解和认识炎症反应机制及其调节途径，控制和减轻炎症反应的损害，是急危重症医学面临的重大科学问题。

目前普遍认为，多种急危重症状态下，中性粒细胞、单核/巨噬细胞、淋巴细胞及血管内皮细胞等的激活及其释放的内源性炎症介质参与了多个病理生理过程。例如，在严重创伤、休克、感染时，内源性炎症介质，包括细胞因子、血管活性物质、趋化因子、黏附分子、氧自由基、急性期反应蛋白、生物活性脂质、补体系统、血浆酶系统产物及血纤维蛋白溶解途径等相互作用形成网络效应，一旦炎症反应失控，则可诱发全身各系统、各脏器的广泛损伤。细胞因子是由效应细胞分泌的细胞外信号蛋白，具有强大的生物学活性和调节自身细胞、邻近细胞和远隔部位细胞行为的作用。细胞因子通常可分为促炎细胞因子和抗炎细胞因子。但由于细胞因子的多功能性，这种分类并非绝对的。

一、细胞因子诱生的分子生物学基础

细胞因子主要包括白细胞介素（IL）、干扰素（interferon，IFN）、肿瘤坏死因子（TNF）、生长因子、转移因子、集落刺激因子（colony stimulating factor，CSF）和趋化因子等，它们可来源于不同类型的细胞，如 T 细胞、巨噬细胞、单核细胞、成纤维细胞、内皮细胞。这些细胞并不仅仅产生某一种细胞因子，不同的刺激物作用于同类细胞可以产生不同的细胞因子。多种成分均可诱导细胞因子的产生，其中以细菌脂多糖（LPS）较为常见。一般认为，细胞因子产生的过程可大致分为以下几个步骤：刺激物与细胞表面受体的结合、信号转导、基因激活、mRNA 转录、mRNA 翻译成蛋白质或降解、前体蛋白质成熟及细胞因子分泌等。

业已证明，细菌及其毒素可刺激体内单核-吞噬细胞系统合成、分泌大量细胞因子，进而形成复杂的细胞因子网络，最终可导致过度的全身炎症反应及组织器官损害。一般来讲，全身炎症反应综合征（systemic inflammatory response syndrome，SIRS）和脓毒症（sepsis）的发病过程可分为三个阶段，即诱导阶段、细胞因子的合成和分泌阶段、级联反应阶段。其中细胞因子的瀑布效应过程包括触发因子、次级介质及效应细胞等。众多研究表明，LPS是介导革兰氏阴性（G⁻）菌脓毒症的重要启动因子，通过其结合受体或调节蛋白的作用诱导宿主多种细胞因子的合成和释放，激发机体一系列病理生理改变。

研究证实，内毒素的生物学效应与其核心结构——类脂 A 有关，该部分最为稳定，在众多 G⁻菌中基本相同，是 LPS 的活性中心。脂多糖结合蛋白（lipopolysaccharide binding protein，LBP）是 Tobias 等发现的一种急性时相反应蛋白，可与脂类 A 形成复合物。当 LPS 与血液循环中的 LBP 相结合而形成复合物时，即可与细胞表面的受体 CD14 分子作用，启动细胞内信号转导系统。CD14 是一种分子量为 55kDa 的糖蛋白，借助磷脂酰肌醇聚糖锚形体吸附于细胞膜。用磷脂酶处理单核/巨噬细胞可去除 70% 细胞表面 CD14，同时伴有 80% 细胞结合 LPS-LBP 复合物的能力下降；并且发现用抗 CD14 单克隆抗体可明显抑制 CD14 与 LPS-LBP 复合物的结合，从而抑制巨噬细胞分泌 TNF-α。许多体外研究表明，LBP/CD14 作为内毒素反应的重要增敏系统之一，在脓毒症的发病过程中可能具有一定意义。此外，有人认为革兰氏阳性（G⁺）菌产生的外毒素亦可能是通过 LBP/CD14 系统起作用的。

从细胞表面至细胞核的信号转导途径目前尚未完全明了，但至少包括 G 蛋白、各种蛋白激酶和核因子（nuclear factor，NF）-κB 等信号转导通路。研究表明，创伤、感染等多种因素作用于单核/巨噬细胞的细胞膜，通过细胞内磷酸肌醇代谢产物等信使分子，使细胞质内的 NF-κB 磷酸化，NF-κB 由胞质进入胞核，并结合于多种细胞因子基因启动区域，激发相关基因如 TNF-α、IL-1、IL-6、HMGB1 的转录、翻译等过程，进而介导单核/巨噬细胞的活化。据报道，应用蛋白酶抑制剂阻断 NF-κB 的活性能显著降低 LPS 诱导巨噬细胞 TNF-α mRNA 表达，且 NF-κB 的激活与磷脂酶 C 信号转导途径有关。

二、Toll 样受体在机体炎症反应中的意义

许多资料显示，多种病原微生物的细胞壁成分如 G⁻菌的内毒素、G⁺菌的肽聚糖（PGN）和磷壁酸（LTA）等具有强大的抗原刺激能力，它们均可通过与细胞表面的蛋白质受体——CD14 结合，促进单核/巨噬细胞、中性粒细胞及淋巴细胞等活化并释放大量炎症介质，最终导致失控的炎症反应。然而，由于 CD14 本身是一种膜锚定蛋白（缺乏跨膜区和胞内区），不能直接介导跨膜信号转导，因此有关 CD14 参与的信号转导途径仍有待进一步阐明。近年来有研究揭示，一族被称为 Toll 样受体（Toll-like receptor，TLR）的跨膜蛋白可作为信号转导的受体参与上述致病因子的信号转导过程，在动物、植物及昆虫的抗感染免疫反应中均发挥重要作用。

既往研究表明，LPS 具有强大的免疫刺激能力，极低水平（ng/ml 级）即足以诱导 TNF-α 和 IL-6 等炎症介质的合成与释放。最早被确定能够介导 LPS 反应的 TLR 成员为 TLR2。体外观察发现，给人胚肾细胞系 293 转染 TLR2 后可使原本对 LPS 无反应的细胞获得对 LPS 的应答能力，而 TLR2 的显性失活突变则能特异性抑制 LPS 诱导 NF-κB 活化，初步证实了 TLR2 在 LPS 信号转导中的作用。当细胞表面有 CD14 存在时，它与 TLR2 形成的受体复合物还可使上述反应强度进一步放大。然而，越来越多的证据显示，该家族的另一个成员——TLR4 在 LPS 跨膜信号转导中的作用可能更为显著。体外实验表明，TLR4 表达丰富细胞（如脐静脉内皮细胞）对 LPS 反应十分敏感，并且抗 TLR4 抗体可有效抑制 LPS 刺激后诱导 NF-κB 的活化和炎症介质的生成，提示 TLR4 可能参与了 LPS 的信号转导过程。进一步研究证实，当 TLR4 缺失或突变时，即使在 CD14 表达正常的情况下细胞对 LPS 的应答能力亦明显低下。但是给上述细胞转染野生型 TLR4 后，它们对 LPS 的反应能力可得以完全恢复，进一步说明 TLR4 在 LPS 信号转导过程中的重要意义。另据报道，TLR4 基因缺失或突变可导致细胞对 LPS 的反应性严重缺失，甚至 LPS 浓度高达 10^5 ng/ml 时仍不能有效刺激单核/巨噬细胞的活化及 TNF-α 和 IL-6 的产生，而且 B 细胞也不能有效增殖并产生特异性抗 LPS 抗体，提示机体对 LPS 的先天性及获得性免疫均受到损伤；但是在同样的刺激条件下 TLR2 缺陷小鼠巨噬细胞产生 TNF-α 能力与野生型细胞基本相同，其 B 细胞增殖反应也无明显异常。由此可见，TLR2 虽然在一定程度上介导 G⁻菌的信息传递，但当 TLR4 存在时细胞对 LPS 的识别便无须 TLR2 参与。导致这一现象的机制目前尚未完全阐明，有研究者推测可能与 LPS 和受体间的亲和力有关。

动物实验显示，携带 TLR4 突变基因的 CH3/HeJ 小鼠虽然对 LPS 的反应性极度低下，但它对 G⁺菌、真菌及螺旋体细胞壁成分的识别能力并无明显改变，提示这些病原微生物可能通过 TLR4 以外的途径诱导了体内的炎症反应。进一步分析发现，TLR2 在上述病原微生物的信号转导中起着非常关键的作用。当 TLR2 缺陷时，细胞对 G⁺菌、真菌及螺旋体的反应性均严重受损，即使采用 100μg/ml 的金黄色葡萄球菌（*Staphylococcus aureus*，简称金葡菌）PGN 进行刺激也不能有效诱导细胞内 NF-κB 的活化和 TNF-α 的产生（而野生型细胞只需 10μg/ml 即可）。同样，给 TLR2 缺陷细胞转染野生型 TLR2 可恢复它们对上述病原体的反应能力，说明 TLR2 在机体对抗 G⁺菌、真菌及螺旋体等多种微生物感染中具有重要作用。但有报道，当以金葡菌的另一种重要细胞壁抗原——LTA 作为刺激物时，TLR2 缺陷巨噬细胞产生 TNF-α、IL-6 及一氧化氮（NO）水平与野生型细胞并无明显差异；而 TLR4 缺陷细胞对 LTA 的反应能力却明显受损，提示 TLR4 可能也参与了 G⁺菌的信号转导过程。

体内实验表明，LPS 攻击可导致小鼠心、肺等器官 TLR2 和 TLR4 mRNA 表达明显上调，提示它们参与了 LPS 诱导的病理生理改变。体外实验亦揭示，LPS 和脂蛋白等细菌细胞壁成分所诱导的单核细胞、中性粒细胞及内皮细胞 TLR4 和 TLR2 基因表达上调与细胞内 NF-κB 的活化和 TNF-α、IL-6 等炎症介质的产生相平行；而抗 TLR 特异性抗体则能明显抑制上述炎症介质的生成，从另一个角度证实了 TLR 在机体炎症反应中的作用。不仅如此，由 TLR 介导生成的促炎细胞因子（如 TNF-α 和 IL-1β）也可促进 TLR 的上调。有资料证实，虽然单独以 LPS 攻击大鼠时可导致其肝组织 TLR2 基因表达明显上调，但如果在 LPS 攻击的同时给予 IL-1 或 TNF-α 受体拮抗剂进行干预则可有效抑制 TLR2 基因表达上调,表明 IL-1β 和(或)TNF-α 可能参与了 LPS 对 TLR2 基因表达的调节。此外,当 IL-1β 和 IFN-γ 作为刺激物单独或联合使用时,大鼠血管内皮细胞和心肌细胞上 TLR4 基因表达上调 2~5 倍。而上调 TLR4 又可能作为新的受体介导更多的细胞活化和炎症介质的生成。与之相反,IL-10 等抗炎细胞因子则明显抑制 LPS 等诱导 TLR4 表达上调。业已明确,引发脓毒症时机体炎症反应失控的主要原因即是感染因素所致细胞内促炎介质产生过度和抗炎介质生成不足造成的炎症平衡失调,而这一改变又可能导致细胞表面 TLR 过度表达。这样,在受体和炎症介质的基因表达之间可能形成一个正反馈环,使炎症反应不断放大,最终导致广泛性组织损伤。

三、促炎与抗炎反应平衡失调

正常炎症反应可以防止组织损伤扩大、促进组织修复,它属于机体完整防御系统的一部分,是机体修复和生存所必需的。严重损伤和感染因素可以触发初期的炎症反应,但由于机体产生的多种炎症介质所形成的瀑布效应,可使炎症反应扩大甚至失去控制,最终导致以细胞自身性破坏为特征的全身性炎症反应。动物实验与临床观察提示,机体炎症反应失控所致 SIRS、脓毒症不仅与细胞因子等炎症介质过度表达、分泌有关,也与机体内源性抑制物产生不足有密切关系。

细胞因子有其自身的内源性抑制物。这些自然产生的免疫反应产物,有利于维持体内促炎介质与抗炎物质之间的平衡。大量研究显示,多种内源性介质或炎症介质和自然抑制物参与调节炎症细胞因子的作用。IL-4、IL-10、IL-13、转化生长因子(TGF)-β1 等均能明显抑制单核/巨噬细胞的致炎效应,主要表现为抑制 TNF-α 和 IL-1 的合成和释放,并降低其促凝活性。有资料表明,LPS、TNF-α 均可刺激单核细胞产生 IL-4、IL-10,而 IL-4、IL-10 被激活后可强烈抑制 IL-1、IL-6、TNF-α 等介质的合成,从而形成一个自身产物的负反馈环。IL-4 抑制 IL-1 的活性可能是通过干扰 IL-1 的基因表达而不是通过诱导 IL-1 抑制因子的合成来完成。值得注意的是,IL-10 还可以强烈抑制 IL-10 mRNA 的表达形成自身调节,从而在机体的炎症反应过程中起下调作用。

据报道,内毒素攻击后动物外周血液循环中 IL-4、IL-10、TGF-β1 等抗炎细胞因子均显著增高,这可能与维持机体防御机制、防止促炎细胞因子产生有害作用相关。近年来,许多学者证实在严重损伤和感染者中均可检测到多种抗炎细胞因子的存在,且与机体的免疫抑制状态有着内在的联系。例如,创伤患者血浆中 IL-4 水平明显升高,且与其损伤程度和并发脓毒症呈显著正相关;同样,大手术及脓毒性休克患者血液循环中 IL-10 水平明显升高,外周血单核细胞 IL-10 mRNA 的表达亦显著增强,其改变与单核细胞主要组织相容复合物(MHC)——人类白细胞抗原(HLA)-DR 的 mRNA 表达呈负相关。这些结果提示,多种内源性抑制物的产生可能参与了调节机体炎症反应的病理过程,对维持内环境稳定具有一定意义。

在 SIRS、脓毒症的病理生理过程中,宿主通过自身抑制物的效应来限制多种炎症介质的损伤作用。该作用一方面依赖体内产生抗炎细胞因子,另一方面则与可溶性受体的合成、分泌密切相关。几种可溶性受体如 TNF-α 可溶性受体 p55、p75(sTNFR p55、p75),IL-1 受体拮抗剂(IL-1ra)可作为循环细胞因子受体存在,参与调节宿主对细胞因子的反应。这些特殊抑制剂可结合并灭活 TNF-α,因而抵抗 TNF-α 产生有害效应。在炎症状态时,这些受体可以很快从细胞表面释放,调节宿主细胞因子与细胞因子抑制物的相对平衡。当炎症介质产生过量或可溶性受体合成不足时,机体内炎症细胞则被过度激活而造成抗炎细胞因子与促炎细胞因子的平衡失调,可能出现以全身炎症反应为特征的病理性改变。Ertel 等发现严重创伤患者血清 sTNFR p55、p75 及 IL-1ra 水平明显增高,并与伤情和临床预后有关。另据报道,创伤患者血浆和支气管肺泡灌洗液中 sTNFR p55、p75 及 IL-1ra 含量显著高于正常对照组,但循环中 TNF-α、IL-1、IL-8 等均无明显改变。提示严重创伤早期可溶性受体的合成、分泌参与了局部和全身防御性反应。从本质上讲,机体炎症反应失控所致 SIRS、脓毒症不仅与细胞因子等炎症介质过度表达、分泌有关,也与机体内源性抑制物产生不足有密切关系。当机体内炎症细胞被过度激活而造成抗炎细胞因子与促炎细胞因子的平衡失调时,即可能出现以全身炎症反应为特征的病理性改变。Bone 等强调炎症反应的正负反馈机制的协调与平衡,认为无论是炎症介质还是抗炎介质的过量,皆对机体有害。过度的抗炎反应可导致免疫麻痹或代偿性抗炎反应综合征(CARS),使患者对感染的易感性增强,从而加剧脓毒症的发展。因此,根据细胞因子与其抑制物的平衡关系,模拟体内的防御机制、及时应用可溶性受体等拮抗剂以调整介质的平衡可能有助于 SIRS、脓毒症的防治。

四、细胞因子诱生与失控炎症反应

严重创烧伤后无论是静脉注射大肠杆菌、铜绿假单胞菌,还是创面涂以铜绿假单胞菌造成创烧伤脓毒症,动物血液循环及主要脏器中 TNF-α 含量均可见显著升高。其改变与脓毒症的一系列病理生理异常密切相关,如组织广泛炎症反应、代谢紊乱、微循环障碍、多器官损害等。早期给予抗内毒素制剂或抗 TNF-α 抗体,均可有效抑制 TNF-α 的合成、释放,并不同程度地改善脓毒症所致病理性损害及动物预后。除创烧伤脓毒症模型外,盲肠结扎穿孔(CLP)造成腹膜炎模型已广泛应用于脓毒症的研究,这种动物模型较直接细菌或内毒素攻击能更好地反映临床病理过程。有人分别采用小鼠 CLP 和腹腔内毒素攻击模型,对不同组织 TNF-α mRNA 的表达进行了观察。结果显示,两种脓毒症模型中肝、肺组织 TNF-α mRNA 的表达伤后早期均迅速增多。内毒素攻击小鼠腹腔巨噬细胞 TNF-α mRNA 水平在 0.5 小时急剧上升,6 小时后恢复至伤前值;而 CLP 小鼠腹腔巨噬细胞 TNF-α mRNA 的表达呈持续性升高,伤后 24 小时达峰值,提示局部组织 TNF-α 基因表达在脓毒症时器官功能损害的发病中具有重要意义。与之相似,上述两种脓毒症模型中肠组织 IL-6 mRNA 的表达亦明显增多。另有资料显示,脓毒症发生后 1 小时库普弗细胞 TNF-α、IL-6 mRNA 的表达即明显增多,其变化早于肝细胞功能障碍的发生。这些动物实验观察证明,脓毒症状态下体内多种组织细胞因子基因表达的上调可能参与了宿主失控的炎症反应过程。

早在 1987 年 Waage 等观察到脑炎双球菌感染时患者体内细胞因子的产生规律，他们发现 TNF-α 在这些患者体内明显增加，并且 TNF-α 水平与病死率密切相关。同样，在脑炎双球菌致脓毒性休克状态下 IL-6 水平亦升高，IL-6 出现较 TNF-α 延迟，当 IL-6 水平超过 3ng/ml 时有 50% 的患者死亡。但 IL-1 仅在极严重感染的患者中升高，一般同时伴有 IL-6、TNF-α、内毒素的改变。大量资料表明，严重创烧伤所致脓毒性休克多有 TNF-α 增加，它与休克的严重程度和患者预后有关。我们早期的一组研究资料显示，17 例出现严重感染者循环 TNF-α 阳性率为 89.7%，显著高于无感染组（34.8%）。进一步分析可见，出现严重感染的病例中，发生脓毒症时血浆 TNF-α 水平明显高于非脓毒症期。值得注意的是，并不是在大面积烧伤后任何阶段都能检测到 TNF-α，即便是伴有脓毒症者也未必每次检测都可见 TNF-α 水平升高。其原因主要与 TNF-α 在体内半衰期较短，且呈短暂脉冲性改变有关。创烧伤后脓毒症的发病机制较为复杂，除 TNF-α 的作用外，许多炎症介质亦参与了这一过程。临床研究显示，动态监测 IL-6 水平对创烧伤脓毒症、脓毒性休克的发生和患者预后的判断具有一定的预警意义。据报道，创烧伤并发全身性感染（包括肺炎、创面侵袭性感染）患者血浆中 IL-6 水平明显高于未并发感染者。通过比较 IL-1、IL-6、TNF-α 等细胞因子在感染前、感染期、感染控制后不同阶段的动态变化，结果发现 IL-6、TNF-α 在脓毒症发病的各个阶段均明显上升，但 IL-6 在感染前即显著升高。由此可见，检测血浆中 IL-6 水平有助于烧伤脓毒症的早期诊断。

我们的临床观察表明，严重烧伤和创伤患者在伤后 24 小时之内血浆内毒素含量即显著上升，其升高程度与 TNF-α 呈正相关，这一趋势以并发脓毒症及多器官功能障碍综合征（multiple organ dysfunction syndrome，MODS）者尤为明显，说明创烧伤后内毒素血症与体内 TNF-α 等细胞因子的诱生可能有密切联系。另一组资料中，我们动态观察了烧伤总面积大于 70% 患者血清可溶性脂多糖受体（sCD14）、内毒素及 TNF-α 水平的改变。结果显示，大面积烧伤后第 7、14 和 21 天 MODS 组血清 sCD14 水平显著高于非 MODS 组，且其变化与循环内毒素水平呈显著正相关，但与循环 TNF-α 含量改变无明显相关。提示内毒素血症对 sCD14 的产生具有重要影响，sCD14 作为机体介导内毒素损害的主要增敏系统在严重烧伤后 MODS 的发生、发展过程中可能有一定作用。此外，为了探讨内毒素移位在创伤/休克后全身炎症反应发病中的作用，有人检测了腹主动脉手术患者外周血和门静脉血中内毒素和细胞因子的水平。结果发现肠道激惹后即可在门静脉血中检测到内毒素，而复苏时内毒素水平则显著增高，且内毒素水平与细胞因子的产生有一定关系。结合动物实验与临床研究，提示创伤、烧伤、休克、肠缺血后早发的肠源性内毒素血症可能激发体内各种细胞因子及炎症介质的产生、释放，尤其是 TNF-α，可能是促进全身性炎症反应发展及导致组织损害的根本原因之一。此外，创伤情况下肠道局部 TNF-α mRNA 表达的增多说明肠道可能也是细胞因子产生的重要来源之一，在加重肠黏膜组织损伤中具有一定意义。

值得一提的是，对细胞因子的研究以往仅限于循环细胞因子的检测，而较少注意到其局部效应。例如，有些临床感染如肺炎或脑膜炎，其体内反应往往局限化。这些病理过程中，仅仅发现局部 TNF-α 的产生，而循环中没有细胞因子存在。然而，有资料提示，暴发性肺部感染可能是全身 TNF-α 释放的主要来源。Rodriguez 等通过对烧伤患者的观察证实，烧伤可以明显上调肺部和全身循环 TNF-α、IL-6 和 IL-8 的水平；同时，也发现局部 IL-8

的出现是肺炎发病的先兆。同样，有人在脑炎双球菌感染者的脑脊液中发现 TNF-α、IL-1、IL-6 含量升高超过血液循环水平，进一步证实了局部细胞因子反应的重要性。这些资料有助于加深对 SIRS、脓毒症时局部和全身细胞因子反应规律及意义的认识，从而更全面地理解细胞因子在机体失控炎症反应中的机制和作用。

既往普遍认为，早期致炎细胞因子（包括 TNF-α、IL-1 等）是引起机体失控性炎症反应与组织损伤的关键介质。新近的研究发现，HMGB1 可能作为新的晚期炎症因子参与了感染病程。我们系统探讨了 HMGB1 在严重创烧伤后脓毒症发生、发展中的作用及意义，并对其潜在应用价值进行了分析。该系列研究分别采用大、小鼠严重烫伤、烫伤后金葡菌感染、CLP 等造成脓毒症模型，并结合单核/巨噬细胞培养等体外实验观察 HMGB1 的诱生规律、分布特点、分子机制及其可能信号调节通路，同时还分析严重创烧伤患者 HMGB1 水平与脓毒症发生、发展及预后的关系。实验结果显示，严重烫伤和腹腔感染后 6~24 小时动物肝、肺及小肠组织 HMGB1 基因表达显著增多，且一直持续至伤后 72 小时。与之相似，烧伤后金葡菌感染所致脓毒症时，肝、肺组织 HMGB1 mRNA 表达亦明显增加，伤后 6~12 小时达峰值，至 24 小时仍维持于较高水平。与 TNF-α 等早期细胞因子不同，严重感染时 HMGB1 表达增高较晚，且持续时间较长。给小鼠注射重组 HMGB1 可出现脓毒症样表现，较大剂量 HMGB1 攻击可导致动物死亡。通过体内外实验发现，Janus 激酶/信号转导和转录激活因子（Janus kinase/signal transducer and activator of transcription，JAK/STAT）通路与肝、肺、肠组织 HMGB1 基因表达相关，抑制 JAK/STAT 通路可明显下调组织及巨噬细胞 HMGB1 表达水平。尤其值得注意的是，脓毒症早期释放的内毒素、TNF-α 均可刺激 HMGB1 合成，HMGB1 反过来又可延迟激活体内单核/巨噬细胞等多种炎症细胞，引起 TNF-α 水平再度增高，二者相互诱生、相互促进，从而使炎症反应不断放大、加重组织损伤。进一步观察发现，严重感染后给予 HMGB1 合成抑制剂——正丁酸钠治疗可有效降低肝、肺、肾及小肠组织 HMGB1 mRNA 的表达，并显著改善肝、肾、心功能及减轻肺组织炎症反应。与此同时，正丁酸钠干预可显著降低脓毒症动物伤后 1~6 天的死亡率，动物预后得以明显改善。临床资料显示，创烧伤患者血清 HMGB1 水平显著增高，其中以并发脓毒症者改变尤为明显。上述结果表明，严重创烧伤后机体主要组织 HMGB1 表达广泛、增高较晚，且持续时间较长，其诱生机制与 JAK/STAT 通路活化密切相关，HMGB1 参与了脓毒症所致多器官损害的发病过程。应用 HMGB1 合成抑制剂可有效防止脓毒症的发生与发展过程，并不同程度地减轻组织损伤和改善动物预后，提示针对 HMGB1 这一潜在晚期细胞因子进行干预可能有助于创烧伤后失控炎症反应及 MODS 的防治。

第二节　全身炎症反应综合征

一、全身炎症反应的病理生理学机制

全身炎症反应综合征（SIRS）是由促炎细胞因子及其他促炎物质直接驱动的。由于感染不是导致这些促炎物质释放的唯一原因，创伤、休克、缺血及许多化学、物理和生物学作用都可以引发机体同样的反应，因此全身炎症反应并不具有病因学的特异性。1991 年芝加哥共识会议用四项临床指标将全身炎症反应标准化，并将其称为全身炎症反应综合征。

从临床实践来看，炎症反应阶段或类型不仅与损伤打击的强度有关，也与作用途径、方式和持续时间有关。例如，皮肤及软组织的感染或挫伤，可以仅限于第一个阶段，又可以经历三个阶段全部过程，但如果是血源性感染或全身低灌注损伤，开始就可以出现较剧烈的全身炎症反应。此外，尽管全身炎症反应对病因不具有特异性，但源于感染的全身炎症反应却是比源于创伤或其他病因的全身炎症反应来得更剧烈和更具威胁性。了解上述特点有助于临床鉴别发生全身炎症反应的原因和指导治疗。

天然免疫系统的中性粒细胞、单核细胞、巨噬细胞是全身炎症反应的主角，被激活后释放的弹性蛋白酶、水解蛋白酶、髓过氧化物酶等多种毒性蛋白酶，能够直接破坏和杀灭入侵的微生物与自身细胞。此外，它们还通过释放促炎细胞因子放大炎症反应。其中，TNF-α 和 IL-1 释放最早。除了造成发热、高代谢、血流动力学变化外，还激活 NF-κB，促使 IL-6、IL-8、IFN-γ 等所谓的次级细胞因子释放，促进全身炎症反应进一步发展。IL-6 在全身炎症反应中也占有重要地位，它是促进急性相蛋白包括 C 反应蛋白（CRP）、降钙素原（PCT）合成的主要细胞因子，对评估 SIRS 预后有临床意义。HMGB1 是近年来颇受关注的一种细胞因子，它来自激活的天然免疫细胞或其他受损细胞，同样具有强大的促炎效应。HMBG1 出现较晚，有研究提示其具有独立评估预后的能力，这些特性使其在 SIRS 后期被赋予特殊的价值。

除促炎细胞因子以外，还有其他途径来源的促炎物质参与全身炎症反应过程，如补体、白三烯、NO、氧自由基、透明质酸、DNA、RNA、线粒体、热休克蛋白等。通常认为，细胞因子的生物学作用主要调节炎症免疫反应和代谢功能，细胞毒性并不强。造成细胞损伤的直接物质是氧自由基、各种毒性蛋白酶，以及全身炎症反应所致的多种病理生理变化。

近年来的研究揭示了感染与非感染促发全身炎症反应的途径。由感染促发的途径称为病原分子相关模式（PAMP），配体是外来入侵的微生物或其代谢产物，如内毒素、外毒素、鞭毛等。非感染触发途径称为损伤相关分子模式（DAMP），配体是机体组织、细胞受损或在应激状态下释放的内源性物质，包括促炎细胞因子和多种促炎分子，种类繁多，统称为警报素（alarmin）。能与上述配体结合的受体称作模式相关受体（PRR），包括 TLR、NOD 样受体（NLR）、RIG-1 样受体（RLR）和 C 型凝集素受体（CLR），它们分布于细胞膜或胞质中。这些受体与相应的配体结合后便引发细胞内一系列反应，激活 NF-κB 释放促炎细胞因子和其他警报素。由此可见，启动全身炎症反应的途径虽然不同，但最终结果都是导致 SIRS，可谓殊途同归。特别要指出的是，PRR 不具有细胞特异性。换言之，PRR 不仅免疫细胞拥有，其他细胞如内皮细胞、上皮细胞、成纤维细胞等也有，加之促炎配体来源的广泛性，决定了参与全身炎症反应的细胞不只是免疫细胞，还有其他多种细胞，这对于认识在免疫抑制下的炎症反应机制有重要的意义。此外，在一种疾病的发展过程中，PAMP 与 DAMP 两种模式都可能参与。例如，创伤、休克与缺血启动了 DAMP，但全身炎症反应可通过削弱免疫屏障（如胃肠道），引发感染启动 PAMP。所以 PAMP 与 DAMP 的目的是阐明不同损伤打击导致 SIRS 的不同机制，对临床而言，它们可以是相互重叠和并存的，而且病程越长，这种可能性越大，阐明这点对临床治疗也很重要。

二、伴随全身炎症反应的重要病理生理改变

全身炎症反应的重要影响是导致在多层面和系统发生的病理生理改变，这种变化与多器官损伤和衰竭密切相关。

（一）内皮细胞激活及其损伤

成人内皮细胞总面积达到 400m²，至少相当于 4 个足球场大小，应该是人体内面积最大的系统之一。由于内皮细胞直接与血液接触，血液中物质及其浓度变化都首先被内皮细胞感知并做出反应。基于以上特点，内皮细胞在全身炎症反应中扮演的角色不言而喻。内皮细胞涉及屏障、凝血、血流调节等一系列功能，非常复杂。在全身炎症反应过程中，内皮细胞曾被认为只是受害者，但目前已经认识到它也是炎症反应的参与者，通过表达和释放多种物质主动参与炎症反应。与炎症反应一样，内皮细胞的初始表现对增强防御和抗感染能力有益，如促凝形成微血栓有助于限制局部感染的扩散。但过度的反应则变为有害，如持续促凝导致弥散性血管内凝血（disseminated intravascular coagulation，DIC），进一步造成多器官损伤甚至衰竭。

外周血流分布紊乱是脓毒症典型的循环表现，特点是血流分布呈与代谢需求不匹配的异质性，部分微循环短路血管开放或过度灌注，而部分微循环血流减少或间断灌流，甚至完全断流。这种状态被认为是内皮细胞失去对局部环境变化的反应性和微血管床被微血栓阻塞，当然也与炎症反应所致白细胞变形性降低有关。在内皮细胞方面，其表面覆盖一层以多糖物质为主要成分的所谓"多糖包被"，含有抗凝血酶和过氧化物酶，炎症反应使它们降解，加之黏附分子的参与，使血小板和炎症细胞容易黏附和聚集在细胞表面而阻塞微循环。

内皮细胞对水、溶质和大分子物质选择性通透，维持相关成分血管内外梯度，这是内皮细胞的基本功能，并与多糖包被共同组成屏障。用黏合和紧密连接两种方式将内皮细胞紧密衔接在一起，是屏障的基本结构。调节细胞黏附的物质称为钙黏素（cadherin），调控细胞紧密连接的分子包括闭合蛋白（occludin）和密封蛋白（claudin）。全身炎症反应中的许多物质，如 RhoA GTPase、3 型 1-磷酸鞘氨醇受体（SIP3）、基质金属蛋白酶（MMP）、血管内皮生长因子 2（VEGF2）、HMGB1 等，都有内化或降解钙黏素及拆解细胞肌动蛋白骨架的作用，从而导致内皮细胞层的通透性增加。

研究显示，在全身炎症反应状态下，内皮细胞改变的机制远不止以上所述。需要临床医生认识的是：内皮细胞在全身炎症反应中激活和受损是难以避免的事件，由于涉及范围广泛，很有可能是其他继发性损伤的基础或至少参与这些损伤过程。例如，血小板黏附参与凝血激活和 DIC 形成；组织水肿参与微循环异质性，并降低毛细血管密度造成氧弥散障碍等。此外，临床医生还应关注从分子生物学入手进行的治疗研究，其中有些动物实验已经完成，甚至临床试验也已启动。例如，SIP1 拮抗剂促进钙黏素生成和肌动蛋白聚合的实验研究还在进行中；抗 VEGF2 受体的抗体临床研究已经开始；重组人血栓调节蛋白

已经在日本临床使用，Ⅲ期临床试验正在欧洲进行。

（二）凝血紊乱

脓毒症患者是 DIC 高危人群。有资料证实，全身炎症反应可以激活凝血系统。凝血启动主要归咎于组织因子（tissue factor，TF）在血液中大量出现，它们主要来自激活的单核/巨噬细胞和循环中的微粒，或许还来自内皮细胞。微粒由凋亡的内皮细胞和其他血细胞及这些细胞的碎片组成。除了 TF 以外，微粒还富含磷脂，后者参与催化多个凝血因子激活。TF 可激活 FⅦ与其结合成复合体，其后再顺序激活凝血酶原和纤维蛋白酶原。所以，外源性凝血启动是全身炎症反应对凝血系统影响最早和最重要的步骤之一，内源性凝血系统在此过程中则起放大效应。

在凝血启动的同时，抗凝和纤溶系统却被抑制。正常内皮细胞呈抗凝表型，具有抗血小板聚集、抗凝血因子激活和纤溶作用。此作用有赖于内皮细胞分泌的 NO、硫酸肝素、PGI$_2$ 等多种物质，而且人体三大天然抗凝系统——抗凝血酶（antithrombin，AT）、活化蛋白 C（activated protein C，APC）和组织因子途径抑制物（TFPI）的反应均发生在内皮细胞表面。炎症反应能够消耗、破坏或抑制这些机制的相关成分，使内皮细胞失去抗凝表型。与此同时，却能够使血管性假血友病因子（vWF）在内皮细胞表面形成多聚体，加剧血小板聚集，并促使内皮细胞释放纤溶酶原激活物抑制物-1（plasminogen activator inhibitor 1，PAI-1）抑制纤溶，从而导致内皮细胞从抗凝表型转化为促凝表型。

在促凝与抗凝和抗纤溶抑制的共同作用下，全身炎症反应使凝血系统处于高凝状态，在此过程中，凝血物质被持续大量消耗（故也被称为消耗性凝血病，与 DIC 同义），同时，大量产生的纤维蛋白不能被有效清除，蓄积在微血管床中阻塞微循环。由此可见，DIC 是一种出血与缺血并存的疾病。在临床上，出血倾向容易被观察到，微循环阻塞则要隐蔽得多，并且更重要。许多学者相信，全身炎症反应导致的器官功能衰竭实际就是 DIC 的表现。对此，国际血栓及止血学会 DIC 专业组（ISTH）给出的 DIC 定义将"器官衰竭"置于十分突出的地位，反映了业界对 DIC 核心问题的看法。

全身炎症反应与凝血激活并非"单行道"。被炎症反应激活的凝血因子能够与细胞的蛋白酶激活受体（protease-activated receptor，PAR）结合，进而活化 NF-κB 信号释放更多的促炎物质。目前，确定存在的 PAR 至少有四种，它们分别与不同的活化凝血因子结合，产生促进血小板聚集、加速细胞凋亡和加剧全身炎症反应的生物学效应。全身炎症反应与凝血激活的这种正反馈关系，意味着无论抗炎或抗凝，都有助于同时抑制另一方面，这是在脓毒症治疗中主张进行抗凝的依据所在。

（三）线粒体氧利用障碍

有别于循环系统供氧不足或氧弥散障碍，这里指的是，即使处于足够的有氧环境中，细胞仍可以出现严重的缺氧状态。目前认为这是由于细胞内线粒体的三羧酸循环障碍所造成的对氧利用和代谢的干扰，被称为细胞病性缺氧。导致细胞病性缺氧的机制十分复杂，尚未完全阐明，目前认为可能与以下因素有关：①自由基损伤使线粒体通透性转运孔

（mitochondrial permeability transition pore，mPTP）开放，导致线粒体膜去极化、膜电位消失和氧化-还原反应受阻；②自由基造成 DNA 断裂，进而激活多 ADP 核酸聚合酶（PARP），PARP 促使 NAD$^+$裂解，因此干扰三羧酸循环、氧化-磷酸化和氢离子传递等一系列反应；③NO 和 O$_2$ 结合生成具有超强氧化和亚硝酸化的超氧亚硝酸盐 ONOO$^-$，后者通过抑制 F$_0$F$_1$ATP 酶、辅酶Ⅰ和Ⅱ、顺乌头酸酶等途径干扰细胞氧代谢和利用；④NO 和 O$_2$ 竞争性与细胞呼吸链的细胞色素 aa$_3$ 结合而干扰代谢物的脱氢氧化；⑤PDH 被抑制，导致丙酮酸难以氧化为乙酰辅酶 A 而进入三羧酸循环等。细胞病性缺氧加上微循环灌注异质性，可以造成全身炎症反应患者血流动力学出现一种典型和特征性的表现，即正常或增加的 ScvO$_2$ 和高乳酸血症并存，提示输送的氧不能在外周被细胞有效利用并造成细胞缺氧，这种表现已经被纳入 2001 年华盛顿共识会议提出的新的脓毒症诊断标准。

（四）细胞自噬和凋亡

自噬（autophagy）和凋亡（apoptosis）是细胞因代谢改变而发生的自身保护或死亡形式，研究已证实全身炎症反应可以诱发或加剧这种变化。人们较早关注的是凋亡，它是机体新陈代谢、清除衰老细胞的生理过程，由基因控制，也被称为程序性细胞死亡。但在全身炎症反应状态下，却呈现加速凋亡的病理现象。目前已知，全身炎症反应加速细胞凋亡包括两条途径。①膜途径：促凋亡物质与胞膜相应受体结合，然后启动细胞凋亡程序。促凋亡物质有多种，如 TNF-α、Fas 配体（FasL）、颗粒酶、糖皮质激素等。②线粒体途径：由于线粒体损伤导致细胞色素 c 漏出，继而在胞质内启动细胞凋亡程序。虽然两者启动途径和中间环节有所不同，但最后都会通过激活 caspase-3 将凋亡信息转导到细胞核内，导致 DNA 解聚、染色质固缩，形成凋亡小体而被巨噬细胞清除。

自噬是近年比较受关注的另一种细胞损害。与凋亡不同的是，自噬应对病损打击的方式不是直接导致细胞死亡，而是胞质中溶酶体融合受损的细胞器，似有"清除垃圾"的作用。这种作用赋予了自噬一定的积极意义，既可节约细胞能量，还能清除受损的细胞器，如吞噬受损的线粒体，可阻止经由线粒体途径的细胞凋亡。但即使如此，自噬现象充其量是病理状态下的代偿反应，如果损害足够严重，仍会走向死亡。

细胞自噬或凋亡与细胞坏死有明显的区别，前两者是被细胞调控的，虽然正常的细胞结构改变了，但胞膜仍然完整，胞质不会泄露而引起炎症反应。相反，坏死是细胞被动死亡，结构和形态紊乱，胞膜破裂导致细胞内容物外泄而引发严重的炎症反应。无论细胞是自噬、凋亡还是坏死都会造成器官结构和功能的破坏，成为器官衰竭的重要原因。

（五）高代谢

研究证实，TNF-α 等促炎细胞因子具有强烈的促蛋白分解作用，并决定了脓毒症代谢的两个基本特点：①超出机体实际需要的高代谢率，即使处在静息状态也不能降低。②代谢途径异常，一是糖利用受限，主要通过分解蛋白质获取能量；二是对外源性营养底物利用差，主要通过消耗自身获取能量，因此也被称为自噬代谢。高代谢使患者迅速陷入严重的负氮平衡和低蛋白性营养不良状态。

三、全身炎症反应诱导免疫抑制机制

尽管全身炎症反应能够对机体产生上述诸多损害，但仅对免疫功能的影响而言，传统观点仍认为是正面的，这种认识直到 21 世纪初还是主流观点。既往观点明确地将全身炎症反应的强弱标识为免疫功能强弱；但伴随着研究深入，越来越多的证据已经或开始修正这种错误观点，认识到炎症反应与免疫功能并非完全是正性关系。

其实，早在 20 世纪 70 年代就有研究发现，严重创伤可以在早期即导致皮肤迟发型过敏反应减弱；其后又有资料显示，创伤患者白细胞对内毒素刺激释放 TNF-α 的能力低于健康对照者，这种现象在伤后 1 天内即可发生，且抑制强度和持续时间与创伤严重程度呈正相关。这些研究提示，在天然免疫系统激活并造成全身炎症反应的同时，免疫抑制就已经出现。所以，应重新认识全身炎症反应与免疫功能的关系。

更有趣的是几项研究观察到，中性粒细胞杀菌功能与促炎细胞因子水平并非呈想象中的线性关系，而是呈 "U" 形关系。过高或过低的促炎细胞因子都会削弱中性粒细胞的杀菌能力，而且细菌生长对促炎细胞因子具有依赖性。因此，Meduri 提出了中性粒细胞对促炎细胞因子呈双相反应的概念。虽然在此方面的研究不多，而且机制尚不清楚，但 Meduri 研究现象的本身和传递出的信息却非常值得关注。

近十年来，许多研究关注全身炎症反应对获得性免疫功能的影响。现已明确，全身炎症反应能够通过加速清除致敏淋巴细胞而启动免疫抑制效应，包括淋巴细胞（主要指 CD4+ T 和 B 细胞）和树突状细胞（DC）凋亡加速、单核细胞和 DC 提呈抗原能力下降等。而非反应性淋巴细胞（如 CD8+ T 细胞）和抑制性淋巴细胞（调节性 T 细胞，CD4+CD25+ Treg）亚群或由于抗凋亡能力较强，或由于绝对数量增加，致使促炎与抗炎淋巴细胞亚群比例失衡，此被称作淋巴细胞亚型漂移。不像天然免疫系统反应在损伤打击后迅速启动，获得性免疫的变化相对滞后，常被全身炎症反应掩盖，但对其后病程发展有显著影响。目前认为，急性打击后全身炎症反应与免疫抑制在病程早期即可同时出现，两者呈现同步但相悖的变化，对此，业界学者的认识已经渐趋一致。该如何理解机体炎症反应与免疫抑制的矛盾性？从生物学角度看，虽然炎症反应有助于增强机体抗病损打击能力，但同时也存在造成自身炎症损伤的风险，机体启动免疫抑制的生物学意义就是试图限制失控炎症反应，避免或减轻这种风险。所以，免疫抑制与炎症反应相似，也是一种机体自适应的保护机制。

第三节　革兰氏阴性菌及内毒素导致的全身过度炎症反应

业已明确，感染是严重创烧伤患者的主要死亡原因，其中以全身性感染对伤员生命威胁最大。近 30 年的研究表明，内毒素血症与细菌感染关系密切，它是感染过程中的重要致病因素之一。实际上，在感染并发症的发病过程中，内毒素常常与细菌协同致病，两者并存。尽管感染诱发脓毒症、MODS 的确切机制尚未完全清楚，一般认为细菌内毒素对其发生、发展可能具有促进作用。许多资料揭示，内毒素具有极广泛而又复杂的生物学效应，脓毒症、MODS 病理过程中出现的失控炎症反应、免疫功能紊乱、高代谢状态及多器官功能损害均可由内毒素直接或间接触发。

一、内毒素的结构特点及生物学活性

（一）分子结构特征

内毒素是 G⁻菌细胞壁的最外层结构，其主要化学成分为 LPS，系类脂、多糖、蛋白质的复合物。脂多糖由三部分组成：外层为 O-特异性多糖链，为细菌的特异性抗原；中层为 R-多糖，其内部核心含有 G⁻菌 LPS 所特有的庚糖及 2-酮-3-脱氧辛酮糖酸（KDO），R-多糖为细菌类属共同的抗原；内层为类脂 A，主要决定其生物活性。类脂 A 是 LPS 的生物活性中心，是一种于氨基和羟基处连接有脂肪酸的二氨基葡萄糖。虽然内毒素的毒性作用和强度随菌种而异，但因各菌属的类脂 A 结构基本相似，因此不同 G⁻菌感染时，由内毒素引起的机体反应及临床表现均十分相似。

（二）生物学活性

内毒素的生物学活性多种多样，尤其在体内的作用错综复杂，参与了机体许多病理生理反应过程。主要包括以下几方面：①刺激单核/巨噬细胞、内皮细胞、中性粒细胞等合成、释放一系列炎症介质（特别是 TNF-α、IL-1）、蛋白酶类物质等，介导机体内多种组织、细胞的损伤；②促进血小板凝集，激活凝血、纤溶系统，从而触发 DIC；③对免疫系统的影响，可激活补体、促进 B 细胞有丝分裂、诱导 IFN，并有抗肿瘤及免疫佐剂作用；④引起机体一系列的病理生理改变，如发热反应、血压降低、代谢改变、局部过敏（Shwartzman）反应等。目前认为，这些效应主要是通过 LPS 与细胞表面的受体结合后产生细胞刺激作用，活化细胞内信号转导通路，合成、释放细胞因子及炎症介质，导致体内异常的炎症反应等。

（三）释放、吸收及灭活途径

内毒素发现至今已有一百多年历史，一般认为内毒素只有在菌体破坏时（菌体自溶或人工方法使细菌裂解）才能释放出来。随着对细菌内毒素研究的深入，人们发现了许多 G⁻菌在其生长过程中亦可以"出疱疹"方式持续释放内毒素。

关于内毒素的吸收、迁移途径，研究提示胃肠道细菌释放的内毒素可通过被动扩散或主动运输由肠壁吸收入血。Jacob 等报道过人体门静脉内毒素血症发生率相当高。肠源性内毒素通过门静脉进入体循环，经肠道淋巴管进入淋巴系统，或由肠黏膜进入腹腔。过去普遍认为，门静脉是内源性内毒素的主要吸收途径。然而近年的资料表明，在鼠、犬等动物中，肝脏系统的支路胸导管是肠道内毒素迁移的重要通道，并且淋巴循环途径的作用及病理生理意义日益受到关注。至于在人体除门静脉系统外的其他迁移途径尚未进一步研究。

机体对内毒素有清除和解毒作用，使之失活以免造成明显的损害。肝脏是内毒素灭活、清除的主要部位，通过单核-吞噬细胞系统中库普弗细胞发挥作用。有资料证实，非肠道进入机体的内毒素可在血液中解毒，但其具体机制有待进一步阐明。另据报道，中性粒细胞、血小板可能参与内毒素的解毒作用，胆汁在肠道中亦可以灭活内毒素，从而减少其吸收。正常状态下，因存在上述灭活作用，机体不会发生明显内毒素血症。但在严重感染或外科应激情况下，体内灭活、清除的功能受损或过量内毒素释放入血，则可能出现内毒素血症。

（四）内毒素血症分类

内毒素血症按其来源不同可分为两类：其一为来自创面或创道的 G⁻ 菌感染或输注受致热原污染液体而致外源性内毒素血症；其二是由体内菌库尤其是胃肠道细菌代谢产生并大量释放入血所致内源性内毒素血症。在严重感染、休克、消化系统疾病、大手术等应激状态下，可能出现如下变化，导致内毒素血症的发生：①全身单核-吞噬细胞系统功能障碍，免疫功能下降，肠道吸收的内毒素过多，超过机体清除能力；②胃肠道黏膜缺血、坏死，屏障功能破坏，通透性增高，大量内毒素释放入血；③肠道来源的内毒素因肝功能障碍由侧支循环直接入体循环；④某些组织、器官 G⁻ 菌感染病灶持续产生的内毒素吸收入血。有研究者曾证实，内毒素血症可发生于肠道缺血的早期，此时还没有细菌移位。许多学者的研究表明，内毒素血症的形成较菌血症为早，可单独存在，造成机体损害。

二、内毒素血症及其来源

（一）发生过程及规律

创烧伤后内毒素血症的发生过程有一定的规律性。有人对 39 例三组不同烧伤面积伤员在伤后 1～5 天连续进行了血浆内毒素定量测定。结果表明，患者于烧伤后早期即出现内毒素水平升高，伤后 3～4 天达高峰。循环内毒素水平随着烧伤面积的增加而增加。小于 20%总体表面积（TBSA）的患者平均总内毒素量为 360 内毒素单位（EU）；21%～40%TBSA 及大于 40%TBSA 者分别为 970EU、1350EU。这些资料清楚地说明烧伤后易发生内毒素血症，其含量与烧伤面积相关。我们采用显色基质法鲎试验对 TBSA 大于 30%的患者血浆内毒素水平的变化进行了动态观察。结果亦证实，严重烧伤早期血浆内毒素含量即显著升高，以后逐渐下降，2～3 周时又出现明显回升。这些伤员的烧伤面积为 30%～98%，其内毒素血症的发生率相应达 36.8%～74.7%，而菌血症阳性率仅为 3.0%～38.2%（表3-1），该临床观察结果说明内毒素血症是严重烧伤后较为常见的病理现象。另据报道，12 例严重烧伤并发内毒素血症的患者中死亡组 4 例伤员血浆内毒素水平波动在 105～571pg/ml，明显高于存活组（30～240 pg/ml），是正常组的 16.3 倍。并根据死亡组患者死前血浆内毒素浓度，推测内毒素血症的预后"线"波动在（325±166）pg/ml，血浆浓度超过此值时，有可能导致死亡。相反，血中内毒素水平降低者，全身中毒症状、体征多随之减轻，病情好转，预后较好。总之，尽管在认识上尚有分歧，但多数学者认为内毒素血症是较大面积烧伤后常见的病理过程。

表 3-1　不同烧伤面积内毒素血症、菌血症阳性率的比较

组别	烧伤面积（%）	内毒素值（EU/ml）	内毒素血症		菌血症	
			例次	%	例次	%
Ⅰ	30～49	0.240±0.086	21/57	36.8	1/33	3.0
Ⅱ	50～69	0.339±0.112*	23/44	52.3	2/21	9.5
Ⅲ	70～98	0.525±0.134**##	65/87	74.7	18/47	38.2*#

注：与Ⅰ组相比，* $P<0.05$，** $P<0.01$；与Ⅱ组相比，# $P<0.05$，## $P<0.01$。

（二）创烧伤后内毒素血症的来源

既往多认为创烧伤后内毒素血症来源于创面或血液循环中 G⁻菌感染后大量释放。近30年来，随着外科领域中肠源性感染研究的深入，人们对创烧伤后内毒素血症产生途径有了新的认识。在较大面积烧伤的早期，患者血浆内毒素水平即显著升高，常表现出明显的脓毒症症状，而此时烧伤创面并无大量细菌繁殖，或者血培养无细菌生长。这些现象提示，创烧伤早期的内毒素血症主要不是起源于创面，肠道蓄积的内毒素过量进入血液循环或淋巴循环则可能是最重要的来源。临床观察显示，伤后 7～12 小时循环中内毒素含量达峰值，另一高峰则出现在伤后第 4 天。这种早发的内毒素血症主要来源于肠道，与创面细菌无关。其后内毒素的再度上升则可能与创面脓毒症有关，因为伤后 5 天内早期切痂者可显著降低循环内毒素含量。另有资料证实，烧伤面积超过 60% 的 5 例患者，伤后 1 天鲎试验均呈阳性反应，并于烧伤后 1～4 天出现 MODS，均未发现明确的感染灶。上述诸多临床资料均不同程度地说明损伤早期可发生肠源性内毒素血症，肠源性内毒素及细菌移位可能是导致脓毒症、MODS 的重要原因。至于烧伤稍后期血浆内毒素水平的再度升高，则与难以控制的创面脓毒症密切相关。

业已证明，大鼠重度出血性休克仅 30 分钟，1/3 的动物已经出现肠源性内毒素血症，至休克 2 小时其阳性率高达 87.5%，同时约半数动物伴有菌血症。我们的系列动物实验显示，致伤前大鼠门静脉血中含有微量内毒素，低水平内毒素可能在激活机体免疫系统并使之处于"预激"状态起一定作用。烫伤后 2 小时其含量迅速升高，伤后 8 小时内毒素水平达峰值，体循环内毒素水平明显低于门静脉系统内毒素水平，24 小时门、体循环内毒素含量基本处于同一水平。说明在烫伤早期肠道内毒素即可通过受损的肠黏膜屏障，由门静脉经过肝脏而进入全身血液循环。生理状态下，肝脏的库普弗细胞和单核-吞噬细胞系统具有中和清除毒素作用。在创烧伤、休克应激状态下，由于肝脏功能受损而削弱了其灭活、减毒作用，从而使肠道中移位的内毒素得以"溢出"进入体循环或淋巴循环而导致内毒素血症。由于内毒素分子量较小，所以内毒素移位较细菌发生早，达到峰值时间短。进一步研究发现，烫伤后肝、脾、肺组织中内毒素含量均明显高于伤前基础值，提示烧伤后进入体内的内毒素主要分布在肝、脾、肺等组织中。而伤后肝组织内毒素含量明显高于脾、肺

组织，表明肝脏可能是烧伤后内毒素最主要的分布场所（表 3-2）。据报道，给动物静脉注射放射性核素标记的内毒素后 5 分钟，99%以上的的内毒素即迅速从循环中清除。免疫组化检查显示，从循环中清除的内毒素迅速分布到肝、肺、肾等组织巨噬细胞内。内毒素及其代谢产物经巨噬细胞代谢转运后可逐渐由胆道排泄，采用酚–水抽提法提取从内毒素血症大鼠胆汁中排出的内毒素，发现它对小鼠仍具有极强的致死活性。说明内毒素攻击时，尽管循环中内毒素迅速被单核–吞噬细胞系统所清除，但进入组织中的内毒素仍可保留一定的生物学活性。大量动物实验研究证明，严重创烧伤后常伴有不同程度的休克期。由于创伤应激状态，往往破坏肠上皮细胞之间的紧密连接，导致肠黏膜屏障功能削弱，肠黏膜通透性迅速增高。从而使肠道中蓄积的内毒素得以侵入机体内形成内毒素血症，循环中的毒素又反馈性促进肠道中内毒素、细菌持续入血，形成恶性循环。因此，对烧伤休克期的治疗，除液体复苏外，还应注意拮抗早期内毒素血症，以避免或减少对机体的继发性损害。

表 3-2　烫伤大鼠组织内毒素含量的动态变化（EU/g, $\bar{x} \pm s_{\bar{x}}$）

器官	对照组	伤后时间（h）			
		12	24	48	72
肝脏	1.39±0.31	17.34±3.69*	1.60±0.12	2.81±0.31*	3.46±1.72
脾脏	1.32±0.08	10.85±4.62*	1.85±0.24	2.62±0.32*	1.83±0.27
肺脏	4.51±1.14	9.65±2.40	7.12±3.97	6.32±1.59	6.94±1.72
肾脏	1.52±0.18	1.55±0.16	2.04±0.44	2.17±0.41	0.99±0.26

注：与对照组相比，* $P < 0.01$。

三、内毒素增敏效应在脓毒症发病中的作用

诸多研究表明，严重烧伤、休克、缺血–再灌注损伤等应激状态下发生的脓毒症及多器官损害与肠道细菌–内毒素移位所致肠源性感染密切相关。但是，急性损伤打击后血浆内毒素水平仅呈一过性增高，脓毒症患者体内内毒素含量一般在 pg/ml 水平。而离体实验中，pg/ml 水平内毒素并不能刺激细胞应答，剂量提高数百倍才能激活细胞。因此，人们推测机体内毒素增敏效应可能参与了严重创烧伤后脓毒症、MODS 的发病过程。近年来体外观察发现，脂多糖结合蛋白及脂多糖受体（LBP/CD14）系统是机体识别和调控内毒素作用的关键机制之一，内毒素的许多生物学效应可能是通过其增敏作用来实现的，但对其体内的作用了解甚少。我们采用多种动物模型，并结合创烧伤临床病例的前瞻性研究，从不同层次观察创烧伤后 LBP/CD14 系统的变化规律及其与多器官损害的关系。通过该系列研究，试图初步明确 LBP/CD14 系统在创烧伤后内毒素移位诱发脓毒症中的作用，并为进一步探讨脓毒症、MODS 的分子发病机制和早期干预提供新的理论依据。

（一）急性损伤可显著提高宿主对内毒素的敏感性

肠缺血–再灌注（I/R）损伤是严重创烧伤后常见的病理生理过程，是导致脓毒症及MODS 的重要诱发因素之一。有资料证实，烧伤、I/R 及失血性休克均可显著提高宿主对

内毒素的敏感性。据报道，大鼠 40% 烫伤后肺泡巨噬细胞 TNF-α 诱生能力显著增强，高达伤前值的 11.1 倍。表明烧伤可预激与活化机体多种组织巨噬细胞，从而使其对内毒素的敏感性明显提高，但其确切机制尚不清楚。我们采用大鼠急性 I/R 模型，初步探讨了 CD14 在介导内毒素所致炎症反应及器官损害中的意义。结果显示，I/R 组或内毒素组（LPS 组，手术后 12 小时注射 LPS 3.0mg/kg）平均动脉压、心脏指数、每搏输出量与假手术组（S 组）相近或仅轻度下降，I/R 合并内毒素组（I/R+LPS 组，再灌注后 12 小时注射 LPS 1.5mg/kg）则显著加重血流动力学异常改变。除血清尿素氮（BUN）以外，反映器官功能的指标如丙氨酸转氨酶（ALT）、D-乳酸、肺毛细血管通透性等在 I/R+LPS 组改变最严重，其升高幅度均明显大于 I/R 组或 LPS 组（表 3-3）。体外观察发现，LPS 浓度 $\leq$ 10ng/ml 时，抗 CD14 单抗可显著抑制全血 TNF-α 的产生；但当 LPS 浓度 $\geq$ 100ng/ml 时，其诱导 TNF-α 的产生受 CD14 单抗的影响较小。此外，I/R 后抗 CD14 单抗对内毒素诱导 TNF-α 的抑制效应明显增强，当 LPS 浓度 $\leq$ 10 ng/ml 时其抑制率显著高于伤前值或假手术组。

表 3-3　大鼠肠缺血–再灌注后内毒素对器官功能指标的影响（$\bar{x} \pm s$）

组别	MAP （kPa）	CI [ml/（min·kg）]	SV （ml/搏）	ALT （IU/L）	BUN （mmol/L）	D-乳酸 （μmol/L）	肺血管通透性 （μg/g）
S 组	13.30±0.53	403±17	0.61±0.09	36.4±4.1	8.25±1.76	46.8±4.0	43.1±10.6
I/R 组	12.37±1.20	364±28*	0.56±0.12	49.8±11.9*	24.5±4.8**	66.3±29.3	106.1±35.2**
LPS 组	13.83±1.73	391±33	0.59±0.07	40.1±8.8	13.6±3.4**	43.5±8.3	65.9±17.6*
I/R+LPS 组	9.04±1.86**	265±39**	0.52±0.14	98.3±20.5**	22.3±6.7**	135.8±44.8**	255.8±87.3**

注：与 S 组比较，*P＜0.05，**P＜0.01。

上述结果提示，I/R 可显著提高机体对内毒素攻击的敏感性，从而为继发性打击导致脓毒症或 MODS 起了"预激"作用。关于 I/R 增敏内毒素作用的机制，推测可能与机体识别和调控内毒素效应的 LBP/CD14 系统有关。该研究发现，CD14 介导细胞应答反应与内毒素刺激剂量密切相关。同时，I/R 后内毒素刺激全血产生 TNF-α 主要依赖于 CD14，且体内 CD14 依赖途径的作用明显增强。因此，I/R、烧伤或失血性休克打击可进一步激活内毒素增敏系统，初步提示该效应与急性损伤后机体 CD14 表达的上调有关。

（二）内毒素移位对 LBP/CD14 基因表达的影响

动物实验和临床观察揭示，内毒素与严重创伤后一系列感染并发症，如脓毒症、MODS 等密切相关。但其详细的分子发病机制仍有待深入研究，新的防治途径值得进一步探索。在既往研究的基础上，我们采用重度低血容量性休克、烧伤等动物模型探讨 LBP 在严重创伤后内毒素血症诱发多器官损害中的作用及重组杀菌–通透性增加蛋白（recombinant bactericidal-permeability increasing protein，rBPI）的防治效应。结果显示，重度低血容量性休克 180 分钟血浆内毒素水平明显升高，复苏末达峰值。同样，严重烫伤后 2 小时外周血内毒素水平亦显著升高，8 小时达峰值。给予 rBPI$_{21}$ 治疗则可完全防止休克所致内毒素血症的发生，烫伤治疗组动物内毒素峰值比对照组降低 42.4%。另一方面，大鼠休克、复苏 8 小时后肝、肺、肠组织 LBP mRNA 表达均显著增强，肾组织表达则呈阴性。rBPI₂₁ 治疗可明显抑制肝、肺组织 LBP 表达水平，但对肠组织影响不大。同样，烫伤治疗组肺、肠、肾组织 LBP mRNA 水平明显下调。病理形态学检查显示，休克对照组动物肺、肝、肠、肾等器官病理损害较重，rBPI₂₁ 处理组则相对较轻，病变发生频率亦明显降低。休克对照组及 rBPI₂₁ 治疗组 48 小时动物存活率分别为 37.5%（6/16）和 68.6%（11/16），rBPI₂₁ 组动物预后显著改善。

实验结果表明，严重低血容量性休克、烫伤早期注射 rBPI₂₁ 可显著降低循环内毒素水平，从而防止肠源性内毒素血症的发生与发展。与此同时，肺、肝、肾、肠等多种组织 LBP mRNA 表达不同程度地被抑制，尤其以休克、复苏后肝组织及烫伤打击后肠组织下降最为明显。另一方面，病理形态学检查证实，严重休克后多器官损害明显减轻，动物死亡率比对照组降低 31.3%。由此可见，低血容量性休克、烧伤后肠源性内毒素血症在多器官损害的发病过程中发挥了重要作用。及早有效地阻断急性损伤初期内毒素血症的发生有助于抑制机体 LBP 的增敏效应和过度炎症反应，从而降低多个器官对内毒素损害的敏感性，防止脏器功能障碍的进一步发展。

体外观察已经明确，CD14 作为 LPS 的功能受体，可能受内毒素的直接调控或内毒素介导产生的各种介质的间接调节。据报道，LPS 可上调人单核细胞 CD14 mRNA 的表达，同时细胞表面膜 CD14（mCD14）分子及培养上清中可溶性 CD14（sCD14）均显著增多，并且 LPS 还可上调猪肺泡巨噬细胞、人中性粒细胞表面 mCD14 的表达。基于上述体外观察的结果，我们推测创烧伤后组织 CD14 系统表达上调可能与移位的内毒素有关，动物实验结果显示，组织内毒素水平与组织 CD14 mRNA 表达程度呈显著正相关，提示肠源性内毒素对机体多种组织 CD14 mRNA 表达具有重要影响。为了进一步明确组织内毒素在刺激 CD14 mRNA 表达中的作用，我们采用具有中和内毒素效应的 rBPI₂₁ 进行治疗，以探讨二者的因果关系。结果显示，rBPI₂₁ 治疗可有效防止不同组织肠源性内毒素移位的发生。同时，给予 rBPI₂₁ 可显著抑制局部组织 CD14 mRNA 水平。伤后 12 小时，治疗组动物肝、肾、肠组织 CD14 的基因表达均恢复至伤前范围；肺组织表达水平亦明显减弱，伤后 12 小时其表达量为烫伤对照组的 43.2%，24 小时则降至伤前基础值。该结果说明，烧伤早期肠道内毒素发生移位并蓄积于局部组织，它对于进一步上调不同组织 CD14 基因表达具有重要作用。有资料证实，给小鼠腹腔注射内毒素后，各组织内髓源性细胞中 CD14 mRNA 水平明显高于对照组，同时血浆 sCD14 水平也显著升高。值得注意的是，正常情况下基本不表达 CD14 的上皮细胞和内皮细胞 CD14 mRNA 表达亦明显增强。由此可见，内毒素可引起 CD14 在不同组织中广泛表达，从而为进一步介导器官损伤奠定了基础。这样，机体 CD14 表达上调可能对增强机体对内毒素的敏感性、诱发全身失控炎症反应及脓毒症具有促进作用。

（三）LBP/CD14 系统改变的临床意义

临床资料显示，严重多发性创伤患者血浆 LBP 含量伤后第 1 天即明显增多，并呈持续上升趋势。与正常对照组比较[（4.71±1.59）μg/ml]，多发性创伤组伤后第 3、7 天 LBP 含量显著性升高。进一步分析可见，循环内毒素与 LBP 水平伤后第 1、3 天均呈显著正相关。该资料表明，急性损伤早期内毒素血症对体内 LBP 的产生有重要影响。与之相似，在狒狒低血容量-创伤性休克模型中观察到，休克打击后 48 小时、72 小时血浆 LBP 均值分别为 22.18μg/ml、30.66μg/ml，显著高于伤前基础值（3.88μg/ml），并且循环 LBP 的合成、释放与肠源性细菌-内毒素移位密切相关。因此，创伤、休克早期抗内毒素治疗可能有助于减轻机体 LBP 的大量产生，进而部分阻断 LBP 介导的内毒素增敏效应，这对于防止脓毒症、MODS 的发生与发展可能有一定意义。为了探讨血浆 LBP 水平与患者预后的关系，将多发性创伤患者中存活者与死亡者比较，发现死亡者 LBP 水平伤后第 3 天显著高于存活者。这些结果证明，创伤早期 LBP 可能参与了机体脓毒症的病理过程，并介导内毒素对不同器官的广泛损害。动态检测循环 LBP 水平可能有助于患者预后的判断，关于 LBP 确切的临床预警价值仍有待深入研究。

　　另一组资料观察到，生理及病理情况下血清中均存在一定水平的 sCD14。大面积烧伤早期 sCD14 含量改变不明显，伤后第 7 天则明显升高，且一直持续至伤后 3 周。进一步分析可见，烧伤后第 7 天、14 天和 21 天 MODS 组 sCD14 水平显著高于非 MODS 组。且 sCD14 升高程度与 MODS 发生呈平行关系，当其均值超过 9.00μg/ml 时，9 例患者中有 7 例发生了 MODS。这一观察结果提示，血清 sCD14 水平与严重烧伤后 MODS 的发生、发展密切相关，动态监测其改变对 MODS 的发病过程具有一定的预警意义。值得注意的是，血清 sCD14 含量不仅与 MODS 的发生有关，而且与患者的预后密切相关。该组资料中，随着 sCD14 均值的不断上升，患者病死率亦逐渐增高。sCD14 含量持续处于较高水平（≥9.0μg/ml）常为预后不良之兆。由此可见，动态检测 sCD14 的变化是判断严重烧伤后病情转归较为客观的指标。

　　既往的研究已证实，严重创伤、大面积烧伤可导致内毒素、细菌持续不断侵入体内造成内毒素血症，其对于进一步诱发机体失控的炎症反应及全身多脏器损害具有一定作用。一组研究资料中，我们发现 sCD14 水平与烧伤后 MODS 的发生、发展密切相关，且其改变与循环内毒素呈平行关系。值得重视的是，该组 9 例 MODS 患者中，肺部并发症出现时间最早、发生率亦最高，推测与循环 sCD14 过量弥散、聚集于肺组织有关。最近，有人发现 ARDS 患者支气管肺泡灌洗液 sCD14 含量与肺部炎症反应呈高度正相关，局部组织 sCD14 大量产生、释放可能是导致急性肺损伤的重要原因之一。有鉴于此，创烧伤后循环 sCD14 的持续存在对于促进内毒素血症介导的机体广泛损害可能有一定临床意义。

　　严重烧伤患者 sCD14 水平升高的病理生理意义还不完全清楚。其致病机制可能是在 LBP 的催化下，较低水平 LPS（pg/ml 级）与 sCD14 结合形成复合物，在 sCD14 的介导下激活 CD14 阴性细胞，如内皮细胞、上皮细胞等，使其表型发生改变。激活的细胞表达大量黏附分子，释放致炎细胞因子（IL-1、IL-8 等），促凝活性增强。同时，在 sCD14 介导下，LPS 直接使内皮细胞通透性增高，造成损伤。这样，sCD14 介导的一系列反应促使白细胞浸润和微血栓形成，最终导致机体广泛损伤。关于创烧伤后 sCD14 水平升高的机制正在研究之中，LPS 或细胞因子等多种因子均可诱导产生 sCD14。我们的临床研究资料发现，sCD14 与血浆内毒素水平呈显著正相关，有人还观察到其与血浆 TNF-α 水平呈显著正相关。体外实验证实，内毒素、TNF-α 均可刺激单核细胞产生 sCD14 并释放到培养上清液中。而脓毒症、MODS 时循环内毒素和 TNF-α 均可升高，因此 sCD14 的诱生可能与二者的直接或间接作用密切相关。

（四）内毒素增敏机制在创烧伤后 MODS 发病中的作用

基于上述分析可知，LBP/CD14 系统通过介导内毒素刺激组织合成、释放 TNF-α 等炎症介质，在创烧伤后脓毒症、MODS 的发病机制中发挥重要作用。而组织 LBP/CD14 mRNA 表达增加可能是严重创伤增敏内源性内毒素作用，从而发挥其生物学效应的主要分子基础。由此，我们设想创烧伤、休克后脓毒症、MODS 可能是循以下途径发生、发展的（图 3-1）：创伤、烧伤、休克等应激状态（首次打击）一方面引起机体 LBP/CD14 系统表达上调，使机体对内毒素的敏感性增高（致敏阶段）；另一方面，由于免疫抑制、肠道通透性增高及菌群紊乱等因素，促进肠源性内毒素移位，并聚积于局部组织（二次打击）。组织内毒素通过表达上调的 LBP/CD14 系统激活多种炎症细胞，释放炎症细胞因子（TNF-α 等）。同时，内毒素及炎症介质一方面持续上调组织 LBP/CD14 表达，另一方面则进一步加重肠黏膜损伤，促进内毒素移位。从而在内毒素—LBP/CD14—炎症介质之间形成一正反馈环，致使炎症反应不断放大、加重，最终导致全身失控性炎症反应和 MODS。

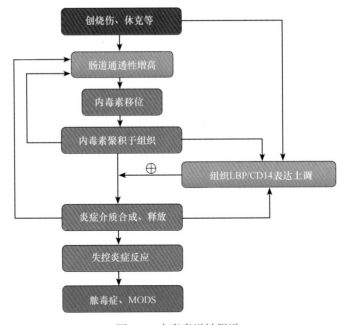

图 3-1　内毒素增敏假说

四、内毒素血症的临床意义

（一）与感染、免疫的关系

内毒素血症与细菌感染关系密切，它是创烧伤感染中的重要致病因素之一。实际上，在脓毒症发生过程中，内毒素常常与细菌协同致病，两者并存。但有时血液内毒素检测呈阳性反应，而血液细菌培养不一定阳性，提示内毒素血症也可单独存在。有资料表明，严重创烧伤、手术应激后肠源性内毒素血症的出现时间往往要早于菌血症，细菌内毒素对肠源性感染具有促进作用。有学者采用无特殊病原菌（SPF）小鼠观察了内毒素对蛋白营养不良动物肠道细菌移位的影响。实验发现，大肠杆菌内毒素血症能显著促进营养不良小鼠合并烧伤后肠道细菌的进一步播散，形成全身性感染，并增加烧伤后动物死亡率；而单纯营养不良并不能造成细菌移位。目前认为，应激状况下循环内毒素可促进肠源性细菌移位的发生和发展，其机制可能主要是通过破坏肠黏膜机械屏障及提高肠黏膜的通透性所致。应用电镜组化及冷冻蚀刻技术观察到，内毒素能导致连续上皮细胞之间的紧密连接组织结构发生明显改变，使细胞间通道异常开放，肠黏膜对肠腔内细菌、内毒素的通透作用增强。内毒素血症不仅对肠道细菌移位具有促进作用，更值得注意的是，它与严重创伤后全身播散性感染的发生亦密切相关。根据临床观察报告，内毒素血症与 G⁻菌脓毒症的相关率达70%以上，当血浆内毒素含量越来越高时，应警惕播散性细菌感染。因此，早期诊断并及时阻断内毒素血症的发生和发展，对于阻止细菌感染的进一步加剧，防止脓毒性休克、MODS 并发症具有积极作用。

严重创烧伤后内毒素血症对宿主的影响是多方面的，它在体内可引起一系列的病理生理变化与临床中毒症状。一些研究揭示，细菌内毒素在创伤后机体免疫抑制中扮演着较重要的角色。较大面积烧伤患者细胞免疫的异常表现为外周血淋巴细胞在体外对细胞促有丝分裂原，如植物血凝素（PHA）、念珠菌抗原等刺激反应降低，同时伴有辅助性 T 细胞（Th）分化异常。通过体内外试验发现，上述细胞免疫功能障碍均与患者血清中存在过量的内毒素有关。相反，应用较低剂量的多黏菌素 B 治疗后，可部分恢复患者自然杀伤细胞（NK）的活性及逆转 Th/抑制性 T 细胞（Ts）细胞比例的严重异常，且能消除烧伤血清对 IL-2 的抑制反应。由此可见，抗内毒素治疗对改善烧伤后免疫功能障碍有一定的价值。

传统的观点认为创伤、休克时首先导致免疫功能低下，然后才发生细菌及其毒素的侵袭，出现脓毒症或脓毒性休克。近年来，肠源性内毒素对机体全身免疫功能的影响逐渐受到重视。我们的观察证明，休克初期即发生内毒素血症及细菌入血，而通过体内重要免疫抑制因子——前列腺素 E_2（PGE_2）等介导的免疫抑制作用相对要迟缓。Re-LPS 抗血清输注后血浆 PGE_2 水平较对照组明显降低。因此，肠源性内毒素血症对血浆 PGE_2 水平有一定影响，而后者的大量产生、释放可能与机体免疫功能紊乱、感染的易感性增加密切相关。为了探讨内毒素血症与机体全身性细胞免疫的直接关系，我们还观察了烫伤动物脾细胞对促有丝分裂原增殖应答反应、IL-2 活性及 T 细胞亚群比例等指标的变化。结果发现，大鼠40%Ⅲ度烫伤后脾淋巴细胞对刀豆素 A（Con A）或 PHA 刺激后增殖反应及脾细胞诱生 IL-2 活性明显抑制。针对肠道内毒素移位预防性进行选择性消化道脱污染（selective decontamination of the digestive tract，SDD）后，则可显著降低循环内毒素水平，同时脾细胞的增殖应答及诱生 IL-2 活性较烫伤组明显升高，但对外周血 T 细胞亚群比例无显著影响。这些观察提示，严重烫伤应激后肠道中内毒素的过量入血对于诱发全身性细胞免疫功能异常有一定作用。关于细菌内毒素介导创伤后免疫抑制的作用机制，可能主要有如下几方面：①刺激单核-吞噬细胞系统产生、释放大量的 PGE_2，通过 PGE_2 对免疫系统的负向调控引起多方面的抑制效应，如 Th 细胞活性增强、单核细胞分泌 IL-1 增加、Th 细胞产生IL-2 减少等；②直接或间接作用导致单核细胞提呈抗原表达能力降低，并抑制中性粒细胞趋化性受体的表达；③激活体内单核–吞噬细胞系统诱生 TNF-α、IL-1 等细胞因子，介导或协同产生对机体防御功能及多器官的损害效应；④经替代途径活化补体，生成多种补体裂解产物，如 C3b、过敏毒素等。当然，损伤后机体免疫抑制的机制比较复杂，细菌内毒素作为一个较重要的因素可能参与了这一病理过程。

（二）与脓毒症、MODS 的关系

脓毒症、MODS 诱发因素十分复杂，其中 G⁻菌严重感染为主要原因之一。感染诱发脓毒症、MODS 的确切机制尚未完全明了，一般认为细菌内毒素对其发生和发展具有促进作用。大量研究揭示，内毒素具有广泛而又复杂的生物学效应，脓毒症、MODS 病理过程中出现的失控炎症反应、免疫功能紊乱、高代谢状态及多器官功能损害均可由内毒素直接或间接触发。业已明确，细菌内毒素主要是通过激活机体单核–吞噬细胞系统过度释放中间介质而发挥作用，其中 TNF-α、IL-1 可能是介导内毒素损害效应、诱发脓毒症的关键早期细胞因子。我们在家兔 MODS 模型中观察到，内毒素血症与 MODS 的发生和发展密切相关。并发 MODS 的动物血浆内毒素含量升高幅度大、持续处于较高水平，且内毒素水平的改变与多器官功能指标显著相关。给失血性休克家兔输注 Re-LPS 抗血清后，血浆内毒素水平的升高幅度显著降低，其持续时间显著缩短，动物 MODS 发生率明显低于对照组（11.2%比58.0%，$P<0.01$）。同样，重度出血性休克早期给予具有抗菌及抗内毒素双重作用的 rBPI$_{21}$ 可完全中和循环内毒素，能有效减轻肝、肺、肾及肠道损害等。此外，预防性进行 SDD 的大鼠，其各段肠腔中游离内毒素含量较对照组下降 99.5% 以上，门、体循环内毒素水平随之显著降低。防治组肠黏膜损害减轻，严重烫伤后其存活率提高 26.7%。另一方面，我们的临床观察证实，大面积烧伤患者内毒素血症发生率为 58%，脓毒症组血浆内毒素均值显著高于非脓毒症组。且血浆内毒素水平与烧伤后 MODS 发生频率呈正相关。持续严重内毒素血症（≥0.50EU/ml）者，多呈现显著的脓毒症状态，最终可并发 MODS 而死亡（其中 3 例患者死前血浆内毒素浓度超过 1.00EU/ml）。相反，非 MODS 者伤后早期血浆内毒素尽管暂时性升高，但其变化趋势呈进行性下降，致伤 1 周后仅表现为轻度内毒素血症，患者感染症状多随之减轻，预后较好（表3-4）。这与我们的动物实验结果是一致的。上述结果证明了肠源性内毒素血症与烧伤后脓毒症、MODS 发病可能具有密切关系。

表3-4　严重烧伤后 MODS 组、非 MODS 组患者血浆内毒素含量比较

伤后时间（d）	血浆内毒素含量（EU/ml，$\bar{x}\pm s$）	
	MODS 组	非 MODS 组
1	0.512±0.174	0.407±0.232
3	1.016±0.492*	0.553±0.310
7	0.586±0.382	0.366±0.135
14	0.732±0.321**	0.301±0.214
21	1.127±0.528**	0.284±0.173
28	0.620±0.251**	0.216±0.202

注：与非 MODS 相比，*$P<0.05$，**$P<0.01$。

创伤后 MODS 常继发于严重感染，因此有人称之为脓毒综合征。Meakins 认为胃肠道是其始动部位，通过细菌和内毒素起作用。近年来，许多学者对 MODS 感染机制进行了深入研究，提出了细菌内毒素作为重要触发因子的观点，并受到普遍关注。虽然有很多人支持感染时内毒素在 MODS 发生中起着"扳机"作用，但亦有不少学者提出异议。有人给大鼠腹腔内注射酵母多糖复制出非细菌感染性多器官损害的动物模型，认为 MODS 是一种具有广泛炎症特点的全身性自身破坏过程。脓毒并发症是宿主对感染因素的一种全身性反应，其本质及重要性并不在于感染因子（细菌、毒素、病毒等）本身的直接效应，而在于机体的失控炎症反应影响了体内神经-内分泌-免疫网络，最终造成细胞能量代谢紊乱及功能异常。Moore 等对 20 例可能发生 MODS 的创伤患者进行紧急腹部手术，并行门静脉插管以便连续采集标本。虽然最终有 30% 的患者并发 MODS，但在伤后 5 天内门静脉血与外周血中均未检测到细菌和内毒素。不少报道也证实，在急性创伤患者中细菌移位至肠系膜淋巴结并不多见。同样，也未发现失血性休克和严重创伤患者血浆内毒素水平显著升高。另一方面，临床上 SDD 虽然能明显减少感染并发症，但病死率并未降低。因此，肠源性内毒素血症的临床意义有待进一步探讨。

（三）循环内毒素含量监测的临床价值

内毒素血症的临床表现大都与 G⁻菌所致脓毒症相似。对创伤患者内毒素血症的诊断除临床体征外，主要依据血中内毒素测定结果。尽管血液内毒素检测方法尚有待进一步完善，但因其具有快速、灵敏、不受抗菌药物治疗影响等优点而逐渐应用于临床。血浆内毒素含量可以比较稳定和敏感地反映机体 G⁻菌感染的动态变化过程。血中内毒素浓度越高，患者全身中毒症状越明显。我们的临床观察表明，并发 MODS 组患者血液内毒素水平自伤后第 3 天起明显高于非 MODS 组，且循环内毒素含量与 MODS 发生频率呈正相关。内毒素水平持续超过 0.50EU/ml 者，应高度警惕并发 MODS 的可能。随着循环内毒素含量的不断升高，MODS 的发生频率及病死率逐渐增加（表 3-5）。反之，患者感染症状则多随之减轻，预后较好。另据报道，依据患者死亡前血浆内毒素检测结果，推测内毒素血症预后"线"大致波动在（325±166）pg/ml，血中浓度超过此值时，有可能导致死亡。有鉴于此，我们认为循环内毒素水平对于 G⁻菌感染及其他脓毒并发症的监测具有一定的预警意义。连续动态观察其变化，对脓毒症、MODS 的早期诊断、病程监测、防治方案的制定及预后评价可能有指导作用。

表 3-5　血浆内毒素水平与 MODS 发生频率

内毒素水平（EU/ml）	总例数	例数		
		MODS	非 MODS	死亡
<0.20	18	0	18	0
0.20~0.49	9	1	8	1
0.50~0.99	6	4	2	3
≥1.00	2	2	0	2

五、内毒素血症的防治

由于一般不能有效中和、灭活内毒素或抑制其诱生的多种活性介质，因此难以从根本上解决脓毒症防治问题，脓毒性休克病死率至今仍高达 50% 以上。目前临床尚缺乏有效的方法治疗内毒素血症，这也成为提高大面积烧伤患者治愈率的一大障碍。现行的防治方案中，主要原则是及早全身应用抗 G⁻菌的药物及正确处理烧伤创面。但有人报告，单纯使用敏感抗菌药物往往可迅速杀死细菌，导致短时间内大量内毒素释放入血，在特定的情况下可能加重患者的临床毒血症反应。可见，对于内毒素血症的治疗仍存在许多矛盾，下面仅就有关的措施及其研究进展作一简要介绍，供读者参考。

（一）免疫疗法

早在 20 世纪 60 年代，Alexander 等用多价铜绿假单胞菌（绿脓杆菌）疫苗（含抗脂多糖抗原及内毒素蛋白抗原）预防性治疗烧伤患者，取得了一定的疗效，可提供部分保护作用。由于主动免疫抗体产生较慢，加之烧伤后多伴有免疫抑制，因此有人认为对于大面积烧伤患者采用高效价铜绿假单胞菌免疫球蛋白或免疫血浆进行被动免疫更为合适。这项措施可作为一项有效的辅助治疗，但存在来源困难、疗效仍不理想等问题，难以推广。为了克服上述缺点，近 30 年来国内外学者致力于具有交叉保护作用的内毒素核心单克隆抗体的研制，早期大规模临床试用 E5（来源于小鼠的 IgM 型抗 J5 类脂 A 单抗）抗体已显示出一定的疗效。在大量动物试验的基础上，人们对 E5 抗体进行了临床验证，表明该抗体是稳定、安全和易接受的。据报道，美国 33 个医疗中心使用 E5 单抗治疗 468 例可疑 G⁻菌感染者，结果证实治疗组（无论是否存在顽固性休克）与对照组相比，患者器官损害症状缓解或消失较为迅速，且非顽固性休克患者病死率显著下降。而过敏反应仅占 1.6%，未出现明显的变态反应。在随后进行的另一组随机、对照、双盲临床试验中，E5 单抗对 G⁻菌感染者却无明显疗效；但对于其中 139 例伴器官衰竭而无难治性休克的病例，E5 单抗可以改善生存率。从目前的资料来看，还难以肯定 E5 单抗的临床治疗作用。参加临床试验的内毒素单抗制剂除 E5 外，还有一种来自人的 IgM 型抗体——HA-1A。一组 543 例脓毒症患者的临床试验资料显示，给予 100mg HA-1A 治疗组与对照组总病死率分别为 39%、43%，无统计学差异。鉴于其中多数病例未发生 G⁻菌感染，他们进一步分析了 197 例培养证实菌血症的患者对 HA-1A 治疗的反应。结果发现，HA-1A 治疗明显降低并发 G⁻菌脓毒症和脓毒性休克患者 28 天病死率。同时，HA-1A 能够改善患者器官功能，治疗组与对照组器官功能恢复率分别为 62% 和 42%。由此可见，HA-1A 抗体的作用可能主要限于伴有内毒素血症及 G⁻菌脓毒症的病例。尽管关于内毒素拮抗剂在防治脓毒症中的有效性和确切临床价值仍有待进行深入、周密的临床研究，但从目前已获得的大量资料来看，内毒素单抗制剂并不能明显改善脓毒症和脓毒性休克患者预后，因此不宜对内毒素抗体的临床应用前景有过高期望。

（二）多黏菌素 B 和杀菌–通透性增加蛋白

业已证明，多黏菌素 B 能通过化学作用结合内毒素的类脂 A 部分而中和或灭活其毒性，并且对铜绿假单胞菌、大肠杆菌等常见阴性杆菌有强大的抗菌活性。但由于这类抗菌药物不良反应大，尤其对肾脏的毒性而限制了其临床广泛使用。日本学者研制的多黏菌素 B 固定纤维（PMX-F）治疗能选择性解除实验动物内毒素休克的毒性，从而显著提高了动物存活率。虽然近年来的临床应用报告有限，但初步证明有效。鉴于多黏菌素 B 的毒性反应，部分学者主张低于治疗量使用，在不产生明显毒性作用的情况下，能减轻内毒素血症及提高烧伤患者的免疫功能，对改善患者预后是有利的。

杀菌–通透性增加蛋白（BPI）是一种普遍存在于人及哺乳动物中性粒细胞嗜苯胺蓝颗粒中的蛋白质，分子量约为 55kDa。BPI 由两个活性部分组成：氨基末端，具有杀菌活性；羧基末端，起固定作用。BPI 对内毒素的 LPS 分子具有高度亲和力，可有效阻止 LPS 激发的一系列免疫病理反应，对致死性内毒素血症具有保护性拮抗作用。同时，BPI 对许多 G⁻菌外膜有特异性结合能力，发挥其细胞毒作用，促使细菌外膜通透屏障破坏，导致不可逆性细胞损害及死亡。BPI 强有力的中和内毒素及杀灭 G⁻菌的双重特性表明，在 G⁻菌脓毒症及 MODS 的治疗中可能具有一定的前景。绝大多数动物实验显示，完整 BPI 及其活性片段对小鼠、大鼠、家兔、猪、狒狒等 G⁻菌感染或内毒素攻击均可产生良好的防护效应。Ⅰ 期临床观察发现，rBPI$_{23}$、rBPI$_{21}$ 可显著抑制人体内毒素血症诱发的一系列免疫病理反应，证明它们是一种安全、高效的抗菌、中和内毒素制剂，故有人称之为超级抗菌药物。

BPI 作为体内 LBP-LPS 相互作用的天然拮抗剂，其保护机制与直接中和内毒素、杀灭 G⁻菌及竞争性抑制 LBP 作用等多重效应有关。业已证明，BPI 和 LBP 均为体内调控内毒素活性作用的蛋白，它们在序列上具有同源性及交叉免疫活性。BPI 可与 LBP 竞争结合 LPS 分子，作为 LBP-LPS 复合物的拮抗剂存在。一般认为，LBP/CD14 具有增敏机体内毒素的细胞毒性作用，介导 LPS 诱发的多种细胞因子的合成及释放；而 BPI 则可显著抑制或阻断炎症介质的产生及中性粒细胞补体受体的上调。BPI 与 LPS 结合的能力比 LBP 强，rBPI$_{23}$ 对 LPS 的亲和力大约为重组 LBP 的 75 倍，因此能竞争性抑制 LBP 与类脂 A 结合。但当 LBP/BPI 比值增高时，BPI 不足以抑制 LPS 的激活细胞效应；提高 BPI 的浓度则可以拮抗 LBP 的效应。严重创烧伤打击可广泛激活机体多种组织 LBP mRNA 表达，因此 LBP/BPI 比值明显增高，导致机体促炎和抗炎细胞因子比例失调。此时机体自身产生的 BPI 不足以抑制 LPS 的病理效应，因此给予外源性 BPI 以调节其平衡可能对改变机体的过度炎症反应状态及防止 MODS 的发生具有重要意义。并且 BPI 作为机体中性粒细胞中自然存在的防御性抗感染蛋白，是天然的 LPS 抑制物，具有其他外源性生物拮抗剂无可比拟的优点。研究表明，BPI 及其活性片段均无明显毒性和免疫原性，在人体及不同动物模型中都能发挥强有力的结合及中和内毒素作用。据报道，大鼠、小鼠均可耐受高达 10mg/kg 的 BPI 而未产生毒性反应，1 周后动物多个脏器功能与形态学未发现任何异常改变。因此，BPI 作为临床抗感染治疗的重要辅助措施之一，可能具有潜在的应用价值。

（三）抑制肠道内毒素的产生和吸收

Fine 等使用口服非肠道吸收抗菌药物，杀灭肠道细菌，减少内毒素的产生、吸收，取得了一定疗效。然而有些学者认为常规应用广谱抗菌药物并不能有效减少肠道内毒素和降低血中内毒素浓度。相反，由于杀灭肠道细菌而引起内毒素的释放、吸收，可能使血中浓度升高。另一方面，临床上长时间应用广谱抗菌药物能使肠道微生态失调，存在诱发继发性感染的威胁。因此，有的学者提出针对肠道 G⁻菌采取 SDD 的防治方法，能有效拮抗潜在性 G⁻致病菌在宿主体内的定植，可能有助于减少肠源性内毒素的过量吸收，从而阻断内毒素血症的发生与发展。我们应用 SDD 对烫伤动物全身性细胞免疫功能及预后的影响进行了探讨。结果证实，SDD 组动物在给药 3 天内完全抑制 G⁻肠杆菌的生长，其各段肠腔内游离内毒素含量较对照组下降 99.5%以上，门、体循环内毒素水平随之显著降低，从而有效防止肠道细菌移位和内毒素血症的发生。经 SDD 处理动物可部分逆转严重烫伤所致细胞免疫抑制及巨噬细胞的活化，主要表现为脾细胞增殖反应及诱生 IL-2 活性显著升高，血清生物蝶呤水平及血浆 TNF-α 水平比对照组显著降低。同时，SDD 组肠黏膜功能的标志酶——二胺氧化酶活性明显上升，动物 5 天存活率由 63.3%提高至 90.0%。说明预防性给予 SDD 能有效防止肠源性内毒素血症的发生与发展，其作用机制与减轻内毒素移位诱发机体细胞免疫抑制密切相关。但该方法能否改善患者的预后、降低病死率仍争议较大，有待于临床实践的进一步检验。

（四）其他措施

如早期应用糖皮质激素、色甘酸二钠等，可拮抗 LPS 活性，稳定粒细胞、肥大细胞释放血管活性物质，降低机体对内毒素的反应性，对缓解毒血症症状有一定作用。此外，一些学者提出采用抗细胞因子抗体干预，其中抗 TNF-α 抗体、IL-1 受体拮抗剂（IL-1ra）最引人注目。阻断 TNF-α 可采用抗 TNF-α 抗体、可溶性 TNF-α 受体、TNF-α 受体 Fc 段嵌合蛋白等多种方法。在注射活菌攻击后给予抗 TNF 抗体或 TNF 受体 Fc 段嵌合蛋白，研究结果显示出不一致性。早期治疗一般能获得较好的保护作用，延迟治疗在许多模型上缺乏保护作用，一般认为在内毒素攻击后延迟治疗不及攻击早期或预防性给药有效。尽管在动物脓毒性休克和致死性模型上拮抗 TNF-α 已取得令人鼓舞的结果，但抗 TNF-α 抗体在降低 28 天病死率中仍未被证明有效。对抗 IL-1 活性的药物有 IL-1ra 和可溶性 IL-1 受体。IL-1ra 已应用于脓毒性休克患者的试验性治疗，多项临床Ⅲ期试验显示，对患者预后均无明显改善。这与其他临床试验如用细胞因子或内毒素抑制剂治疗脓毒性休克结果相似。

总之，现代免疫治疗的目的是阻止机体由免疫中间产物所致炎症反应转变成脓毒症状态。尽管有多种预防或治疗措施应用于脓毒症和 MODS 的防治，如抗内毒素单克隆抗体、抗 TNF-α 抗体、可溶性 TNF 受体、IL-1 受体拮抗剂等，但是临床大规模试验均未显示出完全有效的、可重复的、统计上有显著性意义的临床价值。这一残酷的教训使我们认识到，预防威胁生命器官损害最有效的方法是尽可能早期阻断或消除多种致病因素对宿主异常炎症反应和免疫功能的激活。一般而言，理想的增强机体防御能力的方法应当是预防创伤后全身炎症反应发展至不可逆转性自身损害效应。这种治疗一定要在损伤早期给药才能起到预防作用，它能保护多种靶细胞（如淋巴细胞、巨噬细胞、中性粒细胞和内皮细胞等），其作用方式可以防止宿主细胞过度激活和细胞损害。从目前对免疫机制的理解可以看出，调节创伤后各种细胞间平衡失调最有效的方法可能是几种药物的联合应用。很明显，只有在机体遭受打击后及时通过对炎症、免疫细胞的直接干预以纠正其内环境紊乱状态，才能有效预防脓毒症和 MODS 的进一步发生与发展。有人提出一种联合免疫调理方案，值得借鉴，主要包括：①急性损伤早期（≤72 小时）下调巨噬细胞和中性粒细胞的活性，上调淋巴细胞应答能力；②应用可溶性补体受体和胰蛋白酶抑制剂等抗炎药物，中和循环内、外毒素以防止巨噬细胞的过度活化；③重建细胞免疫功能，注射胸腺类激素、IFN-γ、粒细胞集落刺激因子来增强细胞介导的特异免疫反应以克服创伤后的免疫功能障碍。虽然在临床实践中采用免疫调理要想获得理想的效果受多方面因素的影响，但免疫治疗方案的本质不是被动、简单地"祛邪"，而是调动机体自身的功能以"扶正"，即主动调节和恢复宿主防御反应，维护内环境平衡与稳定，真正发挥较全面的调理作用。

　　内毒素血症的防治仍是临床上的一个难题，今后的方向可能是联合使用抗菌药物、拮抗内毒素与免疫调理治疗，并辅以强有力的支持措施。

第四节　革兰氏阳性菌及外毒素导致的全身过度炎症反应

　　在过去的 30 年中，由于抗菌药物的普遍应用，导致 G⁻菌在脓毒症中的地位更为突出，加之内毒素研究手段的突破性进展，越来越多的学者更关注严重创烧伤后 G⁻菌感染及内毒素的研究，而对 G⁺菌脓毒症少有问津。然而流行病学调查资料显示，近年来由 G⁺菌引起的脓毒症和脓毒性休克明显增多，目前已达脓毒症发病率的 50% 以上。其中金葡菌感染的发病率居首位，是烧伤创面感染、急性肝功能衰竭和血源性肾炎等疾病的主要病原菌。其致病的严重程度及致死率与 G⁻菌相当，且通常与 G⁻菌脓毒症同时发生、协同作用，使脓毒症的病理生理过程进一步恶化，严重威胁着患者的生命。

　　与 G⁻菌相比，以金葡菌为代表的 G⁺菌致病成分更为复杂，包括细菌细胞壁成分、胞外酶和外毒素等多种因子，其中金葡菌细胞壁成分主要是肽聚糖（PGN）和磷壁酸（LTA）、外毒素［包括葡萄球菌肠毒素（*Staphylococcal* enterotoxin，SE）和中毒性休克综合征毒素-1（toxic shock syndrome toxin-1，TSST-1）］在金葡菌脓毒症和 MODS 的发生与发展中可能占有重要地位。体内外研究表明，肽聚糖和磷壁酸具有很强的抗原性及内毒素样生物学活性，可通过脂多糖受体 CD14 介导的信号通路诱导单核/巨噬细胞活化及 TNF-α、IL-6 及 NO 等炎症介质合成、释放，但其刺激能力明显低于内毒素。金葡菌的肠毒素和 TSST-1 均属超抗原（superantigen），具有强大的抗原刺激能力，T 细胞为其主要的靶细胞。随着分子生物学和现代免疫技术的发展与应用，人们对细菌外毒素尤其是金葡菌外毒素的认识不断深化。铜绿假单胞菌是创烧伤感染的另一重要致病菌，其内毒素所引起的病理生理效应已为人们所熟知，但其外毒素 A 作用往往被忽视。本节拟结合我们新近的研究工作，重点介绍细菌外毒素与创烧伤脓毒症关系的研究内容。

一、基本概念与结构特征

自发现白喉外毒素以来，有关细菌外毒素的研究已有近百年历史，但直到 20 世纪 50 年代进入分子生物学时期，其研究才得到迅速发展。

（一）概念

经典微生物学曾认为，外毒素先是由细菌合成蛋白毒素，其具有酶的活性，在菌体内多以酶原形式存在，合成后释放到菌体外，受蛋白酶作用被激活，从而形成外毒素。G⁺球菌是产生外毒素的主要细菌。但是现在发现，许多 G⁻菌也能产生大量的致死性外毒素，如霍乱弧菌、铜绿假单胞菌、肺炎杆菌及大肠杆菌等。以往认为外毒素仅分泌到菌体外，现知也有存在于菌体内的，菌体破裂后才释放于外环境中。

传统观念认为，仅有内毒素可造成机体血管舒缩功能紊乱，致使低血压并可发生休克。这种观念也已更新，Todd 等首先报道了中毒性休克综合征（toxic shock syndrome，TSS）。以后有人证实 TSS 由热原性外毒素 C（pyrogenic exotoxin C，PEC）及葡萄球菌肠毒素 F（*Staphylococcal* enterotoxin F，SEF）引起。PEC 及 SEF 均为外毒素，可见外毒素也可导致休克和 MODS 甚至多器官衰竭。

多数学者认为，铜绿假单胞菌主要通过内毒素致病，进入血液循环后，形成内毒素血症。Liu 等首先发现铜绿假单胞菌外毒素 A（*Pseudomonas aeruginosa* exotoxin A，PEA），并证实这是一种重要的潜在性致病毒力因子。PEA 被称为致死毒素，对鼠、犬、猴等多种动物可造成低血压及脓毒性休克，并有明显的致死作用。

在复制脓毒性休克动物模型中，单纯用内毒素攻击，结果往往不稳定。在临床中仅用内毒素抗血清治疗烧伤患者，疗效不显著。Pierson 曾对严重烧伤患者给予多价铜绿假单胞菌免疫血清治疗，使菌血症的发生率及病死率显著降低。综合这些报道，大致可以体会到细菌外毒素确有致病作用。我们测试严重烧伤铜绿假单胞菌感染者血清中 PEA 含量变化，发现感染后血液中 PEA 含量剧增，与感染严重程度明显相关。

（二）细菌外毒素的作用特点

从分子水平的研究表明，细菌外毒素都有着相似的生物学特性，以及相似的结构和功能。

1. 结构

无论哪一种细菌外毒素都具有双功能蛋白质。其一是结合部分，它可识别靶细胞膜上的特异性受体，并与之结合。它决定毒素对机体细胞的选择亲和性。另一为毒素活性部分，在结合成分的协助下，可进入靶细胞，发挥其毒性活性作用，它决定毒素的致病特点及作用方式。所有细菌外毒素在其 C 末端附近都有一个胱氨酸，并具有酶的活性。结合成分的 N 末端氨基酸排列顺序极其相似。

2. 作用机制

各种细菌外毒素在敏感细胞中的靶点各不相同，毒素进入细胞靶点的方式包括三方面：①毒素经由毒素–受体复合物形成的通道进入膜内；②毒素与受体特异性结合，启动跨膜信号而激活细胞内信号系统；③通过细胞吞饮作用直接进入细胞。一般认为，细菌外毒素对靶细胞的毒素效应不尽相同，至少可分为肠毒素、细胞毒素、溶细胞毒素和神经毒素四类，不同类型外毒素的作用机制均有一定的特异性。如 PEA 属于细胞毒素，它可催化辅酶 Ⅰ（NAD$^+$）水解为腺苷二磷酸（ADP）核糖基和烟酰胺两个部分，使延伸因子-Ⅱ发生 ADP 核糖基化，抑制肽-tRNA 及 mRNA 移位，蛋白质合成障碍，从而导致细胞功能异常甚至破坏。

3. 受体

细菌外毒素进入细胞绝大多数是由细胞膜上的受体介导的，细菌外毒素与糖苷脂结合，通过吞饮作用进入细胞。

二、铜绿假单胞菌外毒素 A

铜绿假单胞菌含有与致病相关的物质达十余种，目前公认，PEA 是最重要的致死性物质。现已基本清楚 PEA 的结构及功能。

（一）理化性质

PEA 为单链蛋白质，分子量 66kDa 左右，最大吸收波长 280nm，等电点 5.0。PEA 由 A、B 两个片段组成：A 为活性片段，是 ADP-核糖基转移酶；B 为结合片段，链内有四对二硫键，无游离巯基，对热不稳定。经晶体衍射图分析，PEA 分子由 613 个氨基酸组成，分成三个功能结构区。第 Ⅰ、Ⅱ区位于氨基端，属结合片段，与易感细胞表面受体结合。第Ⅲ区有 ADP-核糖基转移酶活性，是活性部分。PEA 毒性作用主要通过受体介导的内化实现，但它也可不依赖于受体的液相吞饮而进入细胞。

（二）毒性作用

PEA 毒性很强，对多种哺乳动物（包括人类）细胞都有毒性。临床分离的铜绿假单胞菌菌株 90% 以上产生这种外毒素，其致死活性远远高于细菌内毒素。动物实验及临床观察证实多种外科感染与此毒素有关，它是铜绿假单胞菌感染中的重要致病因子。据报道，用提纯的 PEA 给小鼠注射后，可出现局部组织坏死、肝细胞肿胀和脂肪变性、肺出血及肾坏死等，其改变与烧伤小鼠感染产 PEA 的铜绿假单胞菌后病理损害相似。许多实验观察表明，PEA 作用后肝、脾、肾、肺等器官中延伸因子-Ⅱ活性均降低，以肝脏表现最为明显。同样，PEA 可以抑制各器官的蛋白合成，其中肝脏抑制最明显。示踪研究发现，PEA 的靶器官主要是肝脏，其次是肺及肾脏。PEA 还可引起未烧伤组织的坏疽性脓肿（ecthyma gangrenosa）。除直接组织损害作用外，PEA 对机体的免疫系统亦有重要调节效应。一方面它可以抑制抗体的产生，对 T、B 淋巴细胞产生细胞毒效应；另一方面它又是淋巴细胞较弱的促分裂原，在一定程度上可以促进免疫反应。

铜绿假单胞菌作为一种条件致病菌，常可使免疫功能低下的患者发生严重的或致命性脓毒症。虽然其发病与多种菌体成分和分泌产物有关，现已明确铜绿假单胞菌产生的 PEA 毒性最强，是最重要的致病因子之一。临床资料提示，PEA 可引起人体中性粒细胞减少，出现酸中毒、低血压或脓毒性休克，并有明显的致死作用。据报道，PEA 对人体外周血中单核细胞可产生显著的细胞毒效应。分离的细胞与 PEA 共同作用 1 小时即可抑制细胞对同位素标记胸腺核苷的摄取，并破坏其吞噬能力与出现细胞形态学异常改变。表明 PEA 对机体组织细胞具有广泛的毒性作用及损伤效应，其可能在严重铜绿假单胞菌感染诱发脓毒症、脓毒性休克过程中具有一定的意义。

（三）测定方法

PEA 体外测定方法较多，常用有以下几种。

（1）酶联免疫吸附试验（ELISA）：杨理邦等建立生物素–抗生物素蛋白（BA）-ELISA 法，并引入 BA 系统，只需制备一种特异性 PEA 抗血清就可测定。本法可用于临床，具有一定的推广使用价值。

（2）ADP-核糖基转移酶活性测定：用 Collier 法测定该酶的活性，是一种较准确的检测法。

（3）血凝抑制试验：为 PEA 测定的常用方法之一，其敏感性比 ELISA 低。

（4）细胞毒试验：可测定少量外毒素，选用小鼠 L929 细胞做细胞毒试验，方法可靠。

（四）免疫防治

1. 主动免疫

PEA 可制成类毒素，用于免疫动物及人。用于小鼠，其保护率达 50%～80%。每周注射一次类毒素，3 周以后体内特异性抗体（主要为 IgM 及一部分 IgG）水平升高，用其超免血浆可治疗铜绿假单胞菌脓毒症。此外，类毒素中含的溶血素及卵磷脂酶还可以提高其免疫效果。铜绿假单胞菌分成许多血清型，与致病有关的物质有多种，因此制备一种含有几种主要致病物质的混合疫苗进行防治很有必要。Cryz 将 PEA 与菌体 O-多糖制成复合物疫苗，在健康者中显示良好的免疫效果。Homma 使用多成分铜绿假单胞菌菌苗及 PEA 类毒素免疫接种，明显降低了烧伤患者铜绿假单胞菌脓毒症的病死率。

2. 被动免疫

经研究证实，被动免疫可以对 PEA 攻击动物起到保护作用。产生的抗体与 PEA 的 B 亚单位结合，使 PEA 失去与细胞受体结合的可能，从而起到免疫治疗作用。Galloway 研制出抗 PEA 的单克隆抗体，用于烧伤感染大鼠，可延长其存活时间。应用 PEA 抗毒素治疗，虽能中和菌体外毒素，但菌体仍存活。因此，把抗内、外毒素的抗体联合应用，效果会更好，这样既中和外毒素又起到调理作用，促进吞噬细胞功能，杀死菌体。

不同铜绿假单胞菌菌株产生的 PEA 存在结构上的差异，因此制备通用型的免疫制剂仍有一定的困难，有待今后解决。

三、葡萄球菌外毒素

临床流行病学资料表明，G⁺菌脓毒症的发病率逐年上升，究其原因，可能与以下因素有关：①大量抗菌药物治疗主要是针对 G⁻菌，从而使得 G⁺致病菌感染机会增多；②长时间血管内导管的应用越来越多；③手术移植物的广泛应用（如人工关节、瓣膜、血管等）；④G⁺菌感染病原菌的变迁；⑤抗菌药物耐药性在 G⁺致病菌中的播散［如耐甲氧西林金葡菌（MRSA）、耐青霉素肺炎链球菌、耐万古霉素粪肠球菌］。流行病学资料显示，G⁺菌感染中金葡菌发病率居首位，是严重创烧伤创面感染等危重症的重要病原菌。据保加利亚—烧伤中心的资料证实，无论是烧伤创面还是血标本中金葡菌检出率均居首位（分别为 31.4%和 35.0%），且 MRSA 耐药率逐年增高。上海瑞金医院从 159 例烧伤患者创面分离获得菌株 601 株，其中金葡菌最多见（271 株，45.1%），MRSA 耐药率高达 79.1%。上海长海医院分析 95 例烧伤合并血源性感染时发现，金葡菌占 29.2%，是导致全身性感染的重要病原菌。

金葡菌可以产生多种外毒素，主要包括中毒性休克综合征毒素、肠毒素、溶血毒素和红疹毒素等，它们作用于体内多种组织和脏器，诱发一系列病理生理改变。

（一）中毒性休克综合征毒素-1（TSST-1）

中毒性休克综合征（TSS）系由金葡菌感染后引起的严重多系统疾病，其临床特征为急性高热、皮疹、呕吐、腹泻、低血压及多器官损害等。Todd 等首先报告了 TSS 病例，并进行了有关临床与生化方面的研究。TSS 不仅在年轻月经期妇女中发生，而且非月经期妇女、男性及儿童也可发病。20 世纪 80 年代以来的文献报道显示，在烧伤、皮肤移植、外科手术发生感染后也能并发 TSS。现已明确，TSST-1 与 TSS 发病密切相关，是引起 TSS 的最主要致病因子。

TSST-1 是一种多肽蛋白，大部分由金葡菌噬菌体 I 群产生，分子量约 22kDa，含有 194 个氨基酸残基。氨基酸序列分析显示，TSST-1 氨基酸序列与相关毒素如金葡菌 B、C 型肠毒素及链球菌致热性外毒素 A 几乎没有同源性序列。血清学分析证实，携带有产 TSST-1 葡萄球菌的人群中仅 5%发病，多数人仍健康。且 TSST-1 的抗体随年龄而增加，30%的 2 岁儿童开始出现毒素抗体，20 岁以上抗体滴度上升较快，97%的 40 岁以上成人抗体滴度大于 1∶100。表明多数健康成人都接触过产生 TSST-1 的菌群，并对其产生了免疫力。据报道，TSS 菌株产生 TSST-1 显著高于非 TSS 菌株，且产 TSST-1 葡萄球菌与 TSS 的发病之间存在显著相关性。

烧伤 TSS 多出现在伤后 1 周内，多发生于烧伤 4%～40%TBSA 的患者，且在创面覆盖包扎后发病。覆盖包扎物的类型不定，有纱布、异种（猪）皮或同种异体皮等。包扎用的敷料及覆盖物极像一个葡萄球菌的培养基。TSS 烧伤患者大多数发生于 10 岁以下儿童。烧伤 TSS 患者 TSST-1 的检出率占 60%，剩余 TSST-1 阴性患者很可能体内有其他毒性物质。有资料证实，除 TSST-1 以外，其他细菌或金葡菌产物也可引起 TSS。此后，有学者发现一例烧伤面积 12%的儿童，因葡萄球菌肠毒素 B 引起 TSS；另有报道，烧伤后β-溶血性 A 族链球菌引起 TSS。

TSST-1 具有广泛的生物学活性，主要包括致热性、增加宿主对内毒素的敏感性、免疫抑制、降低单核-吞噬细胞系统清除功能、有丝分裂原性等。①致热性：TSST-1 可直接诱导发热反应，发热程度与毒素剂量呈正相关，并且因给药途径不同而有所差异。目前认为，TSST-1 一方面可透过血脑屏障直接作用于下丘脑引起发热；另一方面它还能刺激单核细胞产生 IL-1 等内源性致热物质而间接起作用。②提高宿主对内毒素的敏感性：TSST-1 可显著提高宿主及细胞对内毒素攻击的敏感性，与内毒素发生致死性协同效应，这是该毒素最重要的特性之一。健康家兔单独接受 TSST-1 仅表现为发热反应，即使剂量高达 100μg/kg 亦不能产生致死效应，提示该毒素本身致死性作用并不强。但如果同时给予较低剂量的内毒素与 TSST-1，动物即可出现典型的 TSS 症状和体征，表现为呼吸、循环、肝、肾及消化道等多系统器官功能严重障碍，导致动物死亡。与之相似，对感染巴斯德菌的动物再进行 TSST-1 攻击也可产生较强的内毒素增敏作用。体外试验亦证明，TSST-1 预处理大鼠肾小管细胞，能明显提高细胞对内毒素的敏感性。③免疫抑制：有资料表明，培养物中含有低剂量 TSST-1 即可抑制鼠 IgM 抗体对绵羊红细胞的补体结合应答反应，极低水平（ng/ml 级）毒素则可显著抑制免疫球蛋白的合成，且内毒素可加重这一反应。一般认为，上述作用系 TSST-1 特异性地结合到 T 细胞上，尤其是促进抑制性 T 细胞亚群被激活所致。④降低单核-吞噬细胞系统清除能力：静脉注射 TSST-1 和内毒素能明显降低家兔单核-吞噬细胞系统清除胶质的能力，并可能抑制宿主对内源性内毒素等物质的吞噬、清除，进而造成内毒素的蓄积，增强机体对 TSST-1 的敏感性。⑤有丝分裂性：采用[^{3}H]-胸腺嘧啶掺入 DNA 的方法证明 TSST-1 为一种非特异性促有丝分裂原，可以刺激 T 淋巴细胞增殖，但对 B 淋巴细胞作用甚微。其作用机制可能为毒素诱导单核/巨噬细胞产生 IL-1，并进一步刺激 T 淋巴细胞合成 IL-2，从而促使 T 淋巴细胞的分化增殖。⑥其他作用：TSST-1 在体外能结合单核细胞、内皮细胞等，刺激它们产生多种内源性炎症介质，如 TNF-α、IL-1 等。此外，该毒素还可以抑制白细胞的趋化性、介导迟发性皮肤超敏反应等。

大量研究表明，TSST-1 是 TSS 的重要细菌致病性产物，且流行病学、微生物和动物模型的研究有力地证明它在 TSS 发病中的重要地位。例如，给家兔和狒狒注射提纯的 TSST-1 能引起与人类 TSS 相同的症状，生化指标改变及形态学损害亦与临床患者 TSS 相似，主要表现为发热、低血压及全身多个器官系统（心、肝、肺、肾、胃肠等）的广泛损害。采用抗 TSST-1 抗体被动免疫的动物对产 TSST-1 金葡菌的致死性有较强的防护作用。临床资料证实，从典型患者分离的金葡菌绝大多数可检出 TSST-1，且 TSS 常发生于血清中缺乏特异性抗毒素抗体的人群，进一步说明了该毒素在 TSS 发病中的意义。但需要强调的是，TSST-1 并非引起 TSS 的唯一毒素，TSS 全部症状和体征可能系多种毒素共同作用的结果，其中许多重要方面由细菌内毒素所介导。此外，其他毒素如金葡菌肠毒素 A、B 等亦可诱发 TSS 样脓毒症和全身多器官损害。有人发现，给动物连续皮下注射肠毒素 A，能引起发热、充血、MODS 甚至死亡，且这一反应比注射 TSST-1 要强数倍。因此，TSS 是一种多因子作用的并发症。除 TSST-1 以外，其他细菌或金葡菌产物均可以引起该综合征。

（二）金葡菌肠毒素

1. 肠毒素的分布、产毒率与临床意义

由于金葡菌致病因素复杂、耐药性不断增强，特别是中介型抗万古霉素金葡菌的出现，金葡菌感染所致脓毒症及 MODS 的防治已成为现代烧伤外科和危重症医学面临的棘手问题之一。我们调查了近 8 年间从创面分离病原菌的分布情况，其中金葡菌分离率从 1995 年的 17.7%（居第 3 位）上升为 1999 年的 29.3%（居第 1 位）、2003 年的 44.4%，并呈现进一步升高的趋势。此外，278 例次静脉内置管的严重烧伤患者，7 例次发生导管脓毒症（5 例死亡），其分离病原菌中金葡菌占 50% 以上。由此可见，金葡菌是烧伤感染中最常见的菌种之一，其中 MRSA 耐药性强，易引起脓毒症和 MODS 等致死性并发症。

细菌学研究表明，可溶性外毒素的产生是 G^+ 菌感染的重要标志之一，其中金葡菌肠毒素因其超抗原特性及在中毒性休克综合征、MODS 发病中的特殊意义而备受关注。业已明确，金葡菌的肠毒素和 TSST-1 均属超抗原毒素，具有强大的抗原刺激能力，T 淋巴细胞为其主要的靶细胞。与普通抗原不同，肠毒素和 TSST-1 与主要组织相容性复合体（MHC）Ⅱ类分子结合的部位在抗原结合槽以外的区域，因此可不经加工直接与 T 淋巴细胞抗原受体的 β 链 V 区（TCR Vβ）结合。由于 TCR Vβ 区核苷酸序列非常保守，同一个体内的许多 T 淋巴细胞可具有相同的 Vβ 成分，因此单一的超抗原极低浓度（1～10ng/ml）即可激活大量 T 淋巴细胞（可达全部 T 淋巴细胞的 5%～10%，甚至 40%）（图 3-2）。而活化的 T 淋巴细胞可释放 TNF-α、IFN-γ 等细胞因子，最终导致脓毒症甚至脓毒性休克的发生。

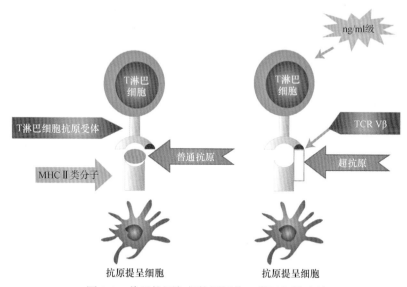

图 3-2　普通抗原与超抗原活化 T 淋巴细胞比较

流行病学调查显示，从笔者所在医院烧伤患者及医务人员手和鼻腔中分离 131 株金葡菌中，获产毒株 120 株，产毒率高达 91.6%（表 3-6），而且以同时产生多种类型毒素者居多［同时产肠毒素 B、C（SEB、SEC）者最为常见］，其中 90% 以上为耐药菌株。另检测 100 株金葡菌肠毒素产生情况，结果表明总产毒率为 68%。其中 60 株 MRSA 全部产一种或一种以上肠毒素，而 40 株非 MRSA 产毒率仅为 20%。上述结果初步提示，产肠毒素金葡菌普遍存在于烧伤患者的创面、呼吸道，且 MRSA 较非 MRSA 有更强的毒力和致病性，对烧伤后并发金葡菌感染构成潜在的威胁。

表 3-6　131 株金葡菌肠毒素产生率（产毒率）

菌株来源	总株数	产毒阳性株数	产毒率（%）
创面	75	68	90.7
呼吸道	20	18	90.0
血液	4	4	100
泌尿道	10	8	80.0
阴道	4	4	100
粪便	2	2	100
环境	16	16	100

2. 肠毒素的变化规律及其与脓毒症和组织损害的关系

迄今为止，关于金葡菌肠毒素在脓毒症及 MODS 发病中的变化特点及其作用机制尚缺乏足够的了解。导致这一领域进展缓慢的原因之一是缺乏敏感、快速的金葡菌感染检测手段。目前临床上常规的细菌培养与鉴定方法只能说明是否为金葡菌感染，而金葡菌产毒试验也仅是观察细菌在体外的产毒情况，并不能反映其在体内的生物活性及致病特点，且该方法耗时较长，致使金葡菌感染的早期诊断非常困难，误诊的情况时有发生。因此，建立敏感、快速的金葡菌肠毒素检测方法用以直接监测外毒素在体内的变化特点，将有助于金葡菌感染所致脓毒症及 MODS 的早期识别与诊断，并可望对金葡菌肠毒素发病机制和临床意义的认识获得新的进展。

我们率先采用改良双单抗夹心 BA-ELISA 方法检测动物血浆及组织匀浆中 SEB 水平，利用单克隆抗体的特异性和生物素–链亲素系统的放大原理，使该方法的检测灵敏度显著升高，可达 0.078μg/L，检测范围为 0.078～20.0μg/L，血浆中 SEB 的回收率为 88.7%～106.2%。建立该方法为进一步研究 SEB 在体内的生物学效应奠定了技术基础。为此，我们采用大鼠 20%TBSAⅢ度烫伤合并金葡菌攻击所致严重脓毒症模型，探讨了 SEB 在脓毒症和多器官功能损害中的变化规律及致病机制。结果显示，烧伤后金葡菌感染动物血浆 SEB 水平迅速升高，并于 6 小时达峰值，其后迅速下降，但至 24 小时仍明显高于伤前值；而心、肝、肺、肾等组织中 SEB 含量持续上升，其中 24 小时升高幅度最为明显。与其他组织相比，金葡菌感染所致严重脓毒症时肝、肾中 SEB 含量明显高于其他器官组织，表明肝、肾可能是 SEB 蓄积的主要场所。由于 SEB 可经肾小球自由滤过，并被近端小管细胞完全重吸收，因此肾脏在肠毒素清除中的作用可能尤为重要。给家兔静脉注射标记的肠毒素后，循环中肠毒素迅速清除，并分布到肝、肾、肺、脾等组织，其中肾脏含量最高，进一步证实肾脏是肠毒素蓄积和排泄的最重要场所之一。值得说明的是，烫伤合并金葡菌感染可导致动物局部组织内毒素水平明显升高，且动物心、肝、肺、肾中内毒素水平与血浆 SEB 含量呈明显正相关，提示金葡菌攻击组织内毒素的升高与 SEB 的毒性作用有关。而采用抗 SEB 单抗进行干预后不仅小肠黏膜的损伤程度有所减轻，组织中内毒素水平亦有不同程度的降低。由此可见，SEB 的毒性作用可加剧小肠黏膜屏障功能受损、肠道通透性增加，进而肠源性内毒素移位并蓄积于局部组织。

研究表明，SEB 作为超抗原具有很强的丝裂原性，极低浓度即可致 T 淋巴细胞大量活化、促炎细胞因子产生显著增加，对金葡菌脓毒症和 MODS 的病理生理过程可能具有重要的促进作用。我们的资料证实，SEB 对家兔肝脏等多个器官的功能具有直接损害效应。为了探讨 SEB 在烧伤脓毒症所致 MODS 中的作用，我们选取心、肝、肺、肾、肠等重要器官，分析了 SEB 与器官功能改变的关系。结果显示，单纯烧伤打击后 24 小时，动物心、肝、肺、肾功能明显异常，但反映小肠黏膜完整性的小肠组织二胺氧化酶活性无明显改变。烧伤合并金葡菌攻击后动物肝、肾和心功能损害进一步加剧，肺组织中性粒细胞聚集明显增加；同时，小肠组织二胺氧化酶活性呈持续下降趋势，提示小肠黏膜的完整性亦严重受损。病理形态学检查证实，烧伤后金葡菌感染动物心、肝、肺、肾、肠等组织均可见不同程度的炎症细胞浸润和坏死性病变，其中肺脏改变尤为显著。进一步分析发现，早期给予抗 SEB 单克隆抗体可有效降低血浆及组织中 SEB 水平，同时肝、肾、心功能指标不同程度降低，小肠组织二胺氧化酶活性基本恢复至伤前范围。值得注意的是，抗 SEB 单克隆抗体干预组动物早期死亡率明显降低。上述结果表明，随着组织中 SEB 含量的降低，动物相应器官功能和预后亦在一定程度上得以改善，从而证实了 SEB 在 MODS 中具有重要作用。由此可见，烧伤合并金葡菌攻击造成动物多器官功能的损害进一步恶化，其改变与脏器组织中 SEB 含量持续升高密切相关。

3. 肠毒素介导脓毒症发病的分子机制

业已明确，T 淋巴细胞的大量活化是肠毒素所致脓毒症与 MODS 的重要特征之一。而 IFN-γ 是活化 T 淋巴细胞产生的一种强有力的免疫调节因子，在调节单核/巨噬细胞和内皮细胞功能方面作用显著，故推测它在金葡菌脓毒症及 MODS 的病理生理过程中可能具有重要意义。实验结果显示，烧伤合并金葡菌攻击后 0.5 小时，肝、肺等组织中 IFN-γ mRNA 表达明显增强，至 24 小时仍处于较高水平。与之相似，伤后组织和血浆中 IFN-γ 含量亦迅速升高。相关分析表明，肺组织 IFN-γ 水平与肺脏 SEB 的含量呈显著正相关，但内毒素的改变与之无相关性。同时，早期给予抗 SEB 单抗可显著抑制血浆及肺组织中 IFN-γ 的产生，从而证实 SEB 可能参与了 IFN-γ 的诱生过程。上述结果表明，烧伤后金葡菌攻击可导致不同组织中 IFN-γ 基因及蛋白质表达广泛上调，其改变与组织 SEB 的直接刺激作用有关。进一步分析可见，烧伤后金葡菌感染动物肝、肺、肾组织中 IFN-γ 含量与相应器官中 TNF-α 浓度呈高度正相关，同时肺组织 IFN-γ 含量与局部组织中 NO 水平亦呈正相关。表明 IFN-γ 可通过上调 TNF-α 和 NO 等介质的诱导生成，在金葡菌感染所致 MODS 中起到促进作用，抗 SEB 单抗干预对动物器官功能的保护效应与其在一定程度上抑制 IFN-γ 的产生有关。

以往研究提示，IFN-γ 作为重要的免疫调节因子在细菌感染过程中对机体具有保护和损害的双重作用。Zhao 等通过 IFN-γ 受体缺陷小鼠实验证实，在金葡菌感染所致脓毒症早期 IFN-γ 可通过激活巨噬细胞和中性粒细胞并增强其杀菌活性对机体产生保护效应。但在金葡菌感染的晚期，由于 IFN-γ 诱导了巨噬细胞内 TNF-α、IL-6 等促炎介质的大量合成与释放，其对机体的损害作用则更为突出。此外，IFN-γ 还可上调巨噬细胞等抗原提呈细胞表面的 MHC II 类分子表达，从而对金葡菌肠毒素和 TSST-1 诱导的 T 淋巴细胞依赖性休克具有重要的促进作用（图 3-3）。据报道，在 SEB 攻击的小鼠体内 IFN-γ 水平明显升高，并与 NO 的过度产生密切相关。利用抗 IFN-γ 特异性抗体进行早期拮抗可有效抑制 NO 的产生，同时动物死亡率亦明显降低，进一步证实了 IFN-γ 对机体的损伤效应。实验结果亦显示，烫伤合并金葡菌攻击后动物肝、肺、肾组织中 IFN-γ 水平与相应器官中 TNF-α 的浓度呈高度正相关，同时肺组织 IFN-γ 水平与生物蝶呤和 NO 水平亦呈显著正相关，表明 IFN-γ 可能通过上调 TNF-α 和 NO 等炎症介质的产生参与了金葡菌脓毒症的病理生理过程。

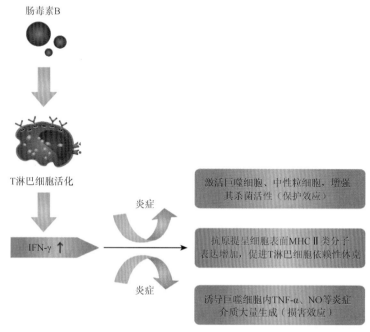

图 3-3 IFN-γ 作为重要的免疫调节因子在金葡菌感染过程中对机体的保护和损害双重作用

在上述工作的基础上，我们进一步探讨了烫伤后金葡菌脓毒症时相关信号通路的活化机制及交汇作用。实验采用大鼠 20% TBSA Ⅲ度烫伤合并金葡菌攻击所致脓毒症模型，观察 JAK/STAT 信号通路在 G⁺菌脓毒症病理过程中的活化情况，并着重探讨抑制该通路对金葡菌脓毒症发生、发展的影响。同时观察抑制丝裂原活化蛋白激酶（MAPK）、NF-κB 信号通路对 JAK2/STAT3 信号通路活化的影响，用以了解脓毒症时信号通路的交汇作用。实验结果证实：①烫伤合并金葡菌攻击后，组织中多种细胞因子的基因与蛋白表达明显升高，其改变与血清 ALT、AST、Cr、BUN 等器官功能指标相关。提示金葡菌脓毒症时局部组织致炎/抗炎细胞因子的大量生成可能在一定程度上参与了动物多器官功能损害的病理过程。②烫伤后金葡菌攻击早期动物肝、肺、肾等组织中 STAT3 迅速活化，其改变可能与金葡菌 SEB 的直接刺激作用密切相关。③早期注射 JAK2 激酶特异性抑制剂 AG490 和 STAT3 磷酸化抑制剂雷帕霉素（RPM），动物肝、肺、肾组织中 STAT3 的活化均有不同程度的减轻，局部组织中细胞因子基因及其蛋白表达均有不同程度的降低，肝功能指标有所改善。说明直接抑制 JAK2/STAT3 的活化能减轻脓毒症动物局部组织的炎症反应，进而对机体多器官功能具有一定的保护作用。④金葡菌脓毒症时抑制 NF-κB 信号通路，能在一定程度上抑制

JAK/STAT 通路的活化，说明金葡菌脓毒症时 NF-κB 与 JAK/STAT 通路间可能存在着交汇作用，而核转录因子 STAT 可能是信号通路网络中一个重要的交汇点。应用 MAPK 抑制剂 AG126 早期干预未能抑制 STAT3 的活化，提示在金葡菌脓毒症时动物体内 MAPK 通路与 STAT3 交汇作用可能较弱。

在 JAK/STAT 通路的激活机制较为明确后，其反馈调控机制进一步成为研究的热点。目前已发现，有多种机制参与了对 JAK/STAT 途径的调控，特别引人注目的是近年来发现的一族被称为细胞因子信号转导抑制因子（SOCS）的蛋白质，它们作为 JAK/STAT 的特异性内源抑制物参与了对 JAK/STAT 信号传递的负反馈调节过程，在维持机体免疫自稳中可能发挥了重要作用。实验结果显示，严重腹腔感染所致脓毒症动物肝、肾、肺等重要器官 SOCS1 和 SOCS3 的基因表达均明显上调，分别于术后 6 小时达峰值，并且这一改变与细菌毒素及其介导的 TNF-α 等炎症介质刺激作用密切相关。这些资料均提示，内毒素可能参与了体内 SOCS 的诱导生成过程。另一组实验中，采用大鼠烫伤合并金葡菌攻击致脓毒症模型，进一步探讨脓毒症大鼠体内 SOCS 基因表达的改变及其与细胞因子消涨之间的相互关系。结果显示，烫伤合并金葡菌感染后，大鼠肝、肺组织 IFN-γ 生成均显著增加，同时，动物肺组织 SOCS1、SOCS2 和 SOCS3 的基因表达明显上调，其中 SOCS2 和 SOCS3 mRNA 表达改变较为迅速，伤后 0.5 小时即明显高于对照组。与之相比，肝组织 SOCS1 mRNA 表达的改变较为缓慢（伤后 2 小时才明显高于对照组），但 24 小时仍维持于较高水平。金葡菌肠毒素 B 单抗早期干预后，随着肺组织 IFN-γ 生成的减少，肺组织 SOCS1、SOCS2 和 SOCS3 的基因表达亦明显降低。结果表明，烫伤后金葡菌感染可诱导体内 SOCS 表达上调，其改变与 IFN-γ 等细胞因子的消涨密切相关，提示它们可能参与了金葡菌脓毒症时体内免疫炎症反应平衡的调控过程。

由此可见，在金葡菌感染诱发脓毒症和 MODS 病理过程中，肠毒素、内毒素及其介导的细胞因子在信号转导水平相互调节、相互促进，可能是协同效应的发生机制之一。值得指出的是，SOCS 不仅是 JAK/STAT 途径的有效抑制因子，而且还可在一定程度上抑制 MAPK、激活蛋白（AP）-1 和活化 T 细胞核因子（NF-AT）等激酶及核因子的活化，说明由 JAK/STAT 诱导生成的 SOCS 还可能参与了对其他信号转导途径的调控过程。由此可见，SOCS 不仅对 JAK/STAT 途径有负反馈抑制作用，还有可能是多条信号转导通路的负反馈交汇点。因此，深入探讨 JAK/STAT 途径在体内的生物学效应及其与 SOCS 相互作用可能会为脓毒症的防治提供新的线索。

总之，鉴于创烧伤后并发金葡菌脓毒症的严重性和复杂性，很有必要加强对其发病机制和防治新措施的研究，特别应重视对金葡菌外毒素的作用及其临床意义的探讨。进一步弄清金葡菌外毒素的变化规律、组织分布特点、协同效应及其与脓毒症和多器官损害的关系，对其诱发失控炎症反应和免疫功能异常的分子机制进行深入研究，从而为创烧伤后金葡菌感染所致脓毒症及 MODS 的防治奠定基础。

（三）其他外毒素

1. 金葡菌溶血毒素

溶血毒素（staphylolysin）是一种外毒素，不耐热，经电泳分析分为 α、β、γ 及 δ 四种，

其中以 α-毒素为主。α-毒素对哺乳动物及人的红细胞有溶血作用，可损伤血小板；也能使平滑肌痉挛，小血管收缩，造成局部缺血和坏死，因此损伤创面在 α-毒素作用下，肉芽组织可发生坏死，因而使浅表创面逐渐加深。

2. 金葡菌红疹毒素

由噬菌体 II 群的金葡菌产生，可引起正常皮肤出现猩红热样皮疹。由于大部分金葡菌都含有该毒素，并且儿童体内又缺少相应的抗体，所以发病率较高。

3. 链球菌致热外毒素

创烧伤后造成感染的病原菌种类繁多，产生外毒素的细菌达十多种，除铜绿假单胞菌及金葡菌常见外，也可有其他产生外毒素的细菌感染，例如破伤风杆菌及 A 族链球菌。烧伤后合并破伤风时有报道，目前因烧伤后常规预防性注射破伤风抗毒素，故破伤风的发病率已经非常低。

A 群链球菌的许多菌株在体内外均可产生链球菌致热外毒素（Streptococcal pyrogenic exotoxin，SPE），其产生与 A 群链球菌携带温和噬菌体有关。SPE 根据血清学检验可分为 A、B、C 三个不同的型。研究表明，SPE-A 与金葡菌肠毒素 B、C 等基因序列具有同源性，因而这些毒素分子可能有相似的活性位点结构。

目前认为化脓性链球菌和金葡菌毒素均属于细菌性超抗原，其显著的生物学特征是能非特异性激活 T 淋巴细胞，并促进其释放 TNF-α、IFN-γ、IL-2 等细胞因子。超抗原除可激活 T 淋巴细胞外，还可诱导其耐受。从而导致人体免疫调节功能紊乱，增加机体对感染的易感性。由于极微量的超抗原就可以非特异性激活大量 T 淋巴细胞，因而微小的病灶即可以引起过量的细胞因子产生，进一步造成机体明显的多系统损害。

前面提及的 TSS 也是一种与超抗原密切相关的感染性疾病。近年来，又报道了一种链球菌感染引起的毒性休克样综合征（toxic shock-like syndrome，TSLS），其表现与 TSS 相似，主要特征为低血压及多器官损伤。有关研究显示，TSLS 链球菌大多数能产生 SPE-A、SPE-B，小部分能产生 SPE-C，这样有一种或多种链球菌超抗原与 TSLS 发病相关。而且 SPE-B 与链球菌蛋白酶致病作用有关，推测可能是造成机体广泛组织损伤的重要原因之一。另据报道，25 例 A 群链球菌感染者出现 TSLS 占 44%。免疫印迹分析证实分离的菌株产生链球菌 SPE-A、SPE-B、SPE-C 等，且不同临床征象的患者分离出的菌株产生的毒素数量无明显差异。与无咽-扁桃体炎对照组、菌血症但未并发休克者相比，TSLS 患者血清中 TNF-α、IL-6 水平显著升高。说明链球菌感染后至少有 3 种超抗原参与 TSLS 的发病过程，其机制可能与超抗原激发过量细胞因子产生有关。

SPE 诱发链球菌感染及脓毒症的确切机制尚不甚清楚，有研究者认为与其超抗原特性有关，即 SPE 可通过与 T 淋巴细胞的相互作用，导致过量细胞因子的释放与宿主损伤，在临床上表现为脓毒症、休克甚至 MODS。此外，SPE 广泛的生物学活性及其致病作用在诱发脓毒并发症中具有重要意义，包括致热性、增强宿主对内毒素及链球菌溶血毒素 O 的敏感性、细胞毒性及多种组织损害、增加血脑屏障和血管通透性、抑制单核-吞噬细胞系统的吞噬和清除功能等。

（四）金葡菌外毒素免疫防治措施

1. 肠毒素和 TSST-1 特异性抗体

TSST-1 的某些单克隆抗体可保护动物免受 TSST-1 引起的肝、肾功能损害，大幅度降低动物死亡率。目前，肠毒素和 TSST-1 的抗血清及多种针对 TCR 和 MHC Ⅱ类分子的单克隆抗体已相继问世，可有效阻断 T 淋巴细胞的活化，促进抗体介导的毒素快速清除（图 3-4）。

2. MHC Ⅱ类分子的单克隆抗体

MHC Ⅱ类分子为肠毒素和 TSST-1 诱导 T 淋巴细胞活化、增殖的重要辅助因子，因此阻断肠毒素、TSST-1 与 MHC Ⅱ类分子的结合有可能成为金葡菌脓毒症免疫防治的有效手段之一。体外试验表明，单一的 MHC Ⅱ类分子的单克隆抗体即可有效阻断各种肠毒素诱导 T 淋巴细胞活化的生物学效应。

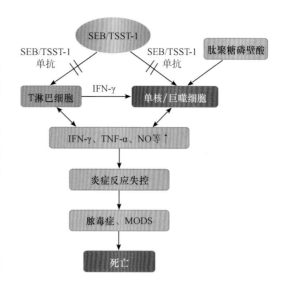

图 3-4 肠毒素和 TSST-1 特异性抗体对金葡菌感染的干预途径

3. SR31747A

SR31747A 为一种新型的免疫调节剂，与淋巴细胞和单核/巨噬细胞表面的 σ 受体具有高度亲和力。该复合物与细胞表面的 σ 受体结合后可刺激淋巴细胞和单核/巨噬细胞合成与释放抗炎细胞因子 IL-10，从而有效抑制 SEB 诱导的淋巴细胞增殖反应。同时，其还能抑制 IL-2、IL-4 和 TNF-α 等炎症介质的合成与释放。

4. 其他

机体的一些内源性细胞因子也能抑制金葡菌诱导的 T 淋巴细胞增殖反应，在一定程度上防止致死性休克的发生。有人利用脓毒性休克小鼠模型发现，SEB 攻击前 18 小时给小鼠腹腔注射抗 IL-6 抗体，可使动物死亡率由 55% 升至 90%；而用 IL-6 或 IL-11 预处理则可使死亡率显著降低 50% 左右，且这种保护作用呈剂量依赖性。另据报道，IL-12 对 SEB 诱导的致死性休克具有明显的保护作用。此外，CD28 基因缺陷小鼠可完全耐受 TSST-1 引起的致死性中毒性休克综合征，该种小鼠经 TSST-1 刺激后不能产生 TNF-α，而 IFN-γ 的产生亦下降 90% 左右。

（姚咏明　林洪远　吕　艺　李红云　张　卉）

参 考 文 献

陈欣，张雅莲，孙永华，等. 1997. 我院耐甲氧西林金黄色葡萄球菌的耐药性及肠毒素分析. 中华整形烧伤外科杂志，13：377-379
方文慧，姚咏明，施志国，等. 1999. 烫伤大鼠内毒素的组织分布特点及意义. 中华整形烧伤外科杂志，15：298-300
李红云，姚咏明，施志国，等. 2000. 金葡菌肠毒素 B 单抗对烫伤脓毒症大鼠脏器功能的影响. 中华医学杂志，80：872-874
栾樱译，姚咏明. 2018. 创伤失血性休克诊治中的病理生理机制. 中华急诊医学杂志，27：1189-1191
施志国，张延霞，刘伟，等. 1994. 金黄色葡萄球菌肠毒素和中毒性休克毒素的分析. 中华医院感染学杂志，4：69-71

杨丽萍，姚咏明，叶棋浓，等. 2011. 信号转导和转录激活因子 3 调节肿瘤坏死因子-α 表达的结合位点研究. 生物化学与生物物理进展，38：1145-1152

姚咏明，盛志勇. 2005. 加强对烧伤后金黄色葡萄球菌外毒素作用的研究. 中华烧伤杂志，21：152-154

姚咏明，盛志勇. 2016. 脓毒症研究若干重要科学问题的思考. 中华危重病急救医学，28：102，103

姚咏明，于燕，盛志勇，等. 1999. 肠缺血再灌注损伤后内毒素增敏作用及其机制的初步探讨. 中华整形烧伤外科杂志，15：301-304

姚咏明，张艳敏. 2017. 脓毒症发病机制最新认识. 医学研究生学报，30：678-683

姚咏明，祝筱梅. 2015. 严重创伤感染及其并发症处理若干对策. 中华创伤杂志，31：194-196

姚咏明. 2005. 内毒素与革兰氏阳性菌致病因子的协同效应与意义. 中国危重病急救医学，17：193-196

张卉，冯永文，姚咏明. 2020. 深刻理解烧伤脓毒症发病机制的网络效应. 中华医学杂志，100：881-885

Azuma K，Koike K，Kobayashi T，et al. 2004. Detection of circulating superantigens in an intensive care unit population. Int J Infect Dis，8：292-298

Bin Li，Zhang R，Li J，et al. 2008. Antimalarial artesunate protects sepsis model mice against heat-killed *Escherichia coli* challenge by decreasing TLR4，TLR9 mRNA expressions and transcription factor NF-κB activation. Int Immunopharmacol，8：379-389

Blank C，Luz A，Bendigs S，et al. 1997. Superantigen and endotoxin synergize in the induction of lethal shock. Eur J Immunol，27：825-833

Cohen J，Vincent JL，Adhikari NK，et al. 2015. Sepsis：a roadmap for future research. Lancet Infect Dis，15：581-614

Cohen J. 2000. The dectection and interpretation of endotoxaemia. Intensive Care Med，26：S51-S56

Fang WH，Yao YM，Shi ZG，et al. 2001. Effect of recombinant bactericidal/ permeability-increasing protein on endotoxin translocation and lipopolysaccharide- binding protein/CD14 expression in rats following thermal injury. Crit Care Med，29：1452-1459

Fang WH，Yao YM，Shi ZG，et al. 2002. Lipopolysaccharide-binding protein and lipopolysaccharide receptor CD14 gene expression after thermal injury and its potential mechanism（s）. J Trauma，53：957-967

Gaestel M，Kotlyarov A，Kracht M，et al. 2009. Targeting innate immunity protein kinase signalling in inflammation. Nat Rev Drug Discov，8：480-499

Ge Y，Huang M，Yao YM. 2018. Autophagy and proinflammatory cytokines：interactions and clinical implications. Cytokine Growth F R，43：38-46

Jun W，Zhou H，Zheng J，et al. 2006. Antimalarial artemisinin synergizes with antibiotics to protect against lethal live *Escherichia coli* by decreasing proinflammatory cytokine release. Antimicrob Agents Chemother，50：2420-2427

Klein DJ，Briet F，Nisenbaum R，et al. 2011. Endotoxemia related to cardiopulmonary bypass is associated with increased risk of infection after cardiac surgery：a prospective observational study. Crit Care，15：R69

Leemans JC，Heikens M，van Kessel KP，et al. 2003. Lipoteichoic acid and peptidoglycan from *Staphylococcus aureus* synergistically induce neutrophil influx into the lungs of mice. Clin Diagn Lab Immunol，10：950-953

Li HY，Yao YM，Shi ZG，et al. 2003. Significance of biopterin induction in rats with postburn *Staphylococcus aureus* sepsis. Shock，20：159-165

Li HY，Yao YM，Shi ZG，et al. 2003. The potential role of *Staphylococcal* enterotoxin B in rats with postburn *Staphylococcus aureus* sepsis. Shock，20：257-263

Liu H，Yao YM，Yu Y，et al. 2007. Role of Janus kinase/signal transducer and activator of transcription pathway in regulation of expression and inflammation-promoting activity of high mobility group box protein 1 in rat peritoneal macrophages. Shock，27：55-60

Luan YY，Yao YM. 2018. The clinical significance and potential role of C-reactive protein in chronic inflammatory and neurodegenerative diseases. Front Immunol，9：1302

Marshall JC，Foster D，Vincent JL，et al. 2004. Diagnostic and prognostic implications of endotoxemia in critical illness：results of the MEDIC study. J Infect Dis，190：527-534

Mitaka C，Tomita M. 2011. Polymyxin B-immobilized fiber column hemoperfusion therapy for septic shock. Shock，36：332-338

Opal SM，Cohen J. 1999. Clinical gram-positive sepsis：does it fundamentally differ from gram-negative bacterial sepsis? Crit Care Med，27：1608-1616

Puleo F，Arvanitakis M，Van Gossum A，et al. 2011. Gut failure in the ICU. Semin Respir Crit Care Med，32：626-638

Rijnders MI，Deurenberg RH，Boumans ML，et al. 2009. Population structure of *Staphylococcus aureus* strains isolated from intensive care unit patients in the netherlands over an 11-year period（1996 to 2006）. J Clin Microbiol，47：4090-4095

Stephens RC，Fidler K，Wilson P，et al. 2006. Endotoxin immunity and the development of the systemic inflammatory response syndrome in critically ill children. Intensive Care Med，32：286-294

Ukleja A. 2010. Altered GI motility in critically ill patients：current understanding of pathophysiology，clinical impact，and diagnostic approach. Nutr Clin Pract，25：16-25

Wang JE，Dahle MK，Yndestad A，et al. 2004. Peptidoglycan of *Staphylococcus aureus* causes inflammation and organ injury in the rat. Crit Care Med，32：546-552

Yaguchi A，Yuzawa J，Klein DJ，et al. 2012. Combining intermediate levels of the Endotoxin Activity Assay（EAA）with other biomarkers in the assessment of patients with sepsis：results of an observational study. Crit Care，16：R88

Yao RQ，Ren C，Wang JN，et al. 2020. Publication trends of research on sepsis and host immune response during 1999-2019：a 20-year bibliometric analysis. Int J Biol Sci，16：27-37

Yao YM，Bahrami S，Leichtfried G，et al. 1995. Pathogenesis of hemorrhage-induced bacteria/ endotoxin translocation in rats：effects of recombinant bactericidal/ permeability-increasing protein. Ann Surg，221：398-405

Yao YM，Bahrami S，Redl H，et al. 1996. Monoclonal antibody to tumor necrosis factor-α attenuates hemodynamic dysfunction secondary to intestinal ischemia/ reperfusion in rats. Crit Care Med，24：1547-1553

Yao YM，Lu LR，Yu Y，et al. 1997. The influence of selective decontamination of the digestive tract on cell-mediated immune function and bacteria/endotoxin translocation in thermally injured rats. J Trauma，42：1073-1079

Yao YM，Luan YY，Zhang QH，et al. 2015. Pathophysiological aspects of sepsis：an overview. Methods Mol Biol，1237：5-15

Yao YM，Redl H，Bahrami S，et al. 1998. The inflammatory basis of trauma/shock associated multiple organ failure. Inflamm Res，47：201-210

Yao YM，Sheng ZY，Tian HM，et al. 1995. The association of circulating endotoxaemia with the development of multiple organ failure in burned patients. Burns，21：255-258

Zhang LT，Yao YM，Lu JQ，et al. 2008. Recombinant bactericidal/permeability- increasing protein inhibits endotoxin-induced high mobility group box 1 protein gene expression in sepsis. Shock，29：278-284

第四章　非感染因素引起的全身过度炎症反应

第一节　严重损伤导致的全身过度炎症反应

严重损伤包括危重创伤、大面积烧伤和重度灼伤等。除了机械因素的挫伤外，还包括化学性灼伤。所有严重损伤均可不同程度地诱发全身过度炎症反应，继而引起多器官功能障碍和衰竭，最终导致死亡。其机制包括以下多个环节，其中损伤相关分子模式（damage-associated molecular pattern，DAMP）参与了失控性炎症反应的发生与发展过程。

一、损伤相关分子模式的释放

组织损伤发生后，立即释放大量炎症介质入血，激活天然或固有免疫反应。这些介质又被称为 DAMP 或者警报素。DAMP 既在局部诱生，也在全身广泛发挥作用，而且往往是失控性合成与大量产生。创伤程度越严重，DAMP 释放越剧烈。DAMP 被固有免疫系统识别，继而启动机体的促炎反应，同时也启动抗炎和免疫抑制反应。这些失控反应进一步发展可能引起远隔器官损伤，甚至最终造成器官衰竭和患者死亡。

（一）损伤相关分子模式的定义

DAMP 是一类具有生理功能的细胞核、线粒体和胞质分子，它们释放到胞外后，可以激活固有免疫和适应性免疫。固有免疫细胞包括抗原提呈细胞（antigen-presenting cell，APC），如树突状细胞和中性粒细胞，这些细胞通过模式识别受体（pattern recognition receptor，PRR）识别 DAMP。PRR 被激活后，多形核粒细胞（polymorphonuclear leukocyte，PMN）和 APC 促进局部细胞因子、趋化因子和其他可溶性因子的生成。DAMP 又被称为警报素。根据 2006 年的一份共识，警报素被定义为：①创伤后立即释放；②负责激活免疫细胞，并且其水平可反映创伤的严重程度；③增强细胞促炎反应，并存在明确的激活途径；④血浆水平与炎症反应的严重程度呈正相关。

（二）创伤后释放 DAMP 的种类

1. 核酸

严重损伤后，细胞核和线粒体的核酸释放入胞质和血流。血浆 DNA 含量和创伤严重程度呈正相关，并且与急性肺损伤（acute lung injury，ALI）的发生、全身炎症反应综合征（systemic inflammatory response syndrome，SIRS）及多器官功能障碍综合征（MODS）

的严重程度密切相关。细胞核 DNA 可刺激单核细胞产生白细胞介素（IL）-6。线粒体损伤相关分子模式是目前了解较多的核酸 DAMP，主要包括线粒体 DNA（ mitochondrial DNA，mtDNA）和 N-甲酰肽（ N-formyl peptide，NFP）两种物质。

mtDNA 是一种闭环双链 DNA，可在创伤后作为 DAMP 释放进入循环系统，并通过 Toll 样受体（Toll-like receptor，TLR）9 激活中性粒细胞的 p38 丝裂原活化蛋白激酶（MAPK）诱导创伤后 SIRS 的产生。研究发现，骨折部位可释放 mtDNA 进入局部血肿，通过趋化因子将多形核白细胞募集到局部组织，增加外周多形核白细胞数量和血清细胞因子水平，启动 SIRS。血清 mtDNA 水平与创伤患者的临床严重程度显著相关，并可作为创伤后 SIRS 早期预警指标用以预测创伤后 SIRS、ALI 和 MODS 等并发症的发生率。Simmons 等认为 mtDNA 是触发创伤后 SIRS 的关键始动子，可作为最早预测创伤后 SIRS 和 MODS 的独立预警指标。此外，脑脊液中 mtDNA 水平亦与创伤性脑损伤不良预后相关，且 mtDNA 被认为是解析创伤性脑损伤后局部和全身炎症反应不可或缺的组成成分。

NFP 是由线粒体 DNA 编码的、含有 N-甲酰甲硫氨酸的内源性蛋白质。它是一种强效的趋化因子，可以与甲酰肽受体及类甲酰肽受体 1 结合，通过 G 蛋白信号转导通路，诱导吞噬细胞趋化、钙离子动员、细胞外信号调节激酶（ERK）和 MAPK 通路激活、细胞因子产生及释放等，触发创伤后全身炎症反应。

2. 高迁移率族蛋白 B1（HMGB1）

HMGB1 是一种细胞核内调节 DNA 转录的伴侣蛋白，生理情况下与 DNA 结合，使基因转录更容易。严重创伤打击后，HMGB1 由激活的或处于应激状态的免疫或非免疫细胞分泌，或者从死亡细胞的胞质中漏出至胞外。肝细胞和心肌细胞的缺氧和缺血-再灌注损伤也可以导致时间依赖性的 HMGB1 释放。严重创伤后 6～8 小时 HMGB1 水平显著升高，伤后 24 小时仍维持在较高水平。有资料显示，创伤后 30 分钟血浆 HMGB1 水平与损伤严重程度评分（ISS）、SIRS、MODS、死亡及免疫激活程度呈正相关。多项研究表明，HMGB1 可加重缺血性脑损伤和肺损伤，延长机械通气时间。业已明确，HMGB1 作用可能与氧化还原状态有关。例如，严重创伤时过多氧自由基的产生增加了机体氧化应激程度，导致多种氧化还原反应。氧化应激增强时，HMGB1 促进严重的炎症反应；相反，氧化应激减弱时则增强其趋化作用。HMGB1 本身的促炎效应并不强，通常作为内毒素（LPS）、核 DNA 或 IL-1β 引发炎症反应的辅助因子。

3. 热休克蛋白（heat shock protein，HSP）

HSP 是一组控制细胞内激活并阻止多肽链错误折叠的分子伴侣。它们存在于健康人群的血液中，并随着年龄的增长而下降。但在 ISS＞16 分的严重创伤患者，HSP72 水平明显升高。有趣的是，这类患者有更高的生存率。HSP 既可激活固有免疫，又能激活适应性免疫，并且触发促炎反应。此外，HSP 还可以促进抗原提呈和树突状细胞的成熟。

4. S100 蛋白家族

该家族包括 20 多种不同的蛋白质分子，它们属于钙离子结合蛋白，主要在骨髓细胞中表达。在细胞受损或吞噬作用时被释放至细胞间隙。近年来的研究证实，三种 S100 蛋白与固有免疫功能有关，分别是 S100A8、S100A9 和 S100A12。其中，S100A8 又被称为钙粒蛋白（calgranulin）A 或骨髓相关蛋白 8（myeloid- related protein 8，MRP8）；S100A9

被称为钙粒蛋白 B 或骨髓相关蛋白 14（MRP14）。这两种蛋白分子主要表达于单核细胞和巨噬细胞。而 S100A12（钙粒蛋白 C）则主要在粒细胞中表达。在炎症反应状态下，单核细胞和巨噬细胞释放 MRP8（S100A8）和 MRP14（S100A9）入血，二者形成异质二聚体，然后被 PRR 识别。严重烧伤后，骨髓相关蛋白（MRP）水平与患者不良预后相关。S100β 在急性脑损伤后特异性释放。与 HMGB1 类似，创伤或颅脑损伤后血中 MRP8 和 MRP14 水平明显升高。

以上四种 DAMP 研究得较多，在急性损伤中的临床意义日益受到关注。因 DAMP 与创伤预后呈现一定的相关性，人们正试图从中筛选出能预测患者预后的生物标志物。临床观察显示，47 例严重创伤成年患者（ISS≥25）入院时、入院后 6 小时、入院后 24 小时血清 HMGB1 水平均显著高于对照组，并且与损伤严重程度和预后显著相关；同时检测到氧化应激介质丙二醛（MDA）含量同步升高。8 例 HMGB1 最高的病例数天后均死亡，且死亡者不同时间点血清 MDA 和 HMGB1 水平均较存活者明显升高。因此，HMGB1 或许可以作为预测多发伤患者预后的潜在生物标志物之一。在继发于颅脑损伤引起神经系统炎症的癫痫患者，发现血清和脑脊液中 HMBG1 水平升高，其活化与癫痫发作密切相关，尤其与临床上难以控制的癫痫大发作有关。因此，HMBG1 极有可能成为脑外伤后癫痫发作和预后判断的标志物及治疗靶点。

二、DAMP 的识别、信号转导和促炎介质生成

DAMP 大量产生后，被免疫细胞的 PRR 所识别，进而发挥其促炎效应。许多固有免疫细胞如 PMN、自然杀伤细胞（NK）、巨噬细胞和树突状细胞高表达 PRR，PRR 主要包括核苷酸寡聚结构域样受体[nucleotide oligomerization domain（NOD）-like receptor，NLR]和 TLR。

（一）经 TLR 识别的信号通路

TLR 是大量 DAMP 激活机体固有免疫反应的主要信号通路。各种 DAMP 分子与免疫细胞上 TLR2、TLR4 和 TLR9 结合，通过髓样分化因子 88（MyD88）进一步激活下游两条信号通路。一条通路需要通过募集 IL-1 受体相关激酶（interleukin-1 receptor-associated kinase，IRAK），进而激活核因子（NF）-κB，诱导肿瘤坏死因子（TNF）-α、IL-6 和 IL-8 生成。另一条通路激活 β 干扰素 Toll-IL-1 受体结构域衔接蛋白（Toll-IL-1 receptor-domain-containing adapter-inducing interferon β，TRIF），继而诱导干扰素调节因子（interferon regulatory factor，IRF）磷酸化，从而启动 I 型干扰素（IFN）的合成。值得注意的是，TLR4 在 DAMP 识别过程中起着独特的作用，它既可以通过 MyD88-IRAK 途径激活 NF-κB，又可以通过 CD14 依赖性 TLR4 移位至内体，激活 TRIF 信号通路（图 4-1）。创伤后坏死组织和受损细胞释放至细胞基质和血中的氧自由基、细胞因子和补体片段，均可通过活化 NF-κB 通路促进多种促炎细胞因子的产生。此外，核酸可以激活 TLR3 和 TLR9。线粒体核酸如 mtDNA 和 NFP 分别与 TLR9 和 FRP1 结合，促进 NLRP3 炎症小体的形成。HMGB1

则可以同时经 TLR2、TLR4、TLR9 和晚期糖基化终末产物受体（RAGE）激活 NF-κB，促进 TNF-α、IL-1β 及 IL-6 生成。

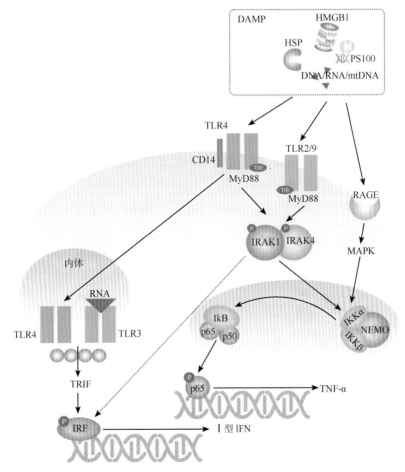

图 4-1　损伤相关分子模式与模式识别受体识别和信号转导过程

（引自：Vourc HM. 2018. Front Immunol, 9：1330）

（二）经 NLR 炎症小体识别的途径

部分 DAMP 可以激活细胞内一种称之为炎症小体（inflammasome）的多蛋白复合物的组装。炎症小体与受体结合后，激活胱天蛋白酶（caspase），活化的 caspase 刺激 IL-1β 和 IL-18 合成与释放，并触发促炎细胞的一种特殊死亡方式——细胞焦亡（pyroptosis）。大量证据表明，炎症小体中 NLRP3、NLRP1 及黑色素瘤缺乏因子 2（AIM2）均参与了严重创伤后组织损伤和免疫反应失调过程。

三、巨噬细胞在损伤所致过度炎症反应中的作用

传统分类依据体外激活方式和功能的不同，巨噬细胞分为经典激活型（或 M1 型）和选择性激活型（或 M2 型）。前者表达诱导型一氧化氮合酶（iNOS），并产生 TNF-α 和 IL-1β

等促炎细胞因子而起促炎作用。相反，后者表达转化生长因子（TGF）-β 和 IL-10 等发挥抗炎和组织修复功能。创伤发生后，组织损伤所致的细胞坏死，大量免疫应答触发因子DAMP 的释放，启动炎症反应。早期这种炎症反应是机体的一种自我保护，但如果持续存在，最终将导致炎症反应失控和组织损伤。

组织损伤后，首先募集到损伤部位的免疫细胞是骨髓释放的中性粒细胞，紧接着是单核细胞、单核细胞来源的巨噬细胞及组织驻留的巨噬细胞。损伤修复过程中，组织驻留巨噬细胞一部分分化为修复巨噬细胞，另一部分则成为炎症巨噬细胞。同时，骨髓来源的单核细胞也转变为炎症巨噬细胞。因此，巨噬细胞一方面发挥着使炎症反应局限、促进损伤组织修复的作用，另一方面则参与全身性促炎效应的发生与发展过程。例如，当 DAMP 产生速度快、释放量较大时，由巨噬细胞介导的促炎反应也持续放大，最终引发过度全身炎症反应（图 4-2）。

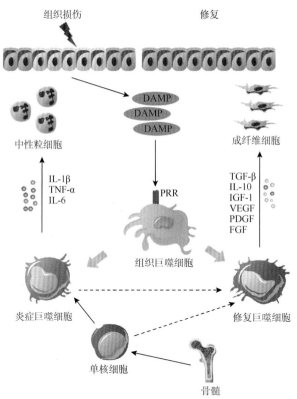

图 4-2　组织损伤后巨噬细胞的作用

[引自：Peiseler M，Kubes P. 2018. Eur J Trauma Emerg Surg，44（3）：335-349]

（余　追）

第二节　胰酶导致的全身过度炎症反应

胰腺分泌多种消化酶，包括：①消化淀粉的胰淀粉酶；②消化蛋白质的胰蛋白酶、糜蛋白酶和羧基肽酶；③消化脂类的胰脂肪酶、辅脂酶；④磷脂酶、弹力蛋白酶和激肽酶等。

正常情况下胰酶以酶原形式存在，又有酶抑制物分泌，胰管内压大于胆管内压，阻止了胰液回流，加之胰腺本身的黏膜屏障作用，胰酶不会导致胰腺自身消化。但当胰腺分泌过度，胰液排泄受阻，胰腺自身灌注障碍或者胰蛋白酶抑制剂生成减少时，胰酶被激活，胰腺开始自身消化。这也是胰腺炎发病机制最经典的学说——"胰腺自身消化"学说。

一、胰酶活化和腺泡细胞损伤

胰酶的活化是指胰蛋白酶原过早活化或不恰当活化转化为胰蛋白酶，这是急性胰腺炎的始动环节。胰蛋白酶原的激活需要钙离子，因此钙离子浓度的变化也会促进胰蛋白酶原的活化。胰蛋白酶作用于腺泡细胞，引起细胞损伤和坏死，伴随胰腺出血。这一阶段，钙离子浓度改变，线粒体功能障碍，自噬受损，内质网应激和氧化应激均参与其中。

活化的胰蛋白酶通过静脉回流和损伤的血管内皮屏障进入血流，导致广泛的血管通透性增加，血液成分外渗，甚至出血。胰腺自身消化只是急性胰腺炎发病机制的第一步。

二、局部炎症反应

胰腺腺泡细胞坏死后，大量自身抗原释放，这些自身抗原又被称为 DAMP。DAMP 通过 PRR 被固有免疫细胞识别。模式识别受体包括四种，即 TLR、NLR、维甲酸诱导基因 1 样受体(retinoic acid-inducible gene 1-like receptor，RAGLR)及 C 型凝集素受体(C-type lectin receptor)，其中 NLR 与胞质内炎症小体结合共同发挥作用。胰腺细胞死亡后，大量 DAMP 如 HMGB1、DNA、ATP、HSP70 等从细胞内释放进入细胞间隙，然后通过至少两条信号通路到达炎症细胞如巨噬细胞，诱发非细菌性炎症反应。其一是通过激活免疫细胞表面受体 TLR，如 HMGB1 激活 TLR4 受体，dsDNA 激活 TLR9 受体，进而激活 NF-κB，上调促炎细胞因子 IL-1 和 IL-18 前体基因的转录。一项荟萃分析结果表明，血清 HMGB1 水平与急性胰腺炎严重程度显著正相关。TLR4 和 TLR9 受体只在胰管细胞和常驻巨噬细胞而非腺泡细胞表达，这提示只有免疫细胞才能对 DAMP 产生应答并分泌细胞因子。另一条信号通路则是通过质膜嘌呤受体（P2X7）和胞质 NLRP3 受体激活胞质内炎症小体，激活后的 NLRP3 炎症小体调控 caspase-1 的水解，成熟 caspase-1 进一步调节炎症因子 IL-1β 和 IL-18 前体，转化为有活性的 IL-1β 和 IL-18。IL-1β 一方面可以诱导中性粒细胞浸润炎症部位，并促进趋化因子和其他炎症细胞因子的释放；另一方面进一步诱导胰蛋白酶原活化，降低腺泡细胞活力。

三、过度全身炎症反应

全身炎症反应必须有免疫细胞和炎症介质的参与。早期由 DAMP 刺激生成的炎症因子主要是 TNF-α 和 IL-1，这种局部的炎症效应尚不足以引起全身失控性炎症反应。

中性粒细胞应答是炎症反应的第一道防线。在胰酶自身消化的作用下，腺泡细胞分泌 IL-8，发挥趋化因子的作用，介导中性粒细胞向炎症部位募集。24 小时后，单核细胞开始向胰腺聚集并浸润，取代中性粒细胞。单核细胞分泌促炎细胞因子 IL-1、IL-6 和 TNF-α。淋巴细胞在急性胰腺炎中的作用尚待研究。中性粒细胞的迁移需要血管内皮黏附分子的参与，例如，P-选择素和 E-选择素是内皮细胞受体，它们与粒细胞上的补体黏附分子 L-选择素和整合素结合活化粒细胞。活化的中性粒细胞释放蛋白水解酶和氧自由基，损伤血管内皮细胞和胰腺实质细胞。据报道，P-选择素和 E-选择素的水平与胰腺炎及肺损伤的严重程度呈正相关。

单核细胞、巨噬细胞、淋巴细胞和成纤维细胞均产生和分泌促炎细胞因子 IL-1、IL-6 和 TNF-α。这三种促炎细胞因子在急性胰腺炎病理过程中发挥重要作用，其中 TNF-α 和 IL-1β 是早期细胞因子，二者可以通过活化巨噬细胞增强炎症反应，同时调节其他炎症介质（如 IL-6、IL-8、巨噬细胞抑制因子等）的释放。IL-1 是一种前蛋白，由活化的巨噬细胞生成，在 caspase-1 作用下转化成活性形式，参与细胞增殖、分化和凋亡等多种活动。在胰腺炎动物模型中发现，TNF-α 在模型诱导成功后 30 分钟即开始释放，进一步促进其他细胞因子的表达和自由基的合成，促进细胞死亡和内皮细胞激活。IL-6 水平则在 TNF-α 和 IL-1 释放后升高，激活 B 淋巴细胞、T 淋巴细胞和凝血系统，并诱发脓毒症。这种状态的特征是发热、白细胞增多，以及急性期蛋白如 C 反应蛋白、补体成分和铁蛋白的释放。许多资料提示，IL-6 水平可用于区分急性胰腺炎的严重程度、器官功能障碍尤其是急性肺损伤，并有助于预测死亡风险。

另一个重要的炎症介质是血小板激活因子（platelet-activating factor，PAF），参与了急性胰腺炎的发生与发展过程。中性粒细胞和巨噬细胞还合成抵抗素和视黄素，后二者作用于脂肪组织使其释放促炎细胞因子 IL-1、IL-6 和 TNF-α，以及脂联素和瘦素等脂因子。此外，胰腺释放的脂肪酶导致胰周脂肪液化，生成不饱和脂肪酸等炎症介质，在急性胰腺炎引起的全身性炎症反应中发挥作用。

在全身炎症反应阶段，除了胰腺腺泡细胞损伤后释放 DAMP 激活炎症细胞和免疫反应外，肠道和脂肪组织损伤也起着重要作用。肠道发生缺血–再灌注损伤，肠黏膜通透性增加，细菌移位入血，肠道淋巴细胞激活及脂肪组织坏死后释放脂源性细胞因子和促炎脂肪酸，均参与并加速了全身炎症反应病理过程。

四、代偿性抗炎反应综合征

随着促炎细胞因子的大量合成和释放，抗炎因子如可溶性 TNF 受体（sTNFR）、IL-10、IL-13 和 IL-1 受体拮抗剂（IL-1ra）也大量产生，机体出现代偿性抗炎反应综合征（compensatory anti-inflammatory response syndrome，CARS），进一步发展则出现免疫抑制、继发感染、脓毒症和 MODS。因此，胰酶导致的过度全身炎症反应包括两个阶段：起始的腺泡细胞内病理改变引起胰腺局部炎症反应阶段和全身性炎症进展阶段。起始阶段炎症局限，涉及 NF-κB 激活等信号转导过程；后一阶段则涉及免疫细胞尤其是白细胞的募集与各种炎症介质和趋化因子的释放。而当全身炎症反应失控之后，进一步发展可造成器官功能障碍。而这一阶段，微循环障碍和凝血功能异常发挥关键作用。

总之，胰酶导致的早期胰腺局部炎症反应和过度全身炎症反应，均属于非感染性炎症，临床上尽管有外周血白细胞升高，也应避免不合理的抗生素使用。为了预防和阻断局部炎症进展到全身炎症反应甚至失控性全身炎症反应，早期做好胰周坏死组织和渗出液的引流是关键。

（余　追）

第三节　缺血-再灌注损伤导致的全身过度炎症反应

缺血-再灌注损伤是指缺血组织恢复血流后，组织损伤加重，甚至出现不可逆的现象。组织缺血的程度和持续时间决定了损伤的严重程度。因此从理论上讲，尽早开通血管和恢复血流对于组织重新获取氧和营养物质，是避免细胞坏死和器官功能障碍的根本方法。然而，再灌注不仅可以使原先缺血的组织细胞损伤进一步加重，还可以导致先前未受累的细胞受损。更为严重的是，从再灌注的缺血组织中释放的代谢产物和介质被吸收入血，通过血流到达病灶以外的远隔器官，产生新的损伤。因此，再灌注作为机体对于缺血-再灌注损伤的反应，是一把"双刃剑"，一方面起到器官保护作用，另一方面则可能导致新的细胞损伤和器官功能障碍，甚至死亡。

缺血-再灌注损伤的发生机制尚未完全阐明。自由基的产生和清除失衡、钙超载、微循环障碍和炎症反应均参与其中。缺血-再灌注损伤引起的炎症反应尤其是失控性全身炎症反应越来越受到研究者的重视，后者反过来进一步加重缺血-再灌注损伤。这种炎症反应亦属于无菌性炎症。本节拟从参与炎症反应的细胞角度阐述其病理生理过程。

一、中性粒细胞浸润与缺血-再灌注损伤所致过度全身炎症反应

（一）中性粒细胞到达缺血部位

中性粒细胞向缺血区的募集主要发生在再灌注期，主要步骤如下。

贴边：中性粒细胞游走出毛细血管，进入微循环中直径较大的毛细血管后微静脉，并在血流冲击作用下，由轴流向边流，最终流向内皮细胞。

捕获：活化的内皮细胞分泌黏附分子，并捕获贴边的中性粒细胞。

慢速滚动：中性粒细胞被黏附分子捕获后，沿着内皮滚动的速度减慢，在选择素的作用下，与内皮细胞之间发生更多较弱的黏附作用。

固定与黏附：由整合素介导的中性粒细胞和内皮细胞分泌的细胞间黏附分子（ICAM）-1可被趋化因子上调，继续发生更强的黏附作用，缓慢滚动的中性粒细胞逐渐固定在内皮细胞上。

腔内爬行：整合素-I、ICAM-1 依赖的细胞间黏附激活中性粒细胞细胞内信号通路，诱发细胞骨架改变和细胞极化，并产生变形运动。爬行的粒细胞沿着内皮细胞间的缝隙连接向血管腔外移动，此过程是为了寻找可以渗出血管外的路径。

跨内皮细胞迁移：中性粒细胞通过优先部位（基质蛋白沉积较少的基底膜部位）穿越内皮细胞屏障。

腔外爬行：中性粒细胞一旦穿越内皮屏障，就开始围绕周细胞进行腔外爬行，并且在黏附分子的调控下和基底膜结构相互作用。

周细胞间隙和基底膜基质蛋白低表达区的穿透性：腔外爬行的中性粒细胞破坏细胞间存在缝隙的周细胞层，此层与基底膜低基质蛋白沉积区位置一致，有助于粒细胞移行至细胞外。

脱离血管壁：中性粒细胞同血管壁成分，包括基底膜成分，以及内皮细胞和周细胞的黏附分子受体等分离。

通过间质基质迁移到组织间隙：中性粒细胞脱离了毛细血管壁后，在趋化梯度的作用下，穿越组织间隙迁移至炎症病灶。

黏附和攻击实质细胞：到达病灶部位的中性粒细胞释放活性氧类（ROS）、髓过氧化物酶及水解酶等细胞毒性物质，对实质细胞造成损害。

（二）影响缺血-再灌注损伤诱发中性粒细胞浸润的因素

缺血后氧化产物的生成，影响白细胞和毛细血管后微静脉内皮细胞表面促炎介质的生成和黏附分子表达。

缺血-再灌注损伤发生后，一氧化氮（NO）的抗细胞黏附作用被 ROS 破坏。缺血后内皮一氧化氮合酶（eNOS）活性下降，NO 生物活性降低。缺血后 NO 信号通路的下游主要信号靶点"可溶性鸟苷酰环化酶"对 NO 的应答减弱，导致其抗黏附作用下降。

组织驻留肥大细胞和巨噬细胞激活，释放 TNF-α、IL-1、血管紧张素 II、PAF 及白细胞三烯（LT）B4 等，促进白细胞和血管内皮细胞黏附。此外，缺血-再灌注损伤激活血小板，促进中性粒细胞在缺血组织的浸润。

（三）白细胞浸润的后果

在白细胞迁移过程中，毛细血管的屏障功能被破坏，引起通透性增加，导致毛细血管渗漏，组织水肿。这样增加了氧和营养物质弥散距离，导致组织缺氧和代谢障碍。缺血后毛细血管无复流，白细胞依赖性营养灌注衰竭和小动脉的内皮细胞依赖性血管调节功能异常，均加重了氧和营养物质的供应与摄取。

缺血组织复流后，迁移到缺血部位的中性粒细胞通过 NADPH/NADH 氧化酶系统产生大量 ROS，诱发呼吸爆发，造成组织细胞损伤。同时，激活的中性粒细胞分泌大量 TNF-α、IL-1、IL-6、IL-8 等细胞因子，促进炎症进展。氧自由基和炎症介质具有趋化作用，能吸引和激活白细胞，释放多种蛋白水解酶，如弹性蛋白酶、水解酶、髓过氧化物酶，造成组织损伤，从而加剧炎症反应。

二、其他免疫细胞与缺血–再灌注损伤引发的炎症反应

虽然中性粒细胞是导致缺血–再灌注早期损伤的主要炎症细胞，但其他免疫相关细胞，如内皮细胞、巨噬细胞、淋巴细胞、肥大细胞和血小板，会影响中性粒细胞的浸润。

（一）内皮细胞

缺血–再灌注损伤促进免疫细胞与毛细血管后微静脉内皮细胞的黏附，以及穿过内皮细胞向血管外迁移，还破坏内皮依赖性血管扩张和正常的内皮止血功能。缺血–再灌注损伤诱发内皮细胞肿胀，继而导致毛细血管腔狭窄，这有利于白细胞扣留在这些小血管内，并与后期的血管无复流密切相关。

1. 缺血–再灌注损伤时微血管内皮通透性改变

所有血管管腔内壁均覆盖有单层内皮细胞，沿着管腔呈环形分布。正常情况下内皮细胞作为屏障阻止溶质和水分由血流向基底组织移动，还产生 NO、硫化氢（H_2S）、一氧化碳（CO）和腺苷等抗黏附分子，以保持血管内无血栓形成并处于抗炎状态。

相邻内皮细胞间连接复合物的完整性决定了内皮屏障的孔隙率。缺血–再灌注损伤破坏内皮细胞中的紧密连接和黏附连接，同时活化的中性粒细胞和内皮细胞产生大量促炎介质，如 ROS、趋化因子、细胞因子（TNF-α 和 IL-1）、生长因子[如血管内皮生长因子（VEGF）]、组胺、PAF 和 LTB4 等因子。这些介质激活细胞信号通路，刺激细胞间连接成分的磷酸化，使其内化或者降解，或促进它们与细胞骨架产生连接。其结局是内皮细胞间连接溶解，微血管通透性增加。

2. 毛细血管后微静脉中白细胞与内皮细胞之间的相互作用

中性粒细胞和其他免疫细胞向缺血组织的浸润是缺血–再灌注损伤的标志性事件，内皮细胞在这一过程中起着关键作用，并影响一系列复杂的病理生理过程。内皮细胞通过表达 P-选择素和 E-选择素，与中性粒细胞结合，这种结合通常由 TNF-α 和 IL-1 诱导。毛细血管后微静脉则是唯一的中性粒细胞与内皮细胞黏附、移出血管、迁移至组织间隙的场所。

（二）T 细胞

在缺血组织中，CD4$^+$ T 细胞明显积聚。CD4$^+$ T 细胞包括不同亚群，例如辅助性 T 细胞（Th）1 和 Th2 细胞。Th1 细胞为促炎型免疫细胞，分泌 IL-2、IL-12、IFN-γ 和 IFN-α；而 Th2 细胞主要分泌抗炎细胞因子，包括 IL-4、IL-5、IL-10 和 IL-13，Th1 与 Th2 免疫平衡影响缺血后组织损伤的程度。另一 T 细胞亚群——Th17 细胞与移植相关性缺血–再灌注损伤有关，肺缺血–再灌注损伤后 Th17 似乎参与器官排斥反应过程。

CD4$^+$ T 细胞可增加中性粒细胞向缺血部位的浸润，从而促进缺血后组织损伤。B 细胞和其他淋巴细胞如 CD8$^+$ T 细胞、调节性 T 细胞和 NK 细胞也参与了缺血–再灌注损伤过程。此外，缺血–再灌注损伤反应中诱生的多种细胞因子、ROS 和其他促炎分子（如 TNF-α 和

降钙素基因相关肽）均可进一步激活 T 细胞，加剧组织损害的病理进程。

（三）树突状细胞（DC）

DC 是主要抗原提呈细胞（APC），通过激活 T 细胞和 B 细胞参与缺血-再灌注损伤过程。缺血-再灌注损伤后，DC 可被 IFN-γ、基质组分和从坏死细胞释放的分子等 TLR 配体激活。DC 则通过两条信号通路激活 T 细胞，包括由主要组织相容性复合物提呈的肽类与 T 细胞受体结合产生的抗原特异性信号，以及由 CD 40、CD 80 及 CD 86 等共刺激分子提供的第二信号。

（四）血小板

缺血-再灌注损伤导致 NO、前列环素等抗黏附分子生物活性降低，同时促炎介质 ROS、PAF 等大量释放，造成血小板活化。不仅引起血小板聚集，而且通过表达 P-选择素促使血小板与内皮细胞及循环和组织驻留的免疫细胞黏附。在缺血-再灌注损伤期间黏附在血管壁上的血小板中，75%附着在与内皮细胞相连的白细胞上，其余的与内皮细胞直接结合。活化的血小板释放大量促炎细胞因子和有丝分裂分子（如 IL-1β、RANTES 和可溶性 CD154）、细胞毒性产物（如过氧化氢）、促凋亡分子和微泡等。血小板诱导的白细胞活化和黏附是血小板参与组织损伤的重要机制。

（五）肥大细胞

肥大细胞是组织内驻留的炎症细胞，分布在大多数器官的血管和神经元附近，尤其是在结缔组织、气道和胃肠道的黏膜表面，以便它们能够发挥"前哨"作用。肥大细胞中包含大量预先合成的促炎介质，包括蛋白酶、组胺、5-羟色胺、血管紧张素 II 和细胞因子（如 TNF-α），这些细胞因子在细胞脱颗粒时释放。肥大细胞脱颗粒和介质释放导致血管内液体和蛋白质渗漏入间质，形成水肿，并促进白细胞归巢至炎症部位。缺血-再灌注损伤促进肥大细胞脱颗粒，可继发于细胞外基质蛋白的产生、补体激活、蛋白酶依赖的裂解和基质细胞因子的暴露或释放，以及 PAF、LTB4、CXC 等趋化因子和降钙素基因相关肽的释放。

（六）单核/巨噬细胞

单核/巨噬细胞具有促炎和抗炎双重作用。在再灌注的早期阶段，坏死组织激活巨噬细胞以延长缺血所致损伤过程。但在后期，也就是再灌注期，这些炎症细胞起到清除受损心肌中死亡细胞和促进愈合的作用。小胶质细胞是脑内的巨噬细胞，与心脏巨噬细胞和肝库普弗细胞相似，在再灌注过程中表现出双相极化，早期可导致组织损伤，晚期促进修复。

缺血-再灌注损伤引发炎症反应，特别是过度的全身炎症反应应该引起足够的重视。其中炎症细胞浸润和激活在失控性炎症发生、进展过程中起着关键作用。因此，面对急性缺血性打击时，除了尽早恢复组织血流外，如何控制炎症反应，将是缺血-再灌注损伤重要的研究方向。

三、缺血-再灌注损伤潜在干预途径

缺血-再灌注损伤病理生理过程非常复杂，其结局取决于缺血部位、缺血时间、机体自身的免疫力和是否有基础疾病及疾病状态。而尽早开通受累血管，恢复缺血组织的灌注无疑是使损伤局限在缺血部位，改善预后的最好方法。一旦缺血时间过长，缺血导致的第一阶段损伤十分严重，即便缺血组织获得再灌注，随之而来的第二阶段损伤也会加重，尤其是再灌注诱发的炎症反应，将会因为大量的炎症介质随着血流到达全身，引起过度的全身炎症反应，进而造成多器官功能障碍。

在预防缺血-再灌注损伤时，采取措施控制炎症反应逐渐引起关注。未来也许在缺血发生后，在再灌注实现之前，给予炎症过程中关键靶点的干预措施，能达到减轻损伤的目的。缺血预处理一直被认为可以保护机体免于缺血-再灌注损伤，但健康志愿者的交叉试验表明，缺血预处理对于缺血-再灌注损伤的保护效应与损伤早期炎症反应的调节无关。

（余　追）

第四节　神经内分泌免疫因素导致的全身过度炎症反应

一、应激反应中神经内分泌免疫的调节

动态平衡是机体生物、心理、社会各系统的平衡状态。当动态平衡受到破坏或威胁时，机体通过神经内分泌系统产生应激反应，启动适应性行为，即稳态反应过程。非感染因素引起的全身过度炎症反应也是一种应激反应。该过程需要协调和控制神经内分泌系统和自主神经系统的激活。

（一）应激系统的效应分子

中枢效应分子和外周效应分子调节大脑认知、奖赏和恐惧系统、觉醒-睡眠中心，以及生长、生殖和甲状腺激素轴，从而影响消化、心血管、呼吸、代谢和免疫系统。

1. 中枢效应分子

应激系统主要的中枢效应分子包括下丘脑激素，如促肾上腺皮质激素释放激素（corticotropin releasing hormone，CRH）、精氨酸血管加压素（arginine vasopressin，AVP）、阿黑皮素原衍生肽（α-褪黑激素刺激激素和β-内啡肽），以及脑干和自主神经系统产生的去甲肾上腺素。

（1）CRH：CRH 系具有 41 个氨基酸的神经肽，注射到动物脑室时，会产生应激反应。

下丘脑 CRH-AVP 和脑干去甲肾上腺素核团有神经支配并相互作用。这种相互增强的正反馈系统能被 CRH、去甲肾上腺素或其他任何刺激激活，从而调动这一高度复杂而互相联系的大脑环路。

（2）AVP：AVP 由室上核和室旁核的神经元产生，储存在神经垂体。AVP 其合成和释放依赖于血浆渗透压、血浆体积和动脉压的改变。脓毒性休克患者 AVP 严重缺乏，导致血管舒张性低血压。最新发现造血干细胞和祖细胞存在 AVP 受体，AVP 能够促进红细胞前体细胞的增殖和分化，改善贫血。

（3）内啡肽和脑啡肽：机体在应激反应中通常通过释放一些小分子肽，如内啡肽和脑啡肽而抑制疼痛反应。一些免疫细胞（T 细胞、单核细胞和颗粒细胞）也能产生几种类型的内啡肽，如当受到应激原、CRH、抗炎细胞因子和儿茶酚胺刺激时，能释放内啡肽。免疫细胞上也发现有阿片受体，激活后可调节细胞增殖和功能。疼痛是炎症反应的典型特征，激活的免疫细胞可释放促炎细胞因子，加重疼痛。

（4）细胞因子：在应激、中枢神经系统和免疫系统之间进行相互交流的另一个例子是巨噬细胞分泌的 IL-1，能够促进下丘脑产生 CRH，而白细胞又能产生某些激素如肾上腺皮质激素（adrenocorticotropic hormone，ACTH），参与免疫因子的信号转导。瞬时应激刺激（<2 小时）也能增强免疫反应。值得注意的是，应激反应中免疫细胞从淋巴组织转移到皮肤和外周血管系统，参与局部或全身的免疫反应。大量研究表明，严重的持续性心理刺激能够下调或抑制免疫功能，最终导致疾病的发生。

2. 外周效应器

（1）自主神经系统（ANS）：自主神经系统是外周神经系统的一部分，有三个组成部分，即副交感支、交感支和肠神经系统。ANS 通过控制基本生命功能，包括心率、呼吸频率、消化、出汗和体温而维持体内动态平衡。ANS 受到应激原刺激时，通过交感和副交感通路及支配靶器官的神经纤维引起快速的生理改变。

（2）下丘脑–垂体–肾上腺轴（hypothalamic-pituitary-adrenal axis，HPA）：ACTH 是垂体从前体蛋白"促黑皮素原"剪切产生的短效而快速的 39 个氨基酸肽。ACTH 活性主要受下丘脑 CRH 调节，部分被 AVP 调节，并且两者可产生协同作用。ACTH 释放入血后，促进肾上腺皮质分泌皮质醇。皮质醇是主要的内源性糖皮质激素，HPA 轴的激活导致血中糖皮质激素水平升高，在应激开始后十几分钟内即出现峰值。

3. 外周效应分子

机体主要的应激激素，包括儿茶酚胺和糖皮质激素及其他调质相互作用，通过稳态反应促使各器官达到动态平衡。在有些情况下，这些应激相关激素产生相似的协同效应，而在某些情况下，则产生相反作用。这种相互作用的平衡状态有助于控制稳态反应过程，以最终获得动态平衡。

（1）儿茶酚胺：儿茶酚胺类物质，如去甲肾上腺素和肾上腺素，受全身和肾上腺髓质交感神经系统调控。交感神经节后纤维也分泌包括 CRH 的一些物质，而儿茶酚胺还能通过 β 肾上腺素能受体（adrenergic receptor，AR）刺激免疫细胞和其他外周细胞释放 IL-6。在对应激原的反应中，下丘脑迅速从自主神经系统的交感神经节后纤维释放去甲肾上腺素，从肾上腺髓质释放肾上腺素。交感神经元释放的去甲肾上腺素直接进入效应器官或组织的突触间隙。交感神经系统的节前纤维和肾上腺髓质发生突触联系，刺激髓质细胞释放肾上腺素和少量去甲肾上腺素。肾上腺素占肾上腺髓质分泌总量的 80%，去甲肾上腺素占 20%。

（2）糖皮质激素：糖皮质激素是肾上腺皮质分泌的类固醇激素，是外周主要的效应分子，能调节心血管系统和血容量，参与代谢、免疫和炎症反应，影响大脑功能甚至生殖系统功能。糖皮质激素对控制免疫反应有重要作用，能抑制急性期感染和炎症反应，降低过度炎症造成的不良反应，这主要是通过抑制免疫因子的产生而实现的。

（3）醛固酮：交感神经系统的激活能刺激肾素-血管紧张素-醛固酮系统，释放的醛固酮除了保钠排钾、维持血压外，对免疫系统也产生调节作用。醛固酮调控树突状细胞功能，加强 CD8$^+$ T 细胞的激活，促进 Th17 细胞免疫反应，后者可能导致炎性损伤，造成高血压和心血管疾病。

（4）性激素：包括雌激素、睾酮和脱氢表雄酮（dehydroepiandrosterone，DHEA）。初潮和绝经期妇女与同龄男性相比，对应激的反应明显不同，这主要是因为性激素对稳态反应的作用。一方面，皮质醇通过抑制黄体激素、雌激素和孕激素的释放，对女性生殖系统产生抑制作用；另一方面，雌激素可下调大脑糖皮质激素受体，雄激素也可能抑制糖皮质激素的作用。雄激素还可拮抗糖皮质激素对骨的分解代谢和对淋巴组织、炎性细胞因子和白细胞的调节。DHEA 是肾上腺皮质分泌的作用较弱的雄激素，主要通过转换成作用更强的雄激素来发挥生理作用。

（5）生长激素、催乳素和催产素：生长激素由腺垂体释放，影响蛋白质、脂肪和糖类的代谢。血清生长激素水平在各种强烈的生理和心理刺激后，如高强度运动或极度恐惧时也会升高。催乳素在结构上与生长激素相似，在应激、性活动和吸吮时由腺垂体分泌。除乳腺外，许多器官包括肾脏、肝脏和肾上腺都有催乳素受体，淋巴细胞也存在催乳素受体，提示催乳素具有免疫调节效应。

（二）神经内分泌系统在应激反应中的免疫调节作用

应激激活神经内分泌系统和自主神经系统，从而对免疫系统产生复杂的作用，可影响先天性和获得性免疫。糖皮质激素和儿茶酚胺能影响白细胞及相关免疫细胞的趋化性和其他功能，抑制促炎细胞因子如 TNF-α、IL-1、IL-6、IL-8 和 IL-12 的分泌。HPA 轴和自主神经系统分泌的激素可使免疫反应从 1 型辅助性 T 细胞（Th1）（细胞免疫）反应转移到 Th2 反应（体液免疫）。反过来，促炎细胞因子能刺激应激系统，在中枢和外周神经系统的多个水平，包括下丘脑、中枢去甲肾上腺素系统、垂体和肾上腺，形成另外一个重要的负反馈环，防止器官产生过度的炎症反应。

外周交感节后神经元分泌的"真实（authentic）"CRH（起初因为其免疫特性称为"免疫"CRH），以及去甲肾上腺素诱导外周免疫细胞和其他细胞释放的 IL-6，两者都能导致一些组织的肥大细胞脱颗粒（即从分泌囊泡内释放炎性和血管活性分子），引起病态反应综合征，包括嗜睡、疲劳、恶心和抑郁等症状。CRH 的作用代表神经性炎症反应的重要组成部分，而由全身炎症反应触发并维持的器官先天性免疫过程可引起病态反应综合征，这些症状和肝脏急性期反应的激活同时发生。

免疫细胞存在糖皮质激素高亲和力受体。糖皮质激素在体外对免疫和炎症反应的多重效应已有大量报道，但其临床意义仍有争议。在某些情况下，糖皮质激素还能直接抑制特殊免疫细胞的增殖和活性；同时，如果出现急性组织损伤或感染，释放的糖皮质激素和儿茶酚胺有助于免疫细胞转移到感染局部。临床上给予超生理剂量糖皮质激素能产生抗炎效应。然而，糖皮质激素能影响参与炎症反应的主要介质，如淋巴细胞、自然杀伤细胞、单核细胞、巨噬细胞、嗜酸性粒细胞、中性粒细胞、肥大细胞和嗜碱性细胞的活性。糖皮质激素注射后，淋巴细胞从外周血转移到淋巴器官（如脾脏、腺体和胸导管），导致血中淋巴细胞数量下降。中性粒细胞在糖皮质激素注射后产生相反的结果，能在血液中聚集，而中性粒细胞向炎症反应部位的迁移受到抑制（由于趋化因子分泌下降），从而减轻局部炎症反应。巨噬细胞的分泌受迁移抑制因子抑制，最后，糖皮质激素能促进嗜酸性粒细胞凋亡。

糖皮质激素还通过抑制单核/巨噬细胞产生 IL-12 而参与炎症反应，因此，可通过影响 Th1/Th2 平衡而调控淋巴细胞分化。IL-12 是影响 IFN-γ 合成的强效刺激因子和 IL-4 分泌的抑制因子。抑制 IL-12 的分泌及其受体在 T 细胞和自然杀伤细胞的表达，有利于 IL-4 的产生，解除 IL-12 对 Th2 活性的抑制效应。

二、免疫应激和神经内分泌反应

（一）免疫应激

免疫应激是机体对微生物感染、抗原抗体反应、机械刺激和组织损伤产生的反射性反应。免疫应激时机体为维护动态平衡需要激活免疫系统，产生免疫应答，通过先天和获得性免疫系统清除感染原。

免疫应激时，免疫系统被激活，触发多种称作"细胞因子"的炎症介质合成和释放，其中一群介导先天性免疫反应，包括 TNF-α、IL-1、IL-6 和 IFN-α/β。这些细胞因子在免疫反应的早期由多种细胞产生，包括激活的免疫细胞如巨噬细胞、中枢神经系统中的小胶质细胞、血管内皮细胞、成纤维细胞和神经元；另一群细胞因子介导较晚的获得性免疫反应，如 T 细胞因子 IL-2 和 IFN-γ，这些因子对抵御病毒起着尤其重要的作用。

上述炎症介质可引起典型的炎症反应，如局部血管舒张、血管通透性增加、血浆蛋白渗出、白细胞迁移到感染组织。一旦浸润的白细胞被激活，就会通过正反馈环路促使更多炎症因子的产生。此外，一些炎症因子如 IL-1 和 IL-6 可释放入血，引起全身免疫反应，激活 HPA 轴。正因为具有这些效应，这些物质被统称为"组织促肾上腺皮质激素释放因子"。

（二）免疫应激时神经内分泌系统的作用

免疫系统和中枢神经系统（CNS）通过自主神经通路相互作用、相互调节，使各自系统的作用都得到优化。先天性免疫系统释放的免疫介质和细胞因子能引起快速的神经元反应，导致局部炎症反应进一步扩大，从而清除病原体、触发局部的神经反射及全身性神经内分泌反应（包括局部产生儿茶酚胺和全身糖皮质激素的释放），两者都能使机体恢复动态平衡。

HPA 轴和糖皮质激素对限制和结束这一炎症反应过程必不可少。除了抗感染外，作为先天性和获得性免疫反应的一部分，细胞因子能够激活 HPA 轴，导致肾上腺糖皮质激素的释放；反过来，糖皮质激素对免疫细胞产生负反馈，抑制细胞因子的进一步合成和释放，从而保护宿主免于过度炎症反应（如组织损伤、自身免疫、脓毒性休克）所造成的不利影响。此外，糖皮质激素还可调控免疫力，通过影响免疫细胞向炎症部位的募集，或使炎症反应从细胞免疫（Th1/促炎）转移到体液免疫（Th2/抗炎），从而改变下游的获得性免疫反应。传统的观点认为糖皮质激素只是一种免疫抑制剂。现有资料发现，糖皮质激素既能够刺激又能够抑制免疫功能，这主要取决于免疫反应的类型、发生部位和参与的细胞类型。

（三）免疫应激反应的介质

经典的观点认为，神经-内分泌-免疫网络存在双向作用，即促炎细胞因子影响 HPA 轴激素的产生，而激素又通过伺服控制系统调节细胞因子的产生。这一观念在过去的几年内又得到发展。研究提示，以上促炎细胞因子和激素在体内有丰富的表达并且具有多种功能。细胞因子不仅在免疫系统有表达，在 CNS 也有分布；而下丘脑-垂体激素不仅在大脑有功能性表达，在其他外周器官和细胞，如免疫细胞含量也非常丰富。体内存在如此丰富的与 HPA 轴有关的分子，且这些分子之间存在错综复杂的相互作用。因此，阐明这些分子在每个复杂层面上的独特作用，一直是该领域主要的挑战。

（四）免疫应激对神经内分泌功能的影响

1. 免疫应激向中枢的传入

在机体对入侵的微生物产生的适当反应中，大脑信号传递扮演着重要角色。有研究提示，在对全身感染的先天性免疫反应中，机体至少通过两种共同的通路激活 CNS。首先是微生物或微生物产物与 CNS 细胞的直接作用，即 CNS 实质细胞上 Toll 样受体 4（TLR4）识别外周细菌脂多糖（LPS）；第二条共同的通路是，微生物或其产物刺激外周促炎介质，这些炎症介质通过体液或神经途径进入大脑，与 CNS 实质细胞上的同源受体相互作用。现发现还存在第三种细胞途径，即外周被激活的单核细胞被募集到 CNS。

（1）体液途径：感染组织释放的促炎细胞因子本质上作为急性期激素或危险信号，产生最初的应激反应；并通过室周器官、血脑屏障受损区域或借助特殊的载体，主动穿过血脑屏障到达大脑重要的区域，为大脑提供动态的外周炎症反应信息；或者，细胞因子可能激活大脑内皮细胞或胶质细胞，产生的前列腺素扩散到大脑，激活神经元。尤其是在海马、杏仁核和下丘脑，星形胶质细胞和小胶质细胞的交互作用先于神经元的激活；此外，细胞因子可能激活外周自主神经系统，释放的神经激素能够帮助机体恢复动态平衡。

（2）神经途径：炎症信号通过神经，如迷走神经，传导到大脑，该途径更敏感和快速。由于所有器官都有广泛的神经支配，因此可有效地将炎症反应信息通过神经途径从局部传到 CNS。腹腔或静脉注射相对少量的 IL-1β、内毒素或其他可能的炎症分子，能通过刺激迷走神经的传入纤维导致机体发热。这种通过迷走神经传导的炎症信号阈值较低，即炎症信号显著低于激活"内源性致热原"而引起发热反应所需的阈值。外周感觉神经纤维也能向 CNS 传递外周炎症反应状态。在局部组织，炎症介质能引起剧烈的疼痛反应；痛觉作为局部炎症反应的最重要特征，通过神经网络传到 CNS，激活全身抗炎反应。

（3）细胞途径：免疫细胞，尤其是单核细胞能从外周主动地转移到大脑，在外周炎症性疾病的进程中发挥重要作用。免疫细胞转移到 CNS 是大脑炎症反应最主要的病理特征。尤其重要的是，大脑在免疫细胞浸润后所发生的神经递质改变会导致行为学发生变化。因此，调控先天性免疫反应是阻止病原体进入 CNS 的新策略。

2. 影响免疫应激向中枢传入的因素

首先，在全身病原体感染时，机体的先天性免疫反应对大脑基因表达产生深远的影响，血中 Ly-6C 高表达单核细胞的大量涌入，不依赖于细菌本身对 CNS 的侵入，而主要依赖于 IFN-γ，后者能激活关键的免疫反应，以及中枢趋化因子 CXCL9 和 CXCL10 的表达。而此时，TNF-α 是联系外周和中枢炎症反应的重要分子，外周 TNF-α 信号转导似乎是胶质细胞激活和随后 CCR2$^+$ 单核细胞募集到大脑的关键环节。外周 TNF-α 信号通路能刺激小胶质细胞产生 MCP-1/CCL2，驱使 CCR2$^+$ 单核细胞进入大脑，TNF-α 信号转导的缺失可显著抑制细菌 LPS 引起的中枢炎症反应。其次，对基因转录谱的研究表明，趋化因子 CXCL1 和 CXCL10 能吸引巨噬细胞和中性粒细胞进入室周器官；另外，基质金属蛋白酶能使细胞外基质降解，允许这些白细胞从血液进入大脑基质。炎症反应持续较长后，血脑屏障的开放可能非常明显，而允许其他侵入并激活的巨噬细胞释放炎症物质。最后，免疫球蛋白超家族的黏附分子也是白细胞进入 CNS 的关键效应分子。

3. 免疫应激对神经内分泌的影响

HPA 轴在各种慢性炎症性疾病中出现反应迟钝的现象，提示抗炎和促炎细胞因子可能减弱机体的应激反应。研究表明，免疫系统通过早期促炎细胞因子（TNF-α、IL-1 和 IL-6）和较晚期的 T 淋巴细胞因子（IL-2 和 IFN-γ）作用于 HPA 轴的三个不同水平，从而刺激糖皮质激素分泌。尤其是细胞因子受体在 HPA 轴所有水平均有表达，因此每个水平都可能作为免疫和神经内分泌信号的交汇点。

HPA 轴的激活最初是通过 CRH 到 ACTH，再到糖皮质激素的通路。虽然在免疫应激中，以上经典通路对糖皮质激素持续产生必不可少，但是也会出现替代的、不依赖 CRH 的糖皮质激素分泌机制，以维持糖皮质激素的高水平。这些旁路途径包括细胞因子对垂体和肾上腺的直接作用，该作用并非完全与上游神经内分泌激素（CRH 和 ACTH）无关；相反，CRH/ACTH 对于增强 HPA 轴下丘脑以下水平对细胞因子的敏感性起着必不可少的允许作用。

除了外源性炎症介质外，在 HPA 轴各个水平都有局部细胞因子网络，其自身分泌的细胞因子也与增强及维持高 HPA 轴活性有关。一旦细胞因子激活 HPA 轴导致糖皮质激素的释放，调节糖皮质激素本身的活性对控制炎症反应也同样重要。类固醇激素无论过多或过少，都会因为对免疫反应的调节不当而引起疾病。因此，在免疫细胞水平，一些局部因子维持着适当的糖皮质激素活性。此外，细胞因子和病毒产物能改变糖皮质激素受体（glucocorticoid receptor，GR）的数量和功能。

总之，HPA 轴存在闭合的反馈调节环路，细胞因子通过各种途径促进糖皮质激素释放，调节其活性，从而防止过度的炎症反应对机体造成的伤害。免疫诱导的 HPA 轴激活，伴随 ACTH 和皮质类固醇释放的增加，对精确调节免疫反应至关重要。

4. 免疫应激影响神经内分泌的机制

外周免疫信息通过以下四种机制影响神经内分泌功能。

（1）内源性或外源性炎症因子激活 CRH 和 AVP 神经元：微生物的侵入诱发促炎细胞因子的释放，后者通过室周器官和被破坏的血脑屏障进入大脑，或通过主动转运通过血脑屏障。脓毒症时，血源性炎症介质通过垂体前动脉到达正中隆起的垂体门脉毛细血管。因为此处缺少血脑屏障，细胞因子能扩散进入垂体，然后被转运到下丘脑及缺少血脑屏障的部位（终板血管器官、穹隆下器官、连合下器官、后区、松果体和脉络丛）。进入大脑后，细胞因子再通过级联方式或特殊的细胞因子转运系统到达 CRH 和 AVP 神经元（图 4-3）。

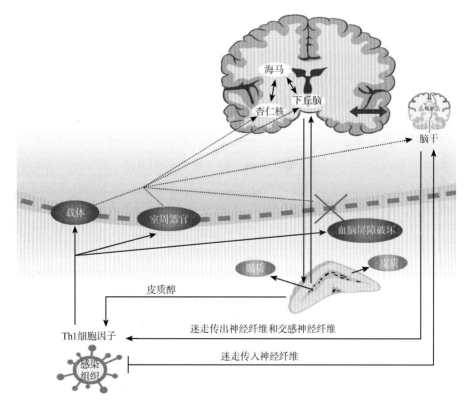

图 4-3　严重感染时参与大脑信号转导的主要结构

大脑垂体和松果体表达抗炎细胞因子尤其是 IL-10、IL-13 和 IL-1 受体拮抗剂，提示这些抗炎介质能拮抗促炎细胞因子对神经激素的促进作用。此外，细胞因子通过激活下丘脑 γ-氨基丁酸神经元，阻断一氧化氮（NO）诱导的促黄体生成素释放激素而不是促卵泡激素释放激素的释放，促进生长激素抑制激素和催乳素的释放。

（2）外周传入神经将炎症刺激传入中枢：炎症部位包含痛觉、内脏和躯体感觉的传入神经、细胞因子和炎症介质可激活外周痛觉受体，后者的轴突传到脊髓后角，与丘束产生联系，然后依次将痛觉信号传递到丘脑和躯体感觉皮质。同时，上传的脊髓或者大脑神经通路刺激去甲肾上腺素能和 CRH 应激系统，从而将炎症刺激传到中枢。

感觉传入纤维和外周神经系统的交感节后神经元影响炎症反应。感觉纤维不仅能将信号传到 CNS，而且能将促炎细胞因子或抗炎症反应的神经肽，如 P 物质或生长抑素释放到炎症反应部位。交感节后神经元，作为中枢应激系统向外周的延伸，也能分泌局部促炎和抗炎物质。

此外，外周炎症刺激（可能是通过神经纤维上的细胞因子受体）通过迷走神经，将免疫相关信号传到延髓，其神经元投射到下丘脑，并同小细胞核中的胆碱能中间神经元发生突触联系，继而抑制感染部位的炎症反应（通过单核细胞上的烟碱样乙酰胆碱受体）。

（3）血管内皮的激活和被动扩散及 NO 的作用：由于应激系统的神经元在血脑屏障内，所以需要将外源性炎症介质主动转运到血脑屏障内，才能激活应激系统。外源性炎性细胞因子能诱发血管内皮细胞和胶质细胞产生一系列的细胞因子，如 IL-1、IL-2 和 IL-6，再通过内皮-胶质细胞-神经元级联方式激活血脑屏障中的神经元，从而激活中枢去甲肾上腺素能应激反应系统。

大脑内皮细胞的激活是将外周免疫信号传递到脑实质的关键步骤。炎性或毒性介质可激活血管内皮细胞，使细胞渗漏，促使炎症或有毒介质释放或被动扩散到大脑，导致诱导型一氧化氮合酶（iNOS）和抗炎细胞因子的产生，分别调节或拮抗促炎细胞因子对神经激素的刺激作用。NO 的调节作用是由鸟苷酸环化酶、环氧化酶和脂氧合酶共同介导的。NO 扩散到小细胞核，诱导环氧化酶和脂氧合酶的生成，后者依次刺激 CRH 的合成。

（4）炎症介质直接作用于垂体和肾上腺，促进皮质醇的分泌：除了对下丘脑的短期效应外，如果在合适的时间给予高浓度的炎症介质，能显著刺激垂体 ACTH 和肾上腺皮质醇分泌。一般而言，腺垂体和肾上腺能产生 IL-1 和 IL-6，影响局部激素的产生。但是，这些局部激素并不总是能刺激垂体和肾上腺皮质醇的分泌。相反，IL-6、TNF-α 和 IFN-γ 可抑制 CRH 对腺垂体细胞的刺激效应，从而有效地抑制 ACTH 引起的肾上腺皮质细胞分泌皮质醇。

炎症反应也能间接激活 HPA 轴，即通过细胞因子和其他介质首先作用于血脑屏障以外的应激系统神经元，如正中隆起的 CRH 和 AVP 神经元。此外，外周炎症反应能诱导下丘脑小细胞、视上核和弓状核直接表达 TNF-α、IL-1β 和 iNOS，而此处包含产生下丘脑刺激和抑制激素的神经元。

三、神经内分泌对外周免疫应激的调控

在炎症反应的免疫调节中，神经系统、HPA 轴、先天性或获得性免疫系统之间存在相互作用。外周神经系统、交感（肾上腺的）和副交感（胆碱能的）及 HPA 轴、下丘脑-垂体-性腺轴（hypothalamic-pituitary-gonadal axis，HPG）、下丘脑-垂体-甲状腺轴（hypothalamic-pituitary-thyroid axis，HPT）都参与 CNS 和免疫系统之间的信号转导。外周神经系统作为第一道防线，能够释放神经肽，介导促炎反应。唯一例外的是，血管活性肠

肽能抑制炎症反应。在局部，自主神经系统通过对免疫器官的支配而抑制炎症反应。最后，在整体水平，神经内分泌反应也能调节炎症反应。

（一）神经内分泌系统对免疫应激的调节

1. 神经内分泌系统和先天性免疫反应

先天性免疫作为机体免疫的第一道防线，由单核/巨噬细胞加工处理抗原，成为主要的抗原提呈细胞（APC）。APC 细胞膜上表达 TLR，识别病原体相关分子模式（PAMP），TLR-PAMP 共同传递穿膜信号，激活 NF-κB 和丝裂原活化蛋白激酶（MAPK）通路，转录激活编码细胞因子的基因。自然杀伤细胞、γδT 细胞、补体系统和 IFN-γ 也是先天免疫的组成部分。APC 合成的促炎细胞因子 IL-1α/β 和 IL-6 通过 TLR 通路，穿过血脑屏障，激活室周器官和形成血脑屏障的细胞，从而控制 CRH 释放。终板血管器参与体温调节，其神经元和室旁核调控 CRH 的释放。因此，糖皮质激素的释放是抑制炎症反应并在 TLR 信号转导过程中发挥关键作用的内源性机制。

2. 神经内分泌系统和获得性免疫反应

（1）下丘脑-垂体-肾上腺皮质轴（HPA）：细胞因子也能直接作用于大脑，激活 HPA 轴。许多免疫细胞都表达神经肽、神经递质和神经激素的受体；由于 HPA 轴活性改变而造成的神经内分泌失调会引发全身炎症反应和免疫应答改变。例如，细胞因子和炎症介质激活外周疼痛受体，其神经轴突投射到脊髓背角，与丘束发生突触联系，后者接着将疼痛信号传递到丘脑和体觉皮质。痛觉通路的激活最后促进 HPA 轴活性。相反，HPA 轴活性的降低和糖皮质激素水平的下降也能增加机体对炎症的易感性和炎症反应的严重性。例如艾迪生病患者，在感染和炎症时需要补充糖皮质激素，以防止细胞因子的毒性作用。

糖皮质激素能抑制促炎细胞因子和金属基质蛋白的产生，促进 Th 细胞从 Th1 转换到 Th2 表型，从而刺激体液免疫。Th2 细胞因子通过保持微血管的通透性和抑制黏附分子的表达，从而抑制内皮细胞的激活和炎症细胞向炎症部位的迁移。

（2）下丘脑-垂体-性腺轴（HPG）：淋巴器官和外周免疫细胞表达 GnRH 及其受体，GnRH 和性激素通过自分泌和激活 HPG 轴而影响免疫系统。GnRH 影响胸腺成熟，具有很强的免疫刺激效应，如提高 IL-2 受体、IFN-γ 和 Th 细胞水平。雌激素和雄激素影响免疫细胞的发育，对成年人的 T 和 B 细胞都有免疫调节作用。雄激素影响胸腺的组成和大小，睾酮抑制外周单个核细胞分泌 IL-1β。二氢睾酮抑制人 IL-6 基因的表达和活性。雌激素对体液免疫也有重要刺激作用，可作用于骨髓和外周 B 细胞，通过促进 IL-10 产生从而提高血中抗体水平。雌激素能激活胸腺外自身反应性 T 细胞的分化通路。生理剂量的雌激素诱导促炎细胞因子的产生，而药理剂量能减少细胞因子的合成。

（3）下丘脑-垂体-甲状腺轴（HPT）：下丘脑分泌的促甲状腺激素释放激素（thyrotropin-releasing hormone，TRH）刺激垂体促甲状腺激素（thyrotropin hormone，TSH）细胞释放 TSH，后者促进甲状腺素的合成和分泌。免疫细胞能产生具有生物学活性的 TSH。应激时，免疫细胞产生的 TSH 一方面同免疫系统产生信息交流，另一方面通过调节甲状腺激素活性维持动态平衡。免疫接种后，三碘甲状腺原氨酸（T_3）和四碘甲状腺原氨酸（T_4）水平升高。在体注射 T_4 能提高同种抗体的滴度，而注射抗甲状腺药物——丙基硫尿嘧啶，能下调体液免疫反应。在慢性应激时血清 T_3 水平下降，提示急性或慢性应激能够诱导 HPT 轴功能的改变，从而调节获得性免疫反应。

（4）催乳素：在垂体外许多部位包括大脑和免疫细胞都产生该激素，在免疫细胞有催乳素及其受体的表达，提示该激素可能通过自分泌和旁分泌形式发挥作用。催乳素在维持免疫功能中发挥重要作用，催乳素刺激免疫细胞 iNOS 表达、免疫球蛋白释放和白细胞产生细胞因子。催乳素也是 T 细胞丝裂原，通过催乳素受体/ Janus 激酶/信号转导和转录激活因子（JAK/STAT）通路和 NF-κB 信号通路，促进 T 细胞增殖和分化。T 细胞催乳素的表达受细胞因子调控。IL-2 和 IL-4 能降低 T 细胞催乳素 mRNA 表达水平。催乳素显著促进 T 细胞 CD69、CD25 和 CD154 的表达和细胞因子分泌，同时调控 B 细胞发育，因此在获得性免疫反应中具有重要作用。

（二）自主神经系统对免疫应激的调节

1. 自主神经系统的组成

根据解剖部位和生理功能的不同自主神经系统分为两大部分：交感和副交感系统。自主神经系统通过两种连续的有关联的神经元控制器官功能，第一种位于中枢，第二种位于外周神经节。交感神经起源于脊髓的胸和腰段，神经节靠近脊髓。副交感神经起源于脑干延髓和脊髓的骶部，而神经节位于或靠近支配的器官；通常，交感和副交感信号作用相反，以维持器官功能处于动态平衡。这种解剖和功能性结构有利于机体在受到内外环境威胁时，更好地调控生理反应。

机体受感染打击时，动态平衡受到严重破坏，部分原因是因为免疫系统释放可溶性细胞因子，作用于大脑和其他组织，引起抗炎反应，称为"体液抗炎通路"。即血液循环将炎症细胞（单核细胞和中性粒细胞）和细胞因子传递到炎症反应部位或从炎症部位传至血液中，这些反应具有浓度梯度依赖性，以及缓慢而非整合的特点。从损伤组织产生的炎症产物，如 TNF-α、IL-1β 和 HMGB1 释放入血，而抗炎激素和细胞因子（糖皮质激素、α-MSH、IL-10 和精胺素）弥散到一定区域内（图 4-4）。

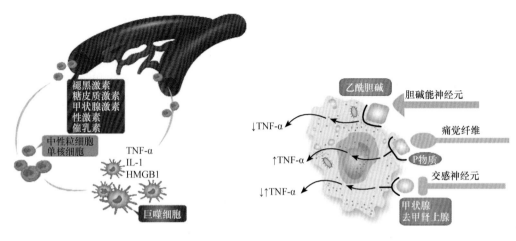

图 4-4　体液和神经抗炎通路

新近的研究证实，自主神经系统能通过神经通路调节细胞因子的产生。现将这种神经机制描述为神经性抗炎通路，如迷走神经传出支通过 α_7 烟碱样乙酰胆碱受体（α_7 nicotinic acetylcholine receptor，α_7nAChR）调节细胞因子水平，称为胆碱能神经抗炎通路。神经性抗炎通路在炎症局部对组织巨噬细胞进行调节，并且作用迅速。如迷走神经产生的乙酰胆碱能抑制巨噬细胞释放 TNF-α，交感神经释放的肾上腺素和去甲肾上腺素能显著抑制 TNF-α 释放，交感传入神经释放的 P 物质则刺激细胞因子合成，增强局部炎症反应，也能介导痛觉传递。胆碱能神经抗炎通路受大脑毒蕈碱神经网络控制，后者依赖于迷走神经从而减少全身细胞因子产生。动物实验和临床实践证明，通过电刺激迷走神经或药物干预激活胆碱能抗炎通路，能显著改善细胞因子介导的一些疾病，如内毒素血症、脓毒症、结肠炎、胰腺炎和缺血–再灌注损伤等。

2. 交感自主神经系统

外周神经系统的传入感觉神经纤维和交感节后神经元影响免疫应激反应。感觉纤维不仅将信号传递到 CNS，也能够向炎症反应部位分泌促炎和抗炎神经肽，如 P 物质或生长抑素；交感节后神经元作为中枢应激系统在外周的延伸，可分泌局部促炎和抗炎物质。阻断交感神经系统的信号传递，如应用 β_2AR 阻断剂普萘洛尔，不仅能抑制内毒素引起的 IL-10 释放，而且能进一步下调全血细胞 IL-10 浓度，但只能部分阻止 TNF-α 的下降。

疼痛和应激能够激活"格斗或逃离"反应，由此而升高的肾上腺素和去甲肾上腺素能抑制巨噬细胞激活、下调 TNF-α 和其他细胞因子的合成。自主神经系统活性的增强和由此引起的儿茶酚胺升高，进一步刺激 βAR 依赖的 IL-10 释放，而 IL-10 是单核细胞产生的强有力抗炎细胞因子。在这种背景下，交感神经系统和副交感神经系统的作用似乎是协同的。

经典的观念认为，交感和副交感神经系统的作用通常是相反的。例如，同时刺激交感和迷走神经较之单个刺激能使心输出量升高更明显，"格斗或逃离"激活交感神经的反应可增强迷走神经输出。两种神经系统的共同作用主要表现为抗炎作用，在解剖学上即通过局部（神经的）和全身的（体液的）抗炎机制，防止潜在的毒性产物意外进入血液循环，从而限制局部炎症反应。

3. 副交感自主神经系统

感受炎症反应并且进行抑制是炎性反射的主要功能。致病菌出现在局部伤口或内皮屏障破坏部位，可激活先天性免疫反应细胞释放细胞因子。这些细胞因子激活感觉传入神经纤维，后者在迷走神经中上行，并在孤束核形成突触，引起全身抗炎反射。这是由于迷走神经活性能够被传递到延髓网状结构，再到蓝斑和下丘脑，导致腺垂体 ACTH 释放增加。

此外，迷走神经的信号传递与巨噬细胞上的胆碱能受体结合，在调节炎症反应中起重要作用。通过刺激迷走神经或激活 α_7nAChR 能降低巨噬细胞中细胞因子的合成，减轻炎症反应，即炎症反应受自主神经系统控制，后者又反射性地通过抑制促炎细胞因子的产生而调节免疫反应，称作炎性反射。炎性反射的传出支即胆碱能抗炎通路，对细胞因子的产生起强有力的调节作用。

（三）神经内分泌系统对免疫应激的调节机制

CNS 通过神经和体液在局部、区域和整体三个不同水平调控外周免疫反应。

1. 局部水平

交感和副交感神经系统通过分布在免疫器官上的神经末梢抑制炎症反应。交感自主神经系统的交感支主要递质是儿茶酚胺，通过与肾上腺能受体结合发挥作用。交感传出反应（"格斗或逃逸"）通过升高分解代谢应激激素（如糖皮质激素和儿茶酚胺）水平，直接调节免疫细胞的反应。

血中高水平的儿茶酚胺和皮质醇促进中性粒细胞脱离内皮细胞，进入血液循环，到达炎症反应局部，降低其在非炎症组织的聚集。此外，糖皮质激素和肾上腺激素能通过刺激单核细胞而抑制 TNF-α、IL-1β 和 IL-12 的产生，从而促进抗炎分子如 IL-6、IL-10 和其他急性反应蛋白的合成。

2. 区域水平

作为免疫效应的第一道防线，外周神经系统通过释放神经肽调节局部促炎反应。炎症反应激活信号首先传到大脑的孤束核，随后激活迷走传出通路，后者通过巨噬细胞上的乙酰胆碱受体抑制细胞因子的合成（炎性反射）。在乙酰胆碱抗炎通路中，副交感系统传出活性的增强导致局部乙酰胆碱释放的增加，该神经递质与高亲和力巨噬细胞受体相互作用，抑制 TNF-α 和其他促炎细胞因子的释放。胆碱能抗炎通路是以神经传递为基础的，CNS 通过该通路能快速有效地抑制单核-吞噬细胞系统中的巨噬细胞功能。切断迷走神经则显著提高动物对内毒素的敏感性，因为失去了通常产生免疫抑制效应的胆碱能反射，机体 TNF-α 释放明显增加。除了在外周组织传递乙酰胆碱外，迷走神经也是血管活性肠肽的重要来源，能抑制炎症反应。

3. 整体水平

最后，机体在整体水平通过激活神经内分泌系统，释放下丘脑-垂体激素和细胞因子来调节免疫反应，包括通过 HPA 轴促进肾上腺皮质释放糖皮质激素，通过 HPG 轴刺激卵巢和睾丸释放性激素，通过 HPT 刺激甲状腺释放甲状腺素，从而调节炎症反应。垂体释放的 ACTH 和促黑激素能有效阻止先天性免疫细胞的激活，抑制细胞因子的产生，该作用部分是通过升高 IL-10 水平而实现的。

以往认为，儿茶酚胺的合成只发生在自主神经系统交感支的神经细胞，现已发现，白细胞也是儿茶酚胺的丰富来源，白细胞表达 AR，提示儿茶酚胺对免疫细胞也有旁分泌和自分泌作用。免疫细胞上 AR 的激活可通过 NF-κB 相关机制触发独特的、精细调节的细胞因子反应。

总之，下丘脑-垂体、交感和副交感系统一方面能调节局部炎症反应，增强防御能力，同时可预防全身毒性反应。

四、急危重症和神经内分泌系统

随着神经内分泌学向急危重症医学的逐渐渗透，为阐明急危重症中复杂的代谢紊乱和免疫失调提供了新的依据。急危重症领域中成功的治疗策略都涉及激素干预，如低剂量类固醇或胰岛素强化治疗等。

（一）急危重症中 HPA 轴反应

急危重症时 HPA 轴的主要功能是防止免疫系统对内外界刺激产生过度反应，以避免其对机体造成损伤，从而保持动态平衡。

1. 急危重症中 HPA 轴功能的改变

（1）中枢和肾上腺的改变：在急危重症，如手术、创伤、烧伤、感染或脓毒症的初始阶段，主要通过提高 CRH 的分泌和细胞因子的产生而激活 HPA 轴，表现为血浆 ACTH 水平升高，皮质醇分泌增加，血清总的和游离皮质醇水平升高。有报道，在创伤、出血、手术后和心脏病发作时，皮质醇水平分别为 35μg/dl、15～20μg/dl、30μg/dl 和 40μg/dl，而脓毒性休克时变化更大（13～63μg/dl）。皮质醇水平的增高主要是由于下丘脑 CRH 产生增加引起的。在增加的皮质醇中，游离皮质醇升高最为突出。急危重症时皮质醇的分泌不仅过高，而且不易被外源性糖皮质激素如地塞米松所抑制。

急危重症中虽然 HPA 轴仍然发挥着经典的调节作用，但有很大的改变。除了下丘脑激素 CRH 和 AVP 外（尤其是血容量减少的患者），自主神经系统、内皮素、心房利尿钠肽和各种炎症因子如 IL-1、IL-6 和 TNF-α 都是急危重症时 HPA 轴重要的调节剂。在炎症反应过程中，这些细胞因子能够促进糖皮质激素产生，并维持在高水平。垂体 ACTH 细胞及肾上腺皮质细胞都有 IL-6 受体表达。从损伤部位或机体暴露于内毒素后释放的细胞因子，通过刺激经典的 CRH 和 ACTH 分泌通路激活 HPA 轴，这些细胞因子的协同效应促进 ACTH 分泌，其作用大大超过 CRH 单独作用。巨噬细胞迁移抑制因子（macrophage-migration inhibitory factor，MIF）是另一个在严重炎症反应如脓毒性休克时调节 HPA 轴的分子。尽管急危重症时 MIF 的确切作用还不清楚，但已发现该因子同时具有促炎和抗炎效应，并在维持动态平衡和糖皮质激素的生理功能中发挥重要作用。

急性应激所致皮质醇水平升高对机体存活至关重要。皮质醇通过改变糖类、脂肪和蛋白质的代谢，保证急性期能量的供应，通过抑制作用防止炎症反应过度，并且通过体液潴留增加血管对儿茶酚胺的敏感性，改善血流动力学状态。

（2）组织水平的改变：危重症急性期过后，皮质醇水平逐渐降低，但仍高于正常范围。除了糖皮质激素产生和分泌增加外，机体对糖皮质激素清除能力的下降也造成血清皮质醇浓度的升高，这在肝功能、肝血流、肾脏及甲状腺功能受损的患者尤为常见。肝脏是皮质醇分解的主要器官，任何原因导致的肝血流减少都能影响对皮质醇的清除，肾脏也能使皮质醇失活，生成皮质酮，因此，肾血流的减少能够降低其失活能力。这些机制可能部分解释急危重症时血清皮质醇和 ACTH 分泌的脱离。

急危重症状态下，皮质醇代谢发生改变，皮质醇由 11β-羟基类固醇脱氢酶（11β-HSD）催化生成无活性的皮质酮比例显著增加。组织如何介导该反应尚不清楚，但炎症反应能上调一些组织包括基质细胞 11β-HSD1 的活性。这反映了非 ACTH 介导的皮质醇产生，显然延长了血中皮质醇半衰期，提高组织中类固醇激素水平。

急危重症中 HPA 轴其他显著的变化还包括：皮质醇结合蛋白（corticosteroid-binding globulin，CBG）水平迅速下降，导致结合和游离皮质醇比值发生变化。该现象在所有急危重症刚开始的几小时即出现，这主要是由于肝脏产生的 CBG 减少造成的，这也是急危重症时机体将更多的游离皮质醇传递到炎症部位的生理机制。CBG 减少的原因可能是脓毒症时 CBG 发生分解，如中性粒细胞弹性酶能够将 CBG 裂解为非活性的形式，CBG 水平的改变可能影响皮质醇的药代动力学，使临床准确测定皮质醇的产生速度更加复杂。

2. 短期应激和长期危重症

危重症急性期主要是 HPA 轴和交感肾上腺系统参与机体的动态平衡反应。通常情况下，血中皮质醇和促皮质激素水平迅速并持续性升高。这种激活同时伴随着昼夜节律、促皮质激素的脉冲分泌和垂体负反馈的消失。

长期危重症时，HPA 轴通常会出现双相的分泌形式。尽管皮质醇水平持续增高，与急性期相比，ACTH 水平仍较低，提示存在不依赖经典 ACTH 通路参与皮质醇的调节。主要影响因素包括心房钠尿肽、内皮素、P 物质和各种细胞因子，其中组织损伤和（或）炎症引起的免疫反应似乎最为重要。一些研究认为，应激反应中 HPA 轴与肾上腺髓质反应有紧密的联系，而且这种联系是双向的，并接受从神经和免疫系统的传入。通常认为，肾上腺皮质接受髓质外和髓质内的儿茶酚胺能与肽能神经支配，因此这些神经可调节肾上腺皮质分泌。其次，肾上腺髓质细胞和髓质间的免疫细胞产生 CRH 和 ACTH，以及一系列具有促皮质激素活性的神经肽。因此，肾上腺髓质产生的组织 CRH 能在缺乏垂体分泌的 ACTH 时，刺激肾上腺产生糖皮质激素。此外，肾上腺皮质细胞本身和肾上腺中的免疫细胞能够合成几种细胞因子，直接促进类固醇细胞的分泌。

长期危重症时皮质醇水平持续增高，同样提供能量、维持血容量和减少炎症反应。但是，皮质醇水平的持续升高增加发生并发症的危险性，如高血糖、肌病或伤口愈合缓慢，以及神经精神改变。

长期危重症时，CBG 浓度逐渐增加，皮质醇水平只缓慢下降，在恢复期达到正常。极高和极低水平的皮质醇均与危重症病死率增加有关，提示 HPA 轴的适度激活是决定存活的重要因素。高皮质醇水平反映的是机体剧烈的应激反应，而低皮质醇水平，无论是基础的还是在 ACTH 刺激后，都表明机体不能有效地对应激产生反应，称为肾上腺功能相对不全（也称为危重症相关性皮质类固醇不足）。

急危重症状态下，其他肾上腺皮质类固醇水平也发生改变，醛固酮水平在刺激后增高，并与肾素-血管紧张素-醛固酮轴活性有关。DHEA 水平发生变化，报道最多的是硫化脱氢表雄酮（dehydroepiandrosterone sulphate，DHEAS）水平急剧下降，但 DHEA 含量却升高，可能是因为脓毒症时，从 DHEA 衍生成 DHEAS 的能力下降。DHEA 较 DHEAS 更重要，因此 DHEAS 水平的下降可能没有显著的生物学意义。但病情严重甚至死亡的患者，血清皮质醇/DHEA 比值较高，因此该比值可能是脓毒性休克潜在的预警指标。

（二）糖皮质激素作用的改变

1. 抗炎效应

在一定浓度范围内，糖皮质激素在体内的作用从允许效应逐渐过渡到抑制效应。生理浓度的糖皮质激素主要是允许作用，而严重疾病时高浓度糖皮质激素主要起抑制或抗炎作用。这也是糖皮质激素最为熟知并得到广泛认可的重要特性，但是糖皮质激素的允许作用和偶尔的促炎效应较少受到重视。糖皮质激素的效应通过调节靶组织 GR 的密度和亲和力及糖皮质激素依赖细胞上细胞因子受体而发生改变。糖皮质激素也调节 MIF 的产生，或改变肝脏急性期反应及对细胞凋亡的作用。

2. 昼夜节律的改变

任何一种急危重症或创伤都可导致皮质醇分泌的日周律消失。在急危重症早期，由于 CRH 和 ACTH 分泌增加，或者是皮质醇对 CRH 和 ACTH 的负反馈作用被抑制，皮质醇水平通常上升。急危重症时一些特殊的细胞因子浓度增加，可激活 HPA 轴，同时调控 11β-HSD1 活性，以及 GR 的亲和力和数量，延长皮质醇的半衰期，因而造成皮质醇浓度持续升高，昼夜节律消失。

3. 皮质醇结合蛋白适应反应的两个时相

急危重症时神经内分泌系统的另一个适应性改变是 CBG 出现两个时相。作为血清皮质醇转运蛋白，CBG 与皮质醇结合，并将其输送到炎症部位，被激活的白细胞分泌弹性蛋白酶进行裂解。

有研究观察严重创伤和脓毒症患者 CBG 的双相分泌形式和游离皮质醇指数，发现急危重症早期 CBG 水平明显降低，并伴随游离皮质醇指数升高，提示在急性应激阶段存在相当多的游离皮质醇；相反，在急危重症后期 CBG 水平增加，而游离皮质醇指数降低或几乎正常。在脓毒症患者，由于 CBG 被中性粒细胞弹性蛋白酶降解，使游离/结合皮质醇比值增大。严重的低蛋白血症可导致急危重症患者出现极低水平的血清总皮质醇；相反，如果血清游离皮质醇浓度持续增高，提示这些患者糖皮质激素分泌增加很多。

急危重症患者也出现白蛋白的严重丢失，CBG 的减少引起游离/总皮质醇比值大幅度增加。危重症的慢性期，皮质醇一直维持在较高水平，但与急性期相比，ACTH 仍较低，提示存在不通过该激素介导的皮质醇通路。随着危重症的持续发展，CBG 水平逐渐上升，皮质醇水平缓慢下降，在疾病的恢复期达到正常范围。

4. 外周糖皮质激素抵抗

细胞对糖皮质激素的生物学反应不仅依赖于游离激素水平，而且也取决于 GR 的数量和亲和力。有报道，在脓毒症和脓毒性休克的急性期，不仅 HPA 轴活性升高，而且 GR 对激素的敏感性也增强。因此，与血浆总皮质醇水平升高相比，急危重症引起的皮质醇生物效应改变更明显。危重症急性期，糖皮质激素的生物学效应处于亢进状态，这是机体对危险事件产生警戒反应的主要部分。在脓毒症患者的稳定恢复期，升高的 GR 对地塞米松的敏感性又恢复到正常水平。相反，地塞米松抑制性反馈作用降低，提示在一些重症监护室患者 GR 的亲和力降低。对炎症的不适当反应可能由于糖皮质激素的抵抗而进一步恶化。糖皮质激素抵抗，不管是由于 GR 缺陷，还是受体后改变，在急危重症尤其是严重脓毒症和脓毒性休克时都可能出现。

5. ACTH 和皮质酮之间的错配

在 ACTH 刺激实验中，严重脓毒症和脓毒性休克患者的死亡病例和存活者相比，其基础糖皮质激素水平较高，而对 ACTH 反应较迟钝。除了脓毒症时 ACTH 和皮质醇分泌脱离外，雄激素中如 DHEA 和 DHEAS 也和皮质醇水平不一致。大多数严重疾病的病死率与皮质醇/DHEA 比值增高有关。因此，有必要探讨急危重症中非 ACTH 驱动的糖皮质激素分泌的临床意义。

（三）急危重症中炎症应激和神经内分泌失调

1. 急危重症中炎症应激

急危重症如脓毒性休克、创伤和大面积烧伤，可以引起免疫系统几乎所有组成部分的激活，诱发过度炎症反应，称为炎性应激。在创伤早期，机体经受的"第一次打击"包括严重器官损伤、缺氧、低血容量或脑外伤，大范围的损伤可引起免疫系统的激活；随后的"第二次打击"，如感染、缺血、再灌注或手术，进一步增强促炎症反应，甚至发展为脓毒症。

脓毒症是重症监护室最主要的死亡原因，占总死亡人数的 9.3%。通常根据感染症状确定是否患有脓毒症。但是，脓毒症的临床表现，如低血压、心动过速、呼吸急促、灌注不足、乳酸性酸中毒和体温改变，不仅仅局限于感染，也可能是非感染因素如休克、严重创伤所触发。脓毒症以炎性细胞因子，如 TNF-α、IL-1、MIF 和 HMGB1 过度产生为特征。在正常炎症反应中，这些细胞因子的产生对机体是有利的，对由于感染或伤害而造成的组织损伤修复是必不可少的。但是过度的炎症反应可引起致死性多器官损害，比最初的伤害更危险。

急危重症引起的严重脓毒症同时也是一种神经内分泌紊乱性疾病。急危重症状态下机体急性免疫反应受到先天免疫调控，而神经内分泌系统又影响先天免疫反应。反过来，炎性应激可以激活神经内分泌系统，造成局部组织损伤，导致一些介质释放到外周血流中，进一步维持和增强促炎反应。严重损伤时，某些激素如 ACTH、皮质类固醇、儿茶酚胺及细胞因子和趋化因子，对启动和维持促炎反应具有重要作用。

2. 脓毒症病理过程中炎性应激造成神经内分泌失调

严重脓毒症是远隔感染灶的器官发生功能障碍的一种病理状态，其发生通常伴随着明显的自主神经系统功能失调和下丘脑-垂体功能紊乱，同时 CNS 影响体液和神经传出的反馈环路出现异常。下丘脑对 CRH 的敏感性缺失也影响机体对 HPA 轴的反馈性调控，垂体 AVP 释放减少亦可诱发低血压。生长激素虽然仍然以脉冲式释放，但分泌幅度下降，血中皮质醇、IL-6、生长激素和瘦素分泌的昼夜节律消失。

（1）脓毒症时肾上腺皮质激素的变化：脓毒症与 HPA 轴脉冲式分泌幅度的增高有关，主要是由于 CRH 和 AVP 的分泌增加，导致昼夜节律消失。激素合成增加是由于募集了额外的促 CRH 分泌激素，如 AVP 和 ACTH。此外，儿茶酚胺、神经肽和肾上腺髓质释放的少量 CRH，以及传入肾上腺皮质的自主神经系统冲动进一步促进糖皮质激素分泌。这时，机体对脓毒症的反应是以高水平 ACTH 和皮质醇为特征的，并一直保持在平台期，直到机体从脓毒症中恢复。

上述发现与脓毒症诱导的下丘脑神经细胞凋亡是一致的。糖皮质激素分泌不足可能是由于机体炎症反应失控引起 Th1/Th2 失衡造成的；盐皮质激素不足与肾脏钠、水的丢失有关，引起血容量减少和血管麻痹；此外，皮质醇对 AVP 合成的负反馈消失，也能导致 AVP

水平升高。脓毒症时糖皮质激素和盐皮质激素不足的临床意义尚未阐明，AVP 治疗效果不佳仍然是肾上腺功能不全的主要指标。临床上，如果肾上腺功能不全没有被及时发现或未得到及时治疗，HPA 轴功能损害可导致患者死亡（图 4-5）。

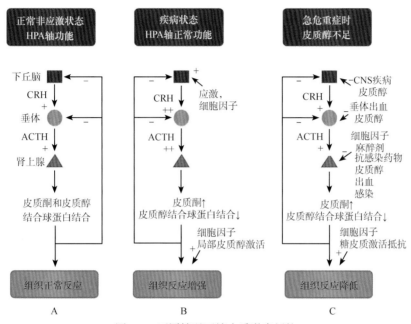

图 4-5　不同情况下糖皮质激素抵抗

（2）脓毒症时血管加压素的变化：机体对脓毒症的最初反应是神经垂体向血中释放大量 AVP，大约 1/3 的脓毒性休克患者由于不能重新合成 AVP，在脓毒性休克发作 72 小时后，AVP 就会出现明显不足，其可能机制包括 NO 触发神经细胞凋亡，使下丘脑神经核团合成 AVP 减少。在脓毒性休克患者中 AVP 缺乏和 AVP 受体下调较为常见，提示循环中 AVP 水平降低可能影响脓毒性休克的发展进程。

（3）脓毒症时生长激素的变化：生长激素的合成受生长抑素抑制，而生长激素释放因子则有刺激作用。此外，TRH、多巴胺和低血糖也能调节生长激素合成。生长激素的许多效应是由生长激素刺激肝脏产生胰岛素生长因子-1（insulin-like growth factor-1，IGF-1）而引起的。生长激素/IGF-1 复合物还能刺激免疫系统，由于 IGF-1 水平随年龄的增长而降低，可能造成 T 细胞活性进行性下降。

脓毒症急性期的主要特征是生长激素水平升高，但脉冲式分泌消失，且 IGF-1 水平下降。生长激素抵抗主要与生长激素受体表达降低有关，这可能对机体有保护作用。事实上，脓毒症急性期生长激素的脂溶作用和抗胰岛素作用也会增强，该过程将代谢底物如游离脂肪酸和葡萄糖释放到重要器官，而延缓由 IGF-1 介导的高耗能代谢过程。脓毒症晚期，生长激素脉冲式分泌减少，而非脉冲式分泌频率加快，生长激素水平升高，这与血中外周效应分子如 IGF-1 持续处于低水平相关。但是，与脓毒症急性期相反，IGF-1 释放减少可能也有下丘脑原因，因为如果给脑室灌注促生长激素分泌物，可以恢复生长激素脉冲式分泌，而不再对生长激素产生抵抗。

（4）脓毒症时促甲状腺激素的变化：静息状态时垂体 TSH 的合成相对稳定，受甲状腺激素、神经肽和神经递质控制。TRH 是下丘脑刺激 TSH 合成的主要因子，儿茶酚胺能增强该效应。生长抑素和多巴胺是 TSH 合成的主要抑制因子，外周甲状腺激素，或称四碘甲状腺原氨酸（T_4），在外周脱碘成为三碘甲状腺原氨酸（T_3），T_3 是具有生物学活性的甲状腺激素。甲状腺激素对机体生长和 CNS 成熟至关重要，几乎能增强所有的代谢功能。例如，甲状腺激素对心肌有变力、变传导、变时和变兴奋性作用，还可刺激胃肠蠕动，促进葡萄糖吸收和糖异生，导致高血糖症，甲状腺激素还能促进脂质分解。

在急危重症炎性应激反应中，常出现低 T_3-T_4 综合征，发病率在 40%～60%，即 T_3 显著减少，而 T_4 轻度减少，TSH 降低或正常。这一综合征又称为甲状腺功能正常病态综合征（euthyroid sick syndrome），常见于非甲状腺疾病，是由于甲状腺激素代谢和运输发生改变而引起的。尤其在脓毒症早期，T_3 水平下降，而血清反 T_3（reverse T_3，rT_3）水平升高。在随后的 24～48 小时，血清 T_4 水平下降，而 TSH 除了失去昼夜节律外，其血浆水平一直保持不变。

（5）脓毒症时促卵泡激素（FSH）和黄体生成素（LH）的变化：脓毒症时，性腺轴的抑制程度同疾病的严重性是一致的，在男性，睾丸激素水平的下降与脓毒症严重程度和持续时间是成比例的；同样，在男性和绝经后妇女，FSH 合成的受抑制程度也与疾病的严重性一致。

3. 严重脓毒症中交感/副交感神经失衡

（1）心率变异性的变化：在健康状态下，由于受到来自自主神经系统的传入神经调控，心率在心脏每次跳动时都有变异性，交感和副交感神经的传出信号在特殊的窦房结起搏细胞会聚，导致心脏跳动加速或减速，心率变异性（heart rate variability，HRV）通常用标准的 R-R 间隙标准差来进行分析。

脓毒症时，患者出现预警性心脏自主神经系统功能失调，表现为交感和迷走神经支配的心率变异性严重衰减。在婴儿，这些变化甚至出现在严重脓毒症发生之前。注射血管加压素后如果不能通过窦弓反射出现心动过缓，即提示自主神经系统存在缺陷。有资料证实，内毒素可以抑制突触后交感神经活性，影响窦弓反射，因而对脓毒症患者心血管系统产生不利影响。

（2）交感肾上腺素能系统的变化：脓毒症早期外周血中儿茶酚胺浓度显著升高，能增强最初的炎症反应。在脓毒性休克后期，内源性儿茶酚胺的产生和释放不足以维持心血管系统的平衡（脓毒性休克时需要注射儿茶酚胺）。内源性儿茶酚胺的缺乏可能是肾上腺髓质细胞凋亡造成的。脓毒性休克还伴有肾上腺素能神经对心脏和血管的调控障碍，提示肾上腺素能神经调节不足，可能导致心血管衰竭。

脓毒症时儿茶酚胺通过免疫细胞上 αAR 和 βAR 产生免疫调节作用。这些受体的激活，可影响淋巴细胞移行、血管灌流、细胞增殖和凋亡，从而影响白细胞功能性反应，尤其是中性粒细胞和巨噬细胞受到儿茶酚胺的肾上腺素能调节作用。这些细胞释放的促炎细胞因子受 αAR 的精密调控，儿茶酚胺可能通过对胃肠道系统细菌生长的直接刺激作用，对脓毒症产生不利影响，通过使肠道细菌移位进入淋巴和血液造成菌血症。总之，脓毒症早期自主神经交感支的肾上腺素能通路被激活，促进炎症反应，加剧不良反应。

临床初步观察显示，βAR 阻断剂对脓毒症有一定的疗效，如提高存活率、改善受抑制的迷走神经活性等。βAR 激动剂——肾上腺素，可产生抗炎效应，但也会削弱心脏自主运动神经功能，降低机体对随后刺激的反应能力。

（3）肠道神经系统的变化：腹腔炎症反应（如腹膜炎），是由于肠腔中保护腹腔免受病原菌侵害的屏障受到破坏，从而导致脓毒症。有假设认为，当肠道不是主要的炎症反应部位时，由于炎症刺激而导致小肠上皮细胞黏膜屏障全面缺失，也会使肠道细菌移位至血流。最近研究发现，脓毒症中肠道能产生大量的儿茶酚胺释放到小肠血流中，再通过门静脉进入肝脏，由 α_2AR 信号转导，改变库普弗细胞的功能，导致促炎细胞因子的合成与释放，诱发肝功能异常，进而发生肝功能衰竭。儿茶酚胺引起库普弗细胞激活，也是脓毒症中细胞因子的重要来源。肠道神经系统、肠道集合淋巴结的免疫细胞和肠道淋巴结，在脓毒症时能产生肠源性儿茶酚胺。

（四）脓毒症时神经内分泌和自主神经系统失调的机制

1. 神经内分泌失调的病因

（1）器质性损伤：对脓毒性休克患者的病因调查发现，大脑缺血或坏死分别占 7% 和 10%。同时，脓毒性休克中垂体血液供应减少也引起垂体缺血和坏死。NO 和超氧化物的积聚、中枢神经肽或前列腺素都能引起脓毒症患者下丘脑垂体激素分泌减少。

对脓毒症这样重大的炎性应激，肾上腺细胞之间的联系必须保持完好才能产生足够的应激反应。这就涉及肾上腺皮质细胞和嗜铬细胞、肾上腺内免疫细胞之间的密切联系。神经肽、神经递质、氧化应激、肾脏血流的改变和皮质醇合成底物-低密度脂蛋白胆固醇的缺乏，以及药物之间的相互作用，都可影响肾上腺功能的完整性。

（2）脓毒症造成 HPA 轴炎症反应：在 HPA 轴各个水平都含有局部细胞因子网络，并受血中各种细胞因子刺激。目前先天促炎反应的细胞因子（如 IL-1、IL-6 和 TNF-α）研究得最为充分，其他细胞因子（如 IFN-γ 和 IL-2）也影响 HPA 轴活性。

免疫反应过程中，上述细胞因子能够在下丘脑、垂体和肾上腺三个水平激活 HPA 轴，刺激并保持糖皮质激素在很高的水平。垂体 ACTH 细胞和肾上腺皮质细胞均表达 IL-6 受体。目前普遍认为，损伤部位或内毒素刺激后释放的细胞因子，能通过刺激经典的 CRH 和 ACTH 通路激活 HPA 轴。这些细胞因子对 ACTH 分泌的协同效应远远超过 CRH 的单独作用。MIF 是 HPA 功能的另一调质，尤其是在如脓毒性休克这样的严重炎症反应中，似乎同时具有促炎和抗炎作用，因而有人认为 MIF 在糖皮质激素的自我平衡和生理功能中起一定作用。

脓毒症导致的皮质醇抵抗可能与皮质醇结合球蛋白减少及低白蛋白血症有关。虽然血中游离皮质醇水平升高，但游离的激素可能不能被运输到靶组织，因而不产生生理作用。此外，已初步明确细胞因子，如 TNF-α 或其他血细胞产生的肽，如肾上腺皮质抑制素，可能与 ACTH 竞争其受体，影响炎症反应中机体对肾上腺的调控，或使组织中 GR 下调或亲和力下降，以及由于 11β-HSD1 的过表达使组织皮质醇失活，从而造成组织对糖皮质激素抵抗。

（3）其他激素和药物：急危重症中除了 CRH，其他下丘脑促分泌激素，如 AVP 也参与细胞因子-HPA 轴的相互作用。尽管 AVP 本身不能促进阿黑皮素原基因转录增强，但在 CRH 允许情况下，可与 CRH 协同促进腺垂体 ACTH 的释放。有充足的证据表明，在慢性炎症反应时，细胞因子对 HPA 轴活性的影响主要受下丘脑室旁核分泌的 AVP 介导，从而对由于 CRH 低水平所致 HPA 轴调节不足起到补偿作用。

脓毒症本身和其治疗药物可能干扰皮质醇受体的信号转导。某些脓毒症治疗药物还可能影响皮质醇的生成和代谢，如镇静剂依托咪酯可通过阻断 11β-HSD1 而严重抑制肾上腺皮质类固醇的合成，因而依托咪酯的使用受到越来越多的质疑。

2. 自主神经系统失调的病因

在急慢性病理状态下，如心衰、糖尿病和脓毒症时，来自自主神经系统的信号发生异常。临床研究提示，全身炎症反应与 HRV 下降密切相关。慢性疾病时，如充血性心衰患者血清 TNF-α 水平与 HRV、糖尿病患者血清 IL-6 水平与 HRV 均呈负相关；急性疾病时，血清 IL-6 水平的升高与脓毒症患者 HRV 降低有关。在动物和健康人群的实验性脓毒症试验中，注射细菌 LPS 可降低 HRV，并与多种细胞因子表达的峰值水平有关。该机制仍不太明确，可能是由于 LPS 对起搏细胞电生理或自主神经系统活性产生直接或间接作用的结果。

在动物实验中，单独给予地塞米松能引起 HRV 大幅度增加，并持续超过 12 小时。有证据表明，内源性糖皮质激素对 HRV 具有调节作用，在对急危重症患者的研究中发现，肾上腺功能不全与 HRV 降低有关，糖皮质激素替代治疗使 HRV 正常，可能的原因包括糖皮质激素对血压的作用或降低基础细胞因子的表达。

（五）严重脓毒症免疫失调的神经内分泌机制

对严重脓毒症和脓毒性休克的发病机制，多数观点认为是由于细胞因子和其他介质的过度合成与释放，以及内皮细胞功能障碍和微血管血栓形成。近年研究提示，脓毒症免疫失调常见于神经内分泌系统对炎症反应的失控。神经内分泌功能障碍至少通过以下几种机制引起严重脓毒症免疫紊乱。

1. 中枢-外周信号通路受阻

脓毒症时连接下丘脑、脑干与靶器官之间的神经通路受损，阻断了正常的中枢-外周信号转导通路。这些神经网络的功能障碍表现为窦弓反射异常，心率、呼吸及通常与神经网络相连的其他功能也发生生物节律的变化。更为复杂的是，脓毒症患者血浆有超过 50 种物质成分出现浓度异常。当机体面临这一大量异常信息时，可能丧失感知内环境并做出正常反应的能力。器官之间和细胞之间信息交换的正常通路被破坏，可能导致生理学复杂性的丧失，这可能是多器官功能障碍的根本原因。

2. 中枢抗炎机制减弱

CNS 介导的抗炎机制减弱可能有利于局部炎症介质的过度产生。CNS 传出的抑制炎症信号，从以下几个方面可能不足以防止全身炎症反应。首先，免疫介质可能造成对 CNS 传入通路的刺激不够，例如，可能出现类似免疫"感觉剥夺"现象。但现有的证据还不能证实这种可能性。其次，CNS 通过体液或神经通路传出的抑制信号不足以控制炎症。目前这方面的数据有些不一致。在严重脓毒症死亡患者，发现皮质醇对 CRH 刺激作用的反应性降低；但是曾有报道在脓毒症患者存在高浓度的抗炎介质。

3. 外周组织对神经内分泌激素敏感性降低

大量证据表明，由于外周组织的脱敏作用，外周对 CNS 产生的信号反应性降低。首先，脓毒性休克患者去甲肾上腺素的缩血管效应通常低于正常，这可能是由于血管内皮和平滑肌细胞对儿茶酚胺的反应性减弱，而注射氢化可的松可恢复正常的缩血管效应，表明糖皮质激素介导的肾上腺素能受体表达增高和对 cAMP 敏感性增强。其次，脓毒症患者白细胞在刺激情况下产生的 cAMP 减少，从而造成肾上腺素促进 LPS 诱导产生 IL-10 的能力下降。最后，急性注射儿茶酚胺可升高血中自然杀伤细胞的数量，而慢性注射则降低其水平，可能是由于儿茶酚胺或皮质醇不能抑制中性粒细胞-内皮细胞黏附，因此一些脓毒症患者外周中性粒细胞不发生改变。总之，外周组织对儿茶酚胺和糖皮质激素作用的失敏，可能导致全身抗炎反应不足、器官功能失调及脓毒性休克。

（六）针对神经内分泌系统调节非感染因素引起的免疫失调策略

危险信号触发机体早期对损伤组织本身产生先天性免疫反应，但是，宿主促炎症防御反应过于剧烈可能导致非特异性器官损伤。因此，对炎症反应进行干预的主要目的是使炎症反应选择性地针对损伤的组织和感染，而使其他重要器官功能不受影响。

严重脓毒症是由于免疫反应过于活跃，还是由于免疫抑制而引起的，尚存争议。最近的研究倾向于针对内源性免疫调节机制寻找治疗的靶点。同过去主要阻断细胞因子的策略相比，针对内源性免疫调节机制进行干预的有利条件是，既能削弱全身炎症反应，又能防止免疫抑制。经典的例子是 HPA 轴，能控制肾上腺皮质释放糖皮质激素；而免疫刺激能激活 HPA 轴，导致肾上腺皮质释放皮质醇，如可的松。可的松对多种免疫细胞，包括巨噬细胞、单核细胞和中性粒细胞产生抗炎效应，因此可通过控制 HPA 轴调控免疫反应。

最近有研究发现迷走神经具有抗炎潜能，能够抑制脓毒症时全身炎症反应。乙酰胆碱作为迷走神经的主要递质，通过烟碱受体控制巨噬细胞诱生细胞因子。这一胆碱能抗炎机制由 α_7nAChR 介导，通过 NF-κB 调节细胞因子的产生，因此选择性 α_7nAChR 烟碱激动剂有希望作为抗感染和炎症性疾病的治疗药物。

神经系统功能失调可能造成严重脓毒症不适当的、可能有害的炎症介质过度表达。阐明严重脓毒症中免疫失调的神经内分泌机制，有助于提高对严重脓毒症和脓毒性休克的认识，为新的诊断和治疗方法的实施奠定基础。

（张庆红　姚咏明　冯永文）

参 考 文 献

乐杨桦，曹友德. 2019. 炎症反应与免疫抑制在急性胰腺炎中作用的研究进展. 标记免疫分析与临床，26：173-176

任超，李秀花，吴瑶，等. 2018. 迷走神经对脓毒症大鼠多器官功能及 T 淋巴细胞免疫反应的影响. 中华烧伤杂志，34：815-820

任超，童亚林，姚咏明. 2015. 严重脓毒症胆碱能抗炎通路障碍机制的研究进展. 中华创伤杂志，31：217-219

王大伟，周荣斌，姚咏明. 2010. 胆碱能抗炎通路在炎症反应中的作用. 生理科学进展，41：217-220

Bortolotti P，Faure E，Kipnis E. 2018. Inflammasomes in tissue damages and immune disorders after trauma. Front Immunol，9：1900

Fadel F，Andre-Gregoire G，Gravez B，et al. 2017. Aldosterone and vascular mineralocorticoid receptors in murine endotoxic and human septic shock. Crit Care Med，45：e954-e962

Francischetti I，Moreno JB，Scholz M，et al. 2010. Leukocytes and the inflammatory response in ischemia-reperfusion injury. Rev Bras Cir Cardiovasc，25：575-584

Harris HE，Raucci A. 2006. Alarming news about danger：workshop on innate danger signals and HMGB1. EMBO Rep，7：774-778

Jenei-Lanzl Z，Zwingenberg J，Lowin T，et al. 2015. Proinflammatory receptor switch from Galphas to Galphai signaling by beta-arrestin-mediated PDE4 recruitment in mixed RA synovial cells. Brain Behav Immun，50：266-274

Kalogeris T，Baines CP，Krenz M. 2017. Ischemia/reperfusion. Compr Physiol，7：113-170

Lange TH，Eijken M，Baan C，et al. 2019. Early immunological effects of ischemia-reperfusion injury：no modulation by ischemic preconditioning in a randomised crossover trial in healthy humans. Int J Mol Sci，20：2877

Lobo PI，Okusa MD. 2019. Role of natural IgM and IgM induced Bregs in preventing ischemia induced innate inflammation and acute kidney injury. Nephron，143：166-169

Masamune A，Watanabe T，Kikuta K，et al. 2009. Roles of pancreatic stellate cells in pancreatic inflammation and fibrosis. Clin Gastroenterol Hepatol，7：S48-S54

Nishiyama H，Nagai T，Kudo M，et al. 2018. Supplementation of pancreatic digestive enzymes alters the composition of intestinal microbiota in mice. Biochem Bioph Res Co，495：273-279

Osuka A，Ogura H，Ueyama M，et al. 2014. Immune response to traumatic injury：harmony and discordance of immune system homeostasis. Acute Med Surg，1：63-69

Peiseler M，Kubes P. 2018. Macrophages play an essential role in trauma-induced sterile inflammation and tissue repair. Eur J Trauma Emerg Surg，44：335-349

Polito F，Cicciu M，Aguennouz M，et al. 2016. Prognostic value of HMGB1 and oxidative stress markers in multiple trauma patients：a single-centre prospective study. Int J Immunopathol Pharmacol，29：504-509

Ravizza T，Terrone G，Salamone A，et al. 2018. High mobility group box 1 is a novel pathogenic factor and a mechanistic biomarker for epilepsy. Brain Behavior Immun，72：14-21

Ren C，Tong YL，Li JC，et al. 2017. The protective effect of alpha 7 nicotinic acetylcholine receptor activation on critical illness and its mechanism. Int J Biol Sci，13：46-56

Ren C，Yao RQ，Zhang H，et al. 2020. Sepsis-associated encephalopathy：a vicious cycle of immunosuppression. J Neuroinflammation，17：14

Saluja A，Dudeja V，Dawra R，et al. 2019. Early intra-acinar events in pathogenesis of pancreatitis. Gastroenterology，156：1979-1993

Schwarz P，Custódio G，Rheinheimer J，et al. 2018. Brain death-induced inflammatory activity is similar to sepsis-induced cytokine release. Cell Transplant，27：1417-1424

Seshadri A，Brat GA，Yorkgitis BK，et al. 2017. Phenotyping the immune response to trauma：a multiparametric systems immunology approach. Crit Care Med，45：1523-1530

Singh P，Garg PK. 2016. Pathophysiological mechanisms in acute pancreatitis：current understanding. Indian J Gastroenter，35：153-166

Tracey KJ. 2007. Physiology and immunology of the cholinergic antiinflammatory pathway. J Clin Invest，117：289-296

Ulrich-Lai YM，Herman JP. 2009. Neural regulation of endocrine and autonomic stress responses. Nat Rev Neurosci，10：397-409

van den Berghe G. 2016. On the neuroendocrinopathy of critical illness：perspectives for feeding and novel treatments. Am J Respir Crit Care Med，194：1337-1348

Vonlaufen A，Wilson JS，Apte MV. 2008. Molecular mechanisms of pancreatitis：current opinion. J Gastroenterol Hepatol，23：1339-1348

Vourc HM，Roquilly A，Asehnoune K. 2018. Trauma-induced damage-associated molecular patterns-mediated remote organ injury and immunosuppression in the acutely ill patient. Front Immunol，9：1330

Wu MY，Yiang GT，Liao WT，et al. 2018. Current mechanistic concepts in ischemia and reperfusion injury. Cell Physiol Biochem，46：1650-1667

Yang ZW，Meng XX，Xu P. 2015. Central role of neutrophil in the pathogenesis of severe acute pancreatitis. J Cell Mol Med，19：2513-2520

Zhang QH，Hao JW，Li GL，et al. 2020. Long-lasting neurobehavioral alterations in burn-injured mice resembling post-traumatic stress disorder in humans. Exp Neurol，323：113084

Zhang XP，Zhu CM，Wu DJ，et al. 2010. Possible role of Toll-like receptor 4 in acute pancreatitis. Pancreas，39：819-824

Zuidema MY，Zhang C. 2010. Ischemia/reperfusion injury：the role of immune cells. World J Cardiol，2：325-332

第五章　全身过度炎症反应引起的微循环障碍

　　微循环是循环系统最基本的结构和血液与组织间物质交换的主要场所。血液微循环（microcirculation）是指微动脉与微静脉之间的微血管中的血液循环。一个典型的微循环由微动脉、后微动脉、毛细血管前括约肌、真毛细血管、直捷通路、动-静脉吻合支和微静脉所组成。正常微循环的功能可以概括为三个方面：①通过交换血管（真毛细血管）进行血液和组织细胞的物质交换；②通过阻力血管（微动脉、后微动脉和毛细血管前括约肌）的作用参与调整全身血压和血液分配；③通过容量血管（微静脉和动-静脉吻合支）参与调整回心血量。微循环的血液灌流除了受全身性的神经体液因子和心脏、血管功能变化如心输出量、循环血量、血压等的影响外，生理条件下主要受局部微环境因素的调节。局部器官组织通过自动调节机制，使组织可以根据代谢的需要调节血流，其调节机制属于一种局部反馈调节（图 5-1，请参阅第一章）。

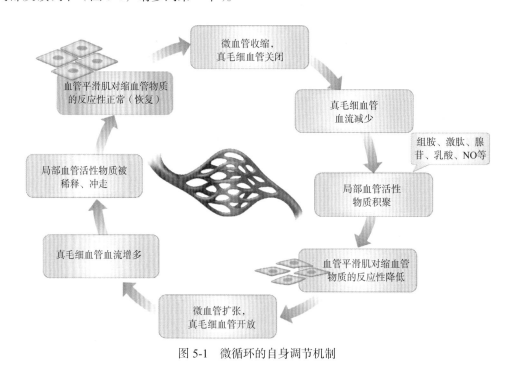

图 5-1　微循环的自身调节机制

第一节　全身过度炎症反应时微循环障碍的主要表现

　　早在 1891 年，Elias Metchnikoff 就指出所有炎症都是因为致病因素损伤血管所致。而现代概念的炎症被定义为具有血管系统的活体组织对损伤因子的防御性反应。血管反应是炎症过程的中心环节，而作为血管系统分布最广泛、体量最大的微循环是炎症过程中首当其冲被冲击和损伤的组织。在脓毒症/感染性休克中，微循环功能障碍主要表现为：①由内皮细胞激活和损伤所导致的血管内皮细胞功能障碍；②以平滑肌细胞功能障碍为主导的血管舒缩调节机制，特别是自身调节机制失效；③细胞线粒体功能障碍加重微循环功能紊乱；④毛细血管严重渗漏导致体液丢失；⑤凝血和纤溶系统功能失调；⑥白细胞激活加重微循环障碍等。微循环功能障碍可致机体血流动力学及血液流变学异常，严重者甚至有效循环血量明显减少，血压下降，由全身性炎症反应发展为脓毒性休克，从而造成组织细胞严重缺氧和器官功能障碍。

第二节　内皮细胞激活/损伤的作用

微循环中最直接暴露于各种致病因素的组织是内皮细胞。对脓毒症的最新定义认为，脓毒症是一种严重的内皮功能障碍综合征反应，血管内和血管外感染引起微循环可逆或不可逆损伤，从而造成多器官功能衰竭。内皮损伤及其导致的微循环障碍被描述为脓毒症常见的各种器官功能障碍的"分母"，在疾病的发展和转归中起决定性作用。有人甚至提出了创伤内皮细胞病（trauma endotheliopathy）的概念。本节也以内皮细胞功能损伤为重点，阐述全身过度炎症反应过程中微循环障碍的发生机制。

一、内皮细胞的特点

内皮细胞是覆盖于心脏、血管和淋巴管腔面的鳞状上皮，其中血管内皮细胞随血流呈单层纵向排列，覆盖 $400\sim500m^2$ 的血管内腔表面，成人约有 10^{12} 个血管内皮细胞，重约 1.5kg，相当于肝脏重量。血管内皮细胞衬于血管内壁，为血液的流动提供光滑的表面，参与维持血液的正常流动状态。作为半透膜，内皮细胞将血管内外分开，调节血管内外的物质交换，起屏障作用。内皮细胞还是一种活跃的代谢及内分泌组织，合成和分泌多种活性物质（表 5-1），在循环和血管功能调节中起重要的作用。在细胞分子表达和功能上，内皮细胞与其他组织细胞、不同组织器官的内皮细胞都存在差异。不同种属、细胞不同分化发育阶段中，内皮细胞的蛋白表达也有差异。

表 5-1　内皮细胞合成和分泌的主要活性物质及其功能

类别	名称和缩写	功能
舒血管	一氧化氮（NO，或称 EDRF）	舒张血管平滑肌，抑制血小板聚集，影响血管通透性
	前列环素（PGI_2）	舒张血管平滑肌，抑制血小板聚集
	内皮源性超极化因子（EDHF）	舒张血管平滑肌
	降钙素基因相关肽（CGRP）	扩张血管平滑肌

类别	名称和缩写	功能
缩血管	内皮素/内皮素转化酶系统（ET/ECE）	收缩血管平滑肌，促进血管平滑肌增殖，影响血管通透性
	环氧合酶内皮依赖收缩因子（EDCF）	收缩血管平滑肌
	血管紧张素类	收缩血管平滑肌
	血小板衍生生长因子（PDGF）	收缩平滑肌，增加血管通透性，促进血管平滑肌增殖
抗凝促纤溶	组织因子途径抑制物（TFPI）	防止凝血酶生成，抑制凝血和炎症反应
	抗凝血酶Ⅲ（ATⅢ）	与凝血酶形成复合物，抑制凝血过程；促进前列环素合成
	组织型纤溶酶原激活物（tPA）	抗凝血，促纤溶
	蛋白C系统（PC）	活性蛋白C水解灭活Ⅴa和Ⅷa，抗炎抗凋亡
	血栓调节蛋白（TM）	作为受体，结合并灭活凝血酶；活化TFPI和蛋白C
	硫酸乙酰肝素糖蛋白（HSPG）	增强AT的抗凝活性，促进白细胞黏附和迁移，促炎
促凝抗纤溶	纤溶酶原激活物抑制物（PAI）	与tPA结合，促进血栓形成
	血管性血友病因子/第Ⅷ因子相关抗原（vWF/Ⅷ：Ag）	促进血小板聚集和血栓形成
	血小板激活因子（PAF）	促进血小板聚集，血管扩张和通透性增加
	血小板反应蛋白-1（TSP-1）	促进血小板激活和聚集，促进血管平滑肌细胞增殖，抑制内皮细胞生长
血管新生	血管内皮生长因子受体	促进内皮细胞增殖，增加血管通透性，促炎
	血管生成素-2（Ang-2）	拮抗Ang-1的促内皮增殖作用，增加血管通透性，促炎

　　血管内皮细胞参与了所在的组织器官和系统的功能调节，也是炎症、凝血、血流动力学、水和电解质平衡及细胞迁移的中介细胞。内皮细胞表型和功能的变化是疾病的急性、亚急性反应，乃至慢性损伤的关键机制，是多种心血管疾病发生的早期病理事件。内皮细胞功能失调也是全身炎症反应综合征、急性呼吸窘迫综合征、多器官功能障碍综合征及其他局部或全身性的缺血-再灌注损伤等过程的主要发生机制。在不同的病理过程中，内皮细胞反应的性质和程度各有差异，需要更深入的探讨。临床上以恢复内皮细胞的内环境稳定和功能为目标的治疗措施，将有助于改善微循环的功能和减轻凝血和炎症反应，对急慢性疾病，特别是心血管疾病，甚至急危重症的转归都有重要影响。

二、内皮细胞激活/损伤的表现

　　各种炎症反应过程中，内皮细胞功能的变化有两种：一种是激活，另一种是功能障碍。内皮细胞的激活是因为血流动力学、细胞因子和代谢变化等刺激通过核因子（NF）-κB为主的信号通路，激活细胞的基因转录和蛋白表达，使内皮细胞合成和分泌的各种黏附分子增多，是细胞的一种适应性变化。而功能障碍则见于氧化应激、高脂血症及病原微生物和毒素等的作用，引起内皮细胞的多种功能障碍，甚至凋亡和坏死，是一种非适应性变化。内皮细胞的激活和功能障碍的区别主要在于描述的角度和程度，结果均可导致血管收缩、血小板聚集、白细胞黏附、低密度脂蛋白氧化及血管平滑肌细胞增殖等（图 5-2）。微血管功能障碍是脓毒症等多种急危重症的重要标志性变化，急性内皮细胞激活和功能损伤在其中起关键作用。炎症反应时血流动力学的变化，释放和激活的大量炎症介质和细胞因子，激活内皮细胞，使黏附分子表达增多，促凝活性增强，细胞形态变化等，引起血管内皮依赖性舒张功能丧失，凝血障碍，屏障功能障碍和组织水肿等，最后导致休克和器官衰竭。

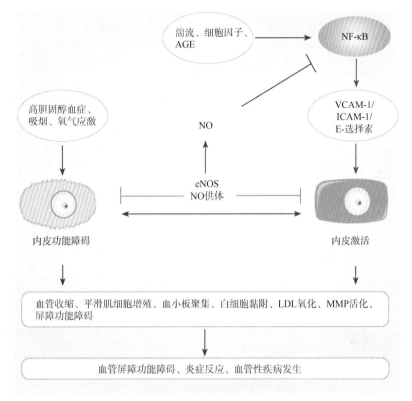

图 5-2　内皮细胞激活与损伤的发生和结果

（一）内皮依赖性的血管舒缩功能障碍

缺血、低氧和切应力降低的早期，内皮细胞以功能性损伤为主，由于组成型血管舒张活性物质如一氧化氮（NO）的生成减少，而血管收缩活性物质内皮素等产生增多（见表 5-1），会引起内皮依赖性的血管舒张功能障碍，加重血管的过度收缩和组织的缺血缺氧，是内皮细胞损伤的特征性功能标志。严重创伤、缺血缺氧后期和脓毒血症等危重症时，内皮细胞发生器质性损伤，加上白细胞激活和诱导型 NO 与自由基生成增多等，将导致血管平滑肌细胞反应性明显下降，使血管反应性低下，出现顽固性的低血压。

（二）凝血功能障碍

与炎症介质相互作用的内皮细胞，表现出明显的促凝血状态。抗凝物质，如组织型凝血酶原激动剂 TM 和肝素类物质合成减少，促凝物质，如组织因子（tissue factor, TF）、凝血酶原激动剂的抑制剂 PAI-1 等表达增多（见表 5-1），形成促凝微粒。激活的内皮细胞吸引血小板、中性粒细胞和单核/巨噬细胞，这些细胞都可以进一步放大其促凝血效应。内皮细胞的激活使细胞表面的磷脂层发生变化，为血小板的黏附提供界面，其释放的 vWF 与血小板相互作用，促进凝血（图 5-3）。内皮细胞的凋亡本身也是促凝表现之一，加上此时由于血管收缩和心输出量降低导致的血流缓慢，凝血物质不易被带走，进一步加剧凝血。

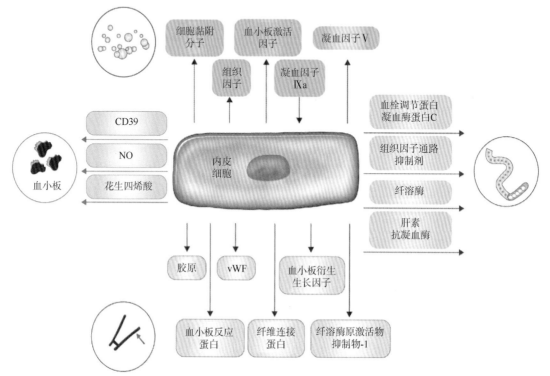

图 5-3　内皮细胞释放的活性物质对凝血功能的影响

注：绿色箭头. 抗凝因素；红色箭头. 促凝因素

（三）血管通透性升高

血管通透性升高是炎症相关疾病的早期病理事件，更是脓毒症、烧伤和创伤等状态下微循环障碍的主要特征。因为血管通透性的增高而造成的体液丢失是低血容量和低血压的重要原因，组织水肿则是肺、肾脏和大脑等器官功能障碍的主要机制。炎症反应时血管的扩张和血流淤滞使微静脉的滤过压升高，加快液体的漏出；更重要的是血管内皮屏障功能的障碍。

内皮细胞屏障功能的维持有赖于细胞与细胞间连接和细胞与基底膜间连接的完整性与细胞收缩力的平衡，其结构和功能的改变在血管通透性变化过程中起重要作用。内皮细胞间的连接指的是细胞间从管腔面到基底面的连接，主要由紧密连接（tight junction）和黏附连接（adherens junction）组成（图 5-4）。内皮细胞的基底面通过整合素与基底膜形成另外一种细胞-基质黏附连接（cell-matrix adhesive junction）。除了介导细胞间的连接外，紧密连接、黏附连接和细胞-基质连接还作为大分子复合物参与细胞信号转导过程，最后可导致基因表达和细胞行为的变化。细胞与细胞间、细胞与基底膜间的连接都与细胞骨架蛋白相连。细胞骨架功能的变化可以导致细胞形态、细胞与细胞间和细胞与基底膜间黏附状态的改变。同时，细胞与细胞间和细胞与基底膜间黏附状态的变化通过细胞信号转导机制导致骨架蛋白的重新排列。

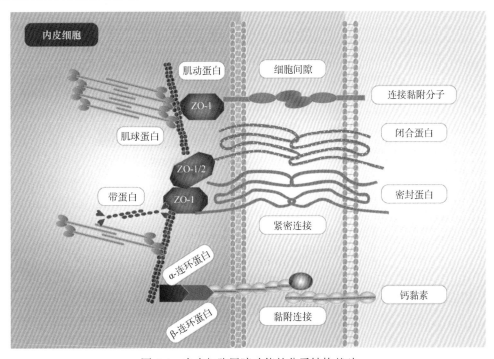

图 5-4　内皮细胞屏障功能的分子结构基础

　　炎症状态下内皮屏障通透性的升高主要体现在各种炎症介质特别是细胞因子等通过与内皮细胞特异受体结合，进行复杂的细胞信号转导过程，最后导致细胞间缝隙（intercellular junction）或又称细胞旁通路的开放（图 5-5）。内皮细胞收缩，细胞间缝隙加大，引起内皮通透性的改变，使大分子物质可以通过内皮细胞间通路漏出血管，最终导致水肿。内皮细胞收缩性的改变被认为是不同的信号和机制导致通透性变化的最后共同通路。内皮细胞形态变化和收缩性的改变主要受骨架蛋白如肌动蛋白和肌球蛋白影响。内皮细胞的异质性使微静脉成为炎症刺激下通透性增高最明显的部位。在大部分组织器官中，微静脉内皮细胞由于其表面受体（如组胺、P 物质受体等）、黏附分子（如 P-选择素）和表面糖蛋白等表达的特点，具有对炎症介质高度敏感的特性。在组胺、缓激肽和 5-HT 等的刺激下，微静脉比微动脉和毛细血管更易引起白细胞和血小板的黏附，并通过内皮细胞的收缩和细胞间缝隙的开放，经细胞旁通路引起血浆外渗，血管通透性升高。内皮细胞膜表面具有增加通透性效应的受体，如高迁移率族蛋白 B1（HMGB1）的受体之一晚期糖基化终产物受体（receptor of advanced glycation end products，RAGE）及 1-磷酸鞘氨醇受体 2（sphingosine-1-phosphate receptor 2，S1PR2）等，在致炎因子的作用下表达增加，而有保护效应的酪氨酸激酶 Tie2 和 S1PR1 等表达降低或功能下降，从不同的角度加剧了炎症介质引起的内皮细胞功能障碍，造成血管通透性增加。

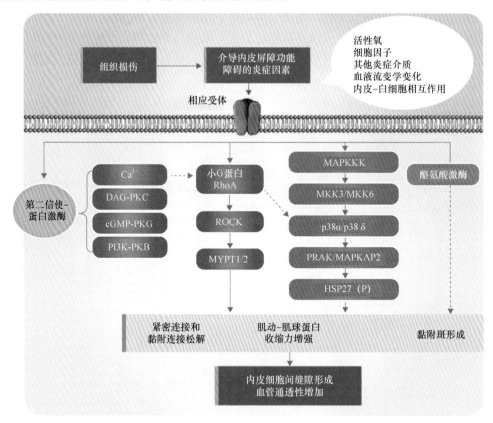

图 5-5　烧伤和炎症条件下血管通透性增加的分子机制

（四）黏附反应和促炎作用

内皮激活的效应也体现在其他有共性的炎症细胞的相互作用中。内皮细胞的激活可以快速增加细胞因子和化学趋化因子的合成和释放。细胞黏附分子表达增加和活性增强，介导白细胞-内皮细胞间相互作用，是导致白细胞滚动和黏附并最后游走渗出的重要因素。血管内皮细胞的黄嘌呤氧化酶含量丰富，是缺血-再灌注损伤氧自由基生成的重要来源。再灌注后产生大量超氧阴离子和过氧化氢，后者在铁离子参与下形成更为活泼的羟自由基，对细胞膜、细胞间质、蛋白质和酶类、核酸及染色体等都造成损伤，加重炎症反应。

（五）血管新生异常

内皮细胞激活、迁移和增殖是血管新生的前提。因此，凡是能够调节内皮细胞功能、形态变化的因素都有可能影响血管新生的发生发展和结局。血管新生的异常在多种疾病的发生发展中有重要意义，特别是慢性炎症反应相关疾病如肿瘤、增生性糖尿病性视网膜病和类风湿关节炎等疾病。影响血管新生的血管生成因子类物质如 VEGF、Ang-1 和 Ang-2 等物质的过少或过多、抑制或激活等将分别导致血管新生不足或增生过度。

三、内皮细胞损伤激活的血清学标志

内皮细胞激活与功能障碍在各种急慢性疾病的发生发展中发挥重要的作用。在临床上判断内皮细胞损伤与激活的性质和程度，成为鉴别病因、预测病情发展、判断预后和指导治疗的重要指标。

（一）Weibel-Palade 小体释放的物质

内皮细胞的激活包括由自身合成并储存的分子来实现的快速反应和转录翻译新的介质的慢速反应。内皮细胞特异的分子储存器是 Weibel-Palade 小体（Weibel-Palade body），主要储存包括表 5-2 中列举的各种分子。这些物质均参与了快速的内皮细胞激活反应，血清中这些成分的增加就成为内皮细胞激活的重要标志。

表 5-2　内皮细胞 Weibel-Palade 小体的主要成分和生物活性分子

中文	英文	功能
血管性血友病因子/第Ⅷ因子相关抗原	von Willebrand factor/factor Ⅷ-related antigen，（vWF/Ⅷ：Ag）	止血
白细胞趋化因子 P-选择素	P-selectin	细胞黏附
溶酶体标志蛋白	CD63/lamp3	P-选择素辅助因子
白细胞介素 8	interleukin-8（IL-8）	趋化作用
内皮素 1	endothelin-1（ET1）	血管收缩
血管生成素-2	angiopoietin-2（Ang-2）	血管生成
α-1, 3-岩藻糖基转移酶Ⅵ	α-1, 3-fucosyltransferase Ⅵ（α-1, 6FucTⅥ）	调节免疫黏附
骨保护素	osteoprotegerin（OPG）	影响血管钙化
人嗜酸性粒细胞趋化因子-3	eotaxin 3	趋化作用

1. 血管性血友病因子和凝血酶调节蛋白

血管性血友病因子（von Willebrand factor，vWF）含量的增加可以在一定程度上反映机体内皮细胞损伤，甚至器官损伤的严重性。vWF 是血管内皮细胞和骨髓巨核细胞合成的一种糖蛋白，正常情况下存在于血浆和血小板（占全血 15%）中。血管内皮细胞受损时大量释放入血，使其血浆水平明显增加，因此它可作为血管内皮受损的标志物。vWF 可与血小板膜糖蛋白 GP Ⅰb/Ⅸ/Ⅴ 结合，激活 GP Ⅱb/Ⅲa 并桥接血小板与 vWF，从而促使血小板聚集。vWF 还可介导血小板黏附到内皮细胞损伤后暴露出的胶原表面，使血小板聚集，形成血小板血栓。另外，内皮细胞表面表达凝血酶调节蛋白（thrombomodulin，TM，又称血栓调节蛋白），TM 与凝血酶结合，激活蛋白 C，发挥抗凝、促纤溶作用。当血管内皮细胞受损时 TM 被水解成可溶性 TM（sTM），使血浆 TM 浓度升高。研究报道，通过检测血清 TM 和 vWF 的水平，可以判断严重急性脑损伤的程度。局部脑损伤的 TM 和 vWF 的浓度比弥漫性的脑损伤更高。有迟发性外伤性颅内血肿的患者血清 TM 和 vWF 的浓度比没有者高。老年脑损伤患者血清 TM 和 vWF 浓度比年轻患者更高。

2. 血管生成素-2

最近的研究提示，血管生成素（angiopoietin，Ang）-2 是比较特异的反映内皮细胞激活和功能障碍及器官损伤程度的指标。酪氨酸激酶 Tie2 在血管内皮膜上表达，是目前所有已知 Ang 的唯一共同受体。内皮特异的 Ang/Tie2 配体-受体系统（Ang/Tie2）是内皮细胞激活的重要介质。由微血管周细胞合成的组成型 Ang-1 与内皮细胞的受体 Tie2 结合，可以通过维持黏附连接蛋白血管内皮钙黏素的结构和功能，降低内皮细胞 NF-κB 的活性，减少黏附分子的表达和抑制内皮细胞凋亡等途径，保护内皮细胞不受炎症的损伤，减少渗出。诱导型 Ang-2 与 Tie2 的结合则拮抗 Tie2 的信号，导致内皮细胞屏障功能的损伤。因此认为组成型 Ang-1/Tie2 信号是重要的血管内皮细胞稳定因素，而诱导表达的 Ang-2 则是 Ang-1/Tie2 功能轴的拮抗剂。Ang-2 储存在内皮细胞的 Weibel-Palade 小体，内皮损伤和激活时被释放入血。静息的血管组织几乎检测不到 Ang-2 mRNA 的表达，但内皮细胞激活后其表达明显增加。研究表明，健康人、一般患者、脓毒症患者和脓毒性休克患者血中循环 Ang-2 的含量依次升高，且血中 Ang-2 的含量与患者的组织缺氧程度、动脉血氧分压与吸入氧浓度之比（PaO_2/FiO_2）、器官损伤程度及死亡预后都有相关性。内皮细胞特异表达的 Ang-2 含量的增加是危重症患者死亡预后的独立的重要的指标。

（二）黏附分子

内皮细胞激活的另一个重要标志是细胞膜表面黏附分子表达的明显增加和功能增强。炎症和感染时，多种黏附分子如 E-选择素（E-selectin，又称 endothelial leukocyte adhesion molecule-1，ELAM-1）、细胞间黏附分子-1（intercellular adhesion molecule-1，ICAM-1）、血管细胞黏附分子-1（vascular cell adhesion molecule-1，VCAM-1）等合成增多，在白细胞与内皮细胞相互作用过程中扮演重要角色。其中 ELAM-1 是内皮细胞特异的，ICAM-1 和 VCAM-1 在白细胞和其他细胞类型中也有表达。这些黏附分子在胞膜脱落后形成的可溶性（soluble，s）成分，在血浆中含量的增加可作为炎症和脓毒症反应过程中内皮细胞激活的标志。有研究报道，sELAM-1、sVCAM-1 和 sICAM-1 在脓毒症患者血浆中的含量都明显增加，且与全身炎症反应、器官损伤和病情转归有关，特别是 sICAM-1 含量的持续增加预示着患者转归不容乐观，最终死亡的患者血浆含量增加最显著。而非感染的创伤患者 sELAM-1 和 sVCAM-1 没有变化，sICAM-1 仅轻微增加。

（三）其他标志物

内皮细胞的激活会导致其他来源的蛋白质的激活和消耗，以及细胞因子的合成分泌增加。如内皮细胞激活可导致凝血系统相关因子活性的变化。蛋白 C 具有抗凝促纤溶和维持内皮细胞稳定等功能，在脓毒症和炎症时由于含量明显减少，出现消耗性的蛋白 C 缺乏，可作为临床判断内皮细胞功能和病情的指标之一，治疗上还可以用活化的蛋白 C 进行补充（详见后述）。抗凝血酶Ⅲ是肝细胞合成的血浆糖蛋白，严重感染时如伴随弥散性血管内凝血（DIC），其含量会明显降低，也可以部分反映内皮细胞的激活和功能障碍。此外，内皮细胞合成 IL-6 增加也部分体现了内皮细胞炎症反应的程度。

（四）内皮细胞糖萼碎片和微颗粒

内皮糖萼（endothelial glycocalyx，EG）由内皮细胞膜结合分子葡糖胺聚糖（GAG）如蛋白聚糖和糖蛋白等组成，带负电荷，厚 $0.2\sim0.5\mu m$。EG 排列在内皮细胞的腔膜面，不仅提供了血浆与内皮细胞间的天然物理屏障，也为二者相互作用提供物质基础。事实上整个 EG 表层是可变的，EG 的可溶性成分与流动的血液之间维持动态平衡，EG 还是整合细胞外血流动力学和化学信号转导的关键信号平台，参与调节血管屏障功能、止血、白细胞和血小板黏附、剪切应力传递，以及抗炎和抗氧化防御反应等。EG 结构和功能变化在某种程度上可以决定内皮细胞和血管相关性疾病的发展和转归（图 5-6）。其中，黏结蛋白聚糖-1（syndecan-1）是 EG 组分之一，当内皮细胞激活和损伤时随着血管 EG 的脱落而释放到血中。血清中黏结蛋白聚糖-1 的水平升高与多种炎症性疾病有关。临床观察和研究证明，黏结蛋白聚糖-1 水平不仅与疾病的严重程度和死亡率有关，还与脓毒症中 DIC 的发生发展有关，提示黏结蛋白聚糖-1 可能是 DIC 发生的预测标志。

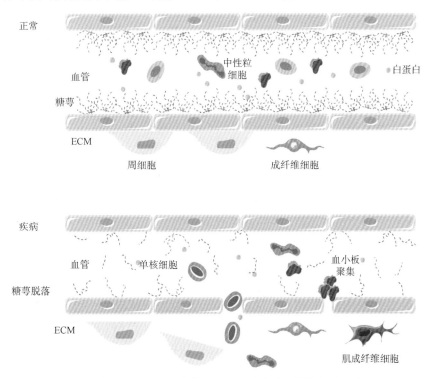

图 5-6　内皮细胞腔面的糖萼在正常和疾病状态下结构与功能的变化

微颗粒（microparticle，MP）又称为微囊泡（microvesicle，MV），是细胞活化、凋亡过程中形成的带有细胞标志物的微小颗粒。内皮细胞微颗粒（endothelial microparticle，EMP）直径在 $100nm\sim1\mu m$，其从血管壁脱落，保留了大多数内皮细胞分子表达的特征，含有丰富的内皮细胞活性成分，通过血液循环可以到达远隔组织，参与细胞间通信，调节凝血、炎症过程，影响内皮细胞功能和血管新生。EMP 在血浆中的出现可作为内皮细胞激活和凋亡的标志物，其含量的增加提示内皮细胞功能障碍、免疫抑制甚至多器官功能障碍。

四、改善内皮细胞功能的策略

（一）维生素 C 对抗氧化应激

内皮细胞对氧化应激特别敏感，活性氧类（ROS）通过抑制 eNOS 的活性减少 NO 的生成，氧化 NO 为有害的 OONO⁻等途径加重内皮细胞的氧化损伤，导致以内皮细胞依赖性血管舒张障碍为特点的微循环衰竭。抗氧化措施也因此成为急危重症综合治疗的重要方面。

研究提示，在休克治疗中大量维生素 C 作为抗氧化剂可以拮抗氧应激，增强 eNOS 功能，减少氧化低密度脂蛋白的生成，清除细胞内超氧阴离子，促进循环和组织的亚硝基硫醇释放 NO，直接还原亚硝基为 NO，并防止 NO 的氧化清除等，从而维持 NO 的正常水平，拮抗氧应激等引起的内皮损伤，恢复内皮细胞功能。动物实验证明，维生素 C 可以抑制吞噬细胞等 iNOS 的活性。在创伤动物和患者，都观察到维生素 C 严重缺乏和抗氧化能力的下降。但仅仅维持血中维生素 C 水平在生理剂量还不够，只有维生素 C 水平达到 mmol/mL 级浓度时，才可以与细胞的氧化应激途径竞争，达到恢复内皮细胞功能的目的。因此有研究者建议，肠外给予大量维生素 C，减少消化道的分解，快速恢复和提高血浆维生素 C 的水平。动物和临床研究结果都显示经肠外给予大剂量维生素 C 可降低烧伤患者血液中氧化产物丙二醛的浓度，减少复苏液体的用量，防止组织水肿等。

（二）组织因子途径抑制物

组织因子途径抑制物（TFPI）作为 TF 起始凝血途径的天然抑制剂，可以防止凝血酶的生成，抑制凝血和炎症反应，现已被越来越多地运用于临床治疗 DIC 患者的研究中。TFPI 主要由内皮细胞合成，在体内以与内皮细胞结合、与脂蛋白结合、游离等三种形式存在。游离 TFPI 是其主要的存在形式，随着肝素的注入或其他病理性刺激，它可以从内皮细胞释放出来。TFPI 合成的初始位点位于内皮细胞，内皮细胞结合 TFPI 后可使血管内皮具有抗血栓形成的作用。TFPI 从多环节干扰凝血系统激活，包括抑制Ⅶa 和 Ⅹa 活性，减少前凝血酶复合物、凝血酶生成等。重组 TFPI（rTFPI）在脓毒症患者及模型动物中起到抗凝、抗炎的双重功效，提高了脓毒症动物的生存率，因而认为 TFPI 能保护器官免受损害。另有临床研究表明，rTFPI 的治疗未见显著疗效，但与所有安慰剂相比，在所有 rTFPI 组中观察到 28 天全因死亡率呈降低的趋势，并有降低细胞因子含量的生物学效应。

（三）糖皮质激素和胰岛素

糖皮质激素和胰岛素均有抑制内皮细胞激活、保护内皮细胞功能的效应。糖皮质激素通过抑制炎症细胞的激活，减少炎症介质的释放，减轻对内皮细胞的刺激。早年就有研究者注意到糖皮质激素能有效降低血管通透性、减轻组织水肿，但由于其免疫抑制的副作用限制了临床使用。胰岛素通过抑制巨噬细胞 iNOS 的活性，增加内皮细胞 eNOS 磷酸化而保护内皮细胞的正常功能。

（四）他汀类药物

他汀类药物作为一种 HGM-CoA 还原酶抑制剂，是一种降胆固醇药物，已被广泛用于治疗心血管疾病。近年研究和观察发现，他汀类药物具有多效性，作用机制主要是通过抑制 HMG-CoA 还原酶，减少法尼基焦磷酸、香叶基酯焦磷酸和胆固醇的生物利用度，减慢蛋白质异戊二烯化，但是不被消除。由于异戊二烯化蛋白浓度降低，减少了炎症反应中被激活的信号转导途径的响应量级。以这种方式，他汀类药物在胆固醇代谢、血管反应性和炎症反应中起着调节作用，可抑制致炎因子的合成和释放，发挥抗炎、免疫调节、抗氧化、抗血栓形成和稳定血管内皮细胞等功能，在防治全身性炎症反应，包括脓毒症中颇有裨益。Reis 等在小鼠脓毒症模型中证实，他汀类药物[阿托伐他汀（atorvastatin）、辛伐他汀（simvastatin）]可以降低脓毒症的诊断分数，减少脑组织促炎介质的含量，降低氧化应激水平，改善脑微循环，减轻脓毒症恢复期认知功能的减低。而他汀类药物在临床脓毒症患者治疗的效用还有待进一步证实。

（五）Sirtuins 激动剂的作用

Sirtuins（SIRT1～SIRT7）是一个烟酰胺腺嘌呤二核苷酸（NAD^+）依赖性酶家族。主要效应是通过对靶蛋白进行去乙酰化修饰，参与调控从细胞核、细胞质到线粒体等的多个关键细胞活动过程，具有保持代谢平衡、减少细胞损伤并抑制炎症的作用。近 10 余年的研究表明，Sirtuins 在急、慢性炎症疾病的发生过程中都具有重要的意义。有研究表明，SIRT1 具有明显的保护血管内皮细胞的效应。SIRT2 表达的增加可以提高脓毒症小鼠的 7 天存活率，SIRT1/3 的激活通过对 SOD2 和 p53 等蛋白的去乙酰化作用，对多种组织和脏器细胞，如平滑肌细胞、肝细胞、肠上皮细胞和肾小管上皮细胞及血管内皮细胞都具有确切的保护作用，可明显减轻重症休克和脓毒症器官功能障碍。令人兴奋的是，SIRT1 不仅具有特异性的化学激动剂（SIRT1720），还可以被天然的植物多酚提取物如白藜芦醇（resveratrol，RSV）、虎杖苷（polydatin，PD）等激活，以 Sirtuins 为靶点的治疗策略展现出诱人的潜在临床应用前景。

（六）具有保护内皮细胞功能的内源性保护因素

在人们已逐步了解导致内皮细胞屏障功能障碍的原因和机制的同时，也发现了一批可以改善血管内膜、保护内皮细胞完整性和降低血管通透性的内源性生物活性因子，包括 cAMP、ATP、腺苷、肾上腺髓质素、1-磷酸鞘氨醇等，还有前面提及的 Ang-1/Tie2 系统、活化蛋白 C 等。这些因子被称为内皮屏障功能的保护剂或血管通透性的稳定介质。

1. 1-磷酸鞘氨醇

1-磷酸鞘氨醇（sphingosine-1-phosphate，S1P）是血浆的一种重要组成成分，来自鞘磷脂的代谢。细胞内的 S1P 作为第二信使，与调节性分子如酶、通道蛋白、转录因子等相互作用产生效应。而 S1P 的主要作用是作为一个细胞外配体，与几乎存在于所有细胞种类的 S1P 膜受体结合，并通过 G 蛋白偶联受体及其信号转导通路，影响细胞的生存、分化、运动等，发挥广泛的生物学效应。内皮细胞分化基因是 S1P 的特异性受体，通常称为 S1P 受体（S1P receptor，S1PR）。S1P 受体有 5 种（S1PR1～S1PR5），人血管内皮细胞以表达 S1PR1 和 S1PR3 为主，也有报道表达 S1PR2。生理浓度下 S1P 主要与 S1PR1 结合，并与蛋白偶联受体的 G_i 相互作用，引起 Rac1 活性的增强，启动内皮细胞屏障保护功能。这一功能被认为具有重要的临床治疗意义，有可能为感染等病理状态下的组织炎症，尤其为血管通透性的升高所导致的组织水肿提供治疗途径。我们的研究证实，生理剂量的 S1P 可以激活 S1PR1，减轻细胞和动物烧伤模型所致的内皮屏障功能障碍。也有研究证明，给予 S1PR1 类似物 FTY 720 可以减轻脓毒症小鼠血浆的丢失。但是，当浓度过高（如超过 10μmol/L）时，S1P 主要与 S1PR2/3 结合，并与 G_q 及 $G_{i2/i3}$ 相互作用，导致细胞的收缩和内皮屏障功能障碍。炎症过程中 S1PR2 可被诱导表达和激活，可能是血管通透性增加的机制之一。

2. 活化蛋白 C

活化蛋白 C（APC）是正常人体含有的一种具有抗凝、促纤溶和细胞保护作用的物质。APC 在内皮细胞有特异性受体，即内皮细胞蛋白 C 受体（endothelial protein C receptor，EPCR）。APC 通过与 EPCR 结合，表现出一系列抗凝血和抗炎症的作用。①抗凝血促纤溶。APC 能裂解激活的 Va 和 Ⅷa 因子，减少凝血酶形成，从而具有抗凝作用。APC 能结合纤溶酶原激活物抑制物（PAI），从而具有促纤溶作用。②稳定血管内皮细胞之间的结合力，强化屏障功能。APC 能通过结合内皮细胞表面的 EPCR 和 Rac1 基因蛋白参与鞘氨醇磷酸盐（S1P）磷酸化，导致内皮细胞骨架蛋白重排。因为细胞骨架连接部位之间的抗张力强度增加，而使血管内皮细胞的屏障功能得到强化，由此可以明显降低微血管的通透性，减轻炎症损伤。③抑制血管内皮细胞凋亡，维持内皮屏障完整。APC 与 EPCR 结合后，形成的 APC-EPCR 复合体能够通过分解 PAR-1 等，增加抗凋亡基因的表达，抑制促凋亡基因的表达，发挥其抗凋亡作用。抑制各种炎症损伤导致的血管内皮细胞凋亡，能有效地维持内皮屏障的结构功能。④抑制细胞信号转导，进而抑制炎症介质的表达。APC 通过降低凝血酶水平，减少凝血过程激活的多种炎性细胞因子（TNF-α、IL-1、IL-6）的生成，还具有调控 NF-κB 的作用。动物实验也发现 APC 能通过抑制 NF-κB 及 AP1 的活性，减少脂多糖等介导的诸如 TNF-α 等炎症介质的表达，从而达到减轻炎症损伤的作用。

APC 这种多位点的作用使其成为脓毒症和休克治疗较具潜力的制剂，具有抗凝和抗炎并举的效应，成为重症休克新的治疗策略。重组人 APC（recombinant human APC，rh-APC）能有效抑制 DIC 的抗凝血蛋白，曾经被报道在临床治疗上有一定的突破，但因其具有引起出血的副作用，已于 2011 年前后分别从欧洲和北美市场撤出。针对 APC 而开发新的有效制剂有待进一步深入探讨，对有关制剂适应证的选择和对多种重症休克的疗效也需要进一步验证。

第三节　平滑肌细胞功能变化的作用

血管平滑肌细胞（vascular smooth muscle cell，VSMC）的功能对微循环状态有重要的调节作用。VSMC 的收缩或舒张既接受神经体液因素的调节，也接受相邻的内皮细胞的调控，其自身结构和功能的改变也对微循环功能状态发挥主动和重要的影响。

一、神经体液因素对血管平滑肌细胞舒缩的影响

严重全身炎症反应可通过两个环节影响血管平滑肌细胞的舒缩功能：①不同原因导致的体液丢失，血管通透性增加导致的血浆外渗等，引起有效循环血量降低，可通过交感-肾上腺髓质系统的兴奋和其他缩血管物质的作用而使 VSMC 发生强烈的收缩和血管痉挛；②炎症介质如组胺和肿瘤坏死因子及缺氧所产生的代谢产物，可以导致 VSMC 的舒张和血管的过度扩张。血管平滑肌细胞的过度收缩或舒张可以在相同的时间发生在不同组织的血管，也可以在相同的组织部位先后发生过度收缩和舒张，使微血管从过度痉挛转变为反应性低下甚至麻痹扩张。

（一）有效循环血量降低通过神经体液调节代偿性引起血管平滑肌细胞的过度收缩

1. 交感-肾上腺髓质系统兴奋引起微血管收缩

引起严重全身炎症反应的致病因素如感染、创伤性失血等引起有效循环血量急剧减少从而发生休克。休克时心输出量的减少和动脉血压的降低可通过颈动脉窦和主动脉弓反射而使交感-肾上腺髓质系统兴奋。疼痛刺激亦可引起交感-肾上腺髓质系统兴奋，使儿茶酚胺大量释放入血，引起小血管的广泛收缩和痉挛，尤其是微动脉、后微动脉和毛细血管前括约肌的收缩，使毛细血管前阻力增加，真毛细血管关闭，血流量减少，血流速度减慢。血液通过直捷通路和开放的动-静脉吻合支回流，使组织灌流量减少，出现少灌少流，灌入少于流出的情况，组织呈缺血性缺氧状态。有研究显示，休克代偿期的血管收缩反应与血管直径有关，A1、A2 和 A3 级微动脉以收缩反应为主，而 A4 级及毛细血管前括约肌则是扩张的。只有当平均动脉压（mean arterial pressure，MAP）下降至 45mmHg 以下时，才出现所有级别血管收缩。

不同器官的血管平滑肌细胞对儿茶酚胺刺激的反应性是不均一的，从而使血液重新分配，以保证重要生命器官的血流供应。

（1）皮肤、内脏等血管的反应：皮肤、腹腔脏器和肾的小血管具有丰富的交感缩血管纤维支配，肾上腺素 α-受体占优势。因而在交感神经兴奋和儿茶酚胺增多时，这些器官组织的微血管都发生收缩，以微动脉血管平滑肌细胞和毛细血管前括约肌的收缩最为强烈，使毛细血管前阻力明显升高，微循环灌流量急剧减少。加上肾上腺素 β-受体受刺激使动-静脉吻合支开放，使微循环非营养性血流增加，组织发生严重的缺血性缺氧。

（2）脑血管的反应：脑血管交感缩血管纤维分布少，肾上腺素 α-受体密度低。故在交感神经兴奋时，血管平滑肌细胞收缩不强烈，脑血管的管径变化不明显。

（3）心脏血管的反应：心脏冠状动脉虽然也有交感神经支配和肾上腺素 α、β-受体，但交感神经兴奋和儿茶酚胺增多可通过心脏活动增强、代谢水平增高，使扩血管代谢产物腺苷、乳酸、H^+ 和 CO_2 等生成增多，最终效应是降低血管平滑肌细胞的反应性，使冠状动脉扩张。

（4）骨骼肌血管的反应：创伤应激状态下，如果机体不处于逃逸状态，骨骼肌组织的微血管也以收缩为主要反应，以保证心脑血液供应，而血管收缩使始终开放的直捷通路血流更快，有利于血液回流。

2. 其他体液因子介导的缩血管反应

创伤性休克中还有多种体液因子参与调节缩血管反应。

（1）血管紧张素：交感神经兴奋和血容量减少可激活肾素-血管紧张素系统，血管紧张素 II 有强烈的缩血管作用。

（2）垂体加压素：血容量减少时，左心房容量感受器对下丘脑合成和释放血管加压素［vasopressin，又称为抗利尿激素（antidiuretic hormone，ADH）］的反射性抑制减弱，血管加压素分泌增多，在超过生理剂量的情况下，对内脏小血管有收缩作用。

（3）血栓素 A_2（thromboxane，TXA_2）：交感神经兴奋释放的儿茶酚胺能刺激血小板产生更多的 TXA_2，有强烈的缩血管作用。

（4）心肌抑制因子（myocardial depressant factor，MDF）：休克时溶酶体蛋白溶解酶可分解胰腺蛋白质而产生 MDF，它除了引起心肌收缩力减弱，抑制单核-吞噬细胞系统功能外，也能使腹腔内脏小血管收缩。

（5）内皮素（endothelin，ET）：肾上腺素、血管紧张素 II、血管加压素及缺血和缺氧等可以刺激内皮细胞合成和分泌内皮素增多，内皮素有强烈而持久的收缩小血管作用。

（6）其他炎症物质：休克时产生的白三烯和 ROS 等物质也可介导血管平滑肌细胞收缩，导致血管痉挛。

（二）炎症介质和缺氧代谢产物介导血管平滑肌细胞的反应性降低

炎症应激时，交感-肾上腺髓质系统的兴奋可以一直存在，由此介导的血管平滑肌细胞收缩和微血管痉挛收缩可导致组织缺血缺氧，进而引起组织代谢的变化，使微血管不再维持收缩状态。同时，大量炎症介质的产生对血管平滑肌细胞也有明显的舒张作用，从而导致血管反应性降低。

1. 多种炎症介质具有扩血管功能

组织缺血缺氧可启动炎症级联反应，炎症细胞生成大量炎症介质，包括氧自由基生成增加，细胞因子转录、合成并释放，参与了休克失代偿期微循环紊乱的发生。如组胺具有经典的舒张血管平滑肌、扩张微血管的效应；内啡肽可抑制心血管中枢和交感神经纤维，促使血管扩张。缩血管神经递质可被转化失活，如神经系统的单胺氧化酶可使儿茶酚胺氧化脱氨，生成过氧化氢，并在铁离子的作用下，经 Fenton 反应生成羟自由基。氧自由基可直接使儿茶酚胺发生氧化转换从而失活。TNF-α、IL-1 刺激 NO 的生成，有扩血管作用。

2. 酸中毒和局部扩血管代谢产物增加

缺血性缺氧导致组织代谢变化，有氧氧化障碍，能量产生减少使 ATP 代谢产物腺苷堆积，腺苷具有明显的扩血管作用。无氧酵解增强使 H^+ 和乳酸生成增加。有研究证明 VSMC 内酸中毒可导致血管平滑肌细胞膜钾通道开放，K^+ 释出增多，使细胞膜超极化，从而降低膜电压依赖性钙通道的活性，引起 VSMC 在接受缩血管物质的兴奋刺激时，Ca^{2+} 内流减少，使细胞内 Ca^{2+} 升高不足，收缩性降低，从而导致血管扩张。细胞内酸中毒时 H^+ 还与 Ca^{2+} 竞争收缩蛋白的结合位点，也降低平滑肌细胞的收缩性。细胞外酸中毒则可能通过影响血管内皮细胞功能、促进血栓形成等导致微循环淤滞。另外，组织创伤和组织缺氧造成平滑肌细胞膜损伤，可致细胞内 K^+ 大量释出，细胞外高 K^+ 导致 Ca^{2+} 内流减少，平滑肌细胞的收缩性降低，从而导致血管扩张。缺血、缺氧、酸中毒等可刺激肥大细胞释放组胺增多和细胞间液渗透压增高，也引起血管平滑肌舒张和微血管的扩张，微循环的周期性自主血管运动也明显减少。

二、血管平滑肌细胞自身反应性的变化影响血管舒缩

血管反应性（vascular reactivity）通常是指动脉血管平滑肌细胞（arterial smooth muscle cell，ASMC）对缩血管物质如去甲肾上腺素等的收缩反应。引起血管收缩所需的去甲肾上腺素浓度越高，血管的反应性越低。休克失代偿期由于缺血缺氧和代谢变化，ASMC 的反应性降低。尤其在不可逆休克阶段，更表现为 ASMC 对缩血管物质无反应，即使在输血补液治疗以后，微血管对儿茶酚胺类物质的反应性仍然低下，能引起血管收缩的去甲肾上腺素所需浓度越来越高，收缩反应越来越不明显，出现顽固性低血压，导致重要生命器官的灌流不足，是重症休克致死原因之一。休克难治期的血管低反应性（vascular hyporeactivity）发生的机制虽然尚未完全阐明，但已有大量研究提示与血管平滑肌细胞自身的功能和结构变化密切相关。

（一）血管平滑肌细胞的肾上腺素能受体失敏

内源性儿茶酚胺失活和肾上腺素能受体（AR）失敏可能参与了休克血管低反应性的发生。受体失敏包括早期的受体内化、后期的受体分解增加和表达减少，以及受体磷酸化导致与配体的亲和力下降等多个环节。例如，创伤性休克引起剧烈的应激反应，糖皮质激素对儿茶酚胺的心血管效应具有允许作用，即糖皮质激素本身不直接引起血管收缩，但必须少量存在，儿茶酚胺才能充分发挥对心血管的调节作用。其机制是通过增加心肌和血管平滑肌 AR 的数量，保证血管对儿茶酚胺的反应性，并加强儿茶酚胺的其他效应。而在休克失代偿期，出现糖皮质激素抵抗和受体耗竭失敏，平滑肌细胞表面 AR 减少，从而降低血管反应性。有研究在家兔内毒素血症和肠系膜上动脉内毒素刺激的模型中证明，细胞因子 IL-1 可能通过激活 JAK2-STAT3 信号通路，下调血管 AR 的 mRNA 转录和

蛋白质表达，导致受体失敏。虽然该研究来自内毒素血症，但创伤休克引起的炎症反应中，IL-1 和 TNF-α 也是重要的细胞因子，因此推测也存在 AR 失敏。血管平滑肌细胞的肾上腺素能受体失敏，对儿茶酚胺类物质的兴奋性降低、收缩反应性减弱，从而导致 ASMC 舒张和血管低反应性。

（二）血管平滑肌细胞膜超极化

研究证明，重症休克时 ASMC 的超极化是引起反应性下降的重要原因。赵克森等研究证明，休克后期严重缺氧，ASMC 内 ATP 生成减少、H+ 增多，引起细胞膜钾通道（ATP 敏感钾通道 K_{ATP} 和钙激活大电导钾通道 BK_{Ca} 等）的激活开放，使细胞内 K^+ 外流，导致细胞膜超极化。细胞膜超极化会抑制电位依赖性钙通道（potential-operated calcium channel，POC）和 L 型钙通道（L-type calcium channel，L-Ca）的活性，即使升压药物刺激，细胞外 Ca^{2+} 内流明显减少，细胞内 Ca^{2+} 浓度升高不足（仅为正常 50%），从而引起收缩反应性下降。另外，iNOS 活性增加，生成具有显著扩血管效应的 NO；NO 还可被超氧阴离子氧化生成过氧化亚硝酸根（$ONOO^-$），也可使钙激活大电导钾通道 BK_{Ca} 开放，导致 ASMC 舒张。酸中毒引起的细胞内 H+ 增多还与 Ca^{2+} 竞争 ASMC 收缩蛋白的结合位点，进一步导致细胞收缩性降低，血管扩张（图 5-7）。

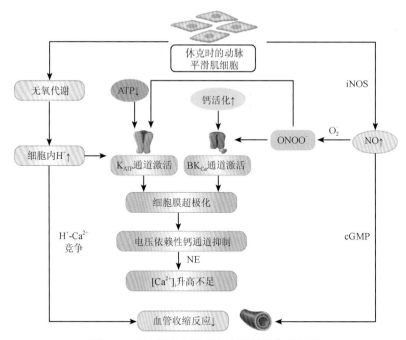

图 5-7　重症休克血管反应性降低的分子机制

（三）血管平滑肌细胞的钙超载与钙失敏

创伤休克造成的缺血和复苏治疗形成的再灌注，会进一步造成细胞损伤。由于生物膜通透性增加、ATP 依赖性离子泵功能障碍和 Na^+-Ca^{2+} 交换反转等导致细胞内钙超载。血管平滑肌细胞持续的钙超载抑制细胞兴奋时的外钙内流，难以触发肌细胞兴奋的动作电位。

又由于细胞收缩时需要胞质钙浓度倍数增长（约 100 倍），钙超载时胞质钙的基础浓度较高，在兴奋信号到达以后，钙浓度难以快速倍数升高到引起细胞收缩的水平，从而造成收缩力明显下降。基于肌肉收缩效率取决于力/钙比率（force/Ca^{2+}ratio，即肌肉收缩蛋白对钙的敏感性）的认识，刘良明等提出了"休克后血管平滑肌细胞肌肉收缩蛋白可能存在钙失敏（calcium desensitization）"假说。他们的研究工作证明了休克后血管和血管平滑肌细胞存在钙失敏，钙敏感性变化与血管反应性变化呈明显正相关。而钙敏感性受到蛋白激酶（protein kinase，PK）G、PKC 和 ROCK（Rho kinase）等激酶的调控。PKC 和 ROCK 主要通过抑制肌球蛋白轻链磷酸酶（MLCP）的活性，增加磷酸化 MLC 的含量，从而增加血管平滑肌细胞的钙敏感性，促进细胞的收缩。PKG 主要通过激活 MLCP，使磷酸化 MLC 含量降低，从而降低血管平滑肌细胞的钙敏感性，促进细胞舒张。具有钙敏性调节作用的精氨酸血管加压素和胰岛素可通过调节血管平滑肌细胞的钙敏感性，调节休克后的血管反应性。

（四）血管平滑肌细胞线粒体功能障碍

线粒体的主要功能是通过氧化磷酸化产生 ATP。此外，还包括 ROS 的生成和解毒、参与某些类型细胞凋亡、胞质和线粒体基质中钙的调节、代谢产物的合成和分解、细胞增殖与代谢的调控，以及把亚细胞器运送到细胞内正确的位置等。从广义来看，上述某一环节异常均可称为线粒体功能不全。但通常所指的线粒体功能不全主要是指其能量生成障碍。休克晚期血管平滑肌细胞的线粒体损伤，ATP 生成减少，是引起血管收缩反应下降和顽固性低血压的原因之一。

线粒体通透性转换孔（mitochondrial permeable transition pore，mPTP）开放是线粒体功能不全发生的重要原因。生理状态下，mPTP 呈低电导关闭状态。赵克森等研究发现，休克时的缺血缺氧、氧化应激、线粒体钙超载、溶酶体损伤及凋亡诱导因子的作用均可致 mPTP 开放，呈高电导开放状态，导致线粒体肿胀、跨膜电位降低、ATP 生成减少、凋亡蛋白释放，造成细胞病性缺氧，使血管平滑肌细胞收缩功能下降并且难以恢复。进一步研究发现，mPTP 的重要调节蛋白亲环素 D（cyclophilin D，CypD）的过度乙酰化是 mPTP 持续开放的关键环节，进而导致重症休克小动脉平滑肌细胞线粒体结构和功能障碍，降低血管反应性。增加去乙酰化酶 SIRT1 的活性可抑制 CypD 的过度乙酰化引起的 mPTP 开放，进而保护线粒体的功能，改善小动脉对缩血管物质的反应性和恢复平均动脉压。据此提出线粒体保护药和 SIRT1 激活剂（白藜芦醇、虎杖苷）可防治重症休克顽固性低血压（详细内容请参阅本章第四节）。

三、血管内皮细胞功能障碍对平滑肌细胞功能的影响

内皮细胞通过合成和分泌血管活性物质、对神经体液因子和机械刺激发生反应来调节血管张力。内皮细胞可以分别合成和分泌舒张或收缩血管的活性物质，与神经递质和来自血液循环的活性物质共同作用，调控平滑肌细胞的舒张或收缩，以维持血管壁有一定的张

力或通过改变血管管径来调节各组织、器官的血流量。来自内皮细胞的血管活性物质在微血管的张力调整中发挥重要作用（见表 5-1）。

创伤性休克早期的缺血缺氧、血流缓慢使切应力降低时，即可导致内皮细胞的功能性损伤，由于组成型血管舒张活性物质如 NO 的生成减少，而血管收缩活性物质内皮素等产生和释放增多，会引起内皮依赖性的血管舒张功能障碍，是内皮细胞损伤的特征性功能标志，可加重血管的过度收缩和组织的缺血缺氧。脓毒症导致的内皮细胞功能障碍严重影响内皮依赖性的血管舒缩功能调节，表现为对儿茶酚胺的低反应性。主要源于内皮型一氧化氮合酶（eNOS），特别是诱导型一氧化氮合酶（iNOS），以及经环氧合酶 2（COX2）作用产生的前列环素增加，被认为是脓毒症引起低血压的主要原因。

严重创伤、缺血缺氧后期和脓毒性休克等危重症时，内皮细胞出现器质性损伤。此时诱导型 NO 和自由基生成增多，将导致血管平滑肌细胞反应性明显下降，血管反应性低下，出现顽固性低血压。有研究提示，在休克代偿期，内皮细胞表达的血管生成素-1（Ang-1）与 Tie-2 结合，通过适度增加 NO 的生成和分泌而增加微血管反应性。在休克失代偿期，内皮细胞更多地释放血管生成素-2（Ang-2），和 Ang-1 竞争与 Tie-2 的结合位点，导致过量诱导型 NO 的生成，并可能在氧自由基的作用下转化为 $ONOO^-$，导致血管平滑肌细胞的舒张和血管反应性降低。

四、细胞间缝隙连接功能变化对血管平滑肌细胞功能的影响

内皮细胞产生的脂溶性气体介质可直接作用于平滑肌细胞，但气体分子半衰期短、作用范围局限、弥散受限且易被血流冲走，因此作用有限。内皮细胞产生的其他信号分子可以通过受体调节平滑肌细胞的舒缩，但受到受体表达及其活性的影响。除此之外，内皮细胞还可能通过第三种途径，即两种细胞的缝隙连接，影响平滑肌细胞的舒缩。小动脉和微动脉血管内皮细胞之间、内皮细胞与紧邻的平滑肌细胞，以及平滑肌细胞之间均存在缝隙连接，有利于实现直接的物质传导，传递超极化的电位信号和钙离子等。邻近细胞形成功能合胞体，可以保证每毫米微血管能够以单一活动单位形式实现自律性和节律性的收缩，这是微血管自主运动发生的结构基础之一。不同细胞之间表达不同类型的连接蛋白（connexin），组合形式各异。氧化应激状态可损伤内皮细胞间缝隙连接的功能，影响微血管的自主运动。刘良明等的研究也提示，在失血性休克血管反应性变化的过程中，内皮细胞与紧邻的平滑肌细胞之间形成的缝隙连接（myoendothelial gap junction，MEGJ）结构和磷酸化水平的改变影响 ROCK、NO、血管加压素及 Ang-2 等信号和物质对微血管反应性的调节和效应。

五、血管平滑肌细胞低反应性的后果和应对策略

（一）血管低反应性的后果

全身炎症反应，特别是脓毒症早期，就有微血管对儿茶酚胺类物质的反应性下降，引

起血管收缩所需的去甲肾上腺素浓度越来越高，收缩反应越来越不明显，出现顽固性低血压，导致重要生命器官灌流不足。微血管反应性低下，不能参与重要生命器官血流的调节，促使整个心血管功能恶化。

1. 导致血流淤滞和血浆外渗

血管低反应性使血管扩张，内脏毛细血管中血流淤滞，血管内流体静压上升，血浆渗出到组织间隙。此外，由于组胺、激肽、前列腺素（PG）等作用引起微血管通透性增高，酸中毒使组织间胶原蛋白的吸水性增强，两者均可促进血浆外渗、血液浓缩，血细胞比容的上升又会促进红细胞聚集和加重微循环淤滞，形成恶性循环。

2. 加重毛细血管无复流现象

休克晚期即使大量输血补液使血压回升，毛细血管血流仍不能恢复，称为无复流现象（no-reflow phenomenon）。研究发现，大鼠重症失血性休克治疗后会出现大循环和微循环不同步恢复现象，即血压可一度回升，而微循环血液灌流量无明显改善，毛细血管中淤滞的血液未能恢复流动。心、脑等重要生命器官微循环灌流量未能明显恢复，回升的血压也会再次下降，以致动物死亡。血管平滑肌细胞的扩张和血管低反应性造成的低灌流压、白细胞嵌塞和血小板黏附聚集等因素共同导致无复流现象，使抗休克药物不能进入毛细血管而作用于靶细胞发挥效应。这也是导致重要生命器官灌流不足和重症休克难以治疗的原因之一。

由于血浆渗出血管外或被隔离在某些内脏血管网中，血量和血管容量不相适应的矛盾加剧，有效循环血量显著减少。回心血量减少带来静脉充盈不良和静脉压（包括中心静脉压）下降。心输出量减少带来脉搏细速，血压进行性下降，毛细血管灌流量进一步减少。

（二）改善血管反应性的策略

对于内皮细胞功能障碍导致的血管舒缩调节失衡而引起的持续性低血压，应采取保护和改善内皮细胞功能的策略（见本章第二节）。而针对血管反应性降低的平滑肌细胞机制，可以通过阻断诱发因素和抑制介导低反应性的信号通路激活而实现。例如，可通过适当使用糖皮质激素提高 ASMC 对儿茶酚胺的敏感性；使用抗氧化剂抑制氧化应激，使用格列本脲关闭 ATP 敏感钾通道 K_{ATP} 以纠正 ASMC 膜超极化，提高 ASMC 对钙的敏感性（详细内容请参阅本书第八、九、十章）。

第四节　线粒体损伤在微循环障碍中的作用

线粒体是细胞有氧氧化和氧化磷酸化的场所，约消耗全身氧量的 98%，并以 ATP 的形式提供正常细胞功能所需的大部分能量。除了生成 ATP，其功能还包括产热和体温调节、胞内钙调节、产生 ROS，以及对生理应激反应的能力。

全身过度炎症反应造成高代谢状态，使组织细胞出现氧债，细胞缺氧，线粒体功能首先受到损害。ATP 合成减少，细胞能量生成严重不足以致功能障碍，可直接损伤血管内皮细胞和平滑肌细胞功能，出现微循环障碍；微循环障碍导致的缺血和淤血性缺氧，进一步影响线粒体的结构和功能。最终可导致线粒体发生肿胀、致密结构和嵴消失等形态改变，甚至崩解破坏，导致细胞死亡。线粒体功能障碍（mitochondrial dysfunction，MD）与微循环障碍可互为因果，加重全身炎症反应过程。

一、严重全身炎症反应通过多种方式影响线粒体功能

（一）低灌注造成的组织细胞缺氧影响线粒体电子传递链功能

体液丢失、摄入减少、心功能抑制及血液重分布等多种原因引起的有效循环血量减少，可直接导致线粒体电子传递链（ETC）功能损害。正常时，线粒体电子传递链反应提供了所需能量的 95%，消耗细胞内 90% 的可利用氧。参与电子传递链反应的各种载体、酶、基质和氧不足均会影响反应的完成。机体健康时，呼吸链复合物Ⅳ的特殊酶活性使其在较低氧环境下也能有效发挥作用。但严重低氧则可造成 ATP 生成的明显下降，并可能触发细胞死亡途径。对心源性休克患者肌肉活体穿刺证明，线粒体中细胞色素 c 氧化酶、琥珀酸细胞色素 c 还原酶、氧化型辅酶 Q 含量减少和活性下降，使线粒体氧化能力下降，葡萄糖经过三羧酸循环产生能量下降。即使在能量需要增加和存在基质、O_2、ADP 的情况下，线粒体也不能加速氧化磷酸化，标志着线粒体功能的严重缺陷。赵克森等的研究也提示，重症失血性休克大鼠肝细胞 ATP 能量产生明显降低。

（二）炎症反应产生的大量活性氧类直接抑制线粒体呼吸

炎症反应过程中多种炎症细胞激活，产生大量的一氧化氮、一氧化碳、硫化氢和其他活性氧类，可直接抑制线粒体 ETC 的功能，并对线粒体蛋白和其他结构如脂质膜造成直接损伤。即使不至于造成细胞死亡，也可在电镜下观察到线粒体的广泛损伤，有水样线粒体和嵴膜损伤。Singer 等报道，接受重症监护的感染性休克患者骨骼肌中线粒体复合物Ⅰ活性的降低与一氧化氮的过量生成直接相关。动物实验也证实了这种关系。

（三）炎症反应诱导的应激相关激素水平变化导致线粒体功能失调

应激反应过程中释放大量儿茶酚胺，细胞代谢活动增强，高代谢状态造成相对的能量不足，细胞 ATP 水平下降，细胞死亡途径将被激活；另外，甲状腺激素被认为主要通过调节线粒体活性发挥作用。应激状态下可出现"低 T_3"综合征，可能影响线粒体的功能。

（四）炎症反应导致线粒体生物发生效率降低

mtDNA 编码 ETC 复合体的 13 个蛋白亚基和一整套转移核糖核酸（tRNA）和核糖体核糖核酸（rRNA），对细胞功能和机体健康至关重要。线粒体转录因子 A（mitochondrial transcription factor A，TFAM）在线粒体 DNA（mtDNA）的稳定中有重要功能。线粒体生

物发生过程中，其转录因子调控的主要信号网络复杂，由共激活因子（如 PGC-1α/β）辅助激活核转录因子（如 Nrf-1/2），进而激活线粒体转录因子（TFAM 和 TFBM）。PGC-1 与 Nrf-1 结合后，还协同作用于 TFAM 基因的启动子。TFAM 通过调控线粒体 DNA 的转录和复制，介导线粒体生物发生。细胞水平研究提示，TFAM 可通过抑制 TLR4 而减少 ROS 生成和 p38MAPK 激活，从而维持线粒体功能。有研究证明 LPS 诱导的氧化应激导致 mtDNA 拷贝数降低。全身炎症反应过程中大量释放的炎症介质，特别是细胞因子 IL-6 和 TNF-α 等也可明显降低线粒体基因转录的效率，导致 PGC-1A、Nrf-1 和功能蛋白 SIRT3 的表达减少，线粒体的生物发生被抑制。在接受内毒素注射的志愿者和临床脓毒症危重患者中都证实了这一现象。临床观察也提示，早期激活线粒体生物合成，可以提高重症患者的存活率。

二、线粒体功能障碍对微循环的影响

全身炎症反应导致的线粒体功能抑制、结构损伤和线粒体蛋白合成减少等，不可避免地会影响微循环相关的血管内皮细胞和平滑肌细胞及血液中炎症细胞的功能，从而导致和加重微循环障碍。

（一）能量代谢降低的后果

前已述及，血管平滑肌细胞 ATP 含量的减少将导致 K_{ATP} 的激活开放，细胞内钾离子外流，细胞膜超极化，使平滑肌细胞受到缩血管物质刺激时钙升高不足，血管反应性下降，血管过度扩张，结果是组织出现淤血性缺氧，可发展为难治性休克。ATP 含量的明显降低将导致血管内皮细胞凋亡坏死，破坏血管屏障功能，使血管通透性增加，加重体液的丢失。ATP 含量的下降使 ADP 堆积，腺苷作为强效的血小板激动剂，将激活血小板，促进其在血管壁黏附和聚集，加重微循环障碍。

（二）线粒体钙运输功能下降

正常线粒体有结合、储存和传递钙的功能。线粒体钙含量比细胞质高 500 倍，它是细胞内钙的主要储库。与内质网钙库相比，线粒体钙库对钙的调节容量更大，作用更持久。线粒体通过单向转运子（uniportor）转运钙进入线粒体，通过 Na^+/Ca^{2+} 交换形式运送钙出线粒体，钙的传递需要 ATP。在休克后期，线粒体钙运输功能下降，导致线粒体中钙含量增加。钙过多又会抑制线粒体的呼吸功能，带来包括血管内皮细胞和平滑肌细胞在内的细胞死亡。

（三）线粒体内膜通透性转换孔的变化介导细胞凋亡

正常生理状态下，线粒体内膜通透性转换孔（mPTP）呈低电导关闭状态；但在缺血缺氧、氧化应激、溶酶体损伤、线粒体钙超载和凋亡诱导因子（apoptosis-inducing factor,

AIF）释放等病理状态下，mPTP 呈高电导开放状态，是导致线粒体功能不全的主要机制之一。休克时 mPTP 开放，允许离子、代谢产物、大分子物质漏出，导致线粒体肿胀和线粒体膜电位降低；ATP 合成障碍使其生成减少，形成细胞病性缺氧。此外，由于蛋白质和脂质溶酶对线粒体膜蛋白的损伤，影响了电子传递，损伤后释放的细胞色素 c 和更多的 AIF 可促进细胞凋亡。线粒体损伤释放的 mtDNA 可作为损伤相关分子模式（DAMP），与模式受体结合，进一步加重宿主的全身炎症反应。

（四）活性氧类生成增多

氧化应激既可以是线粒体损伤的原因，也可以是线粒体损伤的后果。线粒体氧化磷酸化功能障碍，氧自由基和其他过氧化产物生成增多，形成的大量 mtROS 可触发线粒体自噬失调，细胞代谢和功能障碍，尤其容易导致血管内皮细胞的损伤。线粒体损伤还导致其抗氧化机制被遏制，加重氧化应激损伤。例如，SOD2 作为存在于线粒体内的抗氧化酶，在调节 mtROS 水平中发挥了关键作用。SOD2 表达、活化可迅速清除 mtROS，减轻机体的氧化应激程度。但线粒体损伤，由于 SIRT3 表达减少和活性降低，可导致 SOD2 乙酰化失活，其抗氧化作用被削弱。

三、保护线粒体功能成为重症休克治疗的新靶点

线粒体功能障碍一方面引起休克时细胞病性缺氧，即使在感染性休克高动力型状态、组织氧供正常的情况下，仍然出现氧耗量下降和血中乳酸含量增加。另一方面，线粒体功能紊乱促进细胞凋亡，参与了休克后期多器官功能不全的发生。因此，近年提出通过观察血小板线粒体结构和功能早期判断细胞线粒体损伤程度、并保护线粒体功能以治疗休克的新思路。线粒体功能不全的防治可以从以下几方面入手。

（一）改善营养供应

影响糖代谢和脂质代谢的一些物质，如丙酮酸、葡萄糖、辅酶 Q_{10} 等，能增强线粒体的氧化磷酸化功能，增加 ATP 产生。但作用是非特异的，对引起线粒体损伤的因素（ROS、钙超载、mPTP 开放等）无直接影响，故不属于线粒体保护剂。但已有研究证明，丙酮酸有一定的抗氧化活性。

（二）减轻氧化应激

白藜芦醇通过螯合氧化反应所需的二价铁降低氧化应激，并能抑制线粒体复合物Ⅲ减少氧自由基生成，发挥线粒体保护作用。赵克森等研究的抗休克新药虎杖苷（白藜芦醇苷）已被证明既有改善微循环、增加营养物质供应的作用，又有减少氧自由基生成、防治休克线粒体损伤的作用。

（三）抑制 mPTP 开放

环孢素 A 是较早确定的线粒体保护剂，可作用于 mPTP 的亚单位 CyPD，降低 mPTP 对 Ca^{2+} 敏感性，抑制 CyPD 与 PiC 的结合，从而抑制 mPTP 开放，发挥保护线粒体的作用。白藜芦醇不仅能抑制氧自由基生成和螯合二价铁抑制氧化反应，保护溶酶体，从而抑制溶酶体酶和凋亡因子释放，防止随后的线粒体损伤，而且能通过磷酸化 GSK-3β，抑制 mPTP 开放。

（四）调节离子通道

线粒体钙超载会引起 mPTP 开放和随后的线粒体功能不全。钙通道抑制剂钌红能够通过抑制线粒体钙超载而抑制 mPTP 开放，起保护线粒体作用。线粒体 ATP 敏感性钾通道开放剂二氮嗪通过诱导钾摄取抑制钙超载，可发挥抑制 mPTP 开放的作用。

（五）促进 SIRT3 的表达和活性

最近的研究进一步证明，脓毒血症及其他创伤休克晚期血管内皮细胞和 ASMC 的线粒体发生了功能和器质性损伤，特别是去乙酰化酶 SIRT1/3 活性下降，多种蛋白因去乙酰化不足而过度乙酰化，导致线粒体能量代谢的损伤和细胞损害。前已述及的 SIRT 家族成员之一 SIRT3 主要位于线粒体，在所有线粒体 Sirtuins 中显示出最强的去乙酰酶活性。大分子线粒体蛋白通过去乙酰化作用受到 N-乙酰基转移酶调节。SIRT3 的靶点几乎涉及线粒体生物学的每一个主要方面，如 ATP 生成、脂肪酸氧化（FAO）、葡萄糖氧化（GOLX）、抗氧化防御、线粒体动力学。动物实验证明，重症休克时血管平滑肌细胞和内皮细胞均发生 SIRT3 表达的减少和活性下降。研究发现，SIRT1/3 激动剂可以促进多种蛋白的去乙酰化而维持其功能，从而具有保护线粒体、维持血管屏障功能和 ASMC 血管反应性的作用。虎杖苷（polydatin）在结构上与天然的 SIRT1/3 激动剂白藜芦醇类似，基础和临床前期研究都证明虎杖苷通过多个环节保护内皮细胞和平滑肌细胞，具有明显的抗休克效应。由中国自主研究的 I 类抗休克新药"虎杖苷注射液"已获得中国药品主管部门和美国 FDA 的批准，并正在中、美两国同时进行临床试验（Clinical Trials.gov Identifier：NCT01780129）。

第五节 毛细血管渗漏综合征

毛细血管渗漏综合征（capillary leak syndrome，CLS）是指由于毛细血管通透性的增加导致血浆蛋白外渗，从而造成的体液丢失和有效循环血量降低。虽然有一些特发性 CLS 的病例报道，但脓毒症是 CLS 发生的最常见原因。重症感染和脓毒症的一个重要表现就是血管通透性的增加和全身毛细血管渗漏综合征（systemic capillary leak syndrome，SCLS）的出现，使体液从血管向组织间隙转移，导致严重的组织水肿，而血浆蛋白的渗出又使组织间隙胶体渗透压升高，进一步加剧了这种"第三间隙现象"的发展。此时由于血管过度舒张，血管容量是增加的，但有效循环血量却明显减少，是重症感染性休克发生和发展的关键环节。毛细血管渗漏综合征的发生与炎症感染过程中细胞因子的作用及内皮细胞屏障功能的变化有直接关系，本章第一节已从内皮细胞功能障碍的角度讨论了血管通透性增加的细胞和分子机制，并列举了保护内皮细胞功能的基本策略，本节将主要关注毛细血管渗漏综合征的临床特征和应对策略。

毛细血管渗漏综合征的典型临床表现包括弥漫性凹陷性水肿、渗出性浆液性腔隙积液（胸腔积液及腹水等）、非心源性肺水肿、低血压，部分病例可出现低血容量性休克和多器官功能衰竭，伴不同程度的低氧血症及胃肠功能紊乱，肾功能衰竭导致尿量减少及代谢性酸中毒等，可使脓毒血症进一步恶化。临床上判断 SCLS 多以出现全身急性进行性水肿、血压或中心静脉压（central venous pressure，CVP）降低、血清白蛋白水平降低并伴有不同程度的氧合指数下降及少尿等肾功能异常表现为标准。

临床上 SCLS 的应对策略经常陷入一种两难状态：低血容量和低血压会导致器官功能障碍；但毛细血管通透性增加时，过度输液又容易加重组织水肿，也会导致进行性器官损伤和功能障碍。除了抗感染消除病因，最根本的治疗应以保护内皮细胞结构和功能为主，包括使用糖皮质激素等维持血管内皮细胞的屏障功能，降低血管通透性。

治疗 SCLS，复苏液体的选择要考虑液体的大分子成分是否会漏至血管外。例如，白蛋白因为分子量只有 66kDa，即使补充血浆蛋白，也极易漏至血管外。因此，理论上需要选择更大分子量的物质，如选用分子量 264kDa 的喷他淀粉（pentastarch）和分子量 450kDa 的羟乙基淀粉（hydroxyethyl starch 或 hetastarch）等作为淀粉代血浆。值得关注的是，当通过液体复苏成功恢复循环血量时，组织间液返回到血管腔内，重新增加的毛细血管流体静压可能导致非心源性肺水肿的发生。此时就要采取限制液体的策略，甚至要及时利尿减容以防止肺水肿。因此，临床治疗中监测血容量和肺循环至关重要，以便及时调整液体复苏的方案。

第六节　凝血激活与微循环障碍

凝血系统激活和功能障碍是脓毒症时微循环障碍的一个重要表现，其病理过程可用弥散性血管内凝血（DIC）来概括。临床表现为凝血病（coagulopathy），包括导致出血时间延长的低凝血病（hypocoagulopathy）和导致血栓形成的高凝血病（hypercoagulopathy）。

DIC 的发生以微血管内皮细胞的损伤为最主要的发病因素。凝血系统的激活、血小板计数的减少和功能降低甚至低血容量都会影响 DIC 的发生和发展。研究发现，内皮损伤过程中，受损的内皮细胞膜上暴露的磷脂酰丝氨酸与凝血因子形成一个促进凝血发展的凝血酶原复合物来直接激活凝血级联反应，此时似乎不需要血小板提供界面，也不需要 TF 通路的参与。这个结果部分解释了靶向 TF 的临床试验未获成功的原因。但是，其他一些类型重症如创伤性脑损伤（traumatic brain injury，TBI）过程中，组织因子的释放和激活、血小板在早期的过度激活和后期的数量减少、内源性纤溶酶原激活物包括 tPA 和 uPA 的释放及蛋白 C

活性降低，甚至医源性凝血功能障碍等都可能是重症患者凝血状态改变的重要原因和机制。

血小板和内皮细胞均有丰富表达的蛋白酶激活受体（proteinase activated receptor，PAR），在凝血激活中的作用近年来也备受关注。PAR 是一类 G 蛋白偶联受体，可被凝血酶激活，继而通过 MAPK、NF-κB 等多种信号通路，促进炎症介质的合成和释放，并反过来影响凝血酶的活性。凝血酶通过 PAR-1 激活微血管内皮细胞，导致明显的屏障功能丧失，是 SCLS 发生的重要机制；PAR-1 还通过激活 NF-κB 和 AP-1 的核转录功能，促进细胞因子 IL-6 和 MCP-1 的生成，加剧炎症反应过程。本章第一节提及活化蛋白 C 通过多个环节而发挥抗炎抗凝血的效应，其中活化蛋白 C 与其内皮细胞受体 EPCR 结合可以分解 PAR-1，降低凝血酶的活性。

DIC 或凝血病的及时和准确判断一直是重要的临床话题。有一项研究使用国际血栓和止血学会的 DIC 评分，评估了 40 例严重脓毒症或感染性休克患者，其中 95% 有纤维蛋白相关标志物（纤维蛋白单体和 D-二聚体）的出现和明显增加。凝血酶原时间的延长（prolonged prothrombin time，PPT）和血小板减少症在预测脓毒症严重程度和转归中有重要作用。最新的脓毒症专家共识中，序贯性（脓毒症相关）器官衰竭评测 [sequential（sepsis-related）organ failure assessment，SOFA] 反映凝血系统功能障碍的唯一指标是血小板数量减少。目前临床上有几种血小板功能特别是聚集率的分析方法，包括光透射法（LTA）、多片电极法（MEA）、ROTEM 血小板阻抗法（ROTEMPTL）和 VASP 流式细胞术等，但因为原理各异，测定结果显著不同。血小板具有多种功能，其被激活后不仅影响凝血系统，还介导白细胞激活及组织因子表达，形成血小板-单核细胞和血小板-多形核白细胞聚合物，这些复杂效应并不能通过血小板聚集率这单一指标来反映，也难以通过血小板功能检测结果来准确指导抗血小板抗凝的治疗。

治疗策略上，有效血液成分的补充如血浆和血小板浓缩物等是第一选择。纯化或重组因子如纤维蛋白原、凝血因子Ⅶa 和Ⅷ浓缩物的作用也越来越引起关注。止血药如氨甲环酸和去氨加压素及传统的维生素 K 等也有调节凝血-抗凝系统功能的作用。肝素的使用和疗效则一直存在风险和争议。

第七节　白细胞激活与微循环障碍

以单核细胞、巨噬细胞、中性粒细胞为主的白细胞及内皮细胞，是天然免疫反应的基础。作为机体对抗外来病原体的防御反应的第一防线，白细胞识别入侵的病原体，并与内皮细胞相互作用引发炎症和凝血系统的级联反应，进而产生大量可溶性介质，通过自分泌和旁分泌途径进一步激活更多的炎症细胞，介导全身性炎症反应。感染、休克时激活的白细胞黏附于微循环血管，特别是微静脉壁，并且嵌塞毛细血管，增加了微循环流出通路的血流阻力，使毛细血管中血流淤滞。不仅引起微循环缺血和缺氧，还进一步释放自由基、溶酶体酶、白三烯等多种炎症物质，引起细胞损伤和器官功能障碍。有研究发现，虽然脓毒症时组织器官如肾脏等可能没有血液灌流量的明显变化，但白细胞的激活及其与内皮细胞的相互作用对组织同样造成损伤，是器官功能障碍的重要原因。

一、中性粒细胞的激活和黏附

中性粒细胞（neutrophil）是炎症反应中最早被激活及到达病变部位的炎症细胞。严重创伤、休克、感染时发生全身性补体激活，产生 C5a 等趋化物质和细胞因子，募集循环中的中性粒细胞（又称多形核白细胞，polymorphonuclear leukocyte，PMN）聚集；在多种细胞因子如 TNF-α、IL-1、IL-8 和 GM-CSF，以及氧自由基、花生四烯酸代谢产物、血小板激活因子、C5a、内毒素、凝血酶等刺激下，PMN 和内皮细胞的黏附分子（如 ICAM-1）表达均上调或功能增强。通过黏附分子的相互作用，介导 PMN 穿过血管内皮屏障在组织中募集：首先是 PMN 由选择素介导沿血管壁滚动，血流切应力的改变也促进 PMN 的停留和滚动；随后 PMN 在整合素的作用下牢固黏附于血管内皮，最后在化学趋化因子的进一步作用下，PMN 经通透性增加的内皮层游出血管壁到达组织间隙，导致白细胞浸润。内皮细胞在介导 PMN 激活和黏附中起重要作用（见本章第一节）。

PMN 被激活并黏附于微循环血管内皮的过程中，由于氧化应激释放出氧自由基、花生四烯酸代谢产物（如血栓素、白三烯等）、蛋白酶（如弹性蛋白酶、胶原酶等）和溶酶体酶类等，加重内皮细胞损伤、微血栓形成、血管壁通透性增加和组织水肿。PMN 激活聚集形成微栓子，阻塞在多个器官的微循环内，释放各种毒性物质，与游走到组织中的中性粒细胞共同发挥作用，引起组织损伤和器官功能不全。近期研究发现，炎症反应中坏死或者凋亡的中性粒细胞，甚至激活的中性粒细胞均可形成中性粒细胞胞外诱捕网（neutrophil extracellular trap，NET），通过细胞染色质去凝集，DNA 向胞外空间外渗并构成骨架结构，将"毒性"颗粒限制于局部。颗粒中主要包含水解酶如弹性蛋白酶、组织蛋白酶 G、明胶酶及髓过氧化酶和乳铁蛋白等。NET 的出现使 PMN 即使死亡仍能继续杀灭细菌，也可消灭无法吞噬的较大病原体如真菌，但也会导致免疫炎症反应，延缓修复，从而致病。NET 可以直接损害血管内皮细胞，促进血小板聚集和凝血，导致血管栓塞。NET 释放的 DNA 组蛋白还可以作为损伤相关模式分子引发进一步的炎症反应，加重微循环障碍。

二、减轻白细胞黏附的策略

炎症细胞，特别是中性粒细胞的激活及向炎症部位的迁移浸润是宿主天然免疫反应的重要环节，其迁移浸润的速度、强度和精准度会影响疾病的发生和发展。因此，在干预中性粒细胞-内皮细胞在微血管中黏附以减轻微循环障碍时，既要保护中性粒细胞的杀菌灭毒功能，又要防止其过度激活造成的微循环障碍和缺血-再灌注损伤，这是具有挑战性的策略。以往有较多的研究采用抑制细胞因子的合成和分泌、直接用细胞因子和黏附分子的抗体等手段，尝试减轻炎症状态下的白细胞激活和黏附反应，虽然在细胞学和动物实验中获得了较理想的效果，但在临床试验中屡试屡败。前已述及的中药成分虎杖苷被证实同时具有改善休克时心功能、增加脉压差和扩张血管的作用，可通过增加血流的切应力而明显减轻白细胞在微血管的黏附和嵌塞，改善重症休克时的微循环灌流。虎杖苷注射液的抗休克治疗临床试验正在中美两国进行。

　　非编码 RNA，特别是微小 RNA（miRNA，miR）可通过调控炎症反应的相关因素影响白细胞的激活和黏附。人们正在尝试通过干预 miRNA 的功能，调整炎症介质、细胞因子和黏附分子的表达，以期实现对机体炎症反应和抗炎作用的精细调节。Dan 等的研究表明，Na^+-K^+-ATP 酶的配体哇巴因可以介导 miR-181 的转录，促进 TNF-α mRNA 降解和诱导脓毒症过程的免疫麻痹。但哇巴因也可以促进人类抗原 R（HuR）的核输出，而 HuR 可以稳定 TNF-α mRNA，并抑制免疫麻痹的发生。有趣的是，由于 miR-181 结合位点位于 TNF-α 的 3'非翻译区的 HuR 结合位点内，所以在哇巴因处理的细胞中，HuR 与 miR-181 竞争结合 TNF-α mRNA 并募集 TNF-α mRNA 到应激颗粒中，从而稳定 TNF-α mRNA 并逆转免疫麻痹。哇巴因也以 HuR 依赖的方式诱导 GM-CSF 和 IFN-γ 的表达。鉴于 HuR 和 miR-181 对 TNF-α mRNA 稳定性可实现精细的微调，因此对 HuR 和 miR-181 有双重作用的哇巴因可能是脓毒血症防治中有前景的免疫调节剂。

（黄巧冰）

参 考 文 献

Bourcier S，Joffre J，Dubée V，et al. 2017. Marked regional endothelial dysfunction in mottled skin area in patients with severe infections. Crit Care，21：155

Brealey D，Brand M，Hargreaves I，et al. 2002. Association between mitochondrial dysfunction and severity and outcome of septic shock. Lancet，360：219-223

Buechler N，Wang X，Yoza BK，et al. 2017. Sirtuin 2 regulates microvascular inflammation during sepsis. J Immunol Res，2017：2648946

Chang CY，Chen JY，Chen SH，et al. 2016. Therapeutic treatment with ascorbate rescues mice from heat stroke-induced death by attenuating systemic inflammatory response and hypothalamic neuronal damage. Free Radic Biol Med，93：84-93

Colbert JF，Schmidt EP. 2016. Endothelial and microcirculatory function and dysfunction in sepsis. Clin Chest Med，37：263-275

Dai XG，Li T，Huang WB，et al. 2019. Upregulation of mitochondrial transcription factor a promotes the repairment of renal tubular epithelial cells in sepsis by inhibiting reactive oxygen species-mediated Toll-like receptor 4/p38MAPK signaling. Pathobiology，86：263-273

Du J，Zeng C，Li Q，et al. 2012. LPS and TNF-α induce expression of sphingosine-1-phosphate receptor-2 in human microvascular endothelial cells. Pathol Res Pract，208：82-88

Duan C，Yang G，Li T，et al. 2015. Advances in vascular hyporeactivity after shock：the mechanisms and managements. Shock，44：524-534

Fan A，Wang Q，Yuan Y，et al. 2016. Liver X receptor-alpha and miR-130a-3p regulate expression of sphingosine-1-phosphate receptor 2 in human umbilical vein endothelial cells. Am J Physiol Cell Physiol，310：C216-C226

Ghosh CC，David S，Zhang R，et al. 2016. Gene control of tyrosine kinase Tie 2 and vascular manifestations of infections. Proc Natl Acad Sci U S A，113：2472-2477

Higgins SJ，De Ceunynck K，Kellum JA，et al. 2018. Tie2 protects the vasculature against thrombus formation in systemic inflammation. J Clin Invest，128：1471-1484

Holzmann MS，Winkler MS，Strunden MS，et al. 2018. Syndecan-1 as a biomarker for sepsis survival after major abdominal surgery. Biomark Med，12：119-127

Huang Q，Xu W，Ustinova E，et al. 2003. Myosin light chain kinase-dependent microvascular hyperpermeability in thermal injury. Shock，20：363-368

Iba T，Levy JH. 2017. Inflammation and thrombosis：roles of neutrophils，platelets and endothelial cells and their interactions in thrombus formation during sepsis. J Thromb Haemost，16：231-241

Ikeda M，Matsumoto H，Ogura H，et al. 2017. Circulating syndecan-1 predicts the development of disseminated intravascular coagulation in patients with sepsis. J Crit Care，43：48-53

Johansson P，Stensballe J，Ostrowski SR. 2017. Shock induced endotheliopathy（SHINE）in acute critical illness：a unifying pathophysiologic mechanism. Crit Care，21：187

Li P，Meng X，Bian H，et al. 2015. Activation of sirtuin 1/3 improves vascular hyporeactivity in severe hemorrhagic shock by alleviation of mitochondrial damage. Oncotarget，6：36998- 37011

Li P，Wang X，Zhao M，et al. 2015. Polydatin protects hepatocytes against mitochondrial injury in acute severe hemorrhagic shock via SIRT1-SOD2 pathway. Expert Opin Ther Targets，19：997-1010

Li Q，Chen B，Zeng C，et al. 2015. Differential activation of receptors and signal pathways upon stimulation by different doses of sphingosine-1-phosphate in endothelial cells. Exp Physiol，100：95-107

Liang JL，Yang GM，Li T，et al. 2014. Interleukin 1beta attenuates vascular alpha1 adrenergic receptors expression following lipopolysaccharide-induced endotoxemia in rabbits：involvement of JAK2-STAT3 pathway. J Trauma Acute Care Surg，76：762-770

Lipinska-Gediga M. 2016. Sepsis and septic shock：is a microcirculation a main player? Anaesthesiol Intensive Ther，48：261

Liu LM，Dubick MA. 2005. Hemorrhagic shock-induced vascular hyporeactivity in the rat：relationship to gene expression of nitric oxide synthase，endothelin-1，and select cytokines in corresponding organs. J Surg Res，125：128-136

Liu X，Wu W，Li Q，et al. 2009. Effect of sphingosine 1-phosphate on morphological and functional responses in endothelia and venules after scalding injury. Burns，35：1171-1179

Nam E，Derrick JS，Lee S，et al. 2018. Regulatory activities of dopamine and its derivatives towards metal-free and metal-induced amyloid-β aggregation，oxidative stress，and inflammation in Alzheimer's disease. ACS Chem Neurosci，9：2655-2666

Okada H，Takemura G，Suzuki K，et al. 2017. Three-dimensional ultrastructure of capillary endothelial glycocalyx under normal and experimental endotoxemic conditions. Crit Care，21：261

Peeters B，Langouche L，Van den Berghe G. 2017. Adrenocortical stress response during the course of critical illness. Compr Physiol，8：283-298

Pober JS，Sessa WC. 2007. Evolving functions of endothelial cells in inflammation. Nat Rev Immunol，7：803-815

Pogoda K，Kameritsch P，Mannell H，et al. 2019. Connexins in the control of vasomotor function. Acta Physiol，225：e13108

Reis PA，Alexandre PC，D'Avila JC，et al. 2016. Statins prevent cognitive impairment after sepsis by reverting neuroinflammation，and microcirculatory/endothelial dysfunction. Brain Behav Immun，60：293

Song R，Bian H，Huang X，et al. 2012. Atractyloside induces low contractile reaction of arteriolar smooth muscle through mitochondrial damage. J Appl Toxicol，32：402-408

Song R，Bian H，Wang X，et al. 2011. Mitochondrial injury underlies hyporeactivity of arterial smooth muscle in severe shock. Am J Hypertens，24：45-51

Torres FI. 2017. Hemorrhagic shock and the microvasculature. Compr Physiol，8：61-101

Vallier L，Cointe S，Lacroix R，et al. 2017. Microparticles and fibrinolysis. Semin Thromb Hemost，43：129-134

Wang L，Wu J，Guo X，et al. 2017. RAGE plays a role in LPS-induced NF-κB activation and endothelial hyperpermeability. Sensors，17：722

Wang S，Huang Q，Guo J，et al. 2015. Local thermal injury induces general endothelial cell contraction through p38 MAP kinase activation. APMIS，122：832-841

Wang X，Song R，Bian HN，et al. 2012. Polydatin，a natural polyphenol，protects arterial smooth muscle cells against mitochondrial dysfunction and lysosomal destabilization following hemorrhagic shock. Am J Physiol Regul Integr Comp Physiol，302：R805-R814

Wu J，Deng Z，Sun M，et al. 2020. Polydatin protects against lipopolysaccharide- induced endothelial barrier disruption via SIRT3 activation. Lab Invest，100：643-656

Wu W，Huang Q，He F，et al. 2011. Roles of mitogen-activated protein kinases in the modulation of endothelial cell function following thermal injury. Shock，35：618-625

Wu W，Huang Q，Miao J，et al. 2013. MK2 plays an important role for the increased vascular permeability that follows thermal injury. Burns，39：923-934

Xu J，Lan D，Li T，et al. 2012. Angiopoietins regulate vascular reactivity after haemorrhagic shock in rats through the Tie2-nitric oxide pathway. Cardiovasc Res，96：308

Xu J，Liu L. 2005. The role of calcium desensitization in vascular hyporeactivity and its regulation after hemorrhagic shock in the rat. Shock，23：576-581

Xu J，Yang G M，Li T，et al. 2017. Myoendothelial gap junctions mediate regulation of angiopoietin-2 induced vascular hyporeactivity after hypoxia through connexin 43-gated cAMP transfer. Am J Physiol Cell Physiol，313：C262-C273

Xu S，Gao Y，Zhang Q，et al. 2016. SIRT1/3 activation by resveratrol attenuates acute kidney injury in a septic rat model. Oxid Med Cell Longev，2016：7296092

Yang G，Peng X，Wu Y，et al. 2017. Involvement of connexin 43 phosphorylation and gap junctional communication between smooth muscle cells in vasopressin-induced ROCK-dependent vasoconstriction after hemorrhagic shock. Am J Physiol Cell Physiol，313：C362-C370

Yang H，Gu Z，Li L，et al. 2017. SIRT1 plays a neuroprotective role in traumatic brain injury in rats via inhibiting the p38 MAPK pathway. Acta Pharmacol Sin，38：168-181

Zeng Z，Chen Z，Xu S，et al. 2016. Polydatin protecting kidneys against hemorrhagic shock-induced mitochondrial dysfunction via SIRT1 activation and p53 deacetylation. Oxid Med Cell Longev，2016：1737185

Zeng Z，Yang Y，Dai X，et al. 2016. Polydatin ameliorates injury to the small intestine induced by hemorrhagic shock via SIRT3 activation-mediated mitochondrial protection. Expert Opin Ther Targets，20：645

Zhao G，Zhao Y，Pan B，et al. 2007. Hypersensitivity of BK_{Ca} to Ca^{2+} sparks underlies hyporeactivity of arterial smooth muscle in shock. Circ Res，101：493-502

Zhao K，Liu J，Jin C. 2000. The role of membrane potential and calcium kinetic changes in the pathogenesis of vascular hyporeactivity during severe shock. Chin Med J（Engl），113：59-64

Zhao KS，Huang X，Liu J，et al. 2002. New approach to treatment of shock-restitution of vasoreactivity. Shock，18：189-192

Zhao KS，Song R，Wang X. 2014. Mitochondrial dysfunction in severe hemorrhagic shock. Adv Med Biol，77：119-133

Zhao Q，Zhao KS. 2007. Inhibition of L-type calcium channels in arteriolar smooth muscle cells is involved in the pathogenesis of vascular hyporeactivity in severe shock. Shock，28：717-721

第六章　微循环障碍加重全身过度炎症反应

根据 2016 年美国危重症医学会及欧洲重症监护学会提出的最新的脓毒症定义，脓毒症是宿主针对感染诱发应答失调所致危及生命的多器官功能障碍。宿主针对感染的反应失调和应答异常导致多器官功能障碍是其重要的环节。炎症反应导致微循环障碍，微循环障碍加重炎症反应，是机体反应失调和应答异常的具体表现。

微循环功能障碍最直接的后果是组织缺血缺氧，加之炎症反应时炎症细胞的高代谢需求，细胞严重缺氧。因此，微循环障碍进一步加重炎症反应可以简单归结为缺氧诱导炎症反应的病理过程，对此学界已有广泛的研究。微循环障碍导致的缺血缺氧，可诱发缺氧诱导因子依赖和非依赖途径，以保证细胞的生存和组织修复；这些反应也可能因为矫枉过正而进一步促进炎症反应，从而加重组织损伤。

第一节　缺氧诱导因子

缺氧诱导因子（hypoxia inducible factor，HIF）的激活、炎症介质的合成和释放，以及组织细胞的凋亡和坏死等，加重机体炎症反应，形成恶性循环。机体对炎症级联激活的反应，可以通过基因转录和调节的变化，影响血管活性物质如一氧化氮（NO）、内皮素（ET）和环氧合酶产物（如血栓烷和前列腺素）的释放。内源性防御系统如细胞抗氧化剂保护、组织修复和细胞凋亡等变化，都可以导致微循环功能改变，造成组织细胞缺氧，从而影响氧浓度依赖的关键转录因子 HIF-1 的功能。

一、缺氧诱导因子的激活和效应

（一）缺氧的感受

氧供状态影响细胞氧感受器的活性，是组织感受缺氧环境和启动血管新生的第一步。细胞的氧感受器主要是脯氨酰羟化酶（prolyl hydroxylase，PHD）和缺氧诱导因子抑制因子（factor inhibiting HIF，FIH）。PHD 和 FIH 活性作用的发挥均依赖环境中的氧分子、二价铁离子、α-酮戊二酸，这两种感受器的激活影响 HIF 的活性。例如，当组织氧含量充足时，PHD，特别是 PHD2 被氧激活，进而羟化 HIF-1α 中的脯氨酸，使其失活。常氧下，FIH 是一种天冬氨酸羟化酶，可以抑制 HIF-1α 的转录活性。而在缺氧环境下，PHD 和 FIH 活性被抑制，HIF-1α 降解减少，转录活性增强。HIF-1 通过激活血管内皮生长因子（vascular endothelial growth factor，VEGF）等的表达从而启动血管新生的过程。缺氧时 ATP 生成减少，增多的腺苷也可通过腺苷受体 A_{2A}-NO-VEGF 通路启动血管新生。另外，周围组织和内皮细胞本身能量供应缺乏也是病理性血管新生的驱动力之一。

（二）缺氧诱导因子的激活

HIF-1 是氧浓度依赖的关键转录因子，是由 α 亚基和 β 亚基组成的二聚体复合物。研究表明，常氧状态下，HIF-1α 中的氧依赖性降解结构域（ODD）上特殊的脯氨酸残基（P402 和 P564）被特异的氧依赖性 PHD 羟化后与希佩尔-林道（von Hippel-Lindau，VHL）蛋白结合，其复合物被 E3 泛素–蛋白酶体途径迅速降解。由于 HIF-1α 被泛素通路快速降解，所以在常氧状态下几乎检测不到 HIF-1α。在低氧条件下，脯氨酸残基的羟化被抑制，HIF-1α 不被降解，在细胞内蓄积并进入细胞核，在缺氧反应元件（HRE）处与 HIF-1β 亚基结合形成二聚体复合物 HIF-1，作为转录因子而调控缺氧时参与细胞活动和存活的上百种基因的表达。

而 FIH 对于逃脱了蛋白酶体降解途径的 HIF-1α 起二级负向调控作用。HIF-1α 的反式激活结构域（TAD）必须与转录辅因子结合，才能发挥转录激活作用。常氧下，FIH 可将 HIF-1α 亚基 TAD 的第 803 位天冬氨酸残基羟化，从而阻止 C 端反式激活结构域（c-TAD）与转录辅因子的反应，进而抑制 HIF-1α 的转录活性。在低氧或有铁离子螯合剂存在时，FIH 的活性受抑制，HIF-1α 的转录活性增加。除此以外，FIH 还可以通过与 pVHL 和组蛋白脱乙酰基酶的反应间接抑制 c-TAD 的转录激活功能（图 6-1）。

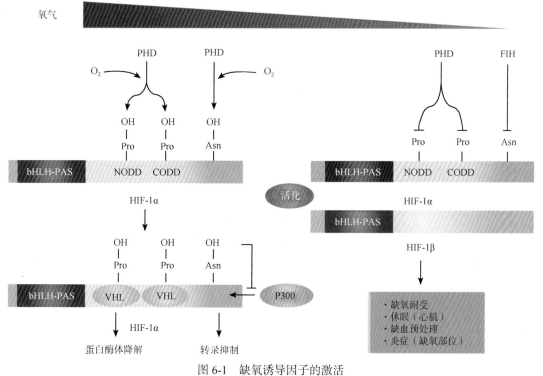

图 6-1　缺氧诱导因子的激活

注：bHLH-PAS. 碱基-螺旋-环祥-螺旋-过碘酸希夫

HIF 的激活启动其诱导的缺氧反应。现已发现 200 多种受其直接或间接靶向调控的基因，已确认由 HIF-1 途径激活的基因有 70 余种。HIF-1 的作用主要包括：①诱导葡萄糖水解酶基因的表达，促进细胞的无氧代谢和对葡萄糖的利用；②促进诱导型一氧化氮合酶（iNOS）和血红素氧合酶-1（heme oxygenase-1，HO-1）的表达，使血管扩张，从而增加组织氧供；③介导肾脏红细胞生成素基因的表达，促进红细胞增殖；④诱导细胞凋亡相关基因的表达，对细胞凋亡有双向调节作用；⑤HIF-1 的主要效应之一是激活相关生长因子的表达，启动血管新生过程。

二、缺氧诱导因子与 NF-κB 的相互作用

HIF-1 与核因子（NF）-κB 的相互作用和影响在炎症发展过程中有重要作用。NF-κB 的活性受 IκB 激酶（IκB kinase，IKK）的调控，炎症刺激下 IKKβ 介导 IκB 的降解，从而释放激活 NF-κB。而脯氨酰羟化酶本身具有抑制 IKKβ 催化活性的效应。缺氧时 HIF-1 抑制了脯氨酰羟化酶活性，从而促进 IKKβ 介导的 IκB 降解，激活 NF-κB 信号通路，促进细胞因子的表达。同样，NF-κB 有助于增加 HIF-1α mRNA 在低氧条件下转录（图 6-2）。

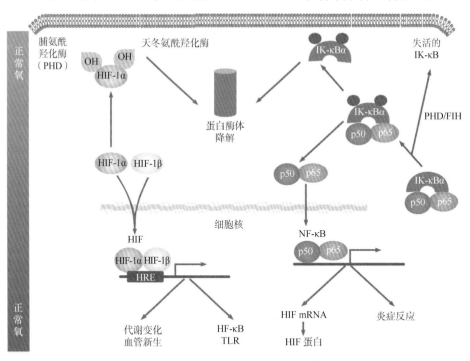

图 6-2　HIF 与 NF-κB 相互作用示意图

在 IKKβ 缺失小鼠的研究中发现，细菌毒素刺激未能引起 HIF-1α 表达的增加，提示 IKKβ 可能是 HIF-1α 转录激活的关键环节，有助于 HIF-1α 转录后稳定和聚集。HIF-1 与 NF-κB 的相互激活进一步影响血管内皮细胞的功能，可激活包括中性粒细胞、巨噬细胞、T 细胞和 B 细胞等免疫细胞的功能，从而使炎症与微循环障碍形成恶性循环（图 6-3）。

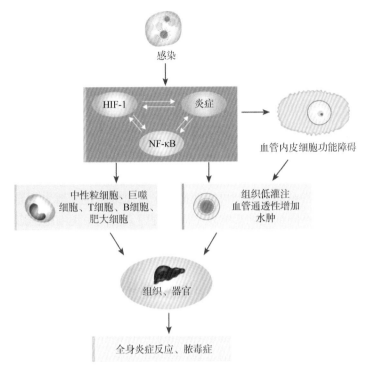

图 6-3 HIF-1 与 NF-κB 相互作用影响感染性炎症的发生和发展

三、缺氧诱导因子与其他炎症介质的相互作用

HIF-1 与炎症介质之间的作用也影响炎症反应的进程。例如，脂多糖可通过 Toll 样受体 4（TLR4）依赖的方式，下调 PHD mRNA 表达，增加 HIF-1α 水平。HIF-1 敲除小鼠由 LPS 引起的体温降低和低血压反应明显减轻。HIF-1α 促进早期脓毒症患者体内炎性细胞因子（包括 TNF-α、IL-1、IL-4、IL-6 和 IL-12）的产生。敲除巨噬细胞的 HIF-1α 后，可防止 LPS 诱导低血压和低温甚至死亡。另一方面，HIF-1 启动 TLR 信号的抑制性调节分子 IRAKM 的转录表达，会导致单核细胞的内毒素耐受，影响其在杀菌和创伤修复中发挥作用。因此，抑制 HIF-1α 活性可能是治疗 LPS 诱导脓毒症的新型靶点。

HIF-1 是在缺氧条件下机体适应性反应的重要产物，具有多重效应：促进葡萄糖摄取和糖酵解、增强代谢；抗凋亡、保护免疫细胞功能；介导血管扩张；通过红细胞生成和促进血管新生而有利于创伤修复；在炎症反应中具有细胞促炎和抗炎的双重作用。因此，在靶向 HIF-1 采取干预措施时，要充分了解 HIF-1 在促炎和抗炎反应中的调节机制，以实现抗感染、减轻过度炎症反应及促进创伤修复的目的。

第二节 细胞自噬和凋亡

微循环障碍所导致的缺血缺氧及复苏过程可能发生的缺血-再灌注损伤均可导致氧化

应激，从而影响细胞的结构和功能状况。氧化应激可诱导细胞发生自噬。氧化应激损伤加重时，可促进细胞色素 c 从对氧化应激最敏感的线粒体中释放，进一步激活脱天蛋白酶（caspase）级联反应，触发细胞凋亡。在极端氧化应激状态下，可导致线粒体内膜甚至线粒体膜破裂，促进细胞崩溃和死亡。在全身炎症反应过程中，不同细胞的命运迥然不同。严重全身炎症反应如脓毒症，可导致免疫细胞如 T 细胞和 B 细胞凋亡过度，引起机体免疫功能低下，易发生继发性感染；而炎症细胞如中性粒细胞却凋亡延缓，从而加重全身炎症反应，加剧组织损伤和器官功能障碍。急、慢性炎症和氧化应激对同一细胞命运的影响也存在差异。急性和严重的氧化应激可导致血管内皮细胞甚至平滑肌细胞的凋亡，从而引起血管反应性低下；而慢性缺血缺氧却可能使血管平滑肌细胞过度增生，导致肺动脉高压。因此，相同病理因素对不同细胞的影响及不同病理因素对同一类细胞的影响，需要结合具体病理过程分析和认识。

一、缺血缺氧时 AMPK 和 mTOR 信号及自噬的变化

组织缺血缺氧时，HIF 的作用主要是促进细胞的长期存活和血管重塑。但真核细胞还有不依赖 HIF 的途径，即通过限制细胞分裂、核糖体生物合成、mRNA 翻译和离子通道活性等耗能过程，来减少能量 ATP 的耗损。在极度缺氧条件下，细胞能够快速抑制蛋白质翻译合成以确保细胞存活，并可能通过自噬实现细胞的自我调节。

（一）缺血缺氧对磷酸腺苷活化蛋白激酶的影响

蛋白质合成抑制的发生与能量代谢感应器磷酸腺苷活化蛋白激酶（AMP-activated protein kinase，AMPK）的作用有关。在缺血缺氧、饥饿状态下运动及应激时，体内的 ATP 水平下降，细胞内 AMP 水平或 AMP/ATP 比值升高，即可引起 AMPK 激活，抑制耗能的合成代谢过程以维持细胞生存。AMPK 激活还可诱导细胞自噬，降低细胞对外来营养物质的依赖，通过启动消化自身结构物质的机制来获取能量。

（二）缺血缺氧对哺乳动物雷帕霉素靶向蛋白 mTOR 的影响

哺乳动物雷帕霉素靶向蛋白（mammalian target of rapamycin，mTOR）是与 AMPK 作用相反的能量感受器，mTOR 在能量缺乏时被抑制，能量充足时被激活。mTOR 是一种高度保守的丝氨酸/苏氨酸激酶，它通过整合多种环境信号，维持蛋白质的翻译，调节代谢和肌动蛋白结构，以应对营养、生长因子和氧供的变化，并通过不同的途径抑制自噬。

（三）缺血缺氧时不同组织 AMPK 和 mTOR 的活性变化

心脏缺血缺氧和 ATP 含量减少时，AMPK 的激活可降低代谢水平，自噬增加，使细胞得到保护。此时 AMPK 的作用机制之一是抑制 mTOR。如果 mTOR 得不到有效的抑制，过量的合成代谢将消耗大量 ATP 而使 AMP 堆积，对细胞有毒性作用；持续抑制自噬，降

低细胞通过自噬消化自身物质获得能量的机会，从而导致细胞凋亡，进一步损伤组织器官的功能。

但脑组织急性缺血时，AMPK 和 mTOR 在不同的时相都会被激活。抑制 AMPK 可减轻脑组织损伤，mTOR 的激活对脑细胞具有保护作用。造成 AMPK 和 mTOR 激活状态对脑和心脏不同作用的机制尚不清楚，可能与细胞对持续性自噬的敏感度不同有关，脑组织对自噬可能更为敏感，容易引起自噬性死亡。

（四）微循环障碍所致缺血缺氧通过调节自噬而影响炎症反应的结局

1. 自噬的概念和生物学意义

自噬（autophagy）是细胞自身结构通过溶酶体机制被分解的过程。自噬发生时，细胞内首先出现自噬体膜形成中心，并逐渐融合扩展为一个囊状的结构，最终形成自噬体（autophagosome），自噬体的形成是自噬的关键。自噬体分离包裹细胞内的一部分细胞质，并最终与溶酶体融合形成自噬溶酶体（autolysosome）。细胞通过自噬溶酶体降解机制，对老化蛋白质和受损细胞器进行分解，被降解的蛋白质和细胞器隔离在自噬体内，与溶酶体融合后被分解成细胞生存所需的组成成分，进行再循环利用。其生物学意义在于降低细胞对外来营养物质的依赖，启动消化自身结构物质来获取能量。正常的自噬过程对于维持细胞内环境的稳定及细胞生命活动的顺利进行十分重要。但过度的自噬或自噬不足则会导致自噬应激，引起细胞结构受损（如造成线粒体及内质网等功能障碍等），继而引起细胞损伤。过度的自噬可能诱导自噬性细胞死亡，因为过度的自噬活动会破坏大部分的胞质基质和细胞器，最终导致细胞功能完全崩溃。而细胞自噬不足时常引起损伤的细胞器及变性蛋白等不能被及时清除，内环境的稳定状态被破坏。

2. 微循环障碍所致缺血缺氧可引起自噬失调

一般认为，当致病微生物入侵机体时，能通过激活 TLR 信号通路等多种途径，诱导自噬的产生。自噬作为一种主要的细胞内清除机制，在脓毒症发生发展过程中起着重要的清除细菌及代谢产物的作用。尤其是病原体诱发的脓毒症中，自噬能减少细菌相关肽的产生、加快清除细胞内细菌毒性代谢产物，发挥保护细胞的作用，对细胞存活和稳态维持至关重要。有研究证明，脓毒症早期各脏器中自噬活性明显升高，提示机体启动了适应性的防御机制。实验中人为地促进自噬对脓毒症动物的组织和器官损伤有保护作用。在脓毒症小鼠中，增强自噬能够有效缓解组织器官的损伤，而抑制自噬会增强炎症因子水平，增加病死率。

而如上所述，微循环障碍导致缺血缺氧引起的自噬失调在脓毒症机体反应失调和应答异常中有重要作用，缺血缺氧可能是介导自噬变化的重要环节。已有研究证明，以微循环障碍为主要表现的失血性休克大鼠，肾小管上皮细胞中 p53 蛋白乙酰化水平增加后，p53 移位到线粒体外膜，促进细胞凋亡，而胞质 p53 蛋白具有抑制自噬的作用。因此，在缺氧或者饥饿状态下，胞质 p53 蛋白可抑制自噬并促进细胞凋亡，其机制可能与 p53 抑制 AMPK 和激活 mTOR 信号通路有关。组织缺血缺氧可通过胞质 p53 的移位抑制自噬，提示微循环障碍引起的缺氧可通过抑制自噬加重炎症反应的程度，影响重要脏器功能。

3. 缺氧所致自噬失调影响脓毒症发生过程中的炎症、免疫调节

自噬通过清除功能异常的线粒体以防炎症小体异常激活，进而调节 IL-1β 及 IL-18 的分泌；并通过抑制 NF-κB 信号途径，抑制炎症介质的生成。缺氧所致的自噬抑制可导致多种细胞因子分泌增加，包括 IL-1α、IL-12、IL-17、CXCL1、TNF-α、IL-6、IL-23、IFN-γ 和 IL-22 等，从而加重炎症反应。

免疫细胞的功能及数量异常是诱发脓毒症免疫调节紊乱的关键原因之一。自噬对于维持免疫细胞功能及数量的稳定具有重要意义。脓毒症早期，巨噬细胞过度活化并释放大量促炎细胞因子加重机体免疫损伤。自噬通过抑制 NF-κB 信号途径、影响炎症小体功能，抑制炎症介质的释放。脓毒症进展期，自噬发挥重要的免疫调理效应，减少巨噬细胞凋亡，增强吞噬能力，进而改善机体免疫活性状态。自噬表现出的免疫调理作用体现在脓毒症早期防止过度炎症反应，进展期则增强免疫功能。微循环功能障碍导致的缺氧，通过抑制自噬可加重早期的炎症反应，促使进展期巨噬细胞的凋亡和坏死，从而导致免疫功能紊乱，使早期免疫过度的促炎反应向晚期免疫抑制的抗炎反应转化，导致代偿性抗炎反应综合征（CARS）。

二、微循环障碍引起的缺血缺氧和再灌注损伤导致细胞死亡

炎症反应引起微循环障碍所造成的缺血缺氧和氧化应激可通过各种机制导致不同方式的细胞死亡。调节性细胞死亡（regulated cell death，RCD）的发生机制随着研究的深入逐渐被人们认识。严重全身炎症反应和微循环障碍影响血液细胞和组织细胞的调节性细胞死亡，从而影响炎的发生发展及循环的复苏。在调节性细胞死亡中，研究得最早和最深入的是细胞凋亡。

（一）免疫细胞的过度凋亡

微循环功能障碍时发生的血管内皮细胞损伤、炎症介质释放、凝血系统和补体系统激活等引起过度炎症反应，所导致的细胞凋亡使免疫细胞如 CD4+ 和 CD8+ T 细胞、B 细胞和树突状细胞（DC）大量耗竭。在创伤和感染等情况下，免疫抑制可表现为 T 细胞抑制型受体表达增加，B 细胞、CD4+ T 细胞和滤泡树突状细胞凋亡。一方面，T 细胞的大量凋亡可导致免疫抑制；另一方面，免疫抑制的发生又可以反过来影响淋巴细胞的功能，造成免疫抑制（immunosuppression）或免疫麻痹（immunoparalysis）。采用不同的药理学或遗传学策略抑制淋巴细胞凋亡后，可明显改善实验模型中脓毒症的结局，表明淋巴细胞凋亡和丢失在脓毒症致死中的作用。

（二）中性粒细胞的凋亡不足

中性粒细胞的激活及其与内皮细胞的黏附与微循环功能障碍可互为因果。PMN 被激活并黏附于血管内皮的过程中，由于氧化应激释放出氧自由基、花生四烯酸代谢产物（如血栓素、白三烯等）、蛋白酶（如弹性蛋白酶、胶原酶等）和溶酶体酶类等，引起内皮细

胞损害、微血栓形成、血管壁通透性增加和组织水肿。PMN 激活聚集形成微栓子，阻塞在多个器官的微循环内，释放上述毒性内容物，引起组织损伤，造成器官功能障碍。脓毒症患者可出现中性粒细胞的延迟凋亡和外周血中出现不成熟的带状中性粒细胞，这些中性粒细胞抗菌效应和氧化爆发能力有缺陷。

（三）其他组织细胞凋亡

微循环功能障碍所造成的组织缺血和淤血性缺氧使急慢性疾病发生过程中，器官组织细胞凋亡，功能细胞数量大量减少，是导致多器官功能障碍甚至衰竭的主要原因之一。不同的组织细胞发生死亡的形式和结局也各有差异，请参照后面各章节有关具体器官微循环障碍的阐述。

第三节　其他炎症介质

微循环障碍所导致的组织缺血缺氧和氧化应激，激活炎症细胞释放炎症介质和细胞因子；引起细胞自噬、凋亡和坏死，释放大量损伤的细胞器和细胞质内容物，组成一类损伤相关模式分子（DAMP）。因此，DAMP 是组织或细胞受到损伤、缺氧、应激等因素刺激后释放到细胞间隙或血液循环中的生物活性分子。DAMP 与 PAMP 一样，也是通过结合表达于固有免疫细胞表面的模式识别受体（PRR）而发挥生物学效应。研究得比较深入的 DAMP 包括以 IL-1 和高迁移率族蛋白 B1（HMGB1）为代表的各类细胞因子、甲酰肽、线粒体 DNA（mtDNA）和 S100 蛋白等。

一、高迁移率族蛋白 B1

细胞损伤初始通过自噬反应主动分泌一些物质，被称为警觉素，而在细胞死亡后被动释放的物质属于 DAMP。其中最有代表性的细胞因子是 HMGB1，它既可作为警觉素由细胞主动分泌，也可以作为 DAMP 从损伤的细胞被动释放。

（一）生理状态下 HMGB1 在核内维持 DNA 的稳定性

正常静息状态下，几乎所有细胞类型的 HMGB1 都在细胞核内表达，只有嗜酸性粒细胞等极少数细胞 HMGB1 主要存在于细胞质中。生理状态下，细胞核的 HMGB1 作为 DNA 伴侣，维持核小体的稳定性，促进特定基因靶点的复制和转录。此时 HMGB1 增强与 CpG 基序的结合，但其结合到染色质本身并不是序列特异性的。

（二）应激状态下 HMGB1 可调节自噬

应激状态下，HMGB1 起保护 DNA 免受氧化损伤和调节自噬相关靶标如 HSPB1/HSP27

转录的作用。此时 HMGB1 转移到胞质中，通过促进和维持自噬发挥调节作用，以保证细胞生存。核内 HMGB1 可调节热休克蛋白 B1（HSPB1/HSP27）的表达。磷酸化的 HSPB1/HSP27 通过调节肌动蛋白细胞骨架，促进有丝分裂和/或自噬。细胞质 HMGB1 与 BCL2/BCLXL 中的 C23-C45 结合并置换 Beclin-1，进一步维持自噬体的形成。细胞外 HMGB1 还可以通过与 RAGE 的相互作用，启动 Beclin-1/Ptdins3KC3 复合物的形成，进而触发自噬。

（三）病理过程中 HMGB1 在胞外调节免疫和炎症反应

炎症反应过程中，HMGB1 可被多种细胞，包括单核细胞/巨噬细胞、树突状细胞、中性粒细胞、嗜酸性粒细胞、自然杀伤细胞和血小板，甚至组织功能细胞如肾小管上皮细胞主动分泌到细胞外环境中，其主动分泌的机制之一是 SIRT-1 活性下降导致 HMGB1 乙酰化水平增加。在病理过程中，HMGB 也可以从坏死的细胞中被动释放到细胞外。细胞外的 HMGB1 通过与模式识别受体如晚期糖基化终产物受体 RAGE、TLR2、TLR4、TLR9、趋化因子 CXC 受体（CXCR）结合发挥生物学效应。主动分泌的少量 HMGB1 充当警觉素，促进宿主对无菌性（DAMP）和感染性（PAMP）信号的炎症反应，成为免疫系统不可替代的协调/整合器，并充当核酸的"通用"生物传感器。被动释放的大量 HMGB1 则作为 DAMP 进一步加重炎症反应和组织损伤。大量证据表明，中和或消除 HMGB1 能显著抑制免疫反应的激活和进一步的组织损伤。

二、S100/钙粒蛋白

S100 蛋白是一组小的钙结合调节蛋白，因此又被称为钙粒蛋白。S100 蛋白对细胞周期进展、细胞分化和细胞骨架与细胞膜相互作用有重要影响。S100 蛋白包含至少 25 个成员，形成人体内最大的 EF-hand 信号蛋白家族。尽管这些蛋白在许多组织中表达，但是每种 S100 蛋白通常主要表达于一种特定组织或细胞，如 S100A8 和 A9 主要由骨髓来源的细胞表达，如中性粒细胞和单核细胞；而 S100B 在神经组织中含量最丰富，星形胶质细胞被认为是细胞外 S100B 的主要来源。S100 蛋白在炎症反应过程中被释放到细胞外，作为一种 DAMP 诱导和加重炎症反应。

（一）S100A8 和 A9

S100A8 和 A9 主要来源于髓样细胞，故又被称为 MRP8 和 MRP14，占中性粒细胞胞质蛋白的 40%，也见于上皮细胞、角质化细胞、血小板、平滑肌细胞和心肌细胞。在未被激活的细胞中，S100A8 和 A9 及其同源或异源二聚体（S100A8/9）存在于胞质；当细胞被激活后，S100A8 和 A9 和 S100A8/9 被释放到细胞外。S100A8 和 A9 通常被看作炎症状态的标志，比如在类风湿关节炎、炎症性肠病、多发性硬化症、囊性纤维化和银屑病等疾病中，S100A8 和 A9 表达增高。有研究证实 S100A8 和 A9 和 S100A8/9 通过激活 p38 和 ERK1/2 信号通路介导内皮细胞通透性增高，A8 主要通过 TLR4、A9 则主要通过 RAGE、而 S100A8/9

既可以通过 TLR4 又可以通过 RAGE 介导内皮细胞通透性的增高。特别是 TLR4 被 S100A8 和 A9 激活，是致死性脓毒性休克发生发展的重要机制。尽管 S100A8 和 A9 通常被认为是致炎因子，但进一步研究发现它们也具有抗炎和免疫调节作用。

（二）S100A10 和 S100B

S100A10 是一种纤溶激动剂，广泛表达于人体组织，特别是在大脑中，缺氧应激时其复合物含量增加。S100A10 是 S100-EF-hand 蛋白家族的一个独特成员，由于缺乏一个功能性的 EF-hand-Ca^{2+} 结合结构域，它与靶蛋白的相互作用不依赖 Ca^{2+}。S100A10 与膜联蛋白 1 形成异四聚体，在细胞表面紧邻 tPA 受体之处，与 tPA 和纤溶酶原结合；其二聚体还是细胞因子受体之一 CCR10 与膜联蛋白 A2 之间的连接体，是炎症反应的重要调节因子。临床研究证明，血清中 S100A10 升高提示患者纤溶活性较高。S100A10 可负性调节 TLR 信号通路的活性，可能与感染后免疫抑制的发生有关。

S100B 是 S100 家族中最具活性的成员，在神经组织中含量最丰富，星形胶质细胞是细胞外 S100B 的主要来源。在急性脑损伤（如创伤性脑损伤、颅内出血、缺血性脑卒中）时，S100B 表达和释放都明显增加。S100B 对脑损伤有高度的敏感性和特异性，在脑脊液和外周血中的含量变化被认为是一种敏感、特异、有效、可靠的活动性神经损伤的生物标志物，与临床症状、体征及影像学改变密切相关。研究发现，S100B 主要是通过模式识别受体 RAGE 激活一系列细胞信号转导途径，促进细胞凋亡，参与炎症反应，从而参与多种疾病的病理生理过程。近年来，S100B 蛋白的临床意义引起了越来越多的关注。

结　语

全身过度炎症反应通过多种机制引起微血管内皮细胞、平滑肌细胞甚至血管腔面糖萼结构和功能的变化，出现以微血管屏障功能降低、血管舒缩失调、白细胞黏附聚集及凝血纤溶失衡等微循环功能障碍的表现，导致组织的缺血缺氧。而微循环障碍所致缺血缺氧，通过 HIF 依赖和非依赖途径，进一步加重全身炎症反应的过程，使机体反应失调和应答异常，是全身炎症反应和脓毒症及脓毒性休克等发生发展的重要环节。

（黄巧冰）

参 考 文 献

Dadas A，Washington J，Diaz-Arrastia R，et al. 2018. Biomarkers in traumatic brain injury（TBI）: a review. Neuropsychiatr Dis Treat，14：2989-3000

Eltzschig HK，Carmeliet P. 2011. Hypoxia and inflammation. N Engl J Med，364：656-665

Gall LS，Vulliamy P，Gillespie S，et al. 2019. Targeted action for curing trauma-induced coagulopathy（TACTIC）partners: the S100A10 pathway mediates an occult hyperfibrinolytic subtype in trauma patients. Ann Surg，269：1184-1191

Galluzzi L，Vitale I，Aaronson SA. 2018. Molecular mechanisms of cell death: recommendations of the Nomenclature Committee on Cell Death 2018. Cell Death Differ，25：486-541

Kaelin WG，Ratcliffe PJ. 2008. Oxygen sensing by metazoans: the central role of the HIF hydroxylase pathway. Mol Cell，30；393-402

Kiichi H. 2015. Involvement of hypoxia-inducible factors in the dysregulation of oxygen homeostasis in sepsis. Cardiovasc Hematol

Disord Drug Targets，15：29-40

Lou Y，Han M，Liu H，et al. 2020. Essential roles of S100A10 in Toll-like receptor signaling and immunity to infection. Cell Mol Immunol，17：1053-1062.

Ren C，Zhang H，Wu TT，et al. 2017 Autophagy：a potential therapeutic target for reversing sepsis-induced immunosuppression. Front Immunol，8：1832

Semenza GL. 2014. Oxygen sensing，hypoxia-inducible factors，and disease pathophysiology. Annu Rev Pathol，9：47-71

Simon MC，Liu L，Barnhart BC，et al. 2008. Hypoxia-induced signaling in the cardiovascular system. Annu Rev Physiol，70：51-71

van der Poll T，van de Veerdonk FL，Scicluna BP，et al. 2017. The immunopathology of sepsis and potential therapeutic targets. Nat Rev Immunol，17：407-420

Vogl T，Tenbrock K，Ludwig S，et al. 2007. Mrp8 and Mrp14 are endogenous activators of Toll-like receptor 4，promoting lethal，endotoxin-induced shock. Nat Med，13：1042-1049

Wang L，Luo H，Chen X，et al. 2014. Functional characterization of S100A8 and S100A9 in altering monolayer permeability of human umbilical endothelial cells. PLoS One，9：e90472

Xu S，Zeng Z，Zhao M，et al. 2019. Evidence for SIRT1 mediated HMGB1 release from kidney cells in the early stages of hemorrhagic shock. Front Physiol，10：854

第七章　微循环的临床评估方法

第一节　微循环结构简介

一、微循环的构成及功能

微循环是指微动脉和微静脉之间的微血管（＜100μm）构成的血液循环，是血液和组织进行物质交换的基本结构和功能单位，也是循环系统最基本的组成部分。

微循环的组成随器官而异。典型的微循环一般由七个部分组成，包括微动脉、后微动脉、毛细血管前括约肌、真毛细血管、直捷通路、动-静脉吻合支和微静脉，形成网状结构。微循环的血液从微动脉通过迂回通路、直捷通路和动-静脉短路三条途径流向微静脉，三条通路各司其职。

1. 迂回通路

血流从微动脉经后微动脉、前毛细血管括约肌、真毛细血管网，最后汇流至微静脉，称为迂回通路。真毛细血管管壁薄、通透性高，且交织成网，迂回曲折穿行于细胞之间，血流缓慢便于血液与组织进行物质交换，因此又称为营养通路。真毛细血管并不是完全开放的。静息条件下，骨骼肌中大约只有20%的真毛细血管处于开放状态。运动时，为了给组织提供更多的营养物质，真毛细血管开放增加，以提高血液和组织之间的物质交换。

2. 直捷通路

血流从微动脉经后微动脉、直捷通路至微静脉，称为直捷通路。这条通路的作用在于，使一部分血液通过微循环快速返回心脏，多见于骨骼肌中。该通路较直、流速较快，加之血管壁较厚，又承受较大的血流压力，故经常处于开放状态。

3. 动-静脉短路

血流从微动脉经动-静脉吻合支直接回到微静脉，称为动-静脉短路。动静脉吻合支的血管壁厚，有完整的平滑肌层，口径可以变化，与体温调节有关。当环境温度升高时，吻合支开放，血流量增加，有利于散发热量；环境温度降低时，吻合支关闭，有利于保存体内的热量。该通路多分布在皮肤、手掌、足底和耳郭。

微循环面积大，除物质交换外还起到重吸收组织液、维持组织液生成和回流动态平衡的作用。

微循环受神经体液调节，如交感神经、儿茶酚胺、血管紧张素Ⅱ、加压素、内皮素、组胺、乳酸、一氧化氮（NO）等，通过自分泌、旁分泌的方式影响微循环血管的收缩和舒张，从而调节微循环的血流量。血管内皮细胞在调节微循环功能方面具有重要作用。微动脉、后微动脉、毛细血管前括约肌和微静脉的血管壁含有平滑肌，它们的舒缩活动直接影响到微循环的血流量。

1. 微动脉

微动脉是毛细血管前阻力血管，在微循环中起"总闸门"作用，其口径决定了进入微循环的血流量。微动脉平滑肌主要受交感缩血管神经和体内缩血管活性物质（如儿茶酚胺、血管紧张素、加压素）影响。当交感神经兴奋及缩血管活性物质在血中浓度增加时，微动脉收缩，毛细血管前阻力增大，一方面可以提高动脉血压，另一方面则减少微循环的血流量。

2. 后微动脉和毛细血管前括约肌

两者也属于毛细血管前阻力血管，在微循环中起"分闸门"作用，其开闭直接影响到真毛细血管的血流量，而该处的血流量对物质交换最为重要。后微动脉和毛细血管前括约肌很少或不受交感缩血管神经的支配，主要受体液因素的调节，它们的舒缩活动取决于儿茶酚胺等缩血管物质与舒血管物质的综合作用。当局部组织代谢增强或血液供给不足时，PO_2 降低、局部代谢产物（CO_2、H^+、腺苷等）堆积和组胺增多时，使后微动脉和毛细血管前括约肌舒张，真毛细血管开放，血流量增加，代谢产物被运走，O_2 的供应得到改善，PO_2 恢复。此时，后微动脉和毛细血管前括约肌受体液中缩血管物质的影响，产生收缩，真毛细血管血流量减少，又造成上述局部代谢产物的堆积，使后微动脉和毛细血管前括约肌舒张，血流量又增加。如此反复，在缩血管物质和局部舒血管物质的交替作用下，真毛细血管网交替开放，这就是微循环对血流量及血流分配所进行的自身调节。当某一器官的活动增强、代谢旺盛、代谢产物增多时，该器官的血流量就会增加，其原因就是局部代谢产物发挥了舒血管效应。

3. 微静脉

微静脉属于毛细血管后阻力血管，在微循环中起"后闸门"作用。其口径的变化在一定程度上控制着静脉回心血量。微静脉收缩，毛细血管后阻力增大，一方面造成微循环血液淤积，另一方面使静脉回心血量减少。微静脉平滑肌也受交感缩血管神经和体液中血管活性物质的影响。交感缩血管神经兴奋，微静脉收缩，但幅度不如微动脉；微静脉对儿茶酚胺的敏感性也较微动脉低，但对缺 O_2 与酸性代谢产物的耐受性比微动脉大。静息状态时，真毛细血管仅有 20%开放，即可容纳全身血量的 5%～10%。可见微循环有很大的潜在容量。如果某些原因引起全身微循环真毛细血管大量开放，循环血量将大量滞留在微循环内，导致静脉回心血量和心输出量减少，动脉血压即可下降。因此，微循环血流量直接与整体的循环血量密切相关。它除了要保证局部器官组织的血流量，实现物质交换，而且要顾及全身的循环血量，使局部血流量与循环血量相统一。

二、循环障碍时微循环的结构变化

微循环通过神经体液调节微循环血流量来满足组织细胞氧代谢需求及物质交换。正常生理情况下，全身缩血管物质浓度很少发生变化，微循环的舒缩活动及血流量主要由局部产生的舒血管物质进行反馈调节。任何可能引起神经或者体液调节系统变化的因素都将影响微循环功能。

早在 20 世纪 60 年代就有学者对休克时的微循环变化进行了深入研究，认为休克的主要病理生理特点是微循环血液灌流障碍，提出了休克的微循环假说。休克时微循环障碍按照经典的病理生理过程分为三个时期，即微循环缺血期、微循环淤血期、微循环衰竭期。

1. 微循环缺血期

微循环缺血期又称缺血缺氧期。此时交感神经系统兴奋，缩血管体液因子如儿茶酚胺、血管紧张素 II、内皮素等释放，导致血管口径明显变小，尤其是毛细血管前阻力血管（微动脉、后微动脉和毛细血管前括约肌）收缩更明显，微血管自律运动增强，大量真毛细血管网关闭，微循环内血流速度减慢，轴流消失，血细胞出现齿轮状运动。由于开放的毛细血管数量减少，血流主要通过直捷通路或动-静脉短路回流，组织血液灌流明显减少，呈缺血缺氧状态。这一变化主要存在于皮肤、肌肉、腹腔内脏及肾小血管，临床上可表现为面色苍白、四肢湿冷、脉搏细速、尿量减少、烦躁不安等。微循环缺血期具有重要的代偿意义。

2. 微循环淤血期

如果休克持续得不到纠正，组织缺血缺氧持续存在，则进入微循环淤血期，也称淤血性缺氧期。此阶段由于缺血缺氧引起酸性产物堆积、内毒素等诱导 NO 大量产生及局部产生扩血管物质，引起微动脉、后微动脉和毛细血管前括约肌收缩性减弱甚至扩张，大量血液涌入真毛细血管网；组胺等体液因子引起毛细血管通透性增高、血浆外渗，使血液浓缩、血流缓慢、细胞嵌顿；同时白细胞黏附于微静脉，增加微循环流出通路阻力。此时，毛细血管后阻力大于前阻力，血液淤滞在微循环，组织呈淤血性缺氧，组织灌流进一步减少，缺血更加严重。患者可出现血压进行性下降，中枢神经系统功能障碍，少尿甚至无尿，皮肤、黏膜发绀或出现花斑。

3. 微循环衰竭期

微循环衰竭期又称难治期。长时间的严重酸中毒、大量 NO 和局部代谢产物释放，以及血管内皮细胞和血管平滑肌损伤，可引起微循环衰竭，导致弥散性血管内凝血（DIC）。此期微血管麻痹性扩张，毛细血管大量开放，微循环中可有微血栓形成，血流停止，不灌不流。因此，组织得不到氧气和营养物质供给，不能进行氧代谢和物质交换。甚至在输血补液治疗后，血压虽可一度回升，但微循环灌流量无明显改善，毛细血管中淤滞的血液不能恢复流动，称为毛细血管无复流现象。此时患者可出现顽固性低血压、DIC 及多器官功能障碍。

休克的本质是有效循环血量不足引起的组织器官低灌注，从而导致细胞缺血缺氧，其根本就是微循环功能障碍。由此认为，休克的诊断始于微循环，休克的治疗终于微循环。因此，对于微循环的监测尤为重要。

第二节 常见微循环临床评估方法、临床意义及进展

目前监测微循环的手段很多，各有优缺点，下文就各种微循环评估方法做一介绍。

一、一般临床指标

皮温、皮肤花斑、毛细血管再充盈时间、中心-周围温度梯度等均是临床简单而容易获得的微循环灌注评估指标，但影响因素较多，缺乏良好的特异性甚至敏感性。

（一）皮温

休克早期，机体为保证重要脏器的血液灌注，首先收缩的是皮肤血管。皮温是临床最简单易得的反映微循环的指标，可通过触摸（主观判断）或用医学监测仪器探测（客观测定）肢体末端表面温度。

从微循环的构成可知，微循环的三大通路之一——动静脉短路主要位于皮肤、手掌、足底等处，与体温调节有关。休克时，皮肤血管收缩，进入微循环的血流减少，流经动静脉吻合支的血流量减少，散热减少，导致皮肤温度较正常降低。由于皮温极易受环境温度影响，所以在周围温度不变的情况下，皮温可以反映皮肤微循环的灌注情况。

皮温是临床最直接反映微循环灌注的临床指标，通常临床医生会检查患者的四肢肢端。对于没有外周血管疾病的患者，若四肢肢端冰凉或者双下肢肢端冰凉可认为其肢端是冷的。微循环灌注不足时，除了皮肤温度下降外，通常还会伴随皮肤颜色苍白、花斑及毛细血管再充盈时间延长等临床表现。

用皮温反映微循环的优点在于易获取、简便、无须特殊仪器；缺点在于对于细微差别，主观判断时，每个人可能存在评价标准的不一致性。同时，皮温容易受环境温度的影响，若患者存在动静脉血栓性疾病则影响更明显，故临床仅作为粗略判断。

（二）中心-周围温度梯度

尽管皮温可以反映微循环的灌注情况，是判断休克严重程度简便快捷的指标，但影响因素太多。而体温梯度则可以更好地反映皮肤血流的变化。

体温梯度指两个测量点之间的差异，如外周-外周、中心-脚趾、前臂-指端。正常情况下，中心温度高，外周温度较中心温度低。血液在循环系统中的流动可以起热传导的作用，而皮肤的小动脉和动静脉吻合的血管收缩程度则影响热的散发。当局部血流灌注增加时，小动脉和动静脉吻合开放，热能从中心传导到皮肤，中心温度下降，外周温度上升，中心-外周温度梯度降低；相反，局部血流灌注减少时，小动脉和动静脉吻合关闭，从中心传导到外周的热能减少，皮温下降，中心-外周温度梯度增加。休克早期，机体通过收缩体表皮肤血管来保证身体重要器官灌注，从而导致中心-外周温度梯度增加。在环境温度恒定的情况下，皮温的变化是皮肤血流灌注改变的结果。有学者提出将温度探针置于大踇趾腹侧来监测皮温，主要是考虑到该处局部产热较少，且距离监护仪器较远，能更准确地反映局部的变化。一般情况下，中心-脚趾的体温梯度为3～7℃。由于测量中心温度相对比较复杂，因此亦有人用前臂-指端温度梯度来反映皮肤微循环灌注情况，同样以探针置于指端腹侧进行测量。

体温梯度最先是用于区分休克患者热潴留是发热还是外周血管收缩引起。通过体温梯度反映微循环灌注的前提是观察的部位处于相对恒定的环境温度中。根据体温梯度的形成原理可知，当局部灌注下降时，皮温降低，温度梯度增加；局部灌注增加时，皮温上升，温度梯度下降。环境温度恒定的情况下对温度梯度影响较小，使得体温梯度较单纯的皮温能够更好地反映微循环灌注情况。对处于麻醉状态的手术患者，周围环境温度的变化对前臂和指端体温梯度的影响很小，可用前臂-指端温度梯度来反映局部灌注。通常血管收缩时指端血流减少，指端皮温下降，温度梯度增加。有研究显示，对于麻醉状态的患者，前臂-指端温度梯度为0℃时，表明血管开始收缩，4℃时已严重收缩。

体温梯度同样也会受到外界温度影响，且对于体温调节中枢受损或者伴有感染发热的患者，体温梯度并不能很好地反映机体的灌注。因此，对于重症患者，体温梯度的测量与临床观察同时进行有助于增加客观评价外周灌注的可靠性。体温梯度是较易获取的反映外周灌注的临床指标。体温梯度准确反映微循环状态的前提是检查部位暴露于恒定的环境温度。但过低的环境温度同样会引起局部皮温降低。体温中枢调节异常、麻醉药的抑制作用、血管活性药物的使用等也有可能影响监测结果。因此，体温梯度可以作为评价微循环灌注的选择指标之一，但需结合其他临床指标综合判断。此外，监测温度梯度需要同时测量两个部位的温度，需要两个温度探针，且并不能实时反映局部的灌注情况。

（三）皮肤花斑

休克时组织灌注不足，缺血缺氧，典型临床表现包括皮肤湿冷、苍白、发绀、花斑及脉搏细速等表现。皮肤花斑反映皮肤的低灌注，容易辨别，同时也很容易在重症患者中见到。

典型的花斑（图7-1）出现在肘或膝周围，呈淡蓝色。临床所见花斑是小血管收缩的结果，说明局部组织处于缺血、淤血状态，难以进行氧合，脱氧血红蛋白增加，反映皮肤灌注异常。当休克进入微循环淤血期时，微循环处于少灌少流状态，血液淤滞在微循环，组织呈淤血性缺氧，皮肤黏膜微循环脱氧血红蛋白增加，可出现临床所见花斑。

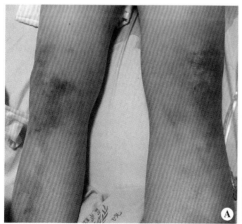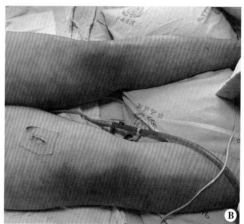

图 7-1　不同程度的花斑

A. 超过膝盖但不超过大腿中部，评分为3分；B. 超过大腿中部但不超过腹股沟，评分为4分

皮肤花斑在临床上难以进行定量评价。为了客观地评价花斑，Ait-Oufella 等基于花斑的范围大小建立了一个临床评分系统，根据花斑范围评为 0~5 分。其中，0 分：无花斑，1 分：硬币大小，局限在膝盖中心；2 分：范围较前扩大但不超过膝盖；3 分：花斑范围进一步扩大但不超过大腿中部；4 分：花斑范围扩大尚未超过腹股沟；5 分：花斑范围超过腹股沟。用该系统对脓毒性休克患者进行生存预测发现，在初始液体复苏后 6 小时内，无论体循环指标如何，花斑评分高是脓毒性休克患者 14 天病死率的强预测因子。相关研究显示，外周灌注的临床评估对于重症患者的血流动力学监测很有价值，可纳入将来多元化循环休克复苏最佳监测手段中。

花斑在休克患者中常见且容易辨别，评分系统简单易学，观察者一致性较好，可在床旁用于指导治疗。但对于肤色深的患者，皮肤花斑的评价和应用受到限制。另外，需注意鉴别局部血管病变引起的皮肤黏膜类似变化。

（四）毛细血管再充盈时间

毛细血管再充盈时间（capillary refill time，CRT）也是临床常用的反映微循环灌注的指标。这个概念最早于 1981 年由 Champion 等引入国际创伤严重度评分中，用于快速有效地对重症患者进行心肺功能评估。CRT 最常用于评估重症患者外周灌注和预测不良预后。

毛细血管再充盈时间是指末梢血管床（如甲床）在压迫变白后恢复到原有颜色所需的时间。毛细血管再充盈时间可以反映微循环灌注，外周灌注下降会导致再充盈时间延长。

即使是健康人群，不同年龄、性别，CRT 变异也很大。Schriger 和 Baraff 的研究显示，在正常人群中，大多数年轻人和小儿正常值为 2 秒，女性和老年人更长一些（分别为 2.9 秒和 4.5 秒）。在健康成人，CRT>4.5 秒被认为外周灌注降低。研究发现，重症患者 CRT 延长和组织低灌注有关。与 CRT 正常者相比较，CRT 延长者后续发生器官功能衰竭的可能性更大。对于儿科患者，延长的 CRT 可以作为脱水、每搏量减少和乳酸增高的良好预测指标。Bohnhorst 等发现，在疑似感染的小儿患者的诸多临床表现中，CRT 延长与感染关系最密切。CRT 对评估成人和小儿重症患者外周灌注和预测不良结局有重要临床价值。

CRT 临床操作可行性强，无须特殊仪器。尽管观察者之间本身存在差异，但对于成人重症患者，4.5 秒有很高的可重复性。但需注意的是，对于有末梢血管疾病如雷诺病、干燥综合征等的患者，CRT 无法进行微循环灌注的判断。

二、代 谢 指 标

（一）胃黏膜 pH

休克状态下，机体为保证心、脑等重要器官灌注，首先会收缩皮肤、胃肠道的血管，因此胃肠道黏膜更容易受到低灌注的影响。所以在 20 世纪 80 年代末，胃黏膜 pH（intramucosal pH，pHi）作为一项新的指标被用来反映全身灌注情况。

pHi 用来反映灌注的原理：胃黏膜缺血缺氧时酸性产物增加，pHi 下降。pHi 可通过微电极刺入胃黏膜直接测定，也可通过测定胃肠内二氧化碳分压（PCO_2）间接计算出来。前者创伤大，仅用于实验研究，临床常规开展有一定限制，目前已较少采用。后者则是基于二氧化碳可经细胞膜自由弥散，最终在细胞内、周围组织包括胃肠腔及动脉内达到平衡，同时测定动脉血气，然后根据 Henderson-Hasselbach 公式计算得出组织的 pH 即为 pHi。

　　pHi 间接测定法是利用二氧化碳弥散效应计算得来，包括液体张力法、气体张力计法和纤维光学传感器法。前两者都是将带硅胶气囊（二氧化碳可自由通透）的导管插入胃内，向气囊内注入生理盐水或者气体，经一定时间 CO_2 在气囊与周围组织间达到平衡，测定气囊内 PCO_2，计算出 pH。液体张力计法：注入生理盐水使气囊膨胀，留置 60 分钟后认为盐水和周围组织 CO_2 达到平衡，抽出囊内液体进行血气分析得到 PCO_2，是最早用于测定胃黏膜二氧化碳分压的方法，平衡时间较长。气体张力法则是将生理盐水换成气体，CO_2 在气体中平衡更快，所以平衡 10 分钟后即可直接测定囊内的 PCO_2。纤维光学传感器法则是将二氧化碳纤维光学传感器放置在胃内，能同时监测 PCO_2、PO_2、pH 和温度，测量误差小，可精确监测胃内 PCO_2 的快速变化，且大小适宜（长 60cm、直径 0.5mm），临床使用方便。

　　pHi 正常值为 7.35～7.45，胃黏膜低灌注缺血缺氧时酸性产物增加，pHi 降低。监测 pHi 可以反映胃肠道微循环灌注情况，有助于发现尚未出现低血压的隐匿性休克。同样，在休克的复苏治疗中，大循环恢复后微循环的恢复状态也可借助 pHi 进行判断，指导液体治疗。有研究发现，pHi 是预测心脏术后合并症的敏感指标，对重症患者预后的判断有重要价值。

　　pHi 虽然能较好地反映胃肠道微循环状态，但影响因素较多，如胃肠营养、张力计放置位置、抑酸剂的使用等都会影响结果，使其难以在临床常规实施。

（二）组织 PO_2/PCO_2

　　皮肤是循环障碍时最早受影响的器官之一。血液运输氧和营养物质到微循环供组织细胞代谢，又将代谢所产生的二氧化碳和代谢产物运送回相应器官进行处理，使组织 PO_2/PCO_2（$PtcO_2/PtcCO_2$）维持相对平衡状态。当局部灌注不足时，局部氧的供应受阻，CO_2 排出困难，以致组织 PO_2 下降、PCO_2 上升。因此，组织 $PtcO_2/PtcCO_2$ 的变化可以反映局部灌注的改变。在皮肤表面放置 Clark 电极直接测量皮肤内的 $PtcO_2/PtcCO_2$ 可以反映局部皮肤的灌注情况，为临床微循环评估提供参考。

　　正常情况下，皮肤对气体的通透性不高；当温度升高时，皮肤对气体弥散会增强。经皮电化学氧感受器原理是基于：感受器加热皮肤至 43～45℃，使得角质层结构温度增高、局部毛细血管扩张充血、氧离曲线右移、微循环内的氧弥散至皮肤，皮肤表面氧分压增加。

　　经皮感受器可以通过测量 $PtcO_2/PtcCO_2$ 帮助临床医生直接预估 PaO_2 和 $PaCO_2$，并成功用于新生儿和成人 PaO_2 和 $PaCO_2$ 监测。新生儿皮肤纤薄更适合使用。由于休克时感受器加热所致的血管扩张可部分抵消血管收缩导致的血流减少，使得感受器处组织轻微低氧。休克状态下 $PtcO_2$ 无法准确反映 PaO_2，难以通过二者关系准确估测血流情况。因此，有学者建议使用经皮氧指数（tc-index，如 $PtcO_2$ 和 PaO_2 的相对变化）来反映局部灌注情况。当血流充足时，$PtcO_2$ 和 PaO_2 接近，经皮氧指数接近 1。血流减少时，$PtcO_2$ 下降，经皮氧指数下降。研究认为，经皮氧指数＞0.7 和血流动力学平稳相关。Tremper 和 Shoemaker

发现休克患者经皮氧指数和心指数(cardiac index,CI)相关性良好。该研究中 CI>2.2L/min，经皮氧指数为 0.79；CI 1.5～2.2L/min，经皮氧指数为 0.48；CI<1.5L/min，经皮氧指数为 0.12。但高动力休克时并不存在这种关系。Reed 等对不同 CI 的患者进行了研究。该研究共纳入 19 例患者，测量 71 次，CI>4.2L/min 的患者中有 71% 经皮氧指数是低的。$PtcCO_2$ 同样可用于反映皮肤血流情况。$PaCO_2$ 和 $PtcCO_2$ 的差值源于低灌注时皮肤局部 CO_2 堆积。$PtcO_2$ 和 $PtcCO_2$ 被用于重症患者组织低灌注和亚临床低血容量的早期指标。由于 CO_2 的弥散功能是 O_2 的 20 倍，$PtcCO_2$ 不如 $PtcO_2$ 对血流动力学敏感，即 $PtcO_2$ 可更敏感地反映血管收缩、血流减少。Tatevossian 等对 48 例急诊收治的严重创伤患者在急诊室或手术室早期复苏期间监测 $PtcO_2$ 和 $PtcCO_2$，发现死亡组较生存组 $PtcO_2$ 更低，$PtcCO_2$ 更高，此差异在患者入院时就已经很明显。有学者认为组织低灌注阈值为 $PtcO_2$<50mmHg 60 分钟以上、$PtcCO_2$>60mmHg 30 分钟，未达到阈值的患者死亡率高达 89%～100%。

如前所述，组织-动脉 PCO_2 差可用于反映组织灌注是否足够，除了皮肤可以反映微循环以外，胃肠黏膜 PCO_2 最早用于循环休克时局部 PCO_2 差的测定。胃张力法可用于评估胃黏膜是否有灌注不足表现，但需将专门的导管置入胃内，且容易受进食、药物等影响，舌下二氧化碳测量更简便，也是反映组织低灌注的可靠指标。现有用于测定舌下二氧化碳分压（$PslCO_2$）的装置包括 PCO_2 感受器和电池。CO_2 感受器置于舌与舌下黏膜之间，CO_2 通过半透膜弥散到感受器内的荧光染色液中，染料发光的数值与 CO_2 的量成比例，最终的数值以舌下 CO_2 分压 $PslCO_2$ 来表示。Weil 等通过监测 46 例急诊科或者 ICU 严重创伤患者 $PslCO_2$ 发现，休克及高乳酸血症患者 $PslCO_2$ 更高。与胃黏膜 PCO_2 一样，$PslCO_2$ 也受 $PaCO_2$ 影响。因此，$PslCO_2$ 和 $PaCO_2$ 差值更有意义。Marik 和 Bankov 的研究证实了这一说法，Psl-aCO_2 对预后有很好的预测价值，差值>25mmHg 预示结局不良。

该技术临床应用的一个主要局限是需要通过血气分析得出经皮氧指数和 $PaCO_2$。另外，需定时（每 1～2 小时）更换感受器位置以避免局部烧伤，而每次更换位置后需要 15～20 分钟来读取和校准数据，因此限制了其在紧急情况下的使用。

（三）混合静脉氧饱和度和中心静脉氧饱和度

混合静脉氧饱和度（SvO_2）和中心静脉氧饱和度（$ScvO_2$）在一定程度上反映了组织氧供与氧耗的平衡，是对组织氧供需平衡的总体评价。因此，SvO_2 和 $ScvO_2$ 可以一定程度上反映微循环的灌注情况。

SvO_2 是指在肺动脉处所测得的血氧饱和度，需使用 Swan-Ganz 导管测量，此处全身循环的血经充分混合，SvO_2 为 60%～80%。$ScvO_2$ 是指上腔静脉处的血氧饱和度，经中心静脉置管测量获得，此处主要是脑及上肢回流的血氧饱和度，$ScvO_2$ 约为 70%。一般情况下，$ScvO_2$ 高于 SvO_2。动脉血氧饱和度为 95%～98%，正常情况下，动脉血经左心输出到身体各个器官及末梢组织进行氧交换。局部组织摄取 O_2，进行物质代谢，释放 CO_2，动脉血转换成静脉血回流至右心，经混合后进入肺循环排出 CO_2、摄取 O_2。在心输出量不变的情况下，组织灌注不足时，局部缺氧，酸性产物增加，氧离曲线右移，氧释放增加，回到右心的血氧含量减少，$ScvO_2$ 和 SvO_2 下降。但若局部微循环障碍以致氧摄取障碍或者分流时，$ScvO_2$ 和 SvO_2 反而会上升。所以，$ScvO_2$ 和 SvO_2 可以通过氧供需平衡的变化反映微循环的变化。相对而言，由于测定 SvO_2 需要安置 Swan-Ganz 导管，$ScvO_2$ 更容易获取，比较常用。对于一些特殊人群，比如先天性分流的患者，动脉血氧饱和度和中心静脉氧饱和度的差值较单纯 $ScvO_2$ 绝对值用于反映机体氧供需平衡可能更有价值。

$ScvO_2$ 和 SvO_2 及与动脉氧饱和度的差值能够在一定程度上反映组织氧供需平衡，对组织氧供和氧耗进行总体评价。但受诸多因素影响，如休克时心输出量的变化、组织氧摄取能力的变化、局部分流情况等。如心源性休克时心输出量减少，局部灌注不足，氧供减少，氧摄取增加，$ScvO_2$ 和 SvO_2 降低；而脓毒性休克时，早期代偿性心输出量增加，总体氧供增加，由于血管张力及容量分布异常，此时组织灌注可能不足，甚至局部可能存在分流及氧摄取障碍，测得的 $ScvO_2$ 和 SvO_2 反而可能较高。

$ScvO_2$ 用于早期液体复苏是很好的监测指标，2001 年 River 等在脓毒性休克液体治疗的早期目标导向治疗（early goal-directed therapy，EGDT）方案中把 $ScvO_2 > 70\%$ 作为复苏指标之一。Jones 等分别以 $ScvO_2 > 70\%$ 和乳酸清除率 $> 10\%$ 作为急诊严重脓毒症/脓毒性休克患者液体复苏的目标，发现两组患者住院病死率并无统计学差异。尽管 $ScvO_2$ 能够反映微循环氧供需情况，但其并不能完整反映微循环的情况，且对于预后的预测价值不大。Aletta 等回顾分析 2008～2014 年该院内外科 ICU 收治的严重脓毒症/脓毒性休克患者液体复苏的不同目标（包括乳酸、平均动脉压、$ScvO_2$ 及中心-下肢体温梯度）与 ICU 病死率及住院病死率的关系发现，平均动脉压、乳酸及中心-下肢体温梯度与患者住 ICU 及住院病死率相关，而未发现 $ScvO_2$ 有预测价值。另一些研究则发现，SvO_2 也不能为微循环改变提供更多信息。

（四）乳酸

乳酸（lactate，Lac）作为机体的代谢产物，是目前临床常用的评估微循环的指标之一。当组织缺氧、灌注不足或应激时，可以引起乳酸升高。

乳酸主要来源于无氧酵解增加、应激或特殊肿瘤细胞溶解。乳酸的代谢主要依靠肝脏。乳酸的生成增加或者代谢减少均可导致血乳酸水平增高。

研究显示，血乳酸浓度和乳酸清除率对脓毒症和脓毒性休克患者的死亡率均有预测价值。有学者发现，脓毒症患者液体复苏前 6 小时，用乳酸清除率指导治疗和 $ScvO_2$ 效果相当。荷兰一项多中心研究发现，乳酸水平在 3mmol/L 以上的脓毒性休克患者，进入 ICU 后监测乳酸水平，并根据现有脓毒性休克复苏指南，以每 2 小时降低乳酸水平 20% 为目标进行液体复苏，可显著降低住在 ICU 的时间。美国的一个大型多中心研究也发现，以乳酸为指导的液体复苏能改善临床预后。因此，乳酸在早期液体复苏中是一项重要的监测指标。但乳酸水平增高不仅仅反映组织低氧。有氧代谢产生乳酸是快速产能的一种方式，刺激糖有氧代谢增加可使乳酸水平在非低氧的情况下增高。Warburg 等在淋巴瘤患者的治疗中发现，高乳酸水平与糖有氧代谢所产生的乳酸供能相关。作为一项代谢指标，乳酸受肝、肾功能影响较大。重症患者普遍存在器官功能不全，乳酸是否能真实反映机体的微循环状况，需要结合临床情况综合分析。

三、光 学 指 标

（一）外周灌注指数

休克时，机体为保证心、脑等重要器官的灌注而收缩皮肤、内脏血管，皮肤是最早受影响的器官。外周灌注指数（peripheral perfusion index，PPI）可无创反映皮肤血管的舒缩状态，方法简单易行，可连续监测重症患者的微循环状态。

外周灌注指数衍生于血氧检测仪的光电容积信号。血氧检测仪可用于监测动脉血氧饱和度、脉率和外周灌注指数，其原理是利用不同组织对不同光波的吸收量不同，通常置于肢端或耳垂处皮肤测定。

正常情况下，血红蛋白主要有氧合血红蛋白和还原血红蛋白两种不同的状态，此外还有碳氧血红蛋白和高铁血红蛋白。血氧检测仪探测端有两根发光二极管，可分别交替发出两种不同波长的光（660nm 的红光和 940nm 的红外线），穿透被检测部位；位于对侧的接收器则接收经被检部位吸收以后余下的光波，将其传输到处理器进行光电信号转换。还原血红蛋白对红光吸收多，对红外线吸收少，氧合血红蛋白则相反。被检测部位的动脉血、结缔组织、骨骼、静脉血等均可以吸收光波，结缔组织、骨骼、静脉血等对光波的吸收保持相对不变，而动脉血对光波的吸收随心脏搏动呈现周期性变化。因此血氧检测仪可以区分搏动部分（动脉血）和非搏动部分（包括静脉血、毛细血管血、结缔组织、骨骼及其他组织），从而描记出随动脉搏动周期性变化的波形。对波形进行分析，衍生出血氧饱和度、脉率和 PPI。根据波形的周期性变化可计算出脉率，根据被吸收的红光和红外线的强度可计算出检测部位的氧饱和度。PPI 是曲线搏动部分与非搏动部分的比值，是百分数。由于非搏动部分基本保持不变，因此 PPI 随搏动部分的变化而变化。即 PPI 随搏动部分血管舒张、血流量增加而增加，随搏动部分血管收缩、血流量下降而降低，因此 PPI 的变化能够反映外周血管的舒张与收缩。

如前所述，外周灌注指数可根据被检测部位吸收光量的变化来反映局部动脉血量的变化，进而反映局部的灌注情况。PPI 值越高，反映局部的搏动动脉血流越多；PPI 值越低，则反映局部的搏动动脉血流越少。最早发现 PPI 可反映局部微循环灌注是在一个臂丛阻滞导致的血管舒张模型中，进行手部手术的神经阻滞患者，需要评估神经阻滞的效果。研究发现，可以用神经阻滞后几分钟内与局部麻醉相伴随的血管舒张引起的 PPI增加来预测麻醉效果。同样地，如果在皮肤受到伤害性刺激或者静脉注射肾上腺素或去甲肾上腺素引起交感神经兴奋导致局部血管收缩，PPI 则会快速下降。在下肢负压模型中，逐步减少健康志愿者静脉回流，会激活交感神经，随之 PPI 快速下降。在大样本健康志愿者中，PPI 的中位数为 1.4%，PPI 小于 1.4% 被认为和重症患者低灌注相关。一项对新生儿的研究发现，PPI 小于 1.24% 和新生儿疾病严重程度相关，并且 PPI 和体温梯度相关性良好。因此，这种简单又无创的手段可被用于监测重症患者的外周灌注情况（图 7-2）。

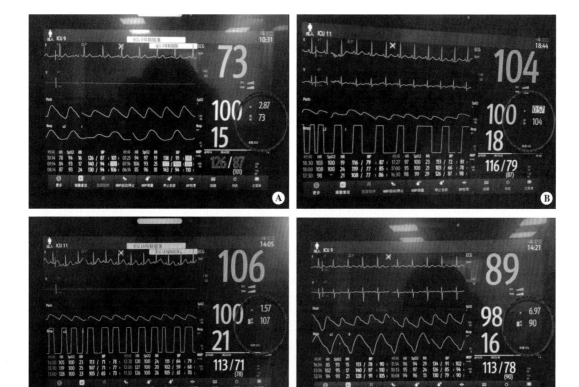

图 7-2　不同类型患者 PPI 监测情况

A. COPD 患者，无循环障碍；B. 脓毒性休克患者，去甲肾上腺素 0.6 μg/（kg·min），Lac 2.6mmol/L；C. 图 B 脓毒性休克患者，去甲肾上腺素 0.1 μg/（kg·min），Lac 1.4mmol/L；D. 有机磷中毒，阿托品化患者

　　PPI 可无创、动态、连续反映局部微循环状况，为临床末梢微循环的评估提供了便利，但也有其局限性。PPI 监测外周微循环的局限性包括以下几个方面：

　　（1）光源：PPI 反映微循环的原理是通过搏动部分动脉血流对光波吸收量的周期性变化来反映局部血流灌注情况，光源可影响监测结果。因此，在监测时应避免其他光源（如手术灯、胆红素灯）及强光的干扰；若必须在此类环境下监测，应进行遮盖处理，避免其他光源的干扰。

　　（2）局部组织：局部微循环灌注血流量影响 PPI。此外，其他因素如环境温度、探头长期佩戴对局部的压迫、同侧上肢测血压时对肢端血流的影响、涂指甲油的指甲等均可影响监测结果。

　　（3）血红蛋白：PPI 的监测主要通过还原血红蛋白和氧合血红蛋白对红光及红外线的吸收量的周期性变化来反映外周灌注情况。通常情况下，这两种血红蛋白占主要部分，但在一氧化碳中毒或者铁中毒时，碳氧血红蛋白或高铁血红蛋白含量增加，会影响 PPI 的测定结果，甚至氧饱和度亦不能反映机体的真实状态。

　　（4）监测设备：基于 PPI 的监测原理，探头发光二极管对侧的接收器应尽量正对光源，这样才能保证所有发出的光波经过被检组织，使被检部位吸收后的余光被接收器完整接收。此外，探头及传感线的完整性亦十分重要，应避免损坏。

（5）心律：PPI 依靠动脉搏动的周期性变化来监测局部微循环灌注，心律不齐者不适用。

（二）近红外线光谱学

近红外线光谱学（near-infrared spectroscopy，NIRS）是一项能够连续、无创监测组织氧合的床旁监测技术，将皮肤用乙醇脱脂后连接电极即可进行监测，操作简便，易于临床施行。

与血氧检测仪原理类似，NIRS 应用光波的传送与吸收来无创测定血红蛋白浓度和组织氧合。NIRS 利用氧合血红蛋白和还原血红蛋白对不同波长光的吸收差异的特性，根据血流灌注改变时氧合血红蛋白及还原血红蛋白的比例变化来测定组织的氧合情况，反映微循环的灌注程度（图 7-3）。

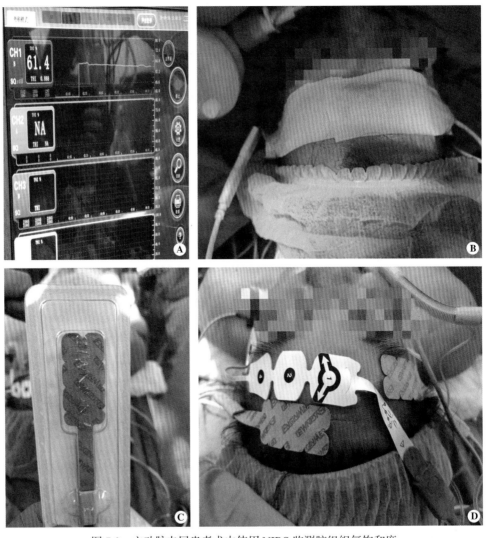

图 7-3　主动脉夹层患者术中使用 NIRS 监测脑组织氧饱和度

NIRS 比血氧检测仪的组织穿透力更强，测定被检部位一定容积内所有血管组织氧合（包括动脉、静脉和毛细血管氧合）的平均状态。组织穿透力与发送纤维和接收纤维的间距直接相关，间距为 25mm 时，几乎 95% 的接收端信号来源于电极以下 0～23mm 深的组织。

应用 NIRS 测定微循环可以通过直接计算或者进行生理学干预获得，如动/静脉血管阻断试验（vascular occlusion test，VOT）。通过 VOT，NIRS 可通过氧合血红蛋白和还原血红蛋白的变化速度来监测局部血流和氧耗。静脉阻断试验：将充气卡夫充气到 50mmHg 压力，该压力可以阻断静脉但不阻断动脉，因此静脉血容量和压力增加。NIRS 通过氧合血红蛋白、脱氧血红蛋白、总血红蛋白量的增加来反映这一变化。动脉阻断试验：继续给卡夫充气，使得压力超过收缩压 30mmHg，此时动静脉均阻断。局部可利用氧减少，NIRS 监测到的氧合血红蛋白减少，同时脱氧血红蛋白增加，总血红蛋白不变。然后放气，可见再充血反应。此时血容量快速增加，导致氧合血红蛋白增加，还原血红蛋白快速清除。VOT 过程中组织氧饱和度的变化可反映微血管的反应性及储备。

NIRS 可用于监测任何组织的氧合。NIRS 最早是用于重症患者肌肉组织氧合状态的测定。在失血性休克和复苏动物模型中，NIRS 可敏感反映骨骼肌和内脏缺血。NIRS 可无创监测外周循环灌注情况，用于外伤重症患者表浅肌肉（肱桡肌、三角肌、胫骨前肌），评估组织氧合是否足够，发现间隙综合征。近年来有严重创伤患者复苏时应用 NIRS 进行监测的报道。Mcinley 等发现，严重创伤患者复苏期间及复苏后 24 小时的组织氧合、系统氧供和乳酸水平相关性良好。一项关于脓毒症和非脓毒症患者的研究报道，用 NIRS 监测静脉阻断试验后的局部血流和氧耗，脓毒症患者肌肉氧耗是非脓毒症患者的两倍，而氧释放差异不明显，揭示了脓毒症时的氧释放障碍。另一项研究则认为，脓毒性休克患者 NIRS 监测到的前臂血流和血管阻力无关。这些研究证实了 NIRS 可以反映脓毒性休克时骨骼肌微循环障碍，能够在床旁无创监测局部灌注和氧合情况，在危重症监测中具有临床价值。

近红外线光谱学是无创性微循环监测方法，可用于测定组织氧饱和度，发现组织氧供需平衡的变化。但是 NIRS 反映的是一定体积内所有血管的氧饱和度，无法检测变异的血流，在血流和代谢变化时其可能无改变。由于 NIRS 仪器波长、光波数量、光极间距和算法等尚无统一标准，因此不同设备得出的结果缺乏可比性。如同时进行 VOT 可以反映血管的反应性，然而目前 VOT 也没有标准的实施方法，不同部位的测定可能准确性也不同。此外，温度和血管活性药对结果的影响也不明确。NIRS 的实用性和准确性尚需进一步研究证实。

（三）激光多普勒

1975 年，Stern 首次报道应用激光多普勒血流仪（laser-Doppler flowmetry，LDF）监测皮肤微循环血流量。激光多普勒技术是通过光学多普勒原理进行微循环监测，可以测定被检部位一定容积内的血流情况。由于其无创、方便，LDF 被用于包括皮肤、肌肉、移植皮瓣、骨骼、肾脏及脑等不同组织器官微循环的评估，相应的研究也不断深入，取得较大进展。

LDF 的工作原理基于多普勒效应。多普勒效应指振动源和观察者相对运动时，观察者接收到的频率和振动源发出的频率不一致的现象。多普勒效应适用于所有类型的波，包括电磁波。而光本质上是一种电磁波，具有波的基本特征。激光源产生单色激光束通过探头发射光纤进入生物介质，光波遇到测量范围内的活动颗粒 [主要是快速移动的红细胞（red blood cell，RBC）] 后在其表面发生散射，散射的光波再返回探头接收光纤，接收的光波频率已经发生改变，即发生多普勒位移效应。最后经光电信号转换及滤波、放大、模 - 数转换后得到相应的监测指标。

LDF 的测量指标包括流量单位（perfusion unit，PU）值、移动红细胞密度（concentration of moving blood cell，CMBC）、速度（V）和回光总量（total backscatter，TB）。PU 为流动的 RBC 产生的多普勒位移值，是 LDF 测量的基本指标，表示测量深度内局部组织微循环血流量的大小，是相对值。PU 值的变化直接反映了组织微循环血流量的改变，是主要的应用分析指标。CMBC 则为测量范围内的 RBC 密度。V 指血液流动速度，代表了测量范围内的平均 RBC 流速。TB 值比较复杂，和激光源的光强度、聚焦性及探头类型有关，同时受测量部位组织性质的影响。由于 RBC 中的血红蛋白吸收光能，因此 CMBC 越高，TB 越低。不同组织 TB 不同，故不同的被检组织需选用不同的探头。在相同仪器条件下，脑组织的 TB 要低于皮肤。需要注意的是，在实际应用中，如果 TB 出现异常高峰，往往提示被检范围内有较大血管通过，因为血管壁反射光线的能力较强。

LDF 能无创监测组织微循环灌注，目前已广泛应用于几乎全身各个器官组织的实验或临床组织微循环血流动力学研究，包括中枢神经系统、皮肤、肌肉、胃肠道、肝、胰、肾、肺、脾、眼、耳、鼻及骨骼等，不同器官组织的 LDF 监测特点不同。例如，皮肤科可利用 LDF 进行斑贴试验或红疹性疾病的皮肤局部微循环变化研究；整形外科可用于移植物或皮瓣血供状况的早期监测；神经外科可用于围术期的脑微循环血流动力学监护，以指导动脉瘤术后血管痉挛或脑血管畸形术后脑过度灌注等并发症的对症治疗。患者吸烟与否及室温的高低等对皮肤微循环的测量结果有明显影响，但对深部组织（如脑）的影响则不明显。外科医生甚至可以通过内镜导入 LDF 光纤探头以监测消化道组织微循环状况。组织性质不同，LDF 测量深度也有较大差距。以 Periflux4001 型 LDF 为例，皮肤的测量深度为 1.0～1.5mm；血供丰富的器官组织如肾脏、肝脏和脑组织的测量深度则小于 1mm；空腔脏器如消化道的测量深度可高达数毫米，因此使用的探头也不同。LDF 的新一代产品如斑点激光和聚焦透镜，光束很细，可以测定单根血管的血流，计算血流灌注矩阵图。在实验中，这些技术展现出揭示脓毒症导致的灌注差异的能力。虽然该技术不能反映微循环的实时状态，但结合 VOT 可评价微循环的储备功能。随着微侵袭外科技术的发展，微创乃至无创性探头逐步取代组织植入性探头将成为发展趋势。

LDF 测值容易受多种因素影响。LDF 用于监测微循环的原理是基于激光遇到运动物体后所产生的多普勒位移效应，所有可能影响此过程的因素均可影响 LDF 测值。可能影响 LDF 测值的因素包括两个方面。①探头：探头的型号目前尚无统一标准，各型探头的发射光纤和接收光纤间距不同，发射端与接收端间距会影响探测深度。不同公司间的差异更明显。激光源发射激光的波长同样会影响光波在组织中的运动，从而影响 LDF 的测值。

②局部组织：探测部位组织的性质不同，LDF 测值不同；即使同一组织，不同部位的 LDF 测值也有差异。被检部位有大血管通过也会影响测值。被检范围内所有运动的大分子颗粒都可引起激光的多普勒位移，包括白细胞（WBC）和血小板（PLT）的流动、血管内皮细胞舒缩运动、肌肉颤动、呼吸波和血浆有形成分的布朗运动等。所以局部组织的运动可影响 LDF 测值的准确度。考虑到血细胞中 RBC 在数量上的绝对优势，WBC 和 PLT 通常可以忽略不计。而血浆内大分子颗粒数量大，其产生的赝像波则通过调零消除。但如果出现肌肉明显舒缩或者呼吸动作幅度过大，可能产生伪像，所以实际应用中应避免类似情况影响结果。血压、血二氧化碳分压、血氧分压、血 pH、体温等影响组织灌流量的因素均能敏感地引起 LDF 测值的变化。

激光多普勒能够无创、连续监测全身多个脏器组织的局部灌注，反映被检组织的微循环灌注情况，对于临床评估患者微循环状况有重要的潜在价值，但仍存在局限性：①LDF 反映的是被检查区域所有血管（动脉、静脉和毛细血管）血流灌注的平均情况，并不能对某一根血管进行单独分析，无法检测灌注的不均一性；②不同部位血流灌注情况不同，LDF 所检测到的血流信号因探针位置不同而不尽相同；③现有的检测设备不能提供具体的灌注值，只能以灌注单位来表示，提供的是相对值，需要和基线做比较。

（四）手持式正交偏振光谱和侧流暗视野成像技术

休克时，患者微循环障碍除了表现为微循环灌注的整体降低以外，更重要的是灌注的不均一性，脓毒性休克时尤其明显。灌注的不均一性不仅表现在不同的脏器灌注有差异，如休克时首先收缩皮肤、内脏血管，保证心、脑灌注；也同样表现在同一器官同一组织微循环灌注的不均一性。因此，微循环灌注不均一性的监测对于临床更全面评估微循环十分重要。手持式正交极化光谱（orthogonal polarization spectral，OPS）技术和侧流暗视野（sidestream dark field，SDF）成像技术能够直接观察到微循环的整体情况，包括局部血管的密度、血流速度甚至灌注的差异性，是临床用来监测微循环的理想方法。

OPS 技术和 SDF 成像技术都是可以床旁应用的光学显微技术，二者基于相似的原理：由位于探头的光源发射出一定波长的绿光，照射于器官表面时，光波发生散射、反射、吸收等变化，反射回探头的绿光经光电信号转换器及后期处理形成明暗不一的图像。由于所选光源波长和血红蛋白的吸收波长（550nm）接近，有血红蛋白处绿光被吸收，反射回探头的信号少，形成图像的暗区；无血红蛋白处反射回探头的信号多，为图像上明亮的区域；探头不断发射光波，就形成了连续动态的血流图像。

OPS 技术为光源发出（550±70）nm 波长的绿光，经过两个互相垂直的偏振镜，极化光被滤过，去极化光线通过偏振镜进入电荷耦合器件和摄像机成像。成像后的红细胞为黑色小体。

SDF 成像技术为 OPS 技术的衍生技术，其光源是频闪观测仪的发光二极管。二极管位于探头末端，发出（540±50）nm 的绿光，独立极化的光源可以照入更深的微循环内部组织，对微循环中的红细胞和白细胞分辨率更高，能监测更深的毛细血管。它只有一个偏振镜，通过与视频帧速率同步的 LED 光照来改进成像。图像采集后用自动血管分析软件

（AVA3.0）进行半定量分析。血管根据其直径大小不同分为小血管（small，S，1～25μm），中血管（medium，M，26～50μm），大血管（large，L，51～100μm）。根据血流的快慢对血流速度进行半定量评分：0-无血流、1-间断流动、2-缓慢流动、3-连续流动；得到相关指标，包括多巴赫分数、小血管总密度、灌注小血管密度、小血管灌注比例、微血管血流指数。其计算方法及意义如下：

（1）多巴赫分数（De Backer score，DBS）反映血管密度。在 SDF 监测的视野范围内，有三横、三纵六条线，DBS 即为血管与这六条线的交点的个数除以六条线的长度，即 DBS=n/L，单位为 1/mm。

（2）小血管总密度（total density of small vessel，TVD）是反映血管密度的另一种方式，指单位面积内小血管的长度，单位为 mm/mm^2。

（3）灌注小血管密度（density of perfused small vessel，PVD）反映有灌注的小血管的密度，一定程度上可反映有功能的血管密度。

（4）小血管灌注比例（proportion of perfused small vessel，PPV）即有灌注的小血管占所有小血管的比例。SDF 成像技术认为，血流速度满足缓慢及缓慢以上即认为血管有灌注。

（5）微血管血流指数（microvascular flow index，MFI）：SDF 成像技术将血流分四个等级（无流动、间断流动、缓慢流动和连续流动，分别计为 0 分、1 分、2 分、3 分）；MFI 则是将视野分为四个象限，分别判定各象限血流分级，得到一定的分值，四个象限分值的平均值即为 MFI。

De Backer 等回顾了其开始用 OPS 技术和 SDF 成像技术研究舌下微循环以来的所有图像，发现脓毒症早期 PPV 和乳酸对预后的预测价值较高。而在众多微循环指标中，PPV 对预后的预测价值最高［AUC 0.818（0.766～0.871），$P<0.001$］。其他如 MFI、TVD、PVD 等也是常用的指标。

通过 SDF 成像技术和 OPS 技术能够在器官表面直接观察到微循环的情况。二者皆无创、简单、便捷，可直接观察微循环的实时状态。OPS 技术的敏感性差，容易造成模糊的影像，从而影响对毛细血管的观察，而且 OPS 技术需要高能量的光源，难以应用于临床。SDF 成像技术是对 OPS 技术的改进，可以更清晰地观察器官的微循环状态，而且 SDF 成像所需要的能量较小，可以方便地使用电池或连到便携式电脑进行操作，更适于临床使用。SDF 成像可以分析观察区域内不同大小血管的长度、直径、面积，以及血流速度、灌注，甚至对每根血管进行分析，可用于评价微循环灌注的变异（图 7-4）。现已有第三代产品 IDF，其体积更小，便于使用；分析软件更智能，进一步减少人为干扰，分析更精确。使用该技术可以在术中或床旁对脑、舌下、皮肤、甲床、结膜等部位的微循环血流进行观察和监测，从而用于指导治疗。目前使用的探头属硬质材料，无法贴附于被检部位表面进行持续监测；图像分析虽然较前更智能但仍需人工干预。相信随着技术进步，这些问题都可以解决。

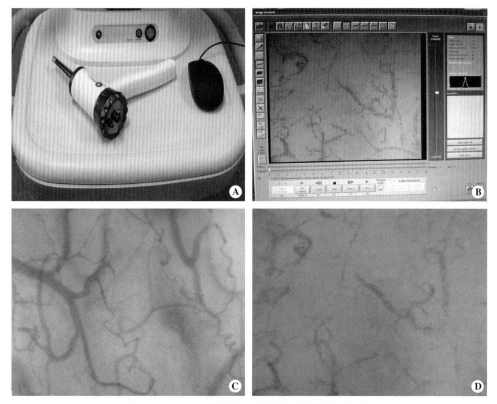

图 7-4 SDF 成像设备、分析界面及微循环图像

A、B 分别为 SDF 成像的探头及操作台、微循环图像半定量分析界面；C、D 分别为正常人和脓毒性休克患者舌下微循环图像
（可见正常人微血管分布均匀、血流连续，脓毒性休克患者微血管分布不均、血流中断）

（五）超声造影

彩色多普勒超声可以反映被检部位的血流情况，通常被用来评估器官的灌注情况。但彩色多普勒仅能监测到 100μm 以上的血管，而且受血流方向的影响，无法监测微循环。超声造影利用微泡在血液中增强声学性能而使所在区域显像更清晰，能够反映微小血管的灌注情况。

超声造影技术应用直径 2～10μm（约等于红细胞的直径）的微气泡（脂蛋白包裹惰性气体而成），经静脉系统、心脏输出后到各个器官与组织。微气泡不能透过血管内皮和肾脏基底膜，在血管壁完整的情况下不会溢入组织或随尿液排出，实现真正意义上的血管内造影。微气泡仅存在于血管内，寿命 8～10 分钟，惰性气体最终经肺排出，外壳则由肝脏代谢，无肾毒性，肾功能障碍者亦可使用。

超声造影前一般需进行传统超声检查，调整好深度、增益、聚焦等优化图像，激活造影模式；同时注入造影剂，记录造影图像。根据需要可以进行爆破-再灌注试验，然后选择感兴趣区域，通过后处理软件进行分析，得到感兴趣区的时间-强度曲线及相关系数。超声造影得到的系数主要包括灌注时间、达峰时间、峰值强度、上升/下降支斜率、消退时间、曲线下面积、相对血容量、灌注指数等，这些参数从不同方面反映感兴趣区域的微循环灌注及储备情况。

超声造影安全、及时，可床旁实施，重复性好，已广泛用于各专科疾病的诊断并协助治疗。传统的超声造影技术多偏重各个器官组织占位性质的判断和疾病的诊断等方面。例如，根据肝脏占位的强化特点来帮助评估占位的性质；术中定位病灶进行消融；评估消融效果及远期随访。对于重症患者而言，超声造影亦有其重要作用。重症患者通常搬动困难，转运风险大，而超声造影能够在床旁实施，无须搬动患者。应用超声造影技术可以观察患者肾脏的灌注情况（图 7-5）。有学者发现用去甲肾上腺素将重症患者平均动脉压从 60～65mmHg 升至 80～85mmHg 后，部分患者的肾脏皮质灌注是增加的，而对于腹腔高压的模型猪而言，随着腹腔压力的逐渐增高，肾脏超声造影观察到的肾脏灌注水平是降低的，这和 SDF 成像观察到的肾脏血流变化是一致的。而且对于肾移植患者，超声造影观察到的结果和肌酐水平也是一致的，可用于肾移植后期功能随访。除此以外，超声造影可用于骨折时局部血供的观察，以帮助判断断端愈合是否良好；还可观察移植皮瓣的血运，以及外周血管病变患者骨骼肌微循环变化等。

超声造影能够无创、便捷、快速地对全身不同器官组织微循环进行评估，且没有肾毒性，是未来评估微循环的有效工具。但超声造影技术需特定的仪器及分析软件，造影剂微气泡的寿命时效有限，价格较高，且对于严重肺动脉高压、存在心内分流及 ARDS 等患者存在禁忌，故应用也受到一定的限制。

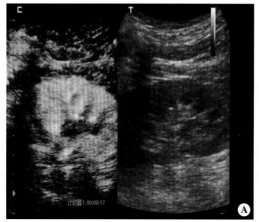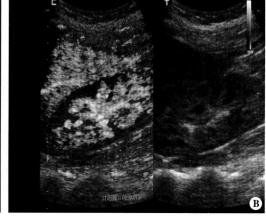

图 7-5   正常人及肾功能衰竭患者的肾脏造影图像

正常人整个肾脏增强明显，肾功能衰竭患者肾实质未见增强

微循环监测手段众多，各种微循环评估方法各有优劣（表 7-1）。

表 7-1   各种微循环评估方法比较

评估方法	优点	缺点
一般临床指标		
皮温	易获取	个体差异大，易受环境温度影响，暖休克时难以判别
中心-周围温度梯度	容易获得	受外界温度影响
		体温调节中枢受损或者伴有感染发热等情况时不能很好反映灌注情况；
		至少需要两个温度探针，不能即时反映变化

续表

评估方法	优点	缺点
皮肤花斑	临床常见，易辨别，一致性好	深色皮肤不易识别； 需注意鉴别局部血管病变引起的皮肤、黏膜类似变化
毛细血管再充盈时间	临床可操作性强，重复性高	有末梢血管疾病患者无法判断
代谢指标		
胃黏膜 pH	能较好地反映胃肠道微循环状态	需安置胃管； 影响因素多，胃肠营养、张力计放置位置、抑酸剂的使用都会对结果产生影响
组织 PO_2/PCO_2	直接监测；早期发现外周低灌注	需要血气分析得出经皮氧指数和 $PaCO_2$； 需定时更换感受器位置和校准数据
$SvO_2/ScvO_2$	反映组织氧供与氧耗的平衡，是对组织氧供需平衡的总体评价	受诸多因素影响，如休克时心输出量的变化、组织氧摄取能力的变化、局部分流的情况等
乳酸	容易获得，能较好反映微循环灌注情况	受肝肾功能影响
光学指标		
外周灌注指数	易获取，能反映外周血流即时变化； 无创、动态、连续	受光源、局部组织、血红蛋白、监测设备影响； 心律不齐或患者活动的时候监测不准确
近红外线光谱学	无创、连续监测，操作简便，用于监测局部血流氧合	无法检测变异的血流，血流和代谢成比例变化时其可能无改变； 需要特殊的软件； NIRS 仪器波长、光波数量、光极间距和算法等无统一标准，使用不同设备得出的结果缺乏可比性
激光多普勒	无创、连续监测全身多个器官组织局部血流	反映被检区域所有血管血流灌注的平均情况，无法检测灌注的不均一性； 探头位置和局部组织性质不同检测结果不同
OPS 技术/SDF 成像/IDF 成像	无创、简便、实时、直观，能够反映灌注的不均一性改变	探头属硬质材料，无法贴附于被检部位进行持续监测； 图像分析需人工干预，存在偏倚
超声造影	安全、及时、可床旁实施、无肾毒性、可重复性好	需特定仪器及软件、价格较高，严重肺动脉高压、心内分流及 ARDS 者存在禁忌

四、微循环监测范例

　　75 岁女性患者，因"肛门停止排气排便 4 天，腹痛 1 天余"入院。入院后行剖腹探查，发现腹腔粪样液体 1600ml，腹腔污染极重，小肠被覆脓苔，阑尾中部坏疽穿孔，术后转入外科 ICU。诊断考虑：①全腹膜炎；②脓毒性休克；③急性阑尾炎伴穿孔；④多器官功能障碍。入 ICU 后予去甲肾上腺素、多巴胺等维持血压，安置 PICCO，液体复苏，注射用亚胺培南西司他丁钠+注射用盐酸万古霉素抗感染，引流胸腔积液，调整每小时出入量等处理，24 小时后患者体循环及微循环均明显改善，见表 7-2 及图 7-6。

表 7-2 患者转入 ICU 后安置 PICCO、治疗 24 小时后循环指标监测情况

	安置 PICCO	治疗 24 小时后
T（℃）	38.6	37
HR（次/分）	121	83
BP（mmHg）	143/82	149/73
CVP（cmH$_2$O）	11	14
UP（ml/h）	30	50
GEDI	639	867
PCCI	2.09	3.58
SVRI	2457	2045
SVV	31	15
ELWI	15	14
去甲肾上腺素［µg/（kg·min）］	1.511	0.112
多巴胺［µg/（kg·min）］	5.556	
多巴酚丁胺［µg/（kg·min）］		3.333
Lac（mmol/L）	11.8	2.7
TVD（1/mm^2）	20.06	24.62
PVD（1/mm^2）	16.66	21.81
PPV（%）	83.44	88.26
MFI	2.75	2.96
DBS	13.41	15.88
总入量（ml）	2714	8595
总出量（ml）	915	5445
尿量（ml）	715	3110

注：T. 体温；HR. 心率；BP. 血压；CVP. 中心静脉压；UP. 流量单位；GEDI. 全心舒张末容量指数；PCCI. 脉搏轮廓心输出量指数；SVRI. 全身血管阻力指数；SVV. 每搏变异率；ELWI. 血管外肺水指数；Lac. 乳酸；TVD. 小血管总密度；PVD. 灌注小血管密度；PPV. 小血管灌注比例；MFI. 微血管血流指数；DBS.多巴赫分数。

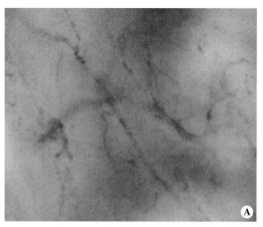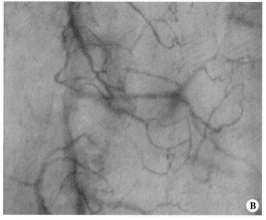

图 7-6 患者初入 ICU（A）及治疗 24 小时后（B）舌下微循环变化

治疗 24 小时，血管密度及灌注情况明显改善

第三节　微循环临床监测方法的评估

微循环是机体进行氧和物质交换的场所，是机体进行代谢的基本单位，也是血流动力学变化的基本单位。微循环监测始终是临床血流动力学监测的重点及难点。

休克时，机体首先"牺牲"的是皮肤和内脏血管，以保证脑、心脏等重要器官的灌注。因此，监测皮肤、内脏的微循环能够更早地反映机体的微循环灌注情况。目前临床评估微循环的手段很多，各有利弊：①皮温、皮肤花斑、毛细血管再充盈时间等能够在床旁快速获取，一定程度上能够较好地反映皮肤灌注状态，但容易受周围环境、局部血管固有病变及肤色等影响，其参考价值有限。②pHi 反映内脏微循环变化，但需安置特殊胃管，且易受进食和制酸剂影响，同时监测本身亦影响进食。$PtO_2/PtCO_2$、$ScvO_2/SvO_2$反映机体的总体氧供和氧耗的平衡状况。前者需要加热电极，可能灼烧皮肤，需不断更换检测部位，且每次需进行血气分析校正，耗时较长，不适合紧急情况使用；后者则需安置导管。③乳酸是目前临床应用最多也是能够较好反映微循环状况的指标，但受诸多因素影响，如肝功能、特殊类型肿瘤溶解反应等。并且随着研究深入发现，乳酸对于休克早期更有价值，而对休克晚期的指导意义不大。④PPI、NIRS、LDF、OPS 技术/SDF成像技术均是利用光学原理监测微循环，通过组织对特定波长光的吸收、反射等光波的特质不同，反映局部的血流和氧合状态。PPI 根据监测部位搏动部分和非搏动部分对光波吸收的周期性变化反映局部小动脉血流量；NIRS 通过氧合血红蛋白和还原血红蛋白对光波的吸收不同及比例变化反映局部组织的氧合情况；LDF 通过光波遇到运动物体后产生的多普勒效应对监测局部的血流进行描述；OPS 技术/SDF 成像技术则通过血红蛋白对光波的吸收来反映局部的血流图。上述几种方法能够对组织灌注及氧合情况进行无创监测，但是也存在一些不足：PPI 监测外周组织灌注，易受周围环境、局部血管病变影响；NIRS的仪器、算法等均无统一标准，可比性较差；LDF 缺乏具体的灌注值，探针的位置、温度等均可影响检测值；NIRS 和 LDF 联合 VOT 可用来评价微循环的储备能力，但三者都只能反映检测部位整体的血流或者氧合情况，不能反映灌注的不均一性；OPS 技术/SDF 成像技术可以直接显示局部的血流情况，反映灌注的不均一性，并可对每根血管进行分析，但分析图像相对耗时，采图要求稳定性高，且不能反映组织氧合情况，临床推广亦有难度；超声造影安全、无肾毒性，可床旁实施，重复性好，能够及时对重症患者进行微循环评估，不过一些特殊情况如肺动脉高压、心内分流等患者存在应用禁忌。

休克的本质是组织灌注不足，主要体现在微循环低灌注及灌注不均一，进而导致微循环氧摄取及利用障碍。休克发生时，微循环的变化早于体循环；进行液体复苏时，在体循环已恢复的情况下微循环障碍仍可能继续存在。因此，休克复苏的根本环节是微循环的复苏，微循环的监测至关重要。理想的微循环监测手段应具备同时评价组织的灌注与氧合水平的功能，以保证能更全面、细致地评估微循环的状态及变化，从而达到更好的治疗效果。目前在新技术和新型监测仪器尚未面世的情况下，将现有技术和检测仪器有机组合用于微循环监测和评估不失为较理想的策略。

（康　焰　曾学英）

参 考 文 献

高飞，傅小云，钱明江，等. 2017. 侧流暗场成像技术观察内毒素休克兔小肠绒毛与舌下微循环改变. 中国病理生理杂志，33：764-768

康焰. 2015. 临床重症医学教程. 北京：人民卫生出版社

刘大为，王小亭. 2017. 重症超声. 北京：人民卫生出版社

刘大为. 2010. 实用重症医学. 北京：人民卫生出版社

瞿金龙，赵良，管军，等. 2017. 舌下微循环监测在失血性休克液体复苏前后变化及临床意义研究. 中国急救医学，37：912-915

颜默磊，严静，陈进，等. 2013. 老年严重脓毒症及脓毒性休克微循环变化的观察. 中华医学杂志，93：1965-1969

于永慧，李敏，王春亭. 2012. 脓毒症循环功能障碍的评估及其临床意义. 中华儿科杂志，50：197-200

赵梦雅，李昂，庄海舟，等. 2012. 监测严重脓毒症患者舌下微循环对病情严重程度及预后判定的临床意义. 中国危重病急救医学，4：158-161

Ait-Oufella H，Lemoinne S，Boelle PY，et al. 2011. Mottling score predicts survival in septic shock. Intensive Care Med，37：801-807

Bateman RM，Sharpe MD，Ellis CG. 2003. Bench-to-bedside review：microvascular dysfunction in sepsis-hemodynamics，oxygen transport，and nitric oxide. Crit Care，7：359-373

Bohnhorst B，Lange M，Bartels DB，et al. 2012. Procalcitonin and valuable clinical symptoms in the early detection of neonatal late-onset bacterial infection. Acta Paediatr，101：19-25

Cecconi M，De Backer D，Antonelli M，et al. 2014. Consensus on circulatory shock and hemodynamic monitoring：task force of the European Society of Intensive Care Medicine. Intensive Care Med，40：1795-1815

Christ F，Andreasbauer，Brugger D. 2002. Different optical methods for clinical monitoring of the microcirculation. Eur Surg Res，34：145-151

De Backer D，Ospina-Tascon G，Salgado D，et al. 2010. Monitoring the microcirculation in the critically ill patient：current methods and future approaches. Intensive Care Med，36：1813-1825

De Moura EB，Amorim FF，da Cruz Santana AN，et al. 2016. Skin mottling score as a predictor of 28-day mortality in patients with septic shock. Intensive Care Med，42：479-480

Ergin B，Kapucu A，Demirci-Tansel C，et al. 2015. The renal microcirculation in sepsis. Nephrol Dial Transplant，30：169-177

Greenwood JC，Orloski CJ. 2017. End points of sepsis resuscitation. Emerg Med Clin North Am，35：93-107

Gruartmoner G，Mesquida J，Ince C. 2015. Fluid therapy and the hypovolemic microcirculation. Curr Opin Crit Care，21：276-284

Hamlin SK，Parmley CL，Hanneman SK. 2014. Microcirculatory alterations in shock states. Crit Care Nurs Clin North Am，26：399-412

Harrois A，Dupic L，Duranteau J. 2011. Targeting the microcirculation in resuscitation of acutely unwell patients. Curr Opin Crit Care，17：303-307

He HW，Liu DW，Long Y，et al. 2013. The peripheral perfusion index and transcutaneous oxygen challenge test are predictive of mortality in septic patients after resuscitation. Crit Care，17：R116

HouwinkAP，Rijkenberg S，Bosman RJ，et al. 2016. The association between lactate，mean arterial pressure，central venous oxygen saturation and peripheral temperature and mortality in severe sepsis：a retrospective cohort analysis. Crit Care，20：56

Jones AE，Shapiro NI，Trzeciak S，et al. 2010. Lactate clearance vs central venous oxygen saturation as goals of early sepsis therapy：a randomized clinical trial. JAMA，303：739-746

KanooreEdul VS，Dubin A，Ince C. 2011. The microcirculation as a therapeutic target in the treatment of sepsis and shock. Semin Respir Crit Care Med，32：558-568

KanooreEdul VS，Ince C，Dubin A. 2015. What is microcirculatory shock? Curr Opin Crit Care，21：245-252

Kiyatkin ME，Bakker J. 2017. Lactate and microcirculation as suitable targets for hemodynamic optimization in resuscitation of circulatory shock. Curr Opin Crit Care，23：348-354

Kuiper JW，Tibboel D，Ince C. 2016. The vulnerable microcirculation in the critically ill pediatric patient. Crit Care，20：352

Lima A，Bakker J. 2005. Noninvasive monitoring of peripheral perfusion in critically ill patients. Intensive Care Med，31：1316-1326

Lima A，Bakker J. 2015. Clinical assessment of peripheral circulation. Curr Opin Crit Care，21：226-231

Lipinska-Gediga M. 2016. Sepsis and septic shock-is a microcirculation a main player? Anaesthesiol Intensive Ther，48：261-265

Macdonald SP，Brown SG. 2015. Near-infrared spectroscopy in the assessment of suspected sepsis in the emergency department. Emerg Med J，32：404-408

Miranda M，Balarini M，Caixeta D，et al. 2016. Microcirculatory dysfunction in sepsis：pathophysiology，clinical monitoring，and potential therapies. Am J Physiol Heart CircPhysiol，311：H24-H35

Naumann DN，Dretzke J，Hutchings S，et al. 2015. Protocol for a systematic review of the impact of resuscitation fluids on the microcirculation after haemorrhagic shock in animal models. Syst Rev，4：135

Ocak I，Kara A，Ince C. 2016. Monitoring microcirculation. Best Pract Res Clin Anaesthesiol，30：407-418

Oon SF，Foley RW，Quinn D，et al. 2018. Contrast-enhanced ultrasound of the kidney：a single-institution experience. Ir J Med Sci，187：795-802

Raat NJ，Ince C. 2007. Oxygenating the microcirculation：the perspective from blood transfusion and blood storage. Vox Sang，93：12-18

Scheeren TW. 2016. Journal of Clinical Monitoring and Computing 2015 end of year summary：tissue oxygenation and microcirculation. J Clin Monit Comput，30：141-146

Schneider A，Johnson L，Goodwin M，et al. 2011. Bench-to-bedside review：contrast enhanced ultrasonography：a promising technique to assess renal perfusion in the ICU. Crit Care，15：157

Sporea I，Badea R，Brisc C，et al. 2017. Romanian national guidelines on contrast enhanced ultrasound in clinical practice. Med Ultrason，19：401-415

Struijker-Boudier HA，Rosei AE，Bruneval P，et al. 2007. Evaluation of the microcirculation in hypertension and cardiovascular disease. Eur Heart J，28：2834-2840

Suetrong B，Walley KR. 2016. Lactic acidosis in sepsis：it's not all anaerobic：implications for diagnosis and management. Chest，149：252-261

Vallée F，Mateo J，Dubreuil G，et al. 2010. Cutaneous ear lobe PCO_2 at 37°C to evaluate microperfusion in patients with septic shock. Chest，138：1062-1070

Van den Bruel A，Haj-Hassan T，Thompson M，et al. 2010. Diagnostic value of clinical features at presentation to identify serious infection in children in developed countries：a systematic review. Lancet，375：834-845

van Genderen ME，Bartels SA，Lima A，et al. 2013. Peripheral perfusion index as an early predictor for central hypovolemia in awake healthy volunteers. Anesth Analg，116：351-356

vanGenderen ME，van Bommel J，Lima A. 2012. Monitoring peripheral perfusion in critically ill patients at the bedside. Curr Opin Crit Care，18：273-279

Verdant C，De Backer D. 2005. How monitoring of the microcirculation may help us at the bedside. Curr Opin Crit Care，11：240-244

Wang L，Mohan C. 2016. Contrast-enhanced ultrasound：a promising method for renal microvascular perfusion evaluation. J Transl Int Med，4：104-108

Zafrani L，Ince C. 2015. Microcirculation in acute and chronic kidney diseases. Am J Kidney Dis，66：1083-1094

Zhou L，Tang L，Yang T，et al. 2018. Comparison of contrast-enhanced ultrasound with MRI in the diagnosis of complex cystic renal masses：a meta-analysis. Acta Radiol，59：1254-1263

第八章 常用干预措施对微循环的影响

近年来，随着微循环床旁监测技术的进步，对微循环在急危重症病理生理过程中的作用的了解也日益深入。微循环障碍是导致急危重症患者凶险预后的主要机制，寻找有效的干预措施，是当前急危重症医学领域的一个热点问题。基础研究已经提供了大量的证据，从不同侧面、不同层次显示出许多有潜力的干预靶点。而临床研究中，目前绝大多数的研究是评估一些常用的传统治疗方法（如液体复苏、血管活性药和抗凝剂应用等）对微循环的影响。

第一节 液体复苏对微循环的影响

液体复苏的最终目的是改善微循环灌注，满足组织细胞的氧供需求。血流将携氧红细胞转运到组织微循环，氧被动弥散离开红细胞，进入细胞供给线粒体氧化磷酸化产生 ATP。故在微循环水平的氧转运由两个过程完成：①对流（convection），即血流将携氧红细胞输送到毛细血管床；②弥散（diffusion），即氧从红细胞的血红蛋白解离出来、跨过毛细血管内皮和组织间隙进入细胞。液体治疗可通过多种微循环机制影响氧转运的对流和弥散。大致可从复苏液体量和输液种类两方面进行分析。

一、复苏液体量对微循环的影响

（一）积极的液体复苏能够改善微循环

液体复苏是循环性休克的重要治疗手段，但传统诊疗中较少直接观察微循环水平的变化。有研究发现，对脓毒症患者进行液体复苏可以改善微血管灌注、增加灌注的毛细血管比例、降低灌注异质性。研究还观察到微循环改善效应与大循环指标无相关性；并且证实，只有在脓毒症早期（诊断 24 小时内）输液才有改善微循环效应，晚期（48 小时后）输液尽管可提高心输出量，但微循环指标并无改变。

液体复苏改善微循环血流的潜在机制可能是多方面的，依据传统生理学原理推测，至少与以下机制有关：①低血容量状态时输液可提高前负荷，增加心输出量，从而恢复和维持体循环灌注压；②纠正低血容量时压力感受器性反射所致血管收缩，从而扩张外周血管、降低外周阻力并改善微循环灌注；③降低血液黏滞度；④改变红细胞的流变学特性；⑤减少白细胞-内皮相互作用；⑥降低血小板聚集。上述各种与液体治疗有关的机制，究竟在多大程度上影响微循环尚不确定。

近年来发现，血管内皮糖萼（endothelial glycocalyx，EG）是构成微循环屏障的重要结构，许多疾病状态可导致 EG 受损脱落。已证实某些种类的复苏液体本身可直接作用于微血管 EG 而发挥特异性保护作用。

（二）过量输液损害微循环血流灌注

越来越多的证据表明，不加限制的大量输液可加重重症患者的器官功能障碍和增加病死率。近年来发现，过量输液不仅对大循环有不利影响，更严重的是可对微循环造成直接的破坏，从而导致不良结局。

1. 过量输液导致容量超负荷引起 EG 降解

许多实验和临床研究提示，容量超负荷时，血清中可检测到 EG 的成分，如硫酸肝素和黏结蛋白聚糖（syndecan-1）等，表明血管 EG 受损伤。其机制可能是过量输液触发了心房心肌壁的机械性心肌壁应力反应，从而释放心房钠尿肽（ANP），ANP 通过基质金属蛋白酶（MMP）介导造成多糖蛋白包被降解破坏。EG 受损的直接后果是毛细血管屏障功能削弱，造成严重的微循环紊乱。Hippensteel 等以血浆硫酸肝素浓度作为 EG 降解脱落的标志物，发现脓毒症患者的静脉输液量与血浆硫酸肝素浓度间存在显著相关性；入院 24 小时后，静脉输液量每增加 1L，硫酸肝素浓度升高 200ng/ml（$P = 0.006$）。

2. 过量输液导致血液稀释

估计每输注 500ml 液体，血红蛋白（Hb）下降 1g/dl，微循环中毛细血管充盈的红细胞减少。其结果是血液的携氧能力下降而加重组织和细胞缺氧。

3. 过量输液引起和加重组织水肿

脓毒症或脓毒性休克患者本来就普遍存在广泛的毛细血管渗漏，液体超负荷时，大量液体渗出，进入组织间隙，组织水肿更严重，导致毛细血管内的红细胞（RBC）与组织细胞之间的距离加大，引起氧弥散障碍，加重微循环和细胞缺氧性损害。

4. 大量或过快输液升高静脉压阻塞微循环流出

过量输液导致体循环静脉压力升高，加上组织水肿压迫小静脉，阻碍微循环血液流出，从而导致血流灌注低下。传统上以中心静脉压（CVP）作为复苏目标，但当 CVP 升高到 12mmHg 时，微循环流出梗阻，是造成微循环低灌注的重要医源性因素。

（三）整合大循环和微循环参数优化液体复苏

传统液体复苏均以大循环的血流动力学指标作为依据，理论基础是心脏做功的 Frank-Starling 原理，即认定在前负荷与心输出量之间存在正相关性。在低血容量性休克时，通过输液增加前负荷从而提高搏出量和心输出量，微循环灌注压会相应增加。但 Frank-Starling 原理不适用于理解微循环血流动力学。大循环与微循环之间常常是脱节的或不一致的。越来越多的证据显示，即使经过液体治疗达到了大循环的血流动力学复苏目标，依然存在微循环水平的血流灌注低下，而微循环紊乱与患者的最终结局相关。目前已有比较成熟、实用的微循环监测技术，可在床旁动态、无创和实时获得患者的微循环显微成像信息和分析数据，用于指导重症患者的液体治疗。

有鉴于此，Ince 等提出一个将大循环和微循环参数整合在一起的优化液体复苏概念框架（图 8-1）。已经证实，低血容量或液体超负荷作为两个极端状况，均与临床并发症增加相关。只有最佳容量时患者的结局最好，表现为一条"U"形曲线。当患者处于低血容量状况（位置 A）时，其微循环异常的特征是氧转运的对流障碍，即微循环血管床中携氧RBC 的血流低下，此时应进行输液治疗。若输液后监测到微循环血流增加，提示微循环复苏成功，意味着患者已经达到最佳容量状况（位置 B）。而最佳输液量可理解为获得最佳的灌注毛细血管密度。若微循环监测已达到最佳输液量便无必要继续输液，即使大循环指标尚未满足也应停止输液治疗。继续输液的结果是趋向液体超负荷而出现组织水肿（位置C），其微循环的特征主要是弥散功能障碍，即毛细血管中 RBC 所携带的氧向细胞的弥散距离加大；输液所致血液稀释也导致 RBC 数量相对减少。微循环监测可表现为功能毛细血管密度（functional capillary density，FCD）下降，结果是细胞的缺氧性损害加重。此时不仅应该终止输液，还应该采取肾脏替代治疗或利尿剂治疗等措施，主动清除多余的水分，促使循环恢复到最佳容量状况，也意味着使微循环处于氧对流和弥散的最佳状态(位置 B）。

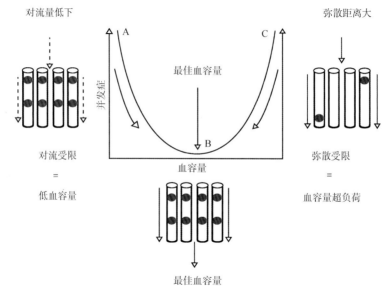

图 8-1　整合大循环和微循环参数的优化液体复苏概念框架

二、不同种类的液体和血液制品对微循环的影响

1. 晶体液

晶体液被当前拯救脓毒症运动（SSC）指南推荐为脓毒性休克复苏液体的一线选择。根据经典的 Frank-Starling 原理，晶体液用于液体复苏的扩容作用远远低于胶体液。但近年来的研究证实，满足同样复苏靶目标所需输液量，胶体液略少于晶体液，估计二者比值约为 1∶1.5（1.36～1.65）。有些实验研究以晶体液作为对照液体，与不同胶体液比较，未发现晶体液对微循环的结构和功能有直接影响。出血性休克后使用晶体液复苏，无论生理盐水或乳酸林格液均不能恢复 EG 的功能完整性。

近年来发现氯离子含量高的液体（主要指 0.9%氯化钠溶液）用作复苏液对重症患者有诸多危害，可导致高氯性代谢性酸中毒乃至增加病死率。有一项采用腹腔感染绵羊脓毒症模型的研究发现，与平衡晶体液比较，应用 0.9%氯化钠溶液复苏的动物舌下微循环灌注血管比例更低、灌注血管异质性更高。一项在健康志愿者中进行的人体研究发现，静脉输注 0.9%氯化钠溶液可导致肾血流和肾皮质组织灌注下降。尚无高氯液体对重症患者微循环影响的临床试验报道。

2. 羟乙基淀粉（HES）

HES 曾被广泛用作重症患者的复苏液体，有一些动物实验和临床试验研究了其对微循环的影响。例如，一些小型临床研究观察比较了 HES 与等张盐水用于脓毒性休克患者复苏的微循环效应。结果显示，应用 HES 复苏达到目标血压值所需输液量更少，且舌下微循环中有 RBC 流动的毛细血管密度更高。但近年来发现，HES 可能增加重症患者急性肾功能损伤和死亡风险，当前指南已不推荐用于重症患者，尤其是脓毒症和脓毒性休克患者。但仍可限量用于急性创伤或围手术期的血容量补充。

3. 白蛋白

人白蛋白制剂可安全用于重症患者的液体复苏，尤其对于脓毒性休克患者，还可能具有改善存活率的优势。实验研究中关于白蛋白保护内皮屏障功能的报道引起了研究者的兴趣。很早就认识到，低蛋白环境可导致 EG 的快速崩解或脱落，并且此效应与胶体渗透压无关。动物实验发现，用相同胶体渗透压的不同液体灌注离体心脏的冠状动脉，血浆和白蛋白保护 EG、降低血管通透性、减少血小板和白细胞黏附等作用明显优于羟乙基淀粉液。白蛋白和血浆的这种优越的"封堵效应"，用经典的 Frank-Starling 原理无法解释。现已证明血浆白蛋白对于微血管内外分布的调节作用，并非仅仅是维持血浆与组织间隙之间的胶体渗透压梯度，从而对抗血管内静水压，促进液体滤过到组织间隙。微血管床的 EG 被层对于白蛋白是半通透的，生理情况下白蛋白与 EG 成分的有机整合是微血管屏障的最重要结构。换言之，血浆白蛋白对于血管内皮屏障结构和功能的完整性是不可或缺的。

更新的研究表明，白蛋白在预防 EG 受损及促进其损伤后修复过程中有更重要的作用。最初认为不含蛋白质液体灌注血管可使内皮上整合的蛋白质被洗出（washout），从而导致 EG 坍塌。但是免疫化学染色和电子显微镜观察发现，低蛋白环境造成 EG 完全缺如，而非仅仅塌陷。目前认为主要是基质金属蛋白酶（MMP）造成 EG 的某些成分裂解的结果。而血浆或白蛋白对 EG 的保护性效应是通过脂类介质磷酸鞘氨醇酯 1（sphingosine 1-phosphate，S1P）实现的。体外实验发现，激活 S1P 受体可抑制 MMP，预防 EG 脱落，并且还能促进 EG 修复。机体 S1P 的主要来源是 RBC 及血小板，而血浆蛋白（尤其是白蛋白）促进这些细胞释放 S1P。白蛋白缺乏时，RBC 释放的 S1P 减少至 1/25。尚不明确在体输注白蛋白对 EG 恢复是否具有与体外实验相同的效应，以及对 S1P 受体进行在体干预对 EG 有无意义。

4. 红细胞

必须有足够数量的携氧 RBC 充盈毛细血管才能满足细胞氧耗需求，血液过度稀释会影响微循环供氧能力。当前 SSC 指南推荐，对多数患者 Hb<7.0g/dl 时才输注 RBC，但此推荐意见缺少微循环方面的证据支持。研究发现，输血不能普遍改善组织氧合和舌下微循环检测参数，仅对先前存在组织氧合或微循环参数异常的患者，输注 RBC 后这些指标才能得到改善。新近的研究也发现，无论输血阈值是 Hb 7.0g/dl 还是 Hb 10.0g/dl，输血后的微循环血流参数改变与输血前的基础参数呈负相关，即初始微循环良好的患者输注 RBC

后微循环恶化，而初始微循环受损者输血后得到改善。即使以 10.0g/dl 作为输血阈值，也有 1/3 的患者存在初始微循环受损。上述资料提示，不能单纯依赖 Hb 水平决定是否输注 RBC，在可能条件下应该纳入微循环参数作为 RBC 输注的启动阈值和靶点。

另外，RBC 是机体仅次于血小板的 S1P 主要来源，既然 S1P 可防止 EG 降解脱落，理论上输注 RBC 可能对 EG 有直接保护作用。但是单独输注 RBC 似乎并无此效应。在一项大鼠出血性休克模型的研究中，使用新鲜全血或未洗涤 RBC 复苏，可增加 EG 厚度并降低血管通透性，但使用洗涤 RBC 无此保护作用。这提示能提供内皮保护作用的物质是未洗涤 RBC 中的残存血浆，而非 RBC 本身。

5. 新鲜冰冻血浆（FFP）

FFP 是将新鲜分离的血浆在−30℃以下冰冻而成，使用前临时融冻。FFP 含有全部的凝血因子及血浆蛋白，主要临床用途是纠正凝血因子缺乏从而预防或治疗出血。近年来主张对于严重创伤出血的患者，早期使用 FFP 等进行止血性复苏，以预防创伤性凝血病和降低病死率。PAMPer 试验是一项纳入了 564 例创伤患者的多中心 RCT，发现院前给予 FFP 的患者相比未用 FFP 的标准治疗患者，30 天病死率显著降低（23.2% 比 33.0%）。而且观察到给予 FFP 后仅 3 小时就出现组间存活曲线的分离，提示输注 FFP 后很快就能减少死亡。

有临床研究证实，FFP 的上述有益效应不能全部用缓解创伤性凝血病来解释，推测至少部分是通过内皮保护作用而介导的。的确已经有大量临床前研究发现 FFP 具有直接促进受损 EG 恢复的作用，效果甚至优于白蛋白。啮齿类动物模型显示，出血性休克导致 SDC-1 mRNA 表达降低，晶体液复苏加重该表达降低，而 FFP 可使 SDC-1 mRNA 表达恢复到基础水平。临床研究也观察到了 FFP 的这种 EG 保护作用。有一项研究发现，非出血性疾病的 33 例重症患者拟进行有创性操作，操作前预防性输注 FFP（12ml/kg），血中 EG 脱落标志物 SDC-1 水平显著降低，提示 FFP 显著减轻了 EG 降解脱落的程度。另有研究表明，FFP 使用后 1 小时内即开始修复 EG，其作用似乎不仅是终止了正在发生的 EG 降解脱落，还上调了 EG 成分的合成。

尚不明确 FFP 修复 EG 和降低内皮通透性的确切机制，FFP 中的 S1P 可能在保护和恢复 EG 中有重要作用。血浆中含有 1000 种以上的蛋白质及大量可溶性介质，其中一些具有蛋白酶活性的介质也有可能发挥内皮保护作用。

6. 血小板

有证据显示，严重出血性休克后早期输注血小板可改善患者预后。输注血小板所导致的病死率降低，部分得益于止血功能的改善。但是血小板的内皮保护效应也可能在改善患者预后中发挥作用。血小板释放的某些细胞因子和生长因子可保护内皮细胞间连接的完整性，从而维持血管通透性正常。血小板也是 S1P 的最主要来源，有可能通过 S1P 对 EG 有直接保护作用。

第二节　血管活性药物对微循环的影响

体循环灌注压是指平均动脉压与中心静脉压之差。动脉血压过低导致器官血流灌注低下，是休克时器官功能障碍和死亡的主要原因之一。循环性休克时常常需要使用血管活性药，其中缩血管药应用最为广泛。缩血管药通过收缩动脉血管而逆转休克低血压，尤其是针对脓毒性休克时的血管低张力状态，常常是不可或缺的早期支持手段。当考虑患者存在心肌收缩力低下而心输出量不足时，有必要给予正性肌力药支持。

微循环的血流动力学调节机制完全不同于大循环。微循环灌注压（微循环驱动压）是指前毛细血管流入压（约 30mmHg）与小静脉流出压（约 10mmHg）之差。与体循环比较，微循环是一个低压力灌注系统。体循环血流进入微循环时压力剧降，其原因是微循环上游的小动脉（阻力血管）控制着进入微循环毛细血管床的血流。多种内源性和外源性血管活性物质（包括血管活性药）通过调节小动脉的直径而对微循环灌注进行控制。大循环与微循环血流灌注并不总是协调一致，甚至有时是有冲突的。例如，使用缩血管药可有效提高体循环灌注压，但阻力血管过度收缩可能降低微循环灌注压，减少微循环血流灌注。使用具有血管扩张作用的药物有助于开放微循环，但有可能导致 MAP 严重下降而降低体循环灌注压，产生体循环的不利后果。故如何权衡利弊，在应用血管活性药治疗时兼顾大循环和微循环间的平衡，仍具有挑战性（图 8-2）。

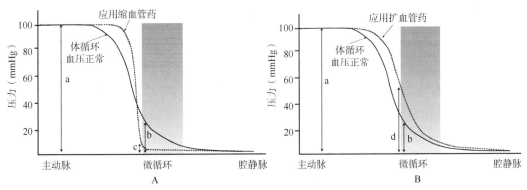

图 8-2　缩血管药和扩血管药对微循环驱动压的影响

中间灰色部分为微循环灌注区，两侧分别代表体循环的动脉部分和静脉部分。a 代表正常的体循环灌注压，b 代表正常的微循环驱动压。A. 显示过度应用缩血管药可维持较高体循环灌注压，但反而降低微循环驱动压（c）；B. 显示应用扩血管药体循环灌注压有所下降，但可能提高微循环驱动压（d）

一、缩血管药对微循环的影响

1. 去甲肾上腺素

去甲肾上腺素以激动 α_1 受体为主，是最常用的缩血管药，是休克低血压治疗的首选药物。大量研究报道，使用去甲肾上腺素使 MAP 从 60mmHg 或 65mmHg 提升到 85mmHg 或 90mmHg 水平，但对改善舌下微循环参数无益处。有一项研究显示，使用去甲肾上腺素可改善 RBC 流速及经皮微循环 PO_2，$ScvO_2$ 和 BE 也有轻微改善。但与此类似的另一项研究未能发现 RBC 流速和皮肤毛细血管血流的改善。一项小型研究观察到，使用去甲肾上腺素可改善微血管血流，有 6 例患者进行了 SDF 成像检测，并存在显著的患者间差异。可见尽管使用去甲肾上腺素可有效提高体循环灌注压，但有可能过度收缩毛细血管前小动脉反而降低微循环驱动压，从而使微循环血流减少（见图 8-2A）。当前指南推荐以 MAP

65mmHg 作为初始复苏目标。对有慢性高血压的休克患者，应用去甲肾上腺素达到更高的 MAP 目标（80～85mmHg）有助于改善微血管血流。

2. 肾上腺素

肾上腺素为 α 和 β 受体激动剂，被推荐作为去甲肾上腺素的替代缩血管药，用于提高脓毒性休克患者的血压。肾上腺素治疗期间可出现一过性（约 1 天）的高乳酸血症，已证明是肾上腺素对代谢的直接效应所致，而非存在组织缺氧，但容易干扰以乳酸正常化作为终点指导复苏。有研究显示，肾上腺素可使中重度休克患者的内脏血流分数显著降低。在与去甲肾上腺素/多巴胺比较的交叉设计实验中发现，相同血流动力学状态下，肾上腺素导致胃黏膜 pH 更低、肝静脉乳酸水平更高。

3. 苯肾上腺素

苯肾上腺素是人工合成的纯 α 受体激动剂。研究显示，用于脓毒症和脓毒性休克提升血压，苯肾上腺素与去甲肾上腺素对肠道微循环灌注指标、动脉血乳酸和尿量/肌酐清除率等的影响均无差异。但也有一项研究发现，在维持 MAP 70mmHg、全身性血流动力学参数稳定的情况下，将缩血管药由去甲肾上腺素替换为苯肾上腺素后，内脏和肾灌注指标变差，重新使用去甲肾上腺素后这些指标恢复正常。另外，对 15 例体外循环患者的研究发现，增加苯肾上腺素用量可增加全身性氧合，但导致舌下微循环小血管的灌注减少（MFI 从 2.5 降低至 1.8）。因此，临床实践中未将苯肾上腺素作为首选缩血管药是合理的。

4. 血管加压素

血管加压素（vasopressin）为特异性激活血管加压素受体 1 的非儿茶酚胺类缩血管药。血管加压素是体内天然存在的强烈缩血管物质，由丘脑视上核和视旁核的神经元合成，经下丘脑-垂体束运输到神经垂体储存。血管加压素是含 9 个氨基酸残基的多肽，人类血管加压素第 8 位氨基酸为精氨酸，故又名精氨酸加压素（AVP）。特利加压素（terlipressin）是血管加压素的长效拟似物。有证据显示，缺乏内源性血管加压素是许多顽固性休克严重低血压的原因之一，外源性补充可有效逆转低血压。使用去甲肾上腺素治疗的脓毒症患者，合用特利加压素或 AVP 连续输注不影响舌下微循环血流，可减少去甲肾上腺素需求，但高剂量使用可能损害微循环。有一项针对 20 例儿茶酚胺依赖型脓毒性休克患者的研究发现，患者血容量正常后，首先使用去甲肾上腺素滴定维持 MAP 65～75mmHg，随后单次注射特利加压素 0.5mg，可有效减少去甲肾上腺素需求而不恶化微循环血流。SSC 指南（2016）推荐血管加压素的剂量为 <0.03U/min。

二、扩血管药对微循环的影响

De Backer 等发现，在脓毒性休克患者舌表面敷用乙酰胆碱能够恢复舌下微循环血流。乙酰胆碱是内皮依赖性强效血管扩张剂，提示微血管的异常收缩有可能是微循环灌注低下的重要原因，并且有可能被完全逆转，故研究者提出"开放微循环"或"动员微循环"等概念。理论上血管扩张剂可扩张前毛细血管小动脉直径，从而增加微循环驱动压，改善微血管床的血流灌注（见图 8-2B）。人们对多种以血管扩张剂为基础的干预进行了研究。

1. 硝酸甘油

硝酸甘油等有机硝酸酯类药物是一氧化氮（NO）的供体，进入细胞内代谢产生 NO 并介导血管扩张。已知 NO 过量释放是顽固性休克血管麻痹的根本原因，但在微循环异质性血流分布状态下，有可能通过 NO 的作用促进无血流灌注小血管的开放。

使用硝酸甘油改善休克患者微循环的临床研究结果并不一致。Spronk 等对 8 例脓毒症患者进行的研究显示，使用硝酸甘油（静脉输注 0.5mg，随后连续输注 0.5～4mg/h）可使舌下微血管血流显著增加。但该研究未设对照组，并且同时使用了酮色林和多巴酚丁胺等其他血管活性药。Boerma 等进行了随机安慰剂对照试验，70 例患者达到体循环血流动力学复苏终点后，随机分组接受安慰剂（生理盐水）或硝酸甘油（2mg/h）治疗。安慰剂组和硝酸甘油组的舌下微循环灌注无显著差别，但接受硝酸甘油者更少发生器官功能障碍。也有研究者将硝酸甘油用于心源性休克患者，发现可使患者舌下微循环灌注的血管密度增加，且呈剂量依赖效应；微循环改善不伴有心输出量和 MAP 变化；停用硝酸甘油后上述作用消失。

Lima 等的研究颇有启发意义。休克患者血流动力学参数已正常，但持续存在外周灌注异常。给予硝酸甘油起始剂量 2mg/h 后，每 15 分钟翻倍递增（4、8、16mg/h），直至观察到外周灌注指标得到改善。外周灌注的监测参数包括毛细血管再充盈时间、皮肤温度梯度和灌注指数等，这些指标多数无须特殊设备即可获得。15 例患者中有 4 例（27%）对硝酸甘油 2mg/h 的剂量即有反应，所有患者在硝酸甘油输注最大剂量时各项外周灌注指标均趋于好转（与输注前比较均为 $P<0.05$）。由此可见，硝酸甘油输注可以逆转外周组织灌注异常和组织氧合低下，但对剂量需求存在个体差异。可采用简单、快速的床旁外周循环灌注检查方法，滴定硝酸甘油输注剂量。

2. 吸入一氧化氮

Trzeciak 等研究了 49 例脓毒性休克患者吸入 NO 的治疗效果。入选患者均已达到传统的大循环血流动力学复苏目标（MAP≥65mmHg、$ScvO_2$≥70%或乳酸清除率≥10%），但血乳酸仍≥4.0mmol/L。经吸入 NO（40ppm）6 小时或假吸入（安慰剂）治疗，未发现吸入 NO 对舌下微血管、器官功能和住院病死率有任何影响。

3. 前列环素

前列环素是 cAMP 激活物，在缺血-再灌注损伤时的生理性血管扩张中起重要作用。一项小型交叉研究显示，通过输注前列环素 30 分钟提高全身性氧输送（DO_2），可增加全身氧消耗（VO_2）和提高皮肤微血管血流量。另一项小型非对照性研究也发现，连续输注前列腺素达 32 天提高了胃黏膜 pH，提示内脏血流得到改善。采用雾化吸入前列环素的方法，可有效提高胃黏膜 pH 和缩小胃黏膜动-静脉 PCO_2 分压差，而不影响肝脏血流、体循环血流动力学、DO_2 和 VO_2，提示雾化吸入前列环素对内脏灌注和氧合具有与静脉输注相似的有益效应。

4. 酮色林

酮色林（ketanserin）是 5-HT_2 拮抗剂和弱 α_1 受体阻断剂，用于治疗高血压。有报道酮色林具有扩血管和抑制血小板聚集作用，从而对微循环血流动力学和血液流变学发挥有益效应。体外循环心脏手术后的高血压患者应用酮色林，可有效降低 MAP，而舌下微循环灌注的毛细血管密度处于稳定状态。酮色林应用的相关研究均在高血压患者中进行，尚未见用于休克患者的研究报道。

三、正性肌力药对微循环的影响

1. 多巴酚丁胺

多巴酚丁胺是 β 肾上腺素能药物，以激动 $β_1$ 受体为主。在增强心肌收缩力的同时，也有轻微的扩血管效应。其扩血管作用有可能通过升高微循环驱动压而改善微血管血流。提高心输出量则可增加氧向组织的对流转运。最初的研究提示，多巴酚丁胺可增加皮肤微血管和胃黏膜血流。对 22 例发病<48 小时的脓毒性休克患者进行前瞻性标签开放性研究显示，输注多巴酚丁胺[5μg/（kg·h）]可改善毛细血管血流，并且毛细血管灌注的改变与体循环血流动力学参数（CI、MAP 和体循环血管阻力等）并无关联，与动脉乳酸水平呈负相关。但之前其他小组的研究发现，使用相同剂量的多巴酚丁胺对微循环参数无影响。一项回顾性分析发现，对基础微血管灌注状态差的患者，使用多巴酚丁胺可改善微循环血流。但在一项更新的、设计良好的、专门纳入基础微血管血流差的患者的研究中发现，使用多巴酚丁胺并无益处。

2. 多巴胺

多巴胺是 β 肾上腺能受体和多巴胺能受体激动剂，高剂量时激动 α 受体。曾经认为，低剂量多巴胺[3~5μg/（kg·min）]主要作用于多巴胺受体，导致肾脏入球动脉扩张而可能具有肾功能保护作用。目前已证明此作用并无临床意义。低剂量多巴胺与去甲肾上腺素联合使用可增加内脏氧消耗，但不改变肠道 pH。没有证据显示多巴胺具有改善微循环的作用。

3. 多培沙明

多培沙明（dopexamine）主要激动多巴胺受体，也有 β 肾上腺素能受体活性。最初用作正性肌力药，发现其具有特异性促进内脏血流灌注的作用。随后的研究未能一致显示其具有改善微循环的作用，也极少作为正性肌力药应用于临床。对脓毒性休克患者使用多培沙明加去甲肾上腺素，显示可改善胃黏膜血流。

4. 左西孟旦

左西孟旦（levosimendan）为钙增敏剂，可改善心肌收缩性，并有轻度扩血管作用。在脓毒症所致心肌功能抑制患者，左西孟旦联合去甲肾上腺素/多巴酚丁胺应用，可改善静-动脉 CO_2 分压差（$P_{v-a}CO_2$）、胃黏膜灌注（激光多普勒测量）、动脉乳酸水平和肌酐清除率等参数，且优于以递增剂量使用多巴酚丁胺。腹主动脉瘤手术后应用左西孟旦组与安慰剂组比较，在心输出量增加的同时，缩小 $P_{v-a}CO_2$，但未观察到区域内脏灌注改善。有一项动物实验研究观察到，左西孟旦可缓解脓毒症所致细胞缺氧，但同时进行 SDF 成像，未能检测到微血管血流改善。在前瞻性双盲随机对照临床试验中，左西孟旦与多巴酚丁胺比较，也未发现其改善微血管血流参数（MFI、PVD 和异质性指数）。

第三节　抗凝药/糖皮质激素/镇静药对微循环的影响

一、抗　凝　药

1. 活化蛋白C

活化蛋白C（APC）在治疗脓毒性休克的RCT中未改善病死率,随后撤市。但De Backer等在评估APC对微循环灌注的影响时观察到，APC初始治疗后4小时、24小时和3天，尽管大循环的血流动力学参数组间并无差别,但舌下微循环灌注有所改善。另有研究发现，APC治疗有可能改善肌肉的氧合和组织代谢。APC的这些有益效应似乎并非其抗凝作用所致。APC可减少白细胞在内皮的黏附，并可通过增加内皮环氧化酶2（COX2）表达而发挥血管扩张作用。

2. 肝素

普通肝素和小分子肝素均在动物实验中显示具有EG保护作用，但该作用似乎与肝素的抗凝活性无关，可能是通过抑制肝素酶活性而实现的。肝素酶可使EG的重要成分硫酸肝素脱落降解。实验研究证实，脂多糖（LPS）诱导的小鼠模型发生TNF-α鼠模依赖性肝素酶激活，进而诱导硫酸肝素降解，这一作用可通过肝素治疗予以缓解。肝素酶还可能增加MMP表达水平，而MMP对EG的破坏作用已被确认。肝素也可能通过抑制肝素酶而降低MMP表达水平。低分子肝素可预防炎症导致的EG结构性改变，动物模型中也证实可通过抑制肝素酶而稳定和预防多糖蛋白的脱落。

3. 舒洛地特

舒洛地特（sulodexide）是从猪肠组织提取纯化的硫酸肝素样物质，可对抗肝素酶的降解。体外和在体实验均显示舒洛地特可加速EG重建。小鼠脓毒症模型中，应用舒洛地特可减少硫酸肝素等EG成分的脱落、降低血管通透性并改善动物存活率，即使在动物诱导脓毒症2小时后应用舒洛地特也有治疗效果。

二、糖皮质激素

重症患者的糖皮质激素治疗一直存在争议。曾经设想使用大剂量皮质醇抑制过度的全身性炎症反应，但已证明可增加患者病死率。最新的证据是脓毒性休克患者应用较小剂量氢化可的松（200mg/d）治疗可提前终止休克，但未发现一致性改善病死率等其他临床终点。Buchele等对20例脓毒性休克患者的观察性研究发现，使用上述剂量的氢化可的松可改善微血管血流。氢化可的松输注后1小时微循环血流参数开始有显著改善，且在前4小时中持续好转，而在24小时灌注的小血管密度仍较基础值有显著性提高。同时他们还注意到，对激素治疗是否有反应与治疗前的基础小血管灌注状态呈负相关（$r=-0.55$，$P<0.001$），即存在基础微循环血流缺陷者才能从皮质醇治疗中获益。而通过ACTH试验显示，微血管血流改善与内源性皮质醇缺乏无关联。有一项动物实验发现，地塞米松可抑制MMP

激活，并减轻其对内皮缝隙连接蛋白 ZO-1 和 EG 成分黏结蛋白聚糖-1 表达的影响。

三、镇　静　药

探讨 ICU 常用镇静药对重症患者微循环影响的研究报道较少，其中右旋美托咪定可能对微循环发挥有益效应。在啮齿类动物内毒素血症模型中观察到，应用右旋美托咪定可缓解 LPS 所诱导的白细胞在内皮上的滚动和黏附，增加微血管床中功能性毛细血管密度和加快 RBC 流速。一项随机对照研究报道，61 例成人患者接受体外循环下心脏瓣膜手术，术后进入 ICU 随机分组接受右旋美托咪定[0.2～1.5μg/（kg·h）]或丙泊酚[5～50μg/（kg·h）]，并滴定到相同镇静水平。使用 SDF 成像记录舌下微循环发现，右旋美托咪定组输注 4 小时，灌注血管密度和微循环评分的改善显著高于丙泊酚组。24 小时观察仍显示右旋美托咪定组具有优于丙泊酚组的倾向。

另有一项 16 例脓毒性休克患者的研究，探讨丙泊酚和咪达唑仑镇静对微循环的影响。患者气管插管后丙泊酚输注镇静 24 小时后改为咪达唑仑。舌下微循环监测发现，更改为咪达唑仑镇静后，微血管血流指数和灌注小血管比例等舌下微循环和血流异质性指数等参数均显著优于丙泊酚输注时。这些微循环改变并没有伴随大循环血流动力学参数的变化，两种药物导致不同微循环效应的机制尚不明了。曾经有麻醉手术期间使用丙泊酚造成微循环损害的报道，故丙泊酚对重症患者微循环的影响及其机制值得深入探讨。

（项　辉　李建国）

参 考 文 献

Adamson RH，Clark JF，Radeva M，et al. 2014. Albumin modulates S1P delivery from red blood cells in perfused microvessels：mechanism of the protein effect. Am J Physiol Heart Circ Physiol，306：H1011-H1017

Bennett VA，Vidouris A，Cecconi M. 2018. Effects of fluids on the macro- and microcirculations. Crit Care，22：74

Boerma EC，Ince C. 2010. The role of vasoactive agents in the resuscitation of microvascular perfusion and tissue oxygenation in critically ill patients. Intensive Care Med，36：2004-2018

Büchele GL，Silva E，Ospina-Tascón GA，et al. 2009. Effects of hydrocortisone on microcirculatory alterations in patients with septic shock. Crit Care Med，37：1341-1347

Chappell D，Bruegger D，Potzel J，et al. 2014. Hypervolemia increases release of atrial natriuretic peptide and shedding of the endothelial glycocalyx. Crit Care，18：538

Corrêa TD，Filho RR，Assunção MS，et al. 2017. Vasodilators in septic shock resuscitation：a clinical perspective. Shock，47：269-275

Cui N，Wang H，Long Y，et al. 2015. Dexamethasone suppressed LPS-induced matrix metalloproteinase and its effect on endothelial glycocalyx shedding. Mediators Inflamm，2015：912726

de Backer D，Creteur J，Dubois MJ，et al. 2006. The effects of dobutamine on microcirculatory alterations in patients with septic shock are independent of its systemic effects. Crit Care Med，34：403-408

de Backer D，Verdant C，Chierego M，et al. 2006. Effects of drotrecogin alfa activated on microcirculatory alterations in patients with severe sepsis. Crit Care Med，34：1918-1924

Dubin A，Pozo MO，Casabella CA，et al. 2009. Increasing arterial blood pressure with norepinephrine does not improve microcirculatory blood flow：a prospective study. Crit Care，13：R92

Dubin A，Pozo MO，Casabella CA，et al. 2010. Comparison of 6% hydroxyethyl starch 130/0. 4 and saline solution for resuscitation of the micro- circulation during the early goal-directed therapy of septic patients. J Crit Care，25：e651-658

Enrico C，KanooreEdul VS，Vazquez AR，et al. 2012. Systemic and microcirculatory effects of dobutamine in patients with septic shock. J Crit Care，27：630-638

Hessler M，Kampmeier TG，Rehberg S. 2016. Effect of non-adrenergic vasopressors on macro- and microvascular coupling in distributive shock. Best Pract Res Clin Anaesthesiol，30：465-477

Hippensteel JA，Uchimido R，Tyler PD，et al. 2019. Intravenous fluid resuscitation is associated with septic endothelial glycocalyx degradation. Crit Care，23：259

Ho-Tin-Noé B，Boulaftali Y，Camerer E. 2018. Platelets and vascular integrity：how platelets prevent bleeding in inflammation. Blood，131：277-288

Ince C. 2015. Hemodynamic coherence and the rationale for monitoring the microcirculation. Crit Care，19（Suppl 3）：S8

Jhanji S，Stirling S，Patel N，et al. 2009. The effect of increasing doses of norepinephrine on tissue oxygenation and microvascular flow in patients with septic shock. Crit Care Med，37：1961-1966

Kozar RA，Peng Z，Zhang R，et al. 2011. Plasma restoration of endothelial glycocalyx in a rodent model of hemorrhagic shock. Anesth Analg，112：1289-1295

Levy B，Gibot S，Franck P，et al. 2005. Relation between muscle Na^+，K^+-ATPase activity and raised lactate concentrations in septic shock：a prospective study. Lancet，365：871-875

Maier S，Hasibeder WR，Hengl C，et al. 2009. Effects of phenylephrine on the sublingual microcirculation during cardiopulmonary bypass. Br J Anaesth，102：485-491

Masola V，Onisto M，Zaza G，et al. 2012. A new mechanism of action of sulodexide in diabetic nephropathy：inhibits heparanase-1 and prevents FGF_2-induced renal epithelial-mesenchymal transition. J Transl Med，10：213

Milford EM，Reade MC. 2019. Resuscitation fluid choices to preserve the endothelial glycocalyx. Crit Care，23：77

Miranda ML，Balarini MM，Bouskela E. 2015. Dexmedetomidine attenuates the microcirculatory derangements evoked by experimental sepsis. Anesthesiology，122：619-630

Morelli A，De Castro S，Teboul JL，et al. 2005. Effects of levosimendan on systemic and regional hemodynamics in septic myocardial depression. Intensive Care Med，31：638-644

Morelli A，Donati A，Ertmer C，et al. 2011. Short-term effects of terlipressin bolus infusion on sublingual microcirculatory blood flow during septic shock. Intensive Care Med，37：963-969

Morelli A，Lange M，Ertmer C，et al. 2008. Short-term effects of phenylephrine on systemic and regional hemodynamics in patients with septic shock：a crossover pilot study. Shock，29：446-451

Orbegozo Cortés D，Gamarano Barros T，Njimi H，et al. 2015. Crystalloids versus colloids：exploring differences in fluid requirements by systematic review and meta-regression. Anesth Analg，120：389-402

Ospina-Tascon G，Neves AP，Occhipinti G，et al. 2010. Effects of fluids on microvascular perfusion in patients with severe sepsis. Intensive Care Med，36：949-955

Penna GL，Fialho FM，Kurtz P，et al. 2013. Changing sedative infusion from propofol to midazolam improves sublingual microcirculatory perfusion in patients with septic shock. J Crit Care，28：825-831

Perel A，Javidroozi M，Shander A. 2018. Blood transfusion in sepsis and iatrogenic hemodilution. Am J Crit Care，27：442-443

Pottecher J，Deruddre S，Teboul JL，et al. 2010. Both passive leg raising and intravascular volume expansion improve sublingual microcirculatory perfusion in severe sepsis and septic shock patients. Intensive Care Med，36：1867-1874

Potter EK，Hodgson L，Creagh-Brown B，et al. 2019. Manipulating the microcirculation in sepsis：the impact of vasoactive medications on microcirculatory blood flow：a systematic review. Shock，52：5-12

Purushothaman A，Chen L，Yang Y，et al. 2008. Heparanase stimulation of protease expression implicates it as a master regulator of the aggressive tumor phenotype in myeloma. J Biol Chem，283：32628-32636

Rhodes A，Evans LE，Alhazzani W，et al. 2017. Surviving sepsis campaign：international guidelines for management of sepsis and septic shock：2016. Intensive Care Med，43：304-377

Scheuzger J，Zehnder A，Meier V，et al. 2020. Sublingual microcirculation does not reflect red blood cell transfusion thresholds in the intensive care unit-a prospective observational study in the intensive care unit. Crit Care，24：18

Semler MW，Kellum JA. 2019. Balanced crystalloid solutions. Am J Respir Crit Care Med，199：952-960

Sperry JL，Guyette FX，Brown JB，et al. 2018. Prehospital plasma during air medical transport in trauma patients at risk for hemorrhagic shock. N Engl J Med，379：315-326

Spiess BD. 2017. Heparin：effects upon the glycocalyx and endothelial cells. J Extra Corpor Technol，49：192-197

Straat M，Muller MC，Meijers JC，et al. 2015. Effect of transfusion of fresh frozen plasma on parameters of endothelial condition and inflammatory status in non-bleeding critically ill patients：a prospective substudy of a randomized trial. Crit Care，19：163

Temmesfeld-Wollbrück B，Szalay A，Mayer K，et al. 1998. Abnormalities of gastric mucosal oxygenation in septic shock：partial responsiveness to dopexamine. Am J Respir Crit Care Med，157：1586-1592

Torres Filho IP，Torres LN，Salgado C，et al. 2016. Plasma syndecan-1 and heparan sulfate correlate with microvascularglycocalyx degradation in hemorrhaged rats after different resuscitation fluids. Am J Physiol Heart Circ Physiol，310：H1468-H1478

Torres LN，Chung KK，Salgado CL，et al. 2017. Low-volume resuscitation with normal saline is associated with microvascular endothelial dysfunction after hemorrhage in rats，compared to colloids and balanced crystalloids. Crit Care，21：160

Torres LN，Sondeen JL，Dubick MA，et al. 2014. Systemic and microvascular effects of resuscitation with blood products after severe hemorrhage in rats. J Trauma Acute Care Surg，77：716-723

Uchimido R，Schmidt EP，Shapiro NI. 2019. The glycocalyx：a novel diagnostic and therapeutic target in sepsis. Crit Care，23：16

Vellinga NA，Ince C，Boerma EC. 2013. Elevated central venous pressure is associated with impairment of microcirculatory blood flow in sepsis：a hypothesis generating post hoc analysis. BMC Anesthesiol，13：17

Woodcock TE，Woodcock TM. 2012. Revised Starling equation and the glycocalyx model of transvascular fluid exchange：an improved paradigm for prescribing intravenous fluid therapy. Br J Anaesth，108：384-394

Yao RQ，Ren C，Zhang ZC，et al. 2020. Is haemoglobin below 7. 0 g/dL an optimal trigger for allogenic red blood cell transfusion in patients admitted to intensive care units? A meta-analysis and systematic review. BMJ Open，10：e030854

Yini S，Heng Z，Xin A，et al. 2015. Effect of unfractionated heparin on endothelial glycocalyx in a septic shock model. Acta Anaesthesiol Scand，59：160-169

Zeng Y，Adamson RH，Curry FR，et al. 2014. Sphingosine-1-phosphate protects endothelial glycocalyx by inhibiting syndecan-1 shedding. Am J Physiol Heart Circ Physiol，306：H363-H372

第九章　其他对微循环有影响的常用药物

第一节　胆碱能受体阻滞剂

一、胆碱能受体阻滞剂的药理学特征

胆碱能受体阻滞剂莨菪碱，按其作用的靶点不同，分为东莨菪碱和山莨菪碱（也称654-2）。

东莨菪碱是一种源于茄科植物的莨菪烷型生物碱。公元2世纪名医华佗用的麻沸散，其有效成分就是东莨菪碱，主要以洋金花为原料提取得到。施密特于1892年首先从东莨菪中分离出东莨菪碱。东莨菪碱为颠茄中药理作用最强的一种生物碱，可用于阻断副交感神经，也可用作中枢神经系统抑制剂。它的作用类似颠茄碱，但作用较强而作用时间短。临床一般用其氢溴酸盐，可用于麻醉镇痛、止咳、平喘等，对晕动症有效，也可用于控制帕金森病的僵硬和震颤。

山莨菪碱是一种天然阿托品衍生物，与阿托品和东莨菪碱一样，山莨菪碱是一种非特异性胆碱能拮抗剂，具有该类药物通常的药理作用谱。针对中枢神经系统，山莨菪碱比阿托品的作用弱，比东莨菪碱的中枢神经毒性小。山莨菪碱对于心血管系统的作用包括抑制心脏传导和抗心律失常。山莨菪碱还是一种相对较弱的肾上腺素能拮抗剂，可以产生血管扩张作用。

二、山莨菪碱对微循环的影响

山莨菪碱对微循环的作用，由我国学者修瑞娟于1965年最早发现。当时北京市暴发脑膜炎，修瑞娟发现了流脑发病机制与微循环障碍的关系，突破性地使用了从生长在西藏唐古特莨菪的树枝中提炼出的山莨菪碱，这种药可以使毛细血管管袢中的血流由静止变为流动，流速由慢变快，管袢由于血流充盈而变粗，由此发现了山莨菪碱对微循环的改善作用。因为山莨菪碱是1965年4月开始在北京友谊医院临床应用的，故称"654"。修瑞娟经过几十年的研究，还发现山莨菪碱可通过抑制血栓素合成、抑制血小板聚集等产生抗血栓形成的作用。还有一些较早的实验表明，山莨菪碱是一种抗氧化剂，可防止自由基诱导的细胞损伤。基于以上的研究和认识，山莨菪碱可用于治疗脓毒性休克，主要是基于对微循环的改善作用。

一些动物试验揭示了山莨菪碱对微循环影响的机制。在兔失血性休克治疗中，充分扩容后使用山莨菪碱治疗，对血压和病死率的改善效果明显优于去甲肾上腺素等血管活性药

物。实验提示其抗休克机制可能为扩张痉挛的小动脉以改善微循环。用山莨菪碱治疗猫的失血性休克显示，治疗组的血浆组织蛋白酶 D 活性和氨基氮浓度均低于对照组，血浆心肌抑制因子活性在对照组明显增加，提示使用山莨菪碱可减少血浆中的心肌抑制因子蓄积，是抗休克治疗的保护性机制之一。失血性休克的大鼠使用山莨菪碱后，血浆中组织蛋白酶 D 的活性及肝脏中的溶酶体酶也显著降低，提示稳定溶酶体膜也可能是山莨菪碱的抗休克机制之一。

山莨菪碱对微循环影响的详尽机制仍需要进一步研究。就目前研究及使用经验而言，山莨菪碱具有改善休克患者微循环作用。

第二节　抗炎药物乌司他丁

一、乌司他丁的药理学特征

乌司他丁是从健康成年男性新鲜尿液中分离纯化出来的一种糖蛋白，是一种内源性的水解酶抑制剂，由 143 个氨基酸组成，分子量约 67kDa，是临床很熟悉的抑肽酶，是最先发现的具有 Kunitz 结构的蛋白质。目前的研究能够确定，乌司他丁在正常人血液中是以间 α 胰蛋白酶抑制剂的形式存在。当严重致病因子（包括严重感染、急性重症胰腺炎、严重烧伤/创伤等）刺激机体后，在机体的炎症反应过程中，致病原激活的炎症细胞释放丝氨酸蛋白酶家族成员（其中包括粒细胞弹性蛋白酶），引起炎症反应，损害机体。炎症反应及丝氨酸蛋白酶促进乌司他丁前体释放，乌司他丁反过来抑制丝氨酸蛋白酶，调控过度炎症反应，保护组织器官免受损害。乌司他丁有两个 Kunitz 结构域，存在多种酶结合位点，可抑制多种水解酶及组织蛋白酶 G 和弹性蛋白酶（图 9-1）。乌司他丁具有独特的硫酸软骨素糖链，可与钙离子广泛螯合，抑制钙离子内流，从而阻断信号转导，减少 TNF-α/IL-1β 的产生；也可以结合细胞，稳定细胞膜，稳定溶酶体膜，抑制溶酶体酶释放，减少细胞损害。

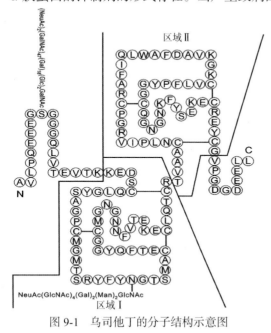

图 9-1　乌司他丁的分子结构示意图

二、乌司他丁对微循环的影响

近年来，多个研究提示乌司他丁能改善微循环，降低脓毒症病死率。其中较为重要的是 2014 年进行的一项前瞻性、双盲、随机对照试验，观察乌司他丁对泌尿系感染导致的脓毒症患者死亡率影响。结果显示，乌司他丁组 20 万 U/次、2 次/天，连续使用 5 天，患者全因死亡率 7.3%；而安慰剂组则是 20.3%。最近在一项关于乌司他丁的使用剂量与脓毒症治疗效果的研究中，回顾性纳入 295 例脓毒症病例，提取了 52 个包括 APACHE Ⅱ 和 SOFA 评分及重要的治疗措施和生命支持等临床因素，最终有 13 个影响预后因素进入多变量 COX 回归分析。结果显示，乌司他丁是脓毒症死亡的保护因素，乌司他丁能降低脓毒症患者 28 天死亡风险。关于使用乌司他丁剂量的 COX 回归分析显示，随着患者使用乌司他丁的单次最大剂量、每日累积剂量及使用天数的增加，乌司他丁对 28 天死亡的影响呈负相关。其中折点分别为单次最大剂量≥80 万 U，每日累积剂量≥120 万 U，使用天数≥5 天。

最近笔者完成了乌司他丁对犬脓毒症模型微循环影响的动物实验（图 9-2）。通过静脉注射内毒素 10ml（菌量 3×10^8，内毒素>900EU/ml）制作犬脓毒症模型。对脓毒症犬以无创血流动力学监测体循环、微循环的舌下成像系统监测微循环，观测使用乌司他丁及抗感染治疗对脓毒症犬循环的影响。结果发现，给予犬注射内毒素 20 分钟后，脓毒症犬的微循环出现明显改变，表现为基底组织模糊，毛细血管数量减少，血管壁变宽，血液流动缓慢且呈串珠样，微循环状态指标微血管灌注指数降低和小血管变异增大。而此时体循环指标基本没有变化。当在 90 分钟内静脉推注乌司他丁，每次 100 万 U，共 5 次，同时使用头孢哌酮舒巴坦钠 3g 抗菌治疗，结果显示随着乌司他丁的使用，脓毒症犬的微循环状况逐渐好转，包括基底组织状况、毛细血管数量和血管壁厚度逐渐恢复，血液流动加快。微循环状态指标微血管灌注指数由降低逐渐恢复，小血管变异也逐渐变小。

本动物实验提示，脓毒症犬模型的微循环变化早于体循环改变；在微循环变化的早期使用大剂量乌司他丁联合抗感染及液体治疗可改善脓毒症犬的微循环及体循环指标，甚至改善预后。实验也直观地显示，乌司他丁可改善毛细血管通透性，逆转毛细血管渗漏。

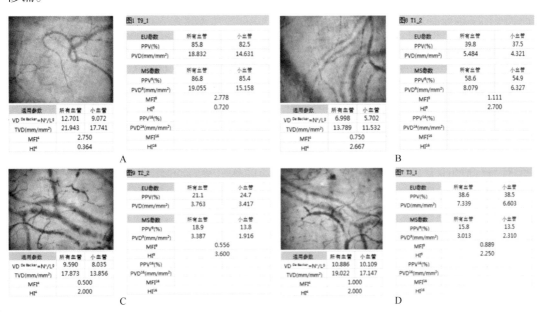

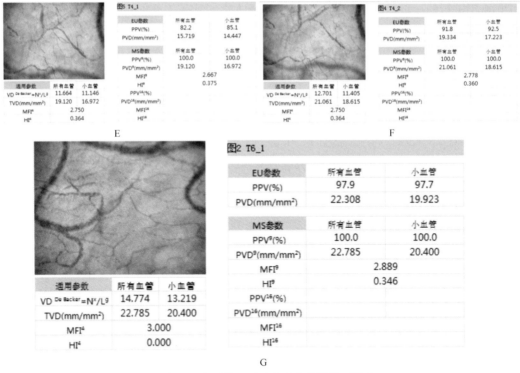

图 9-2　乌司他丁对脓毒症犬的微循环影响

A. 基础数据；B. 注射内毒素 10ml（菌量 3×10⁸，内毒素＞900EU/ml）20 分钟；C. 15 分钟后，静脉推注 100 万 U 乌司他丁，静脉滴注头孢哌酮舒巴坦钠 3g；D. 25 分钟后，再次静脉推注 100 万 U 乌司他丁；E. 35 分钟后，再次静脉推注 100 万 U 乌司他丁；F. 50 分钟后，再次静脉推注 100 万 U 乌司他丁；G. 90 分钟后，微循环与无创血流动力学指标

毛细血管渗漏是造成脓毒症等危重症患者循环功能障碍的重要病理生理基础。目前公认的机制包括：大量的炎症介质导致血管内皮损伤，导致血管通透性增加；大量氧自由基释放或通过 NO 通路介导、血管内皮细胞对脂多糖等损伤因子发生作用，引起内皮细胞凋亡，增加毛细血管渗透性，进而改变静水压、降低胶体渗透压，引起组织缺氧。乌司他丁改善血管内皮通透性的作用，通常被认为是通过减少炎症因子分泌、改善全身炎症反应实现的。有研究揭示，乌司他丁通过 Rho/ROCK 信号通路抑制 TNF-α 引起血管内皮细胞高通透性的分子机制是通过抑制 TNF-α 引起的 MYPT1 磷酸化水平增加及血管内皮钙黏素表达的降低，从而改善血管内皮细胞的黏附作用，降低其通透性。提示乌司他丁可直接作用于血管内皮细胞，改善炎症介质所致的通透性改变。

总之，微循环障碍发生的机制是错综复杂的，需要更多的基础及临床研究来探究其本质。目前的研究显示，乌司他丁具有稳定溶酶体膜从而抑制溶酶体酶的释放、调控炎症介质和氧自由基、调节免疫等作用。乌司他丁改善重症患者微循环的作用需要更多的临床实践探索。

（王　雪　朱江勃）

参 考 文 献

高彩菊，杨鸣琦，李引乾. 2004. 山莨菪碱防治内毒素休克研究进展. 动物医学进展，25：63，64

刘思佚，魏伏，刘疏柯，等. 2018. 乌司他丁抑制肿瘤坏死因子-α 诱导血管内皮细胞高通透性的机制研究. 中华重症医学电子杂志，4：170-175

孙凯，杨丽敏. 2010. 山莨菪碱的药理和临床研究进展. 世界临床药物，31：182-186

童培建，夏贤良. 1988. 山莨菪碱（654-2）对微循环的作用. 浙江大学学报（医学版），17：278-281

Aosasa S，Ono S，Mochizuki H，et al. 2001. Mechanism of the inhibitory effect of protease inhibitor on tumor necrosis factor alpha production of monocytes. Shock，15：101-105

Huang N，Wang F，Wang Y，et al. 2013. Ulinastatin improves survival of septic mice by suppressing inflammatory response and lymphocyte apoptosis. J Surg Res，182：296-302

Karnad DR，Bhadade R，Verma PK，et al. 2014. Intravenous administration of ulinastatin（human urinary trypsin inhibitor）in severe sepsis：a multicenter randomized controlled study. Intensive Care Med，40：830-838

Luo HM，Du MH，Lin ZL，et al. 2013. Ulinastatin suppresses burn-induced lipid peroxidation and reduces fluid requirements in a swine model. Oxid Med Cell Longev，2013：904370

Luo HM，Hu S，Zhou GY，et al. 2013. The effects of ulinastatin on systemic inflammation，visceral vasopermeablity and tissue water content in rats with scald injury. Burns，39：916-922

Zhu JB，Liu Q，Wang X，et al. 2019. A retrospective study of the effectiveness of ulinastatin in the treatment of sepsis. J Emerg Crit Care Med，http：//dx.doi.org/ 10.21037/ jeccm.2019.09.10

第十章　中医药在微循环障碍治疗中的作用

感染、创伤、烧伤等诱发的全身性炎症反应综合征（SIRS）、多器官功能障碍综合征（MODS）是临床常见的危重症。虽然各种类型抗菌、抗病毒、抗真菌药的临床应用挽救了部分患者的生命，但是脓毒症的微循环障碍、胃肠功能障碍、心肌损伤、低血容量休克、急性呼吸窘迫综合征等尚缺少有效的治疗措施，以致每年全球约有 530 万患者、我国约有 100 万患者死于脓毒症。

心脑血管疾病的病死率在我国居首位。溶栓和介入治疗是救治缺血性心脏病和缺血性脑血管病的主要方法。但是，闭锁的血管开通后，在心肌梗死和脑梗死的基础上，引起了过氧化物的产生、炎症因子释放、黏附分子表达、白细胞与血管内皮细胞黏附、血浆白蛋白渗出、出血、微血栓等微循环障碍，使部分患者的心脑损伤进一步加重。另外，损伤的心肌和脑组织释放的趋化因子诱导单核细胞游出，释放转化生长因子 β_1（transforming growth factor-β1，TGF-β_1），诱导微血管周围纤维化。虽然我国冠心病患者的介入治疗量已经超过 100 万例/年，但是心血管疾病的死亡率不降反增。脑梗死发病 4.5 小时内溶栓后的出血率超过 10%、死亡率超过 5%。

脓毒症和缺血-再灌注（ischemia and reperfusion，I/R）引起的微循环障碍和脏器损伤是多环节、复杂的病理变化过程，单一成分的药物不足以改善微循环障碍和脏器损伤。中医药有数千年临床应用的历史，是多环节调控微循环障碍和器官损伤的重要选择。

中医学以"毒"论脓毒症。《金匮要略心典》云："毒，邪气蕴结不解之谓。"毒有"外来之毒"和"内生之毒"。外来之毒，乃源于自然界，或为六淫之变。外毒蕴结，入里化热，煎熬津血，炼津为痰，损伤脉络，形成痰饮、瘀血。《黄帝内经》中就对常见危重症从病因、病机、证候等多方面做了深入的阐述。东汉末年的《伤寒论》是外感寒邪致病的专著。但是，在寒邪入里化热的阳明病经证，以石膏为主的清热解毒药治疗（治疗阳明经热的白虎汤、治疗肺热的麻杏石甘汤）；对阳明腑证，用大黄为主的通腑清热药治疗（治疗热结肠道的大承气汤、小承气汤、调胃承气汤），对热毒所致的肠痈（化脓性阑尾炎），用清热解毒凉血的大黄牡丹皮汤治疗，为脓毒症的治疗积累了经验。

明末清初的温病学说，在继承《伤寒论》的学术思想基础上，将外感温热病由浅入深、由轻变重的过程，划分为卫、气、营、血四个阶段。卫分证，是温病初期阶段，温热之邪侵犯肌表、肺卫失宣为其主要病机，临床上以发热、微恶风寒、舌边尖红、苔薄白、脉浮数为主要表现。治以辛凉解表的银翘散或清宣肺热的桑菊饮。气分证，是温热之邪入里阶段，正盛邪实，阳热亢盛为其主要病机，临床上以高热、汗出、口渴、心烦、尿赤、舌红、苔黄、脉洪数为主要表现，治以清热的白虎汤。若热壅于肺，治以清肺热的麻杏石甘汤；若热结肠道，治以承气汤类。营分证，是热邪深入、劫伤营阴、心神被扰的阶段，临床以身热夜甚、口不甚渴、心烦不眠、甚或神昏谵语、斑疹隐现、舌红绛、脉细数为主要表现，治以清营凉血的清营汤。血分证，是温热深入血，热盛动血、耗阴、动风的阶段，临床以身热夜甚、烦热躁扰、甚则昏狂、谵妄、斑疹显露、色紫黑、衄血、吐血、便血、尿血、舌质深绛、脉细数为主要表现，治以清热凉血、止血活血的犀角地黄汤。脓毒症休克期，包括以小动脉收缩、末梢灌注量降低、手足冷为主要表现的厥证，以及以微静脉和毛细血管渗出、血压降低为主要表现的脱证。回阳救逆的参附汤是治疗厥证的有效方剂；补气固脱、生津复脉的生脉散是救治脱证的有效方剂。温病学说及其卫气营血辨证方法是中医药对脓毒症进行辨证论治的有效理论体系。

关于心脑 I/R 损伤，中医古代文献中没有记载，但是缺血期间，血管内的氧气和水谷精微消耗，属于气虚的范畴；介入或溶栓，血运再通引发的过氧化物产生、炎症因子释放、黏附分子表达、白细胞与血管内皮细胞黏附、血浆白蛋白渗出、出血、微血栓等微循环障碍，属于血瘀的范畴。中医以气虚血瘀理论和补气活血方药治疗心脑 I/R 损伤。

本章介绍中医药对脓毒症引起的微循环障碍，以及对 I/R 引起的微循环障碍的改善作用及其机制。

第一节　中医药改善脓毒症微循环障碍的作用和机制

微循环障碍是脓毒症导致组织低灌注和休克，继而引起 MODS 或多器官功能衰竭的病理基础。脓毒症时的微循环障碍包括血管内皮细胞损伤，白细胞与内皮细胞的相互作用、微血管渗出、微血管出血等环节。

一、中药抑制白细胞与血管内皮细胞的相互作用

白细胞与血管内皮细胞的相互作用包括中性粒细胞沿血管壁的滚动、黏附和游出等环节，是脓毒症微循环障碍早期的特征。革兰氏阴性菌膜上的脂多糖（LPS）入血后，在 CD14 和脂多糖结合蛋白（LBP）的介导下，与 Toll 样受体 4（TLR4）受体结合，激活核因子（NF）-κB、丝裂原活化蛋白激酶（MAPK）等信号通路，诱导血管内皮细胞表面黏附分子 E-选择素和粒细胞表面黏附分子 L-选择素的表达，介导中性粒细胞沿血管壁的滚动过程；进而诱导血管内皮细胞黏附分子 ICAM-1、VCAM-1 及粒细胞表面黏附分子 CD11b/ CD18 的表达，引发了中性粒细胞与血管内皮细胞黏附。黏附在血管内皮细胞上的中性粒细胞，释放 TNF-α、IL-1β、IL-6、IL-8 等炎症因子，引起发热，并进一步诱导中性粒细胞和内皮细胞黏附分子的表达，促进粒细胞与内皮细胞的黏附。中性粒细胞的 NADPH 氧化酶活化，可释放活性氧类（ROS），损伤内皮细胞线粒体 DNA，抑制其自身修复过程，造成内皮细胞的损伤。中性粒细胞释放弹性蛋白酶、基质金属蛋白酶、白三烯、血小板活化因子等直接或间接地损伤微血管内皮和基底膜，引发血浆白蛋白漏出、微血管周围水肿和出血。游出血管外的中性粒细胞加重了微血管周围组织损伤。抑制中性粒细胞与内皮细胞的相互作用是治疗脓

毒症微循环障碍的关键环节之一。但是，临床上缺少抑制中性粒细胞滚动、抑制或解离白细胞黏附、抑制白细胞游出的药物。

中性粒细胞与内皮细胞的相互作用所释放的炎症因子和致热原，可引起发热，中医药以清热解毒法治疗。临床以高热、面红、脉洪为主，不伴有咳喘者，属于气分热，或阳明经证，用白虎汤治疗；发热，伴有咳喘、黄痰、舌红苔黄者，属于肺热壅盛证，用麻杏石甘汤治疗。在大鼠 LPS（5mg/kg）腹腔注射后 6 小时，出现发热、心率增加、氧分压和氧饱和度降低、二氧化碳分压升高，肺微血管白细胞黏附、肺组织白细胞浸润，外周血、肺泡灌洗液、组织匀浆中 TNF-α、IL-6 升高。一次性灌胃给予麻杏石甘汤，在治疗 6 小时后，可以清除黏附于肺微血管内皮细胞上的白细胞，减轻肺组织损伤，恢复体温、心率、氧分压、氧饱和度、二氧化碳分压，降低外周血、肺泡灌洗液、组织匀浆中 TNF-α、IL-6 的含量，证实麻杏石甘汤可以解除白细胞的黏附，减轻 LPS 引起的微循环障碍和肺损伤，治疗肺热壅盛证。穿心莲内酯滴丸是穿心莲内酯制剂，也可以抑制 LPS 引发的肺组织微血管中白细胞的黏附，抑制肺组织中髓过氧化物酶（MPO）和丙二醛（MDA）的活性和含量，减轻肺损伤，作用与其抑制 TLR4 和肺微血管内皮黏附分子 ICAM-1 表达相关。抑制中性粒细胞与血管内皮细胞的相互作用是多种清热解毒、清气分热、通腑实热中药和复方中药的共同作用，是治疗以发热为主的脓毒症早期阶段的理念和方法。

二、中医药改善脓毒症微血管渗出

微血管屏障由微血管内皮细胞、质膜微囊、细胞缝隙连接蛋白、血管基底膜构成。血浆白蛋白经由微血管漏出的途径包括细胞旁途径和跨细胞途径。细胞旁途径是在细胞与细胞之间形成通道，由血管内皮细胞之间的黏附连接（adherent junction，AJ）和紧密连接（tight junction，TJ）维系。黏附连接主要由钙黏素通过形成同源二聚体，并通过与胞质中的层粘连蛋白（laminin）的连接，最终连接于细胞骨架蛋白。紧密连接蛋白包括密封蛋白（claudin）和闭合蛋白（occludin），通过形成同源二聚体并与胞质中的紧密连接（zonula occluden，ZO，又称闭锁小带）蛋白连接，ZO 蛋白也与细胞骨架蛋白连接。内毒素可以活化酪氨酸蛋白激酶系统，通过解聚骨架蛋白、降解连接蛋白、改变连接蛋白分布等多种方式引起内皮细胞连接断裂，缝隙增大，导致血浆白蛋白经由血管内皮细胞间隙漏出。内毒素可以直接激活 Rock1，导致肌球蛋白轻链激酶（myosin light chain kinase，MLCK）活化，进一步引发血管内皮细胞骨架解聚并重排，形成应力纤维丝，促使细胞收缩而缝隙增大。血管内皮细胞骨架解聚并重排也可以改变连接蛋白分布，引起内皮细胞连接断裂，导致血浆白蛋白经由细胞间隙漏出和微血管周围水肿。

质膜微囊（caveolae，又称胞膜小窝）是由内皮细胞膜内陷形成。血浆白蛋白与质膜微囊上的白蛋白受体糖蛋白 60（glycoprotein 60，gp60）结合，使质膜微囊与细胞膜分裂，形成内陷微囊，向细胞另一侧移动，与细胞膜融合，释放白蛋白，完成血浆白蛋白经由血管内皮细胞的漏出过程。内毒素一方面通过活化 NF-κB，诱导质膜微囊的结构蛋白质膜微囊蛋白（caveolin）-1 表达；同时，还可以诱导 Src 激酶磷酸化，诱导质膜微囊蛋白-1 磷酸化。

质膜微囊蛋白-1表达可以增加质膜微囊数量，小窝蛋白-1磷酸化可以诱导质膜微囊移动。

水通道（aquaporin，AQP）广泛存在于人类各种组织细胞中，是一种生物膜通道蛋白，介导水的跨膜转运。内毒素可以引发肺血管中AQP-1和肺上皮的AQP-5异常表达，从而引起肺水肿，而内毒素引起的脑水肿与脑胶质细胞上的AQP-4异常表达相关。

内毒素既可通过损伤血管内皮细胞的质膜微囊、细胞缝隙连接和AQP直接引发微血管渗透性的增加，又可以通过诱导白细胞的黏附、血管内皮细胞和中性粒细胞ROS的过量产生、肥大细胞脱颗粒及炎症因子的释放等，间接地损伤微血管，加重血浆白蛋白的渗出。

血管内皮细胞损伤、质膜微囊增加、细胞缝隙连接蛋白降解和断裂是微血管渗出增加、血浆白蛋白漏出和微血管周围水肿的病理基础。微血管渗出，在肺表现为ARDS；在脑则引起微血管周围水肿、颅内压升高，出现意识朦胧、神昏谵语；在胃肠，引起胃肠水肿；在胸膜和腹膜引起胸水和腹水；在舌表现为舌红绛或滑腻苔；在脉表现为脉细数。

微血管渗出导致的神昏、舌红绛、脉细数等属于温病的营分阶段，是气分证的深入。临床上用清营凉血、透营转气、先安未受邪之地的清营汤治疗。LPS［7mg/（kg·h）］静脉滴注后4小时，可以诱导小鼠脑血管中血浆白蛋白漏出、脑微血管周围水肿、脑血管内皮细胞缝隙连接蛋白断裂、质膜微囊数量增加，24小时后出现脑血管基底膜损伤。在LPS滴注4小时后，灌胃给予清营汤，不仅抑制了脑中血浆白蛋白漏出、脑微血管周围水肿、脑血管内皮细胞缝隙连接蛋白断裂、质膜微囊数量增加，还解离了黏附于脑微静脉内皮上的白细胞，抑制了血管基底膜损伤，发挥了清营凉血、透营转气、先安未受邪之地的作用。

内毒素损伤微血管屏障、血浆白蛋白漏出属于热毒入营、耗气伤津的范畴；血浆白蛋白和水的外漏，导致的血容量降低的休克，属于热毒致脱的脱证。补气生津、固脱生脉是中医救治脱证的方法，生脉散是此治法的代表方剂。生脉散由人参、麦冬、五味子构成，其中人参补气行血、补气固脱，五味子收涩固脱，麦冬生津，综合发挥了补气生津、固脱生脉的作用。注射用益气复脉（冻干）是2006年批准上市的、质量可控的生脉散（红参、麦冬、五味子）注射用冻干粉针剂。注射用益气复脉（冻干）可以抑制LPS所致的肠系膜细静脉血管壁ROS的产生和血管周围肥大细胞脱颗粒，抑制血浆白蛋白经由肠系膜细静脉渗出；注射用益气复脉（冻干）可以抑制和改善LPS引起的大鼠脑微静脉血浆白蛋白的漏出和脑微血管周围水肿，抑制脑微血管内皮细胞缝隙连接蛋白的断裂和低表达，抑制质膜微囊的增加。注射用益气复脉（冻干）中人参的主要有效成分人参皂苷Rb1，以及Rb1与五味子的主要成分五味子醇甲的联合使用，可以改善LPS引起的脑组织提取蛋白中线粒体呼吸链复合物Ⅴ的作用，改善能量代谢，发挥补气固摄的作用。而五味子醇甲及其与Rb1的联合使用，则可抑制TLR4、Src途径，改善质膜微囊和血管内皮细胞（VE），发挥收涩固脱的作用。五味子醇甲还可以抑制肺泡上皮凋亡，激活细胞增殖，促进LPS损伤后肺微血管内皮和肺泡上皮的修复和再生，恢复内皮和上皮的屏障功能。五味子醇甲的以上作用与其调控TLR4/NF-κB/MAPK及Akt/FoxO1信号通路相关。注射用益气复脉（冻干）由人参、麦冬、五味子组成，可综合地发挥补气固脱和收涩固脱作用，是救治脓毒症休克脱证的制剂。特别要注意的是，注射用益气复脉（冻干）与血浆白蛋白、羟基淀粉联合使用时，要先静滴注射用益气复脉（冻干），再滴注血浆白蛋白、羟基淀粉，以减少滴注的血浆白蛋白、羟基淀粉经由损伤的微血管漏出。

麻杏石甘汤后给药也可以减轻 LPS 引起的肺微血管渗出。麻杏石甘汤的这一作用与其抑制 TLR4 的表达，阻断 Src 和 NF-κB 的激活，上调微血管内皮细胞连接蛋白密封蛋白-5、JAM-1 和闭合蛋白的表达，以及抑制小窝蛋白-1 的磷酸化相关。

三、中医药抑制脓毒症微血管出血

内毒素诱导的 TLR4 受体活化后，通过 Src、PI3K 诱导黏着斑激酶（focal adhesion kinase，FAK）活化，降解黏附于血管内皮和血管基底膜的黏着斑，引起血管内皮细胞翻转；内毒素又活化组蛋白酶 B（cathepsin B），降解血管基底膜的 IV 型胶原和层粘连蛋白，引发血管基底膜损伤。血管内皮细胞和血管基底膜的损伤可引发微血管出血。中性粒细胞黏附和游出于微血管，可以损伤微血管的内皮细胞、内皮细胞缝隙连接及血管基底膜。所以，微血管损伤的晚期，以微血管出血和继发的微血栓为特征，其病理基础是血管内皮细胞和血管基底膜损伤。微血管出血是脓毒症继发的弥散性血管内凝血和多器官损伤的病理基础。

内皮细胞间连接主要包括紧密连接和黏附连接。内皮细胞骨架蛋白在维持紧密连接和黏附连接、维护血管内皮屏障方面发挥了重要的作用。血管内皮细胞又通过黏着斑附着于血管基底膜。血管基底膜是位于血管内皮细胞下的一层结缔组织，主要由基底膜 IV 型胶原蛋白、层粘连蛋白、纤连蛋白、巢蛋白、血小板反应蛋白和多种蛋白聚糖等细胞外基质（extracellular matrix，ECM）构成。红细胞主要通过损伤的血管内皮细胞连接和基底膜漏至血管外。内毒素除了可以直接损伤微血管内皮细胞紧密连接和黏附连接、造成内皮细胞破坏，还可以通过活化 PI3K、活化黏着斑激酶、组织蛋白酶 B 等多条途径，降解血管基底膜 IV 型胶原，加重血浆白蛋白渗出和出血。LPS 可以通过与 TLR4 结合，激活 NF-κB 通路，诱导 MMP-2 的表达和活化，MMP-2 可以直接降解血管基底膜的 IV 型胶原和明胶，损伤血管基底膜，引起微血管渗透性增加和出血。

由于缺少保护和修复血管基底膜的药物，目前缺少血管屏障损伤晚期的有效治疗方法。活化血小板可增加微血栓，抑制血小板黏附和溶栓的药物又可加重出血。

内毒素引发的微血管出血，是继微血管渗出之后的病理变化，是营分证的深入，为热入血分、迫血妄行、血溢脉外的阶段，属于热入血分的范畴。中医以清热凉血、止血活血为立论，用犀角地黄汤救治。生地梓醇是犀角地黄汤中生地的有效成分，在 LPS[10mg/（kg·h）]滴注 30 分钟后，大鼠肠系膜细静脉出血，肠系膜细静脉的内皮细胞损伤、血管基底膜断裂后，静脉给予生地梓醇可以抑制 LPS 滴注后 120 分钟引起的大鼠肠系膜细静脉出血，抑制了大鼠回肠和肺细静脉管壁断裂和红细胞的漏出；抑制肺微血管紧密接蛋白密封蛋白-5、JAM-1 和黏附连接蛋白血管内皮钙黏素表达的降低和分布异常；抑制 TLR4 受体的表达、Src 的磷酸化；生地梓醇还可以抑制 LPS 诱导的大鼠细静脉血管基底膜的断裂、IV 型胶原和层粘连蛋白含量的减少；抑制 PI3K 和 FAK 的磷酸化，抑制 cathepsin B 的活化。生地梓醇抑制 LPS 引起的血管内皮细胞连接蛋白的低表达和分布异常、抑制微血管基底膜损伤的作用，不仅部分地揭示了犀角地黄汤主要成分治疗热入血分的机制，也为脓毒症出血的治疗提供了新的策略。

中医针对脓毒症微循环障碍的不同环节论治。在白细胞与血管内皮细胞相互作用、以发热为主的气分阶段，用大黄、石膏、穿心莲为主的中药，或白虎汤、麻杏石甘汤、穿心莲内酯滴丸等清热解毒复方，通过抑制白细胞和血管内皮细胞的相互作用，清除气分热；在微血管内皮细胞损伤、微血管渗出为主的神昏、舌绛、脉细数的营分阶段，用清营凉血、透营转气、先安未受邪之地的清营汤治疗；在微血管基底膜损伤、微血管出血的血分证，用清热凉血、止血活血犀角地黄汤治疗。在微血管渗出、血容量减少的休克脱证，用补气收涩固脱、生津复脉生脉散、注射用益气复脉（冻干）治疗；在小动脉收缩、手足厥冷的厥证，用参附汤治疗。这种基于临床辨证、用多成分的复方中药精准论治的方法，对脓毒症微循环障碍、休克的复杂的病理环节进行了多靶点干预，是解决脓毒症微循环障碍中白细胞与血管内皮相互作用、微血管渗出、微血管出血等难治环节的重要思路、方法和方案。

第二节　中医药改善缺血-再灌注所致微循环障碍

急性冠脉综合征溶栓或介入治疗、脑梗死溶栓治疗、手术、器官移植和复苏治疗后，闭锁的血管再通引发的微循环障碍和组织损伤为 I/R 损伤。

一、缺血-再灌注引起微循环障碍及组织损伤

I/R 引起的微循环障碍及其周围组织损伤包括缺血期、再灌注后的急性期、亚急性期和慢性损伤过程。

血液中含有的氧气和水谷精微为细胞内的线粒体产生 ATP 提供原料。在细胞内的线粒体中，氧气和水谷精微经过三羧酸循环产生 NADH 和 $FADH_2$。NADH 在线粒体呼吸链复合物Ⅰ，即 NADH 氧化酶作用下，转化成 $NADH^+$，将 H^+ 传递给线粒体复合物Ⅰ；再由复合物Ⅰ，经由辅酶 Q_{10}，将 H^+ 传递给线粒体复合物Ⅲ（细胞色素 c 还原酶）；$FADH_2$ 将 H^+ 传递给线粒体复合物Ⅱ，经由辅酶 Q_{10}，将 H^+ 传递给线粒体复合物Ⅲ；经过上述两条途径传递来的 H^+ 再经过细胞色素 c，传递给复合物Ⅳ（细胞色素 c 氧化酶），H^+ 从复合物Ⅳ溢出，与氧气结合产生水。H^+ 在传递过程中蓄积的势能，在线粒体复合物Ⅴ，即三磷酸腺苷（adenosine triphosphate，ATP）合酶作用下，为二磷酸腺苷（adenosine diphosphate，ADP）增加一个磷酸，产生 ATP。ATP 与细胞骨架高亲和，可以将球状的细胞骨架（G-actin）组装成丝状的细胞骨架 F-actin。F-actin 在血管内皮细胞与紧密连接蛋白 ZO-1 连接，维持细胞间其他紧密连接蛋白的稳定；与 β-catenin 连接，经由 α-catenin，维持血管内皮钙黏素的稳定。在心肌，F-actin 是心肌细丝和粗丝的亚结构，维持心肌收缩和舒张功能；在血管内皮细胞，ATP 组装的 F-actin，维持细胞的缝隙链接，发挥固脱作用；在其他细胞，F-actin 维持细胞的形态和迁移等结构和功能。

缺血期间，由于闭锁或阻塞的血管末端缺血缺氧，产生 ATP 的原料减少，加上线粒体

呼吸链复合物 V 的亚单位三磷酸腺苷合成酶 δ 亚基（ATP5D）的低表达，导致 ATP 合成减少。当 ATP 降解为 ADP 或一磷酸腺苷（adenosine monophosphate，AMP）后，因 ADP 和 AMP 与细胞骨架亲和低，导致 F-actin 解聚为 G-actin。在心肌，由 F-actin 组成的心肌细丝和粗丝断裂，引发心肌行血功能低下；在血管内皮细胞，缝隙连接蛋白磷酸化和排列紊乱，固脱功能低下，血管通透性增加，血浆白蛋白漏出，引发微血管周围水肿。同时，AMP 的降解产物堆积和线粒体呼吸链的异常，为再灌注后过氧化物的产生提供了基础。

再灌注的急性期，当闭阻的血管因溶栓、介入等治疗再通后，虽然氧气和营养物质的供应恢复了，但是线粒体复合物 Ⅰ 和 Ⅱ 的低表达尚未恢复，堆积在线粒体复合物 Ⅰ 和 Ⅱ 中的氢离子可能从呼吸链中逸出，并与氧气结合，形成超氧阴离子；同时，线粒体氢离子传递减少，导致高能磷酸键蓄积减少，加上线粒体复合物 V 的亚基 ATP5D 的低表达，将 ADP 转化成 ATP 的能力降低，导致 ATP 生成不足。此外，次黄嘌呤氧化酶在氧气和水的参与下，催化缺血期间蓄积的次黄嘌呤释放 ROS；过多的 AMP 激活磷酸腺苷活化蛋白激酶（AMPK）和蛋白激酶 C（protein kinase C，PKC），诱导细胞质内的还原型烟酰胺腺嘌呤二核苷酸磷酸（nicotinamide adenine dinucleotide phosphate，NADPH）亚基 p67 和 p47 发生膜转位，膜上的亚基 p91 和 NADPH 氧化酶活化，暴发性地产生过氧化物。过氧化物既损害 DNA，诱导细胞凋亡；又导致脂质过氧化，损伤膜结构；还可启动多种细胞内信号转导途径，引发炎症因子释放、选择素和黏附分子的高表达。释放的炎症因子又通过细胞膜上的受体，进一步活化细胞内信号转导途径，引发细胞损伤。白细胞和血管内皮细胞的选择素和黏附分子过表达引发白细胞沿血管壁滚动和黏附。黏附在血管壁的白细胞释放蛋白酶和过氧化物，损伤血管内皮细胞间连接蛋白、血管内皮细胞和血管基底膜，增加血管通透性，引起血浆蛋白和红细胞外漏。再灌注 24 小时内，游至血管外的白细胞以 CD11b 和 CD18 阳性的中性粒细胞为主，诱导了血管周围组织的急性炎症反应。血管外周的肥大细胞脱颗粒释放的炎症因子和血管活性物质，加重了血管的高通透性和血浆蛋白的外漏。血管基底膜的损伤，可引发微血管出血。暴露的血管基底膜促进了血小板黏附和血栓形成。

再灌注的亚急性期多发生在再灌注后 24 小时至 7 天。受损的血管内皮细胞和血管周围组织细胞释放的单核细胞趋化蛋白-1（monocyte chemotactic protein 1，MCP-1）和核糖体蛋白（ribosomal protein，RP）S19 等趋化因子，作用于单核细胞 C5a 受体，趋化单核细胞游至损伤的血管外。再灌注 3 天内游出血管外的单核细胞分化为 M1 巨噬细胞，诱导免疫反应；第 4 天游出血管外的单核细胞分化为 M2 巨噬细胞，释放 TGF-β1，作用于周细胞和成纤维细胞的 TGF-β2 受体，启动 Smad 系统，诱导胶原沉积，导致血管周围纤维化。心肌纤维化使泵功能降低、微血管渗出增多导致液体潴留，是心衰的病理基础。

再灌注的慢性期发生在再灌注 7 天后，此阶段 CD4 阳性的淋巴细胞游出血管外，启动了血管周围慢性炎症过程。

I/R 引起的心脑微循环障碍和器官损伤是复杂的病理过程。干预 I/R 损伤某一个环节的治疗理念和方法，不足以改善 I/R 引起的能量代谢异常、氧化应激损伤、白细胞与血管内皮的黏附、肥大细胞脱颗粒、炎症因子释放、血浆白蛋白漏出、出血、血栓、纤维化等多个环节。

中医药已经有 2000 多年的临床应用历史。近年来的研究已经证实，具有多种有效成分的复方中药预给药可以抑制 I/R 引起的心、脑微循环障碍和组织损伤。再灌注损伤发生后，部分复方中药不仅对心、脑微循环和器官损伤仍有改善作用，还可阻断纤维化，为 I/R 损伤的治疗提供了新的策略。

二、复方中药及其主要成分对心脏微循环障碍和心肌损伤的作用

（一）复方丹参滴丸

复方丹参滴丸是由丹参、三七和冰片组成的复方中药制剂，1994 年获批用于治疗冠心病心绞痛。2010 年，复方丹参滴丸通过了美国 FDA 的治疗稳定型心绞痛的 II 期临床试验。

在 I/R 前，单次灌胃给予复方丹参滴丸（0.8g/kg）对 I/R 引起的大鼠冠状血管细动脉和细静脉内红细胞流速下降、心肌灌流量的减少、血管内皮细胞黏附分子 ICMA-1 的增加、微血管内皮细胞质膜微囊的增加和血浆白蛋白漏出等都具有明显的抑制作用。复方丹参滴丸还可抑制心肌细胞的凋亡、抑制心肌纤维的断裂和心肌梗死面积的增加。复方丹参滴丸（0.1、0.4、0.8g/kg）连续给药 6 天，低剂量就可抑制 I/R 引起的大鼠冠状血管细静脉中红细胞速度的降低、白蛋白漏出及心肌血流量的减少，减少心肌梗死；复方丹参滴丸还可抑制 NADPH 氧化酶的亚基 p67 和 p47 的膜转位，抑制 NADPH 氧化酶的活化。在 I/R 3 小时，已经发生大鼠心脏灌流量降低、心肌梗死之后，再给予复方丹参滴丸（0.4、0.8g/kg），仍然可以改善再灌注 6 天后的心脏灌流量，减轻血浆白蛋白的漏出，尤其是可以抑制趋化因子 S19 的释放，减少微血管周围巨噬细胞的数量，抑制 TGF-β_1 表达的增加，抑制 Smad3 的磷酸化和 Smad4 的过表达，进而抑制心肌纤维化。

复方丹参滴丸是由丹参、三七、冰片组成的复方中药制剂，其中，丹参素是丹参的主要水溶性成分之一，人参皂苷 Rb1、Rg1、三七皂苷 R1 是三七的主要水溶性成分。丹参素可以作用于去乙酰化酶 SIRT-1，抑制 I/R 引起的心肌线粒体复合物 I 及其亚单位 NDUFA10 的低表达，抑制过氧化物产生和凋亡。人参皂苷 Rb1 可以抑制 I/R 引起的小 G 蛋白家族的 RhoA 和 Rock1 高表达，抑制 ATP5D 低表达，改善心肌能量代谢，促进 ATP 产生，进而阻止心肌纤维断裂、改善心肌结构和心功能。Rg1 不仅具有与 Rb1 同样的改善心肌 I/R 损伤的作用，还可抑制 I/R 引起的心肌糖酵解相关的 ALDOA 高表达，抑制胚胎基因 ENOα 和 HIF1 的高表达，抑制脂肪酸代谢的关键酶 ECH1 低表达，抑制野生型基因 ENOβ 的低表达，改善心肌能量代谢底物。三七皂苷 R1 也可以抑制 Rock1 的高表达，上调 ATP5D 的表达，改善心肌能量代谢。复方丹参滴丸中主要成分的协同作用，发挥了综合调控线粒体呼吸链，抑制氧化应激损伤和凋亡，改善心肌能量代谢、心肌结构和心功能的作用。复方丹参滴丸已经被纳入中西医结合防治急性心肌梗死、心肌梗死介入治疗围手术期的指南中。

（二）芪参益气滴丸

芪参益气滴丸是由黄芪、丹参、三七、降香组成的复方中药制剂，2003 年获批用于治

疗气虚血瘀型冠心病心绞痛。临床研究已经证实，芪参益气滴丸在心肌梗死后二级预防的作用等同于阿司匹林。在经皮冠状动脉介入（percutaneous coronary intervention，PCI）治疗后，在西医标准化治疗的基础上，加服芪参益气滴丸（1袋/次、3次/天），连服6个月。随访6个月发现，显著地降低了主要终点事件（心血管死亡、非致死性心肌梗死、再次血运重建），显著地降低了次要终点事件（因急性心梗再入院、心功能不全、脑卒中、心律失常），显著地提高了生存率，明显改善了血瘀评分，减少了心绞痛发作次数。基础研究也证实芪参益气滴丸在缺血前给药可抑制缺血期间心肌线粒体的ATPD降低，抑制心肌能量代谢异常，减轻心肌结构的损伤。在大鼠心肌I/R前，一次性给予芪参益气滴丸可以剂量依赖性地发挥上述保护作用。黄芪甲苷是芪参益气滴丸中黄芪的主要有效成分之一，在抑制缺血期和再灌注后心肌损伤中起主要作用。丹参素是芪参益气滴丸中丹参的主要成分，人参皂苷Rb1、Rg1、三七皂苷R1是芪参益气滴丸中三七的主要成分。

在I/R后3小时，再灌注损伤发生后再给予芪参益气滴丸，可以部分地阻断心肌纤维化，该作用与其抑制趋化因子S19的释放及其与单核细胞C5a受体的结合，抑制单核细胞的游出和向M1、M2巨噬细胞的极化，抑制TGF-β1的释放，抑制TGF-β1与成纤维细胞TGF-β2受体的结合，抑制Smad2/3表达、Smad3磷酸化和核转位，抑制Smad4高表达，抑制胶原沉积等多个环节相关。

与复方丹参滴丸相比，芪参益气滴丸中的黄芪占50%，以补气作用为主，兼有活血作用，对心功能低下者尤为适用；复方丹参滴丸以活血的丹参为主，约占80%，对以心绞痛为主的血瘀证效果更佳。芪参益气滴丸已被纳入中西医结合防治急性心肌梗死、心肌梗死介入治疗围手术期和慢性心衰的指南中。

（三）注射用丹参多酚酸

注射用丹参多酚酸是以丹酚酸B为主要成分的注射剂，是2011年获批的治疗脑血管损伤相关疾病的药物。在大鼠心脏缺血后、再灌注前，经静脉滴注注射用丹参多酚酸，可以减轻I/R引起的大鼠心肌梗死、改善心功能和心脏灌流量。注射用丹参多酚酸可以抑制去乙酰化酶SIRT1和SIRT3低表达，抑制线粒体呼吸链复合物Ⅰ和Ⅱ活性降低及其亚单位NDUFA10和NDUFA9、SDH低表达，抑制过氧化物的产生和心肌细胞凋亡。但是，注射用丹参多酚酸不能上调ATP5D和ATP合酶活性，提示该注射剂改善I/R损伤的作用主要是通过抗氧化和抗凋亡环节实现的。

三、复方中药及其主要成分对脑微循环障碍和神经元损伤的作用

（一）养血清脑颗粒

养血清脑颗粒是由11味中药组成的复方中药制剂，是1996年获批的治疗头痛和头晕的药物。养血清脑颗粒预给药可显著改善双颈动脉I/R引起的蒙古沙鼠脑微循环障碍，包括抑制脑微血管中白细胞的黏附、抑制白蛋白的漏出、抑制脑微血管壁过氧化物的产生，

抑制脑血管周围水肿，抑制脑微血管开放数量的减少，改善脑灌流量。在 I/R 引起的脑微循环障碍发生 3 小时后再给予养血清脑颗粒（0.4g/kg 或 0.8g/kg），仍可以显著抑制再灌注 6 天后的蒙古沙鼠脑微血管壁过氧化氢的产生、白细胞的黏附和白蛋白的漏出，减轻脑微血管周围的水肿，抑制了毛细血管开放数量的减少，恢复脑灌流量，抑制神经元凋亡。该结果为养血清脑颗粒防治血管性认知功能障碍提供了药理学支撑。

临床上，缺血性卒中发病 4.5 小时内，可以用溶栓药物治疗。但是，tPA 溶栓后，大约 10% 的患者发生脑出血，死亡率为 5%。养血清脑颗粒可以改善大脑中动脉 I/R 引起的脑微循环障碍，特别是可抑制血浆白蛋白的漏出、抑制伊文思蓝的漏出和脑组织干湿重比、减轻脑微血管周围组织水肿、改善脑灌流量、抑制皮质神经元的凋亡和脑梗死。在 I/R 引起的脑微循环障碍、脑梗死、脑水肿发生后，再给予养血清脑颗粒，仍可以改善再灌注 6 天脑微循环障碍、脑微血管渗漏、脑水肿面积和脑灌流量。养血清脑颗粒改善血脑屏障损伤的作用与其改善脑微血管内皮细胞紧密连接蛋白密封蛋白-5、闭合蛋白、JAM-1、ZO-1 的低表达和排布紊乱，抑制质膜微囊蛋白-1 的高表达和血管内皮细胞质膜微囊数量的增加相关。该结果提示，养血清脑颗粒有可能在预防和治疗缺血性卒中溶栓后的脑微血管渗出和血脑屏障损伤中发挥作用。

延胡索乙素是从延胡索中提取的一种成分。延胡索乙素可以通过抑制 Src 的磷酸化，抑制脑血管内皮细胞的紧密连接蛋白的低表达，抑制脑血管内皮细胞质膜微囊蛋白-1 的高表达，减轻血浆白蛋白的漏出和伊文思蓝的漏出，抑制 MMP-9 的活化，从而抑制 I/R 注引起的雄性 C57BL/6 小鼠的脑微循环障碍，减轻血脑屏障损伤和脑水肿，减轻脑梗死程度。

（二）补阳还五汤

补阳还五汤是由黄芪、赤芍、川芎、当归尾、地龙组成的复方中药，载于清代王清任的《医林改错》中，是治疗缺血性卒中的经典名方。补阳还五汤能够抑制沙鼠 I/R 后的血脑屏障损伤，改善皮质和海马的微血管结构，增加海马区和全脑的血流量。在大鼠脑 I/R 损伤模型中，补阳还五汤与骨髓间质干细胞移植联合使用，可以显著上调脑缺血侧的血管内皮生长因子和 Ki-67 的表达，提示补阳还五汤可能通过上调血管内皮生长因子和 Ki-67 的表达促进受损微血管的修复。补阳还五汤还能减轻 I/R 引起的脑损伤；增加血清中血管内皮生长因子及整合素 α 和 β₃ 的表达，增加脑组织中血管内皮生长因子和 CD34 的表达，促进血管新生。补阳还五汤灌胃给药可以减少大鼠神经功能缺损和脑梗死面积。补阳还五汤可促进缺血大脑的海马、室管膜下区和皮质中血管内皮生长因子及其受体胎肝激酶的表达；促进大鼠半影区中 CD31 和血管生成素-1 的表达及微血管的密度显著增加；促进 I/R 后大鼠脑组织血管生成素 mRNA 和血管内皮生长因子的表达。

（三）注射用丹参多酚酸

注射用丹参多酚酸在防治 I/R 引起的脑微循环障碍和神经元损伤方面也有潜在的作用。基础研究结果表明，注射用丹参多酚酸可以抑制 I/R 引起的大鼠脑微循环障碍，包括通过 AMPK/Akt/PKC 信号通路抑制 NADPH 氧化酶亚基的膜转位，进而抑制过氧化物的产生；抑制脑微血管内白细胞的黏附和血浆白蛋白的漏出；抑制神经元的凋亡和脑梗死。该结果提示，注射用丹参多酚酸有可能在防治缺血性卒中溶栓引起的脑 I/R 损伤方面发挥作用。

I/R 引起的心脑微循环障碍和组织损伤是复杂、多环的节病理变化过程，复方中药拥有的多种成分可以从多环节影响 I/R 损伤的修复过程。复方中药不仅在 I/R 前给药可以抑制再灌注引起的心脑微循环障碍和组织损伤，即使在再灌注引起微循环障碍和组织损伤后，依然能够发挥改善微循环障碍和阻断纤维化的作用。补气活血和活血化瘀的复方中药具有改善能量代谢、抑制氧化应激、减轻炎症反应、降低黏附分子表达、抑制细胞骨架破坏和细胞凋亡等多重保护效应，有可能成为预防和治疗 I/R 引起的心脑微循环障碍和组织损伤的有前景的候选方案。

（韩晶岩　孙　凯　李　泉）

参 考 文 献

陈腾飞，刘清泉. 2016. 中医药与急诊重症医学. 中华中医药杂志（原中国医药学报），31：3412-3416

韩晶岩. 2019. 缺血-再灌注损伤与中医药. 北京：中国中医药出版社

韩晶岩. 2019. 心气虚血瘀的科学内涵和芪参益气滴丸补气活血的作用机理. 世界科学技术——中医药现代化，21：139-147

刘育英. 2005. 微循环图谱. 北京：人民军医出版社，14-51

张敏州，郭力恒. 2010. 重症医学的中西医结合治疗及展望. 中国中西医结合杂志，30：793-796

周昕怡，方向明. 2012. 从宏观到微观——危重症中的微循环障碍及其诊疗进展. 现代实用医学，24：123-125

Cohen J. 2002. The immunopathogenesis of sepsis. Nature，420：885-891

Cui YC，Pan CS，Yan L，et al. 2017. Ginsenoside Rb1 protects against ischemia/reperfusion-induced myocardial injury via energy metabolism regulation mediated by RhoA signaling pathway. Sci Rep，7：44579

Cui YC，Yan L，Pan CS，et al. 2018. The contribution of different components in QiShenYiQi Pills® to its potential to modulate energy metabolism in protection of ischemic myocardial injury. Front Physiol，9：389

Grommes J，Soehnlein O. 2011. Contribution of neutrophils to acute lung injury. Mol Med，17：293-307

Guo J，Sun K，Wang CS，et al. 2008. Protective effects of dihydroxylphenyl lactic acid and salvianolic acid B on LPS-induced mesenteric microcirculatory disturbance in rats. Shock，29：205-211

Han JY，Horie Y，Miura S，et al. 2007. Compound Danshen injection improves endotoxin-induced microcirculatory disturbance in rat mesentery. World J Gastroenterol，13：3581-3591

Han JY，Li Q，Ma ZZ，et al. 2017. Effects and mechanisms of compound Chinese medicine and major ingredients on microcirculatory dysfunction and organ injury induced by ischemia/reperfusion. Pharmacol Ther，177：146-173

Han JY，Li Q，Pan CS，et al. 2019. Effects and mechanisms of QiShenYiQi pills and major ingredients on myocardial microcirculatory disturbance，cardiac injury and fibrosis induced by ischemia-reperfusion. Pharmacol Res，147：104386

He K，Yan L，Pan CS，et al. 2014. Rock-dependent ATP5D modulation contributes to the protection of notoginsenoside NR1 against ischemia-reperfusion-induced myocardial injury. Am J Physiol Heart Circ Physiol，307：H1764-1776

Hu G，Vogel SM，Schwartz DE，et al. 2008. Intercellular adhesion molecule-1- dependent neutrophil adhesion to endothelial cells induces caveolae-mediated pulmonary vascular hyperpermeability. Circ Res，102：e120-131

Huang DD，Wei XH，Mu HN，et al. 2019. Total salvianolic acid injection prevents ischemia/reperfusion-induced myocardial injury via antioxidant mechanism involving mitochondrial respiratory chain through the upregulation of sirtuin1 and sirtuin3. Shock，51：745-756

Kawai T，Akira S. 2010. The role of pattern-recognition receptors in innate immunity：update on Toll-like receptors. Nat Immunol，11：373-384

Li A，Dong L，Duan ML，et al. 2013. Emodin improves lipopolysaccharide-induced microcirculatory disturbance in rat mesentery. Microcirculation，20：617-628

Li DT，Sun K，Huang P，et al. 2019. YiQiFuMai injection and its main ingredients attenuate lipopolysaccharide-induced cerebrovascular hyperpermeability through a multi-pathway mode. Microcirculation，2019：e12553

Li L，Pan CS，Yan L，et al. 2018. Ginsenoside Rg1 ameliorates rat myocardial ischemia-reperfusion injury by modulating energy metabolism pathways. Front Physiol，9：78

Lin F，Liu YY，Xu B，et al. 2013. Salvianolic acid B protects from pulmonary microcirculation disturbance induced by lipopolysaccharide in rat. Shock，39：317-325

Lin SQ，Wei XH，Huang P，et al. 2013. QiShenYiQi Pills（R）prevent cardiac ischemia-reperfusion injury via energy modulation. Int J Cardiol，168：967-974

Ma LQ，Pan CS，Yang N，et al. 2014. Post-treatment with Ma-Xing-Shi-Gan-Tang，a Chinese medicine formula，ameliorates lipopolysaccharide-induced lung microvessel hyperpermeability and inflammatory reaction in rat. Microcirculation，21：649-663

Mehta D，Malik AB. 2006. Signaling mechanisms regulating endothelial permeability. Physiol Rev，86：279-367

Pan CS，Liu YH，Liu YY，et al. 2015. Salvianolic acid B ameliorates lipopolysaccharide-induced albumin leakage from rat mesenteric venules through Src-regulated transcelluar pathway and paracellular pathway. PLoS One，10：e0126640

Russell JA. 2006. Management of Sepsis. New Eng J Med，355：1699-1713

Senior K. 2012. In the dark about sepsis. Lancet Infect Dis，12：751-752

Sukriti S，Tauseef M，Yazbeck P，et al. 2014. Mechanisms regulating endothelial permeability. Pulm Circ，4：535-551

Sun K，Huang R，Yan L，et al. 2018. Schisandrin attenuates lipopolysaccharide-induced lung injury by regulating TLR-4 and Akt/FoxO1 signaling pathways. Front Physiol，9：1104

Sun K，Wang CS，Guo J，et al. 2006. Effect of panaxnotoginsengsaponins on lipopolysaccharide-induced adhesion of leukocytes in rat mesenteric venules. Clin Hemorheol Microcirc，34：103-108

Sun K，Wang CS，Guo J，et al. 2007. Protective effects of ginsenoside Rb1，ginsenoside Rg1，and notoginsenoside R1 on lipopolysaccharide-induced microcirculatory disturbance in rat mesentery. Life Sci，81：509-518

Tang H，Pan CS，Mao XW，et al. 2014. Role of NADPH oxidase in total salvianolic acid injection attenuating ischemia-reperfusion impaired cerebral microcirculation and neurons：implication of AMPK/Akt/PKC. Microcirculation，21：615-627

Tu L，Pan CS，Wei XH，et al. 2013. Astragaloside Ⅳ protects heart from ischemia and reperfusion injury via energy regulation mechanisms. Microcirculation，20：736-747

Vanlaere I，Libert C. 2009. Matrix metalloproteinases as drug targets in infections caused by gram-negative bacteria and in septic shock. Clin Microbiol Rev，22：224-239

Wang CX，Shuaib A. 2007. Critical role of microvasculature basal lamina in ischemic brain injury. Prog Neurobiol，83：140-148

Wang HM，Huang P，Li Q，et al. 2020. Post-treatment with QING-YING-TANG，a Chinese medicine formula，ameliorates lipopolysaccharide induced cerebral microcirculation disturbance in mice. Front Physiol，accepted.

Wei XH，Liu YY，Li Q，et al. 2013. Treatment with Cardiotonic Pills® after ischemia-reperfusion ameliorates myocardial fibrosis in rats. Microcirculation，20：17-29

Yang JY，Sun K，Wang CS，et al. 2008. Improving effect of post-treatment with panaxnotoginsengsaponins on lipopolysaccharide-induced microcirculatory disturbance in rat mesentery. Clin Hemorheol Microcirc，40：119-131

Yang N，Liu YY，Pan CS，et al. 2014. Pretreatment with Andrographolide Pills® attenuates lipopolysaccharide-induced pulmonary microcirculatory disturbance and acute lung injury in rats. Microcirculation，21：703-716

Yang XY，He K，Pan CS，et al. 2015. 3，4-dihydroxyl-phenyl lactic acid restores NADH dehydrogenase 1 alpha subunit 10 to ameliorate cardiac reperfusion injury. Sci Rep，5：10739

Yang XY，Zhao N，Liu YY，et al. 2013. Inhibition of NADPH oxidase mediates protective effect of cardiotonic pills against rat heart ischemia/reperfusion injury. Evid Based Complement Alternat Med，2013：728020

Yuan Q，Liu YY，Sun K，et al. 2009. Improving effect of pretreatment with YiQiFuMai on LPS-induced microcirculatory disturbance in rat mesentery. Shock，32：310-316

Yuan SY，Shen Q，Rigor RR，et al. 2012. Neutrophil transmigration，focal adhesion kinase and endothelial barrier function. Microvasc Res，83：82-88

Zhang Y，Sun K，Liu YY，et al. 2014. Ginsenoside Rb1 ameliorates lipopolysaccharide-induced albumin leakage from rat mesenteric venules by intervening in both trans- and paracellular pathway. Am J Physiol Gastrointest Liver Physiol，306：G289-G300

Zhang YP，Pan CS，Yan L，et al. 2016. Catalpol restores LPS-elicited rat microcirculation disorder by regulation of a network of signaling involving inhibition of TLR-4 and SRC. Am J Physiol Gastrointest Liver Physiol，311：G1091-G1104

Zhao N，Liu YY，Wang F，et al. 2010. Cardiotonic pills，a compound Chinese medicine，protects ischemia-reperfusion-induced microcirculatory disturbance and myocardial damage in rats. Am J Physiol Heart Circ Physiol，298：H1166-H1176

Zheng QN，Wei XH，Pan CS，et al. 2019. QiShenYiQi Pills® ameliorates ischemia/reperfusion-induced myocardial fibrosis involving RP S19-mediated TGF-β1/Smads signaling pathway. Pharmacol Res，146：104272

第十一章　心脏与微循环

第一节　心脏血管与心脏微循环

心肌的血液供应来自主动脉根部的左、右冠状动脉，经小动脉、毛细血管、小静脉后，绝大部分经冠状窦汇入右心房，只有极少部分注入左心房或左、右心室，该循环称为冠脉循环（图11-1）。

一、冠状动脉血管系统

（一）冠状动脉

1. 左冠状动脉

左冠状动脉（left coronary artery）起于左侧主动脉窦，主干5～10mm，向左行于左心耳与肺动脉干之间，然后分为前室间支和旋支。左冠状动脉主干的分叉处常发出对角支，向左下斜行，分布于左心室前壁，粗大者也可至前乳头肌。

（1）前室间支（anterior interventricular branch）：即前降支，可视为左冠状动脉的直接延续，沿前室间沟下行，其末梢多数绕过心尖切迹止于后室间沟下1/3，部分止于中1/3或心尖切迹，可与后室间支末梢吻合。前室间支及其分支分布于左心室前壁、前乳头肌、心尖、右心室前壁的一小部分、室间隔的前2/3及心传导系的右束支和左束支的前半。

（2）旋支（circumflex branch）：也称左旋支，由左冠状动脉主干发出后即行走于左侧冠状沟内，绕心左缘至左心室膈面，多在心左缘与后室间沟之间的中点附近分支而终。旋支及其分支分布于左心房、左心室前壁一小部分、左心室侧壁、左心室后壁的一部分或大部分，甚至可达左心室后乳头肌，约40%的人分支至窦房结。

2. 右冠状动脉

右冠状动脉（right coronary artery）起于右侧主动脉窦，行于右心耳与肺动脉干之间，再沿冠状沟右行，绕心锐缘至膈面的冠状沟内。一般在房室交点附近或右侧，分为后室间支和右旋支。右冠状动脉一般分布于右心房、右心室前壁大部分、右心室侧壁和后壁的全部，左心室后壁的一部分和室间隔后 1/3，包括左束支的后半及房室结和窦房结。右冠状动脉的分支有：

（1）窦房结支（branch of sinuatrial node）：约60%起于旋支的起始段，向上经右心房内侧壁至上腔静脉口，多以逆时针方向或顺时针方向绕上腔静脉口穿入窦房结。

（2）右缘支（right marginal branch）：较粗大、恒定，分布至附近心室壁。左、右缘支都较粗大、恒定，冠状动脉造影时可作为确定心缘的标志。

（3）后室间支（posterior interventricular branch）：亦称后降支，约94%的人该支起于右冠状动脉，其余者起于左旋支，沿后室间沟下行，多数止于后室间沟下1/3，小部分止于中1/3或心尖切迹，可与前室间支的末梢吻合。该支除分支供应后室间沟附近的左、右壁外，还发出7～12支室间隔后支，穿入室间隔，供应室间隔后1/3。

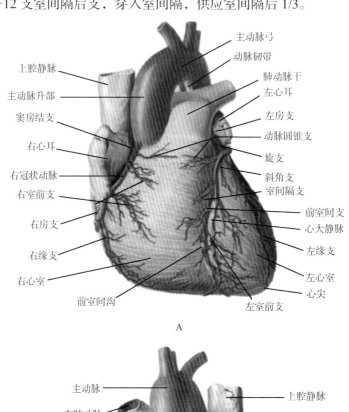

A

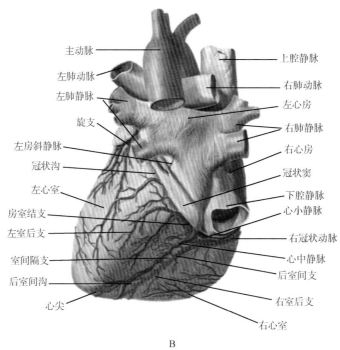

B

图 11-1　心脏的外形和血管

A. 前面观；B. 后面观

（资料来源：www. xctmr. com）

（4）右旋支（right circumflex branch）：为右冠状动脉的另一终支，止于房室交点与心左缘之间，也可有细支与旋支吻合。

（5）右房支（right atrial branch）：分布于右心房，并形成心房动脉网。

（6）房室结支（branch of atrioventricular node）：约93%的人起于右冠状动脉。右冠状动脉的右旋支经过房室交点时，常形成倒"U"形弯曲，房室结支多起于该弯曲的顶端，向深部进入Koch三角的深面，其末端穿入房室结，供应房室结和房室束的近侧段。该支还向下分出细小分支供应室间隔上缘的小部分。右冠状动脉的"U"形弯曲出现率为69%，这是右冠状动脉造影的辨认标志。

3. 冠状动脉的分布类型

左、右冠状动脉在心脏胸肋面的分布变异不大，而在心脏膈面的分布则有较大的变异。我国人群冠状动脉分布类型分为三型。

（1）右优势型（65.7%）：右冠状动脉在心室膈面的分布范围，除右心室膈面外，还越过房室交点和后室间沟，分布于左心室膈面的一部分或全部。后室间支来自右冠状动脉。

（2）均衡型（28.7%）：左、右心室的膈面各由本侧的冠状动脉供应，互不越过房室交点。后室间支为左或右冠状动脉的终末支，或同时来自左、右冠状动脉。

（3）左优势型（5.6%）：左冠状动脉较大，除发出分支分布于左心室膈面外，还越过房室交点和后室间沟分布于右心室膈面的一部分，后室间支和房室结动脉均发自左冠状动脉。

4. 壁冠状动脉

冠状动脉主干及主要分支大部分走行于心外膜下脂肪中或心外膜深面。有时动脉的主干或分支中的一段，被浅层心肌，即心肌桥所掩盖，称该段动脉为壁冠状动脉。壁冠状动脉好发于前、后室间支。一般认为，壁冠状动脉受心肌桥的保护，局部承受的应力较小，心脏舒张时亦可控制血管，使之不过度扩张，较少发生动脉硬化。

（二）心脏静脉

心脏静脉可分为浅静脉和深静脉两个系统。浅静脉起于心肌各部，在心外膜下汇合成网、干，最后大部分静脉血由冠状窦收集汇入右心房。冠状窦的主要属支有心大、中、小静脉。此外，冠状窦还收集一些零星的小静脉属支，有些小静脉也可以直接注入心腔。深静脉也起于心肌层，直接汇入心腔，以回流至右心房者居多。

1. 冠状窦及其属支

冠状窦（coronary sinus）位于心膈面、左心房与左心室之间的冠状沟内，从左心房斜静脉与心大静脉汇合处作为其起点，最终注入右心房的冠状窦口，冠状窦口常有一个半月形瓣膜。冠状窦起始部的壁较薄，而大部分冠状窦壁远比一般静脉壁厚，其表面由源于左、右心房的薄层肌束覆盖，有类似瓣膜的作用。当心房收缩时，肌束的收缩能阻止血液流入右心房；当心脏舒张时，可使血液流入右心房。冠状窦的主要属支包括：①心大静脉（great cardiac vein），在前室间沟，伴左冠状动脉前室间支上行，斜向左上进入冠状沟，绕心左缘至心膈面，汇集左心房前外侧壁、室间隔前部、左心耳及大动脉根部的静脉血。②心中静脉（middle cardiac vein），起于心尖部，伴右冠状动脉的后室间支上行，注入冠状窦的末端。心中静脉收纳左、右心室后壁及室间隔后部、心尖部和部分心室前壁的静脉血。③心小静脉（small cardiac vein），起于下缘，接受锐缘及部分右心室前、后壁的静脉血，在冠状沟内，伴右冠状动脉向左注入冠状窦右端或心中静脉。

2. 心前静脉

心前静脉（anterior cardiac vein）起于右心室前壁，可有 1～4 支，向上越过冠状沟直接注入右心房。有些心前静脉与心小静脉吻合。

3. 心最小静脉

心最小静脉（smallest cardiac vein）又称 Thebesius 静脉，是位于心壁内的小静脉，由心壁肌层的毛细血管丛开始，直接开口于心房或心室腔，直径约 1mm。心最小静脉没有瓣膜。冠状动脉阻塞时，心最小静脉可成为心肌从心腔获得血液供应的一个途径，对心肌内层具有一定的保护作用。

心静脉之间的吻合非常丰富，冠状窦属支之间及属支与心前静脉之间均在心表面有广泛的吻合。

二、心脏微循环解剖特点

心脏冠状动脉分为两部分，大的传导性血管和小的毛细血管前阻力血管。正常情况下，大血管具有传导功能，几乎对血流无阻力作用，血管壁的弹性作用储存收缩期射血的能量用于舒张期，保持血流持续稳定地灌注到心肌。另一方面，心肌的小血管通过调节管腔大小改变血管阻力，目的是平衡血液对心肌供氧及心肌代谢的需要。心脏的微循环既是驱动血液的器官，也是血液流经的器官。尽管微循环系统由于心脏的跳动不断承受压力，但由于冠状动脉循环具有较大的微动脉没有压差的特点，保证了心肌深层的血液供应。

心脏血液循环的功能状态直接影响心脏结构、功能和代谢，对于心肌缺血-再灌注具有重要的影响，而心肌缺血-再灌注则会造成微循环结构和功能的障碍。冠脉循环具有以下特点：

（1）无侧支循环：左冠状动脉从主动脉分出后分为两支，即前降支及左回旋支，加上右冠状动脉成为三支主干，这三支间几乎无交通支。

（2）心肌纤维的压迫：在收缩期心肌纤维收缩，冠状动脉和微循环血管血流减少。

（3）自身调节：心肌自身有一定的调节能力，从而维持微循环灌注。

（4）冠脉血流量调节：心脏为满足其能量要求，可以调节自身血流量，并且适应于氧的消耗多少而增减血流量。冠脉血流量减少、低氧血症、心脏代谢增强均引起心肌张力降低，从而导致核苷酸腺嘌呤分解为腺苷，后者能通过细胞膜到心肌细胞外组织间隙，松弛小动脉。所以冠脉血流中氧分压发生变化时，血中、组织中含有的腺苷量和冠脉血流量相应地发生变化。

（5）冠状血管的神经支配：刺激心脏交感神经，通常冠脉血流量增加，这是由于心肌活动旺盛的代谢性因素所致。在心交感神经内并无舒张纤维存在。冠状血管内有迷走神经舒张纤维，但对冠脉血流量的调节作用并不显著。

（6）心肌舒缩时相对心脏微循环的调节作用：心脏微循环同时进行毛细血管、动脉、小动静脉的物质交换。心肌微循环具有以下特点：①高密度化，心肌微血管的密度远远高于其他脏器组织的微血管密度。②高组织化，表现在心肌微血管自身构型的有序化及微血管和心肌纤维之间的密切配合。心肌外 2/3 的供血是由心肌表面逐级分支的血管提供的，内 1/3 的供血是由心肌表面垂直分支，直插心肌内层的小血管提供的。微血管的走行和心肌纤维排列一致。③高网络化，心肌微血管之间的吻合很发达。细动脉、毛细血管、细静脉三段均有吻合支，以毛细血管间的吻合最常见。心肌舒缩的时相变化对微血管中血流速度的影响以细动脉和毛细血管为界，作用相反：收缩期细动脉中血流速度逐渐减慢，毛细血管、细静脉中血流速度逐渐加快；舒张期细动脉中血流速度逐渐加快，毛细血管、细静脉中血流速度减慢。

第二节 心搏骤停与全身缺血-再灌注损伤

一、心搏骤停

心搏骤停（cardiac arrest）是指心脏射血功能突然丧失导致循环衰竭的状态。导致心搏骤停的病理生理机制最常见为快速性室性心律失常（室颤或室速），其次为缓慢性心律失常或心脏停搏，较少见的为无脉性电活动（pulseless electrical activity，PEA）。心搏骤停发生后，由于脑血流突然中断，10 秒左右患者即可出现意识丧失，经及时救治可存活，否则将发生生物学死亡，罕见自发逆转者。心搏骤停是心脏性猝死的直接原因。

心脏性猝死（sudden cardiac death，SCD）指未能预料的突发心脏急性症状，发病 1 小时内由心脏原因导致的自然死亡。无论是否有心脏病，死亡的时间和形式未能预料。美国每年发生心脏性猝死超过 30 万人；据资料显示，我国心脏性猝死发生率为 41.84/10 万。若以 14 亿人口推算，我国每年心脏性猝死的总人数约为 58.6 万，发生率男性高于女性。减少心脏性猝死发生率对降低心血管病死亡率有重要意义。

（一）心搏骤停的常见病因

多数心脏性猝死患者存在器质性心脏病，主要原因是缺血性心脏病（62.2%）、未明确的心血管疾病（12.1%）和心肌病/心律失常（9.3%）。熟悉并掌握心搏骤停常见病因将有助于指导心肺复苏及相关辅助检查，非创伤性心搏骤停的常见原因见表 11-1。

表 11-1 非创伤性心搏骤停的常见原因

分类	原因	疾病或致病因素
心源性	心肌缺血等	冠状动脉疾病、心肌病、心脏结构异常、瓣膜功能不全
呼吸性	通气不足	中枢神经系统疾病、神经肌肉接头病、中毒性或代谢性脑病
	上呼吸道梗阻	中枢神经系统疾病、气道异物梗阻、感染、创伤、赘生物
	呼吸衰竭	哮喘、慢性阻塞性肺疾病、肺水肿、肺栓塞
循环性	机械性梗阻	张力性气胸、心脏压塞、肺栓塞
	有效循环血容量过低	出血、脓毒症、神经源性

续表

分类	原因	疾病或致病因素
代谢性	电解质紊乱	低钾血症/高钾血症、低镁血症/高镁血症、低钙血症
中毒性	药物	抗心律失常药物、洋地黄类药物、β受体拮抗剂、钙通道阻滞剂、三环类抗抑郁药
	毒品滥用	可卡因、海洛因
	中毒	一氧化碳、氰化物
外部环境		雷击、触电、低温/高温、淹溺
其他	离子通道病	长 QT 综合征、Brugada 综合征

（二）病理改变

冠状动脉粥样硬化是最常见的病理表现。病理研究显示，在心脏性猝死患者中，急性冠状动脉内血栓形成的发生率为 15%～64%，但有急性心肌梗死表现者仅为 20% 左右。

陈旧性心肌梗死亦是常见的病理表现。心脏性猝死患者也可见左心室肥厚，左心室肥厚可与急性或慢性心肌缺血同时存在。

（三）病理生理

心脏性猝死主要为致死性快速性心律失常所致，是由冠状动脉血管事件、心肌损伤、心肌代谢异常和（或）自主神经张力改变等因素相互作用引起的一系列病理生理异常的结果，但这些因素相互作用产生致死性心律失常的最终机制尚无定论。

严重缓慢性心律失常和心脏停搏是心脏性猝死的另一重要原因。其电生理机制是当窦房结和（或）房室结功能异常时，次级自律细胞不能承担起心脏的起搏功能。常见于病变弥漫性累及心内膜下浦肯野纤维的严重心脏疾病。

无脉性电活动曾称电-机械分离（electromechanical dissociation，EMD），是引起心脏性猝死的相对少见的原因，可发生于急性心肌梗死时心室破裂和大面积肺梗死时。

非心律失常性心脏性猝死所占比例较少，常由心脏破裂、心脏流入道和流出道的急性阻塞、急性心脏压塞、低血容量及缺氧、张力性气胸和毒素等导致。

（四）临床表现

心搏骤停的临床表现为意识突然丧失、动脉搏动消失、呼吸停止、发绀、血压测不出和心音消失等。诊断要点：①意识突然丧失，皮肤苍白或发绀；②大动脉（颈、股动脉）搏动消失；③叹息样或痉挛性呼吸，并随之停止；④双侧瞳孔散大；⑤肢体抽搐，二便失禁；⑥心电图显示心室颤动或无脉性室性心动过速，心室静止或无脉性心电活动。

心搏骤停的临床经过可分为四个时期：

（1）前驱期：发生在猝死前数日至数月，表现为胸痛、心悸、呼吸困难、无力等。但亦可无前驱表现，瞬间发生心搏骤停。

（2）终末事件期：指心血管状态出现急剧变化到心搏骤停发生前的一段时间，自瞬间至持续 1 小时不等。心脏性猝死所定义的 1 小时，实质上是指终末事件期的时间在 1 小时内。由于猝死原因不同，终末事件期的临床表现也各异。典型的表现包括：严重胸痛，急性呼吸困难，突发心悸或眩晕等。若心搏骤停瞬间发生，事先无预兆，则绝大部分是心源性。在猝死前数小时或数分钟内常有心电活动的改变，其中以心率加快及室性异位搏动增加最为常见。因室颤猝死的患者，常先有室性心动过速。另有少部分患者以循环衰竭发病。

（3）心搏骤停期：心搏骤停导致脑血流量急剧减少至中断，在数秒钟内导致脑组织缺氧和有氧代谢的停顿。表现为意识突然丧失伴局部或全身抽搐；呼吸断续，叹息样或痉挛性呼吸，并随之呼吸停止；皮肤苍白或发绀，瞳孔散大，二便失禁。

（4）生物学死亡：从心搏骤停至发生生物学死亡时间的长短取决于原发病的性质及心搏骤停至复苏开始的时间。心搏骤停发生后大部分患者将在 4~6 分钟开始发生不可逆性脑损害，随后经数分钟过渡至生物学死亡。心搏骤停发生后立即实施心肺复苏和尽早除颤，是避免发生生物学死亡的关键。心脏复苏成功后死亡的最常见原因是中枢神经系统的损伤，其他常见原因有继发感染、低心输出量及心律失常复发等。

（五）危险因素

吸烟者的当前吸烟量与冠心病患者的心搏骤停风险密切相关；与其他时间相比，剧烈运动期间和运动后 30 分钟内心搏骤停的风险会短暂升高；有心搏骤停家族史患者的心搏骤停风险较常人增加 1.5~1.8 倍；血清 C 反应蛋白（CRP）升高也与心搏骤停风险增加有关，慢性炎症，部分表现为血清 CRP 较高，已被认为是各种心血管疾病（包括急性冠状动脉综合征和卒中）的危险因素。适度饮酒可降低 SCD 的风险。相比之下，大量饮酒或酗酒会增加 SCD 的风险。其他因素，如急性压力、过量摄入咖啡因、血浆脂肪酸升高等会增加心搏骤停风险。

（六）监测评估及治疗

人群中 SCD 的一级预防方法包括筛查、风险分层和降低风险因素。在已知 SCD 风险较高的人群中（例如，既往心肌梗死患者），通过各种检查进一步进行风险分层可以确定特定治疗受益人群，如植入式心律转复除颤器（ICD）。然而，在没有已知心血管疾病的一般人群中，没有证据表明常规检查（例如，12 导联心电图、运动试验或动态心电图监测等）能有效地识别出 SCD 高风险人群。没有明确的证据表明普通人群中的风险因素（高胆固醇血症/高血压/高血糖、吸烟、酗酒）减少会降低 SCD 的发生率。然而，许多研究表明，干预风险因素的措施可降低总心血管和冠心病死亡率。由于大多数冠心病死亡是由于 SCD 引起的，因此采取减少风险因素的干预措施也会降低 SCD 发病率。

β 受体阻滞剂和 ACE 抑制剂（或血管紧张素 II 受体阻滞剂）均可降低心肌梗死后的总死亡率，这些药物也降低了 SCD 的发病率。然而，获益可能限于心肌梗死后 3 年。无论病因如何，心力衰竭和左心室收缩功能障碍患者的 SCD 风险增加。对于缺血性或非缺血性心肌病的选定患者，建议使用 ICD 进行一级预防。

ICD 是大多数 SCD 幸存者的首选治疗方式。ICD 不能预防恶性室性心律失常的复发，但它会在复发时有效地终止这些心律失常。频繁发生心律失常和器械放电的 ICD 患者需联合抗心律失常药物或导管消融等辅助治疗。

对 SCD 幸存者的评估包括以下内容：

（1）确定和治疗急性可逆性原因：急性心肌缺血和心肌梗死、抗心律失常药物或其他药物（如 QT 延长药物）、毒素或非法药物摄入、电解质异常（最明显的是低钾血症、高钾血症和低镁血症）、心力衰竭、自主神经系统因素（尤其是交感神经激活，如身体或心理压力）。

（2）评估结构性心脏病：初步评估包括病史、体格检查、实验室检测（如电解质、血气、毒素筛查等）和心电图；结构性心脏病的评估可能包括超声心动图、冠状动脉造影、心脏磁共振成像中的一种或多种，根据临床情况选择。

（3）对于没有明显心律失常诱因或心脏结构异常的患者，对原发性电生理疾病进行评估：原发性电生理疾病包括 Brugada 综合征、长 QT 综合征、短 QT 综合征、Wolff-Parkinson-White 综合征、儿茶酚胺能多形性 VT、心绞痛和特发性心室颤动；对原发性电生理疾病的评估可能包括一项或多项电生理学研究、运动试验、动态心电图监测和药理学试验。

（4）神经病学和心理学评估：在特定的疑似或确诊遗传综合征患者中，对其家庭成员进行评估。

心肺复苏（cardiopulmonary resuscitation，CPR）是抢救心搏骤停患者生命最基本的临床技术和方法。经历心肺复苏的患者在复苏期表现为，在有效的 CPR 过程中，心输出量可达正常窦性心律时的 10%～25%，此时属于低流量灌注。在心肺复苏成功后，自主循环恢复，由于全身缺血-再灌注损伤还可能相继出现心脏、肺脏、肾脏及脑等重要器官功能不全，称之为心搏骤停后综合征（post-cardiac arrest syndrome）。

非心源性心搏骤停一般有原发病表现，如低钾血症先有肢体无力或晕厥；窒息所致心搏骤停先有气道堵塞、发绀及"三凹征"等表现；不同毒物中毒有相应的中毒临床表现等。

二、缺血-再灌注损伤

心搏骤停后全身组织器官缺血缺氧，复苏成功后由于受损组织结构的修复，患者病情得以好转或康复。但有时缺血后再灌注，不仅未能使组织、器官功能恢复，反而加重组织、器官的功能障碍和结构损伤。这种在缺血基础上恢复血流后组织损伤反而加重，甚至发生不可逆性损伤的现象称为缺血-再灌注损伤（ischemia-reperfusion injury，IRI）。

（一）缺血-再灌注常见的条件

（1）缺血-再灌注损伤与缺血时间有关。缺血时间短，恢复血供后可无明显的再灌注损伤；缺血时间长，恢复血供则易导致再灌注损伤；若缺血时间进一步延长，缺血器官发生不可逆性损伤，甚至坏死，而观察不到再灌注损伤。另外，不同器官发生再灌注损伤所需的缺血时间不同：犬冠状动脉一般为 15～45 分钟，肝脏一般为 45 分钟（部分肝血流阻断），肾脏一般为 60 分钟，小肠大约为 60 分钟，骨骼肌甚至为 4 小时。不同动物再灌注损伤所需的缺血时间也不同。

（2）缺血程度高、缺血后侧支循环容易形成者，可因减轻缺血程度和缩短缺血时间，不易发生再灌注损伤。可见，尽早实施缺血器官的再灌注具有重要的临床意义。此外，需氧程度高的器官也易发生再灌注损伤，如心脏、脑等。

（3）研究再灌注的条件发现，再灌注时的压力大小、灌注液的温度、pH及电解质的浓度都与再灌注损伤密切相关。再灌注压力越高，造成的再灌注损伤越严重。

（二）缺血–再灌注损伤的发生机制

1. 自由基的作用

（1）自由基的概念：自由基（free radical）是外层电子轨道上含有单个不配对电子的原子、原子团和分子的总称。由氧诱发的自由基称为氧自由基（oxygen free radical，OFR）。自由基的种类很多，可分为：①非脂性自由基，主要指氧自由基，如超氧阴离子（superoxide anion）、羟自由基。②脂性自由基，指氧自由基与多价不饱和脂肪酸作用后生成的中间代谢产物，如烷自由基、烷氧自由基、烷过氧自由基等。③活性氧类（ROS），指单线态氧和过氧化氢。需要说明的是，ROS不属于自由基，但因其氧化作用很强，经常与氧自由基一并讨论。④其他自由基，如氯自由基、甲基自由基、一氧化氮等。特别是一氧化氮，这是一种气体自由基，本身是一种弱氧化剂，与超氧阴离子反应后生成过氧亚硝基阴离子，虽不是自由基，却在偏酸条件下极易自发分解生成 $NO_2 \cdot$ 和 $OH \cdot$ ，具有很强的氧化能力而产生损伤效应。

自由基的化学性质极为活泼，易于失去电子（氧化）或夺取电子（还原），氧化作用强，具有强烈的引发脂质过氧化作用。

（2）自由基的代谢：氧分子属于双自由基，其两个外层电子轨道中的每一个轨道都带有一个未配对电子，但两者自旋方向相同。生理情况下，氧通常是通过细胞色素氧化酶系统接受 4 个电子还原成水，同时释放能量，但也有 1%～2% 的氧生成自由基。另外，在血红蛋白、肌红蛋白、儿茶酚胺及黄嘌呤氧化酶等氧化过程中也可生成自由基。体内两大抗氧化防御系统（酶性抗氧化剂和非酶性抗氧化剂）可以及时将其清除，所以对机体并无有害影响。在病理条件下，由于 ROS 产生过多或抗氧化酶类活性下降，则可引发氧化应激（oxidative stress）反应损伤细胞，进而使细胞死亡。

（3）缺血–再灌注导致自由基生成增多的机制

1）黄嘌呤氧化酶形成增多：黄嘌呤氧化酶（xanthine oxidase，XO）的前身是黄嘌呤脱氢酶（xanthine dehydrogenase，XD），这两种酶主要存在于毛细血管内皮细胞内，正常时只有 10% 以 XO 的形式存在，90% 为 XD。缺血时一方面由于 ATP 减少，膜泵功能障碍，Ca^{2+} 进入细胞激活 Ca^{2+} 依赖性蛋白水解酶，XD 大量转变为 XO；另一方面因氧分压降低，ATP 依次降解为 ADP、AMP 和次黄嘌呤，以致缺血组织内次黄嘌呤大量堆积。再灌注时，大量分子氧随血液进入缺血组织，黄嘌呤氧化酶再催化次黄嘌呤转变为黄嘌呤，并进而催化黄嘌呤转变为尿酸的两步反应中都以分子氧为电子接受体，从而产生大量的超氧阴离子和过氧化氢，后者再在金属离子参与下形成更为活跃的羟自由基。因此，再灌注时组织内超氧阴离子、羟自由基和过氧化氢等自由基及活性大幅增加。

2）中性粒细胞聚集：激活的中性粒细胞在吞噬活动时耗氧量显著增加，所摄取的氧绝大部分经细胞内 NADPH 氧化酶和 NADH 氧化酶的催化，接受电子形成氧自由基，以杀灭病原微生物。如果氧自由基生成过多或机体清除自由基的酶系统活性不足或抗氧化剂不足，中性粒细胞形成的氧自由基就可损伤组织细胞。缺血-再灌注时，由黄嘌呤氧化酶催化所产生的自由基起着原发的、主要的作用。这些自由基作用于细胞膜后产生的物质如白三烯（LT）及补体系统激活产生的 C3 片段等，具有很强的趋化活性，可吸引大量中性粒细胞聚集并激活。尤其在再灌注期间，组织重新获得氧，激活的中性粒细胞耗氧量显著增加，产生大量氧自由基，即呼吸爆发，进一步造成组织细胞的损伤。

3）线粒体膜损伤：线粒体是细胞氧化磷酸化反应的主要场所。缺氧时细胞内氧分压降低及 ATP 生成减少，Ca^{2+} 进入线粒体增多，线粒体氧化磷酸化功能障碍，细胞色素氧化酶系统功能失调，电子传递链受损，以致进入细胞内的氧经单电子还原而形成的氧自由基增多，而经 4 价还原形成的水减少。此外，Ca^{2+} 进入线粒体内可使锰-超氧化物歧化酶减少，对自由基的清除能力降低，进而使自由基水平升高。

4）儿茶酚胺自氧化酶增加：在各种应激，包括缺氧的条件下，交感-肾上腺髓质系统可分泌大量的儿茶酚胺，具有重要的代偿调节作用。但过多的儿茶酚胺，尤其是它的氧化产物往往成为对机体有害的因素。

（4）自由基引起缺血-再灌注损伤的机制：自由基性质极为活泼，一旦形成，即可经其中间代谢产物不断生成新的自由基，形成连锁反应。自由基可与各种细胞成分，如膜磷脂、蛋白质、核酸等发生反应，造成细胞结构损伤和功能代谢障碍。

1）膜脂质过氧化增强：膜脂质微环境的稳定是保证膜结构完整和膜蛋白功能正常的基本条件，而膜损伤是自由基损伤细胞的早期表现。自由基与膜脂质不饱和脂肪酸作用引发脂质过氧化反应，使膜结构受损、功能障碍。表现为：①破坏膜的正常结构。脂质过氧化使膜不饱和脂肪酸减少，以致不饱和脂肪酸/蛋白质的比例失调，细胞膜及细胞器膜如线粒体、溶酶体等液态性、流动性降低及通透性升高，可使细胞外 Ca^{2+} 内流增加。②促进自由基及其他生物活性物质的生成。膜脂质过氧化可激活磷脂酶 C 和磷脂酶 D，进一步分解膜磷脂，催化花生四烯酸代谢反应，在增加自由基生成和增强脂质过氧化的同时，形成多种生物活性物质如前列腺素、血栓素 A_2（TXA_2）、LT 等，促进再灌注损伤。③改变血管的正常功能。羟自由基可促进白细胞黏附于血管壁，生成趋化因子和白细胞激活因子；超氧阴离子可灭活一氧化氮，影响血管舒缩反应；自由基可促进组织因子的生成和释放，加重弥散性血管内凝血（DIC）。④减少 ATP 生成。线粒体膜脂质过氧化导致线粒体功能低下，ATP 生成减少，细胞能量代谢障碍加重。

2）蛋白质功能抑制：自由基对细胞蛋白质功能的抑制包括直接作用和间接作用两个方面。①直接抑制作用：在自由基作用下，细胞结构蛋白和酶的巯基氧化形成二硫键，氨基酸残基氧化，胞质及膜蛋白和某些酶形成二聚体或更大的聚合物，直接影响蛋白质的功能；②间接抑制作用：脂质过氧化可使膜脂质发生交联、聚合，从而间接抑制钙泵、钠泵及 Na^+/Ca^{2+} 交换系统等的功能，导致胞质 Na^+、Ca^{2+} 浓度升高，造成细胞肿胀、Ca^{2+} 超载。另外，脂质过氧化可抑制膜受体、G 蛋白与效应器的偶联，引起细胞信号转导功能障碍。

3）核酸及染色体破坏自由基对细胞的毒性作用主要表现为染色体畸变、核酸碱基改变或 DNA 断裂。这种作用 80% 为羟自由基所致，因羟自由基易与脱氧核糖核酸及碱基反应并使其结构改变。

2. 钙超载的作用

钙超载（calcium overload）系指各种原因引起的细胞内钙含量异常增加并导致细胞结构损伤和代谢障碍的现象，严重时可造成细胞死亡。正常条件下，细胞外钙浓度高出细胞内约万倍，这种细胞内外钙浓度差的维持是由于：①细胞膜对 Ca^{2+} 的低通透性；②钙与特殊配基形成可逆性复合物；③细胞膜钙泵逆电化学梯度将 Ca^{2+} 主动转运至细胞外；④通过肌质网和线粒体膜上的钙泵和 Na^+/Ca^{2+} 交换将胞质 Ca^{2+} 储存于细胞器内；⑤通过细胞膜 Na^+/Ca^{2+} 交换，将胞质 Ca^{2+} 转运到细胞外等。再灌注损伤发生时，再灌注区细胞内有过量 Ca^{2+} 积聚，而且 Ca^{2+} 浓度升高的程度往往与细胞受损的程度呈正相关。

（1）缺血-再灌注导致钙超载的机制

1）Na^+/Ca^{2+} 交换异常：Na^+/Ca^{2+} 交换蛋白是心肌细胞膜钙转运蛋白之一，在跨膜 Na^+、Ca^{2+} 梯度和膜电位驱动下对细胞内外 Na^+、Ca^{2+} 进行双向转运。生理条件下，Na^+/Ca^{2+} 交换蛋白以正向转运的方式将细胞内 Ca^{2+} 转移至细胞外，与肌质网和细胞膜钙泵共同维持细胞静息状态时的低钙浓度。病理条件下，如细胞内 Na^+ 明显升高或膜正电位等，Na^+/Ca^{2+} 交换蛋白则以反向转运的方式将细胞内 Na^+ 排出，细胞外 Ca^{2+} 进入细胞。①直接激活——细胞内高 Na^+ 的作用：缺血时 ATP 生成减少，导致钠泵活性降低，细胞内 Na^+ 含量明显升高；再灌注时缺血细胞重新获得氧及营养物质供应，细胞内高 Na^+ 激活 Na^+/Ca^{2+} 交换蛋白，从而导致细胞内 Ca^{2+} 浓度增加，引起细胞损伤。②间接激活——细胞内高 H^+ 的作用：缺血时，由于无氧代谢增强，H^+ 生成增多，组织间液和细胞内酸中毒，pH 降低；再灌注时，组织间液 H^+ 浓度迅速下降，而细胞内 H^+ 浓度仍然很高，细胞内外形成显著的 pH 浓度差，由此激活细胞膜的 H^+/Na^+ 交换蛋白，促进细胞内 H^+ 排出，细胞外 Na^+ 内流，从而细胞内 Na^+ 增加。再灌注后，由于恢复了能量供应和 pH，从而促进 Na^+/Ca^{2+} 交换，引起细胞外 Ca^{2+} 大量内流，加重细胞内钙超载。

2）蛋白激酶 C 激活：组织缺血-再灌注时，内源性儿茶酚胺释放增加，一方面作用于 α_1 肾上腺素受体，激活 G 蛋白-磷脂酶 C 介导的细胞信号转导通路，促进磷脂酰肌醇（PIP_2）分解，生成三磷酸肌醇（IP_3）和甘油二酯（DG）。其中 IP_3 促进肌质网释放 Ca^{2+}，DG 经激活 PKC 促进 H^+/Na^+ 交换，进而增加 Na^+/Ca^{2+} 交换，促进胞外 Ca^{2+} 内流，共同使胞质 Ca^{2+} 浓度升高。另一方面儿茶酚胺作用于 β 肾上腺素能受体，通过激活腺苷酸环化酶增加 L 型钙通道的开放，从而促进胞外 Ca^{2+} 内流，进一步加重细胞内钙超载。

3）生物膜损伤：细胞膜和细胞内膜性结构是维持细胞内、外及细胞内各区间离子平衡的重要结构。生物膜损伤可使其通透性增强，细胞外 Ca^{2+} 顺浓度差进入细胞，或使细胞内 Ca^{2+} 分布异常，加重细胞功能紊乱与结构破坏。

A. 细胞膜损伤：正常情况下，细胞膜外板多糖包被由 Ca^{2+} 紧密连接在一起。缺血造成细胞膜正常结构破坏，使细胞膜对 Ca^{2+} 通透性增强；再灌注时生成大量的自由基，使细胞膜的脂质过氧化，加重膜结构的破坏；细胞内 Ca^{2+} 增加激活磷脂酶，使膜磷脂降解，进一步增加细胞膜对 Ca^{2+} 的通透性，共同促使胞质 Ca^{2+} 浓度升高。

B. 线粒体膜损伤：正常线粒体内 Ca^{2+} 含量为胞质的 500 倍，因此将线粒体称为细胞的"钙库"。缺血时，由于细胞膜损伤，膜功能障碍，Ca^{2+} 内流增多，大量钙盐沉积于线粒体,可造成呼吸链中断、氧化磷酸化障碍;再灌流使线粒体渗透性转导孔开放,既可使线粒体呼吸功能抑制,又可导致细胞色素 c 释放及凋亡蛋白酶激活,启动细胞凋亡途径;自由基的损伤及膜磷脂的降解可使线粒体膜受损,抑制氧化磷酸化,使 ATP 生成进一步减少,加重膜损伤。

C. 溶酶体膜损伤:溶酶体含有多种水解酶,如酸性磷酸酶、组织蛋白酶、核糖核酸酶等,一旦被释放便处于激活状态。严重缺血时,溶酶体膜破裂,溶酶体内蛋白水解酶逸出引起细胞自溶;钙超载可激活磷脂酶,分解膜磷脂,使溶酶体膜的稳定性降低、通透性增高;溶酶体酶进入血液循环可破坏多种组织,造成广泛的细胞膜损伤。

D. 肌质网膜损伤:肌质网钙摄取是水解 ATP 的主动转运过程。自由基的作用及膜磷脂的降解可造成肌质网膜损伤,使其钙泵功能障碍,对 Ca^{2+} 摄取减少,引起胞质 Ca^{2+} 浓度升高。

在缺血期间细胞内 Ca^{2+} 开始增高;再灌注时又通过上述机制,既加重细胞 Ca^{2+} 转运障碍,又随血流运送来大量 Ca^{2+},使细胞内 Ca^{2+} 增多,最终导致钙超载。

(2)钙超载导致缺血-再灌注损伤的机制:细胞内钙超载引起再灌注损伤的机制可能与 4 个方面的因素有关。

1)细胞膜损伤:细胞内 Ca^{2+} 增加可激活磷脂酶类,促使膜磷脂降解,造成细胞膜结构受损。由于膜磷脂降解产物花生四烯酸、溶血磷脂增多,可加重细胞功能紊乱。钙超载既是缺血-再灌注的结果,又是缺血-再灌注细胞损伤的原因。细胞内 Ca^{2+} 聚积不仅激活磷脂酶,使膜磷脂降解,还进一步增加细胞膜对 Ca^{2+} 的通透性,促进膜损伤。

2)线粒体膜损伤:聚集于胞质中的 Ca^{2+} 被线粒体摄取时可消耗大量 ATP,同时进入线粒体的 Ca^{2+} 与含磷酸根的化合物结合,形成不溶性磷酸钙,既干扰线粒体的氧化磷酸化,使 ATP 生成减少,又损伤线粒体膜而加重细胞能量代谢障碍。

3)蛋白酶激活:细胞内 Ca^{2+} 增多可增强钙依赖性蛋白酶活性,从而促使黄嘌呤脱氢酶转变为黄嘌呤氧化酶,使氧自由基生成增多。如激活蛋白酶,促进细胞膜和结构蛋白的分解;激活核酶,引起染色体损伤。

4)加重酸中毒:细胞内 Ca^{2+} 浓度升高可激活某些 ATP 酶,导致细胞高能磷酸盐水解,释放出大量 H^+,加重细胞内酸中毒。

此外,在心肌缺血-再灌注期间,细胞内钙超载尚可引起心肌纤维过度收缩,并通过心肌动作电位延迟后除极的形成引发再灌注性心律失常,共同促进心肌缺血-再灌注损伤的发生。

3. 白细胞的作用

(1)缺血-再灌注时白细胞增多的机制:白细胞(主要是中性粒细胞)明显增加是缺血-再灌注时的主要表现。其机制不明确,可能与以下因素有关:①黏附分子生成增加。黏附分子又称细胞黏附分子,指由细胞合成的、可促进细胞与细胞之间及细胞与细胞外基质之间黏附的一类大分子物质的总称(如整合素、选择素、细胞间黏附分子、血管细胞黏附分子等),在维持细胞结构完整和信号转导中起重要作用。缺血-再灌注时中性粒细胞和血管内皮细胞的多种黏附分子表达增强,引起中性粒细胞与受损血管内皮细胞之间的广泛黏附、聚集。②趋化因子生成增多。组织损伤时,细胞膜磷脂降解,花生四烯酸代谢产物如 LT、血小板活化因子(PAF)、补体及激肽等增多,具有很强的趋化作用,能吸引大量白细胞进入组织或黏附于血管内皮。同时，中性粒细胞与血管内皮细胞本身也可释放多种具有趋化作用的炎症介质，如 LTB_4 使微循环中白细胞进一步增加。

（2）白细胞介导缺血-再灌注损伤的机制

1）微血管损伤缺血-再灌注时，激活的白细胞释放自由基和溶酶体酶，可损伤内皮细胞。激活的中性粒细胞与血管内皮细胞之间的相互作用，是造成微血管损伤的决定因素。

A. 微血管血液流变学改变：正常情况下，血管内皮细胞与血液中流动的中性粒细胞的相互排斥作用，是保证微血管血液灌流的重要条件。实验表明，白细胞的流变学和形态学特点与微血管血流阻塞有密切关系，其机制主要包括：与红细胞相比，白细胞体积大，变形能力弱；在黏附分子参与下，白细胞容易黏附在血管内皮细胞上，而且不易分离，极易嵌顿、堵塞微循环血管；加之内皮损伤、血小板黏附、微血栓形成和组织水肿等，更易形成无复流现象（non-reflow phenomenon）。缺血-再灌注时中性粒细胞激活及其致炎细胞因子的释放是引起无复流现象的病理生理学基础。

B. 微血管口径改变：再灌注时，血管内皮细胞肿胀，可导致管腔狭窄，使血液灌流减少。其机制主要包括：缩血管物质增多——激活的中性粒细胞和血管内皮细胞可释放大量缩血管物质，如内皮素、TXA_2、血管紧张素 II 等，使微血管收缩而使口径缩小；扩血管物质减少——由于血管内皮细胞受损，以致扩血管物质，如一氧化氮、前列环素（PGI_2）等的合成与释放减少，导致微血管舒张障碍而使口径变小；微血栓形成——血管内皮细胞受损使 PGI_2 生成减少，而儿茶酚胺等因素可刺激血小板使 TXA_2 合成增多，从而促使血栓形成和血管堵塞。血管内皮细胞肿胀使微血管受压，也可促进无复流现象的发生，并加重细胞的缺血性损伤。

C. 微血管通透性增高：微血管通透性增高既能引发组织水肿，又可导致血液浓缩，有助于形成无复流现象。动物实验显示，水肿组织的含水量及血细胞比容与白细胞密度呈正相关。由此表明，缺血及再灌注时微血管通透性的增高可能与白细胞释放的某些炎症介质有关，而中性粒细胞自血管内游出并释放细胞因子又使微血管通透性进一步增高。

2）细胞损伤激活的中性粒细胞与血管内皮细胞可释放大量的致炎物质，如自由基、蛋白酶、溶酶体酶等，不但改变了自身的结构和功能，而且造成周围组织细胞损伤。如血管内皮细胞和中性粒细胞表面的黏附分子暴露，两者的亲和力增强，可促使中性粒细胞穿过血管壁趋化游走，使白细胞的浸润进一步加重。氧自由基可使细胞内蛋白质交联，使蛋白质结构改变并丧失活性；还可引起核酸碱基改变或 DNA 断裂，使整个细胞丧失功能。

因此，缺血-再灌注损伤发生的基本机制，主要是自由基、细胞内钙超载及白细胞的共同作用，其中细胞内钙超载是细胞不可逆性损伤的共同通路，而细胞膜损伤则是不同机制相互作用引起的共同的病理改变。

（三）全身多脏器缺血-再灌注损伤的变化

1. 脑缺血-再灌注损伤的变化

脑是对缺氧最敏感的器官，它的活动主要依靠葡萄糖有氧氧化提供能量，因此一旦缺血时间较长，即可引起严重的不可逆性损伤。

（1）脑能量代谢的改变：脑缺血后，ATP、磷酸肌酸、葡萄糖、糖原等均在短时间内减少，乳酸在短时间内明显增加。脑是一个富含磷脂的器官，再灌注后 cAMP 含量上升可激活磷脂酶，使膜结构中磷脂降解，游离脂肪酸生成增多，以花生四烯酸和硬脂酸为主。再灌注后，缺血时脑组织中含量已升高的 cAMP 进一步增加，而 cGMP 含量则进一步下降。再灌注生成的大量自由基一方面可直接与膜中不饱和脂肪酸发生反应，另一方面还可同游离脂肪酸反应，生成大量的脂质过氧化物，提示再灌注时脑发生了较强的脂质过氧化反应。

（2）脑组织形态学的改变：脑组织形态学最明显的改变是脑水肿和脑细胞坏死。其发生是由于缺血-再灌注时大量脂质过氧化物在脑组织中生成，使脑细胞膜结构破坏和钠泵功能障碍。而线粒体及内质网应激则是细胞损伤的重要靶点，其发生机制的研究也备受关注。近年的研究证实，缺血、缺氧、再灌注除导致神经元坏死、凋亡外，还可引起一种以细胞肿胀、体积增大、胞质空泡化、内质网扩张，以及线粒体肿胀、嵴破坏及消失为主要特点的死亡方式，即胀亡。

（3）缺血-再灌注引起脑损伤的机制

1）兴奋性氨基酸的作用：兴奋性氨基酸系指中枢神经系统中兴奋性突触的主要神经递质，主要包括谷氨酸和天门冬氨酸。实验研究证明，脑缺血-再灌注损伤时，脑组织内神经递质性氨基酸代谢发生明显改变，主要机制为：缺血-再灌注时，突触前谷氨酸等释放增多和（或）再摄取减少，导致突触后兴奋性氨基酸受体受到过度刺激；谷氨酸与其受体 α-氨基-3-羟基-甲基噁丙酸结合，可使钠和水内流，导致神经元急性肿胀；当谷氨酸与其另一种受体 N-甲基-D-门冬氨酸结合时，可促使细胞外 Ca^{2+} 大量内流，导致细胞内钙超载。

2）自由基的作用：再灌注后，由于供氧得到改善，提供了生成自由基的原料，而血液中清除自由基的物质尚未生成，致使自由基呈暴发性增加。自由基与细胞膜上的酶、受体及其他成分结合，影响细胞膜的结构、功能和抗原特异性，加之不饱和脂肪酸的过氧化产物丙二醛可使细胞膜通透性增加，导致细胞进一步损伤，加重脑水肿，形成颅内高压。

3）钙超载的作用：钙超载激活多种蛋白酶可降解细胞骨架，磷脂酶可产生氧自由基，激活一氧化氮合酶，促进一氧化氮生成，造成细胞膜和线粒体损伤，最终导致细胞破坏。

综上所述，兴奋性氨基酸、自由基及钙超载是缺血-再灌注所致脑损伤的重要机制。

2. 心脏缺血-再灌注损伤的变化

（1）心功能变化

1）心肌舒缩功能降低：表现为静止张力随缺血时间的延长逐渐升高，发展张力逐步下降，再灌注时静止张力进一步增高，如心室舒张末期压力增大、发展张力如心室收缩峰压降低，以及左心室内压上升与下降的最大速率降低。这种缺血心肌在恢复血液灌注后一段时间内出现可逆性舒缩功能降低的现象，称之为心肌顿抑。其与心肌梗死引起的收缩功能异常不同，此时心肌并未发生坏死，其损伤仍处于可逆阶段，经过数天或数周的抗损伤或修复后，收缩及舒张功能最终可以完全恢复正常。

2）再灌注心律失常：缺血心肌再灌注过程中出现的心律失常，称为再灌注性心律失常。其特点表现为：再灌注功能可恢复的心肌细胞越多，心律失常的发生率越高。缺血心肌数量多、缺血程度重、再灌注速度快，心律失常的发生率就高。以室性心律失常居多，如室性心动过速和心室颤动等。发生机制可能为：再灌注心肌之间动作电位时程的不均一性增强心肌兴奋折返，可能是导致心律失常的主要原因；再灌注时细胞内高 Na^+ 激活

Na$^+$/Ca^{2+}交换蛋白进行反向转运，使动作电位平台期进入细胞内的 Ca^{2+}增加，出现一过性内向电流，在心肌动作电位后形成短暂除极，即延迟后除极，可造成传导减慢，触发多种心律失常；自由基增多，导致心肌细胞损伤、ATP 生成减少、ATP 敏感性钾通道激活等心肌电生理特性的改变，促进心律失常的发生；再灌注时被血流冲出的儿茶酚胺刺激 α 受体，可提高心肌细胞的自律性，再灌注时积聚在细胞外的 K$^+$、乳酸等代谢产物也可暂时性影响心肌的电生理特性，从而促使心律失常的发生。颤动阈降低易致严重心律失常。

（2）心肌能量代谢变化：缺血时，心肌 ATP、磷酸肌酸含量迅速降低，尤以磷酸肌酸明显。由于 ATP 降解，使 ADP 和 AMP 含量升高。而腺苷酸进一步降解为核苷类及碱基，心肌中这些非磷酸化嘌呤物质可增加百倍，若进入血液循环，局部 ADP、AMP 则迅速下降。如缺血损伤较轻，心肌获得 O$_2$ 和代谢底物供应后，心肌高能磷酸化合物含量可较快恢复正常。若缺血损伤重，再灌注后心肌高能磷酸化合物含量不仅不回升，反而可进一步降低。这是因为再灌注时自由基和钙超载等对线粒体的损伤使心肌能量合成减少，加之再灌注血流的冲洗，核苷类物质含量下降，以致合成高能磷酸化合物的底物不足。

（3）心肌结构变化：再灌注损伤心肌的结构变化与单纯缺血心肌的变化基本相同，但前者程度更为严重。基底膜部分缺失，质膜破坏，损伤迅速扩展到整个细胞，使肌原纤维结构破坏、线粒体损伤，表明再灌注引起了快速的结构破坏过程，既破坏膜磷脂，也破坏蛋白质大分子及肌原纤维。再灌注还可造成不可逆性损伤，出现心肌坏死。

3. 肺缺血-再灌注损伤的变化

肺缺血-再灌注损伤可能的机制包括：①肺接受全身静脉血液回流，是重要的代谢器官，也是血液滤过器。全身组织的代谢产物随回流的静脉血进入肺脏，氧自由基、炎症因子、细胞因子等活性物质都经过肺部或滞留于肺部，造成肺局部损伤。②血中活化的中性粒细胞流经肺毛细血管，由于肺毛细血管灌注压低，血管长且分支少，活化中性粒细胞在其中移动缓慢，易与血管内皮细胞接触并黏附，不易被血流冲走而聚集于肺脏。活化中性粒细胞产生大量的氧自由基，导致肺损伤。③肺含有丰富的巨噬细胞，可被血中的促炎介质激活，产生促炎因子，引起炎症反应，造成局部损伤。肺泡隔及毛细血管内炎症细胞附壁，以中性粒细胞为主，其与黄嘌呤氧化酶产生的氧自由基，是引起肺缺血-再灌注损伤的主要介质。而内皮细胞收缩机制的激活，是肺微血管通透性增加的最后共同通路。另外，CPR 时胸外心脏按压作为物理手段可以直接造成肺挫伤、肺不张、肺局部渗出、胸腔积液等。光镜下可见：肺不张伴不同程度的肺气肿，肺间质增宽、水肿，炎症细胞浸润，肺泡内较多红细胞渗出。电镜下观察到：肺毛细血管内皮细胞肿胀，核染色质聚集并靠近核膜周边，胞核固缩，核间隙增大，Ⅰ型肺泡上皮细胞内吞饮小泡较少，Ⅱ型肺泡上皮细胞表面微绒毛减少，线粒体肿胀，板层小体稀少，出现较多空泡，肺泡隔水肿。临床表现主要包括急性肺水肿、ARDS、呼吸衰竭等。肺 CT 影像学异常，大部分为双侧改变，包括两肺散在分布的斑片状或大片状高密度影、毛玻璃影，肺透亮度减低，肺血管模糊，局部可见肺实变，背部更明显，部分病例可见胸腔积液。

4. 肝脏缺血-再灌注损伤的变化

肝脏缺血-再灌注后，血清内氨酸氨基转移酶（谷丙转氨酶）、天冬氨酸氨基转移酶（谷草转氨酶）及乳酸脱氢酶活性明显增高，肝功能严重受损。再灌注时肝组织损伤较单纯缺血明显加重，主要表现：光镜下，肝细胞肿胀、脂肪变性、空泡变性及点状坏死；电镜下，线粒体高度肿胀、变形、嵴减少、排列紊乱，甚至崩解、空泡形成等，内质网明显扩张，毛细胆管内微绒毛稀少等。肝功能障碍使乳酸代谢受阻，加重机体酸中毒。

5. 肾脏缺血-再灌注损伤的变化

肾脏缺血-再灌注损伤机制可能为：①特殊的局部血流动力学改变。肾缺血后出现外髓充血和低灌注，即使再灌注后皮质血流已改善，其仍可持续存在，是由于肾缺血后缩血管物质生成增加、舒血管物质产生减少，导致肾血管收缩所致。②小管动力改变，包括小管阻塞、反漏、球管反馈系统的激活，使小管分泌吸收障碍。③小管细胞代谢障碍。缺血导致 ATP 耗竭，进而发生细胞内钙超载、氧自由基生成，引起一系列蛋白酶、氧化酶激活。再灌注过程使这些反应进一步放大，最终导致细胞凋亡或坏死。④小管细胞结构改变，如细胞骨架破坏、细胞极性改变，Na^+-K^+-ATP 酶异位，β1 黏集素极性改变，使肾小管上皮细胞从基底膜脱落，导致肾小管阻塞。⑤炎症反应。越来越多的证据表明，炎症反应在缺血性急性肾损伤（acute kidney injury，AKI）中起重要作用。内皮损伤介导的炎症瀑布可在缺血的近端小管进一步放大，中性粒细胞激活、大量炎症因子释放，如促炎细胞因子（TNF-α、IL-6、IL-1β、TGF-β）、化学趋化细胞因子（MCP-1、IL-8、RANTES）等。缺血性 AKI 时肾小管 Toll 样受体 2 表达增加，可能代表了促炎反应。缺血导致的急性肾损伤病理特征为急性肾小管坏死，表现为近端小管刷状缘丢失和消失，局部扩张；远端小管形成管型，对缺血敏感的肾段以细胞坏死为主，对低氧相对耐受的远端肾段以凋亡为主。血清肌酐浓度明显增高，表明肾功能严重受损。再灌注时肾组织损伤较单纯缺血明显加重，表现为线粒体高度肿胀、变形、嵴减少、排列紊乱，甚至崩解、空泡形成等。再灌注激活 TNF-α 转录，TNF-α 和受体结合可激活 NF-κB，后者上调 TNF-α 和其他致炎因子表达，形成炎症反应正反馈。TNF-α 能诱导肾细胞凋亡，引起肾小球纤维蛋白沉积、细胞浸润和血管收缩，导致肾小球滤过率降低。临床表现为少尿或无尿、氮质血症、高钾血症和代谢性酸中毒，甚至肾功能衰竭。

6. 胃肠缺血-再灌注损伤的变化

胃肠黏膜损伤和屏障功能障碍，表现为广泛的上皮与绒毛分离，上皮坏死，大量中性粒细胞浸润，固有层破坏，出血及溃疡形成。小肠缺血时液体通过毛细血管滤出而形成间质水肿；缺血后再灌注时，肠壁毛细血管通透性更高，肠黏膜损伤加重，并出现广泛上皮和绒毛分离，上皮坏死，肠壁出血及溃疡形成。临床表现为肠壁淤血和水肿、消化液分泌减少、胃肠运动减弱、黏膜糜烂甚至溃疡。肠道大量内毒素甚至细菌移位进入血液循环和淋巴系统，引起肠源性内毒素血症，启动全身性炎症反应。

第三节　心脏微循环与复苏后心功能障碍

一、心脏微循环

微循环是指直接参与组织、细胞的物质、信息、能量传递的血液、淋巴液的循环。心脏微循环是指心脏微动脉和小静脉之间的血液循环，是心肌细胞与血液进行物质交换的重要场所，为心肌细胞能量代谢提供物质和内环境保障。心脏微循环与其他器官微循环的差异在于其排血与受血为同一器官。当某些原因致心脏功能减退、血压下降时，流回心脏的血液量减少，形成恶性循环，尤其是冠脉循环障碍时，病情迅速恶化。如果能及时采用有效的治疗手段快速修复微循环，可望得到恢复。

心肌微循环检测方法：

1. 体表心电图

心电图 ST 段回落情况是一种评价心肌微循环灌注、预测死亡率的有效、无创的指标。ST 段回落不仅反映心外膜血流，且反映心肌组织灌注情况，连续监测心电图 ST 段回落情况有利于判断再灌注的确切时间。

2. 心肌声学造影超声心动图判断心肌微循环灌注

心肌声学造影超声心动图（MCE）是将含有微气泡的造影剂经外周静脉或经冠状动脉注入，当微气泡通过微血管床时应用二维或多普勒超声心动图技术观察增强的心肌超声图像，心肌组织显像的强弱与局部含微气泡的造影剂浓度及心肌灌注有关。因此，MCE 能实时观察心肌血流灌注情况。

3. 冠状动脉造影评价

（1）TIMI 血流分级：为急性心肌梗死前向冠状动脉血流的评价等级方法，是临床应用最为广泛的血流评价方法。但其需要参照未受累血管的血流，判定结果时容易产生偏差。

（2）TIMI 记帧法：用来评价冠状动脉血流速度，避免 TIMI 分级的主观性和半宣特征；是通过计算病变血管开始完全显影的第一帧至远端某一解剖标志点显影的最末帧之间的造影帧数，来对病变血管进行定量。

（3）心肌充血分级：TIMI 血流分级和 TIMI 记帧法实质都是评价心外膜冠状动脉的血流状态，但忽略了心肌灌注水平。心肌充血分级是心肌半定量灌注分类法，但也存在一定的主观性。

（4）TIMI 心肌灌注分级：指当造影剂通过微血管进入心肌组织后，根据该处心肌在 X 线下出现毛玻璃样改变，以及是否出现毛玻璃样改变及其持续时间长短进行分级。

4. 冠状动脉血流储备

冠状动脉血流储备（coronary flow reserve，CFR）是对冠状动脉最大充血刺激反应时获得最大血流量能力的测量。影响 CFR 的两大因素是冠状动脉狭窄程度和冠状动脉微循环功能，因此 CFR 是冠状动脉和心肌微血管床功能的综合表现。

5. 冠状动脉血流储备分数

使用压力导丝测定冠状动脉供血的心肌区域获得的最大血流，与该冠状动脉供血的同一区域上所能获得的比值即为冠状动脉血流储备分数（fractional flow reserve，FFR）。可以重复测量，是对冠状动脉临界病变功能评价的重要指标。

6. 放射性核素心肌灌注显像

心肌灌注显像对冠状动脉粥样硬化性心脏病的诊断、冠状动脉病变程度及预后的判断已经得到公认，用于诊断缺血性心脏病和评价再灌注治疗的效果。

7. 正电子发射断层核素显像

正电子发射断层核素显像能准确判断心肌灌注情况，结果和组织学检查有良好的相关性。

8. 磁共振成像

磁共振成像能较好地反映心肌的灌注情况，微循环障碍时表现为低信号增强，利用该技术能精确地计算梗死面积及无微循环再灌注的面积。

9. 冠状动脉微循环阻力指数

冠状动脉微循环阻力指数（index of microcirculatory resistance，IMR）是特异性反映冠状动脉微循环阻力的指标，在介入治疗中或术后即可检测，可用于评估冠状动脉微循环功能及微循环功能与患者预后的关系。与其他方法相比，能更好地反映心外膜大血管与微循环损害程度，是目前公认的能定量评价冠状动脉微循环状态的有效方法。

二、复苏后心功能障碍与微循环

心搏骤停患者多数为冠状动脉病变，包括急性心肌梗死患者，在复苏后进行血运重建，恢复心肌微灌注。但临床实践中经冠状动脉造影证实，已达到 TIMI3 级血流的梗死相关血管所供应的心肌组织并没有恢复有效的血流灌注，即存在心肌微循环障碍，最终导致左心室功能下降、心力衰竭。因此，心外膜血管通畅并不能反映心肌组织水平的灌注情况，这主要与无复流有关。无复流现象是指在无明显的持续性机械梗阻的情况下，冠状动脉远端前向血流速度缓慢或无血流。其形成机制尚不十分清楚，有可能与以下因素有关：①开通血管时，粥样硬化斑块脱落的活化组织因子与其有关；②血栓和脱落碎片栓塞是无复流现象最重要的因素和始动因素；③再灌注时，氧自由基介导血管内皮损伤；④血管扩张剂的应用证明了无复流时微血管痉挛的存在是导致微循环障碍的重要原因。微循环损伤引起心肌微灌注不足，导致心肌细胞肿胀，周围组织水肿，微血管床受压，可进一步加重心肌灌注不足。

复苏后发生微循环障碍的机制，除无复流外，可能还与以下因素有关：

（1）复苏后心肌细胞水肿，毛细血管内皮细胞损伤严重，局部的内皮细胞向管腔突出形成毛细血管内细胞栓塞；肿胀的心肌细胞压迫毛细血管使管腔狭窄，血流量下降。

（2）血液中的致栓性物质，与粥样斑块处脱落的碎片、坏死的脂质合并形成附加血栓被冲入微循环，引起血小板激活、聚集，启动一系列生化反应，损伤微血管功能。微小的栓子黏附、堵塞后，血液中的白细胞黏附又造成远端小血管舒缩异常、痉挛，甚至完全闭塞，从而直接影响心肌组织的灌注，导致冠状动脉储备下降，心功能降低，形成微梗死灶，发生心律失常。

（3）再灌注后微血管损伤通过形成和释放更多促凝因子、纤溶系统部分抑制进而引起更广泛的微血管损伤，导致更大面积的心肌梗死、更严重的心律失常和心力衰竭。

（4）全身炎症反应综合征是心肺复苏后常见的非特异性反应。心肺复苏成功后，随着再灌注损伤的进展，炎症因子逐步增多，对心肌的损伤进一步加重。TNF-α 是炎症的启动因子，在心肌缺血－再灌注损伤中起着重要的作用，不但可以自身激活，还能刺激其他炎症因子的产生，引起连锁和放大效应，即瀑布效应，最终导致全身器官功能衰竭。TNF-α 对心肌的损伤作用表现为启动细胞凋亡的发生、刺激诱导型一氧化氮合酶生成、与左旋精氨酸协同作用增加一氧化氮的生成量，一氧化氮和超氧化物反应形成的过氧化亚硝酸盐显著增加一氧化氮的毒性；TNF-α还促进心肌细胞表达黏附分子，诱导小动脉收缩，促使白细胞黏附于血管内皮细胞而形成小栓子，阻塞毛细血管，并浸润于心肌细胞内。黏附分子与白细胞相互激活，产生和释放氧自由基和血管活性物质，引起微血管内皮细胞损伤和诱导血小板聚集，导致血流缓慢和血栓形成。心肌灌注障碍严重时，可直接破坏心肌细胞或加重心肌组织缺血缺氧，引起心肌细胞进一步损伤、坏死。

（5）复苏药物的使用：心肺复苏过程中使用大剂量升压药物可引起心肌氧供需失衡，使心肌细胞 ATP 含量减少，由于心肌细胞 Na^+-K^+-ATP 酶活性下降，致胞内外 Na^+、K^+分布失常，胞外 K^+浓度显著升高，增加发生严重心律失常的危险性。其次，缺血后心肌细胞内变酸性，H^+浓度增高，通过 Na^+/H^+ 交换，Na^+进入细胞内；心肌缺血时胞外 Na^+还可通过 Na^+通道进入细胞内；Na^+-K^+-ATP 酶活性下降，Na^+泵出细胞减少。胞内 Na^+增多导致渗透压增高，导致心肌细胞水肿。另外，由于 Na^+/Ca^{2+}交换，以及氧自由基损害细胞膜而致 Ca^{2+}通透性增加，Ca^{2+}内流增多，胞内 Ca^{2+}超载，胞内 Ca^{2+}迅速升高可直接导致细胞坏死。最终对心脏造成多重损伤，使复苏后心肌功能紊乱和心肌呈带状坏死。

（6）复苏过程中除颤对心肌可能存在电流损伤。

第四节　心脏复苏后的微循环调节防治

一、减少心肌缺血-再灌注损伤

（一）尽早恢复血流与控制再灌注条件

对于临床上急性 ST 段抬高型心肌梗死患者，"时间就是肌肉"。减少缺血损伤的方法，现在广泛接受的是尽快缩短门-球囊时间，其他辅助治疗包括抗血栓药物、溶栓剂（如阿司匹林、氯吡格雷、普拉格雷、链激酶等）、β 受体阻滞剂和低温治疗。

心肺复苏后应尽快明确病因，缩短缺血时间以恢复组织血流，减轻缺血性损伤。补充糖酵解底物如磷酸己糖有保护缺血组织的作用，外源性 ATP 可使细胞膜蛋白磷酸化，有利于细胞膜功能恢复；避免过强的再灌注操作，低压、低流灌注可避免原缺血组织中氧和液体量急剧增加而产生大量自由基及引起组织水肿；适当低温灌注有助于降低组织代谢率，减少耗氧量和代谢产物的堆积；低钙液灌注可减轻因钙超载所致的细胞损伤，低钠液灌注有利于细胞肿胀的减轻，高钾液灌注能减轻因再灌注引起的原缺血组织大量钾丢失的程度。

（二）清除自由基与减轻钙超载

自由基清除剂主要有超氧化物歧化酶（SOD）、过氧化氢酶、谷胱甘肽过氧化物酶及铜蓝蛋白等。哺乳类动物细胞含有两种 SOD，即胞质和血浆中的铜（Cu）/锌（Zn）-SOD 和线粒体中的锰（Mn）-SOD。SOD 的主要功能是通过歧化反应清除 H_2O_2 和羟自由基的前体，从而保护细胞免受毒性氧自由基的损伤。

（三）细胞保护剂与细胞抑制剂的应用

有学者提出了细胞保护的概念，即某些因素或药物，不是通过改变器官组织的血流量，而是直接增强组织、细胞对内环境紊乱的耐受力而起细胞保护作用。许多内、外源性细胞保护剂应用于缺血-再灌注损伤，收到了良好的效果。如牛磺酸、金属硫蛋白等，具有抗脂质过氧化、调节 Ca^{2+} 及溶酶体膜的作用。采用非甾体抗炎药物、脂氧化酶和环氧化酶抑制剂、前列环素及抑制中性粒细胞黏附的单克隆抗体均具有减轻缺血-再灌注损伤的作用。

二、线粒体途径改善心肌微循环

（一）抑制线粒体氧化磷酸化过程

抑制电子传递链活动，能显著降低线粒体和心肌损伤；阻断电子传递链复合体和糖酵解过程，可逆性抑制代谢过程，缓慢恢复电子传递链，将减少损伤。

（二）调节线粒体三羧酸循环功能

增强线粒体基质底物水平磷酸化，可维持胞质 ATP 水平，形成内源性保护机制。线粒体基质中存在 α-酮戊二酸脱氢酶和琥珀酰-CoA 合成酶。琥珀酰-CoA 合成酶经基质底物水平磷酸化能可逆转换琥珀酰-CoA 和 ADP、GDP 与 ATP 或 GTP，这可能是缺血时 ATP 的一个来源。当能量缺乏时，通过上述途径产生 ATP，对于维持细胞离子梯度至关重要。因此，通过增强线粒体基质底物水平磷酸化产生足够的 ATP，有可能挽救缺血细胞。

（三）调节气体信号分子

研究表明，NO^-、O_2^- 对心肌缺血-再灌注损伤具有保护作用。此外，一氧化碳（CO）和硫化氢（H_2S）气体也具有保护效应。H_2S 可竞争性抑制 O_2 与电子传递链复合体Ⅳ结合，从而保护缺血-再灌注心肌；可调节心脏内环境稳态和保护心肌细胞；通过激活心肌细胞膜和线粒体膜 K^+-ATP 通道而发挥保护作用；清除 ROS，减少缺血-再灌注心律失常；增加抗氧化剂谷胱甘肽的产生，从而对抗氧化应激。CO 能与电子传递链复合体Ⅳ可逆性结合，通过竞争性抑制 O_2 与电子传递链复合体Ⅳ结合，保护心肌细胞；增加 ATP 和 GTP 水平，保持心脏缺血时有效利用能量；CO 作用于电子传递链，减少氧化还原作用；通过储存线粒体 NADH 保护心脏，线粒体 NADH 升高，耗氧减少，导致总体代谢水平降低，凋亡标志物减少。

三、改善微循环障碍的药物治疗

（一）血管活性药物

腺苷是一种嘌呤核苷，是 ATP 和信号分子环磷酸腺苷（cAMP）的核苷碱基。腺苷可与心肌细胞和血管内皮细胞受体结合，通过扩张血管、调节交感神经系统活性、抗炎、抑制血小板聚集、抵制中性粒细胞黏附、减少自由基的生成等效应保护心肌细胞免受缺血和再灌注损伤。腺苷与4种进化保守的受体亚型A1、A2a、A2b和A3结合。这些受体与G蛋白受体可产生相互作用：活化的Gi蛋白与A1和A3受体结合可减少腺苷酸环化酶活性和降低细胞内cAMP；活化的Gs蛋白与A2a和A2b受体结合可增加腺苷酸环化酶活性和cAMP水平。腺苷与A1和A2a受体的亲和力最强。A2a和A2b腺苷受体的激活对大多数血管（包括冠状动脉）产生有效的舒张作用，导致心肌血流量增加。但是，A2a和A2b活化在肾脏和脾脏传入小动脉和肝静脉中产生收缩血管作用。A1受体通常对大多数组织具有抑制功能。心脏A1受体的激活具有心肌抑制作用，具有负性变时性和驱动性作用。A1受体激活还通过抑制cAMP介导的钙内流并增强钾传导来介导抑制房室结（AV node）传导和延长不应期。新型药物如选择性腺苷A2a受体激动剂瑞加德松（regadenoson）、ATP敏感钾通道开放剂尼可地尔（烟酰胺硝酸酯）在改善微循环方面的作用不断获得证据支持。硝普钠是一种强大的内皮依赖性扩血管物质，其进入血浆后直接自发释放一氧化氮，可升高细胞内cGMP、降低细胞内钙浓度，从而发挥多种生物学效应。

维拉帕米、地尔硫䓬、尼卡地平等钙通道阻滞剂，可抑制钙超载，减少氧自由基的生成，抑制内皮素的生成，上调Bcl-2表达，从而发挥保护心肌微循环的作用，进而改善左心室功能，减少梗死面积。

（二）血小板膜糖蛋白Ⅱb/Ⅲa受体抑制剂

有证据表明，与血小板聚集相关的微栓塞形成是造成微循环损伤的机制之一，因此抗血小板聚集治疗也是预防微栓塞的关键环节。GPⅡb/Ⅲa受体抑制剂如替罗非班、依替巴肽、阿昔单抗等可改善冠状动脉血流速度及心肌灌注分级（myocardial perfusion grading，MBG）分级，加速抬高ST段的恢复，可有效减少缺血性并发症，不仅可改善心外膜血流，而且可增加心肌的微血管灌注。

（三）其他药物

美托洛尔、部分降糖药物（GLP-1受体激动剂）、内源性阿片肽、前列腺素、蛋白激酶、抗氧化剂等在改善无复流的微循环障碍中均可发挥作用。他汀类和ACEI亦可改善微循环障碍。有实验提示环孢素A通过防止线粒体通透性转换孔开放来减少微血管阻塞并防止心肌缺血和再灌注后左心室功能恶化。

（四）中药对血管内皮细胞的保护作用

研究发现，川芎嗪具有显著提高6-酮-前列腺素$F_{1\alpha}$（6 keto-PGF$_{1\alpha}$）水平，调节纤溶酶原激活物抑制物（PAI）、组织型纤溶酶原激活物（t-PA）活性，降低内皮素（ET）、升高一氧化氮（NO）水平的作用，从而调节血管内皮细胞分泌功能和血管舒缩功能。另有报道，丹参酮ⅡA通过抑制AngⅡ激活细胞膜上的NADH/NADPH氧化酶，清除O_2^-、提高SOD的活性来发挥对血管内皮细胞及其功能的保护作用。瓜蒌薤白半夏汤可对抗ET、CK

和 CK-MB 的升高，提高 NO 的水平，调节 NO 和 ET 失衡，恢复内皮细胞功能，从而发挥对缺血心肌及损伤心肌细胞的保护作用。白鲜皮可以下调急性微循环障碍大鼠血清 ET-1，上调 NO，调节 ET-1/NO 的平衡，舒张血管；下调 P-选择素的表达，减少炎症介质对内皮细胞的黏附；并下调血管通透性因子 VEGF 的表达。研究发现，参附汤可提高复苏后患者血清 NO 水平，增加 SOD 活性，降低 MDA 水平，使 LDH、CK、CK-MB 水平降低，拮抗对心肌的损伤，保护缺血-再灌注细胞，降低心律失常发生率。黄芪可减轻缺血-再灌注时心肌细胞线粒体的形态结构改变及功能损伤。丹红注射液可以抑制急性冠脉综合征患者介入术后血小板活化和炎症反应。通心络胶囊对 C 反应蛋白、白细胞介素-6、肿瘤坏死因子有降低作用，还可抑制可溶性 CD40 配体及超敏 C 反应蛋白的过度表达。

四、改善复苏后心功能的综合防治措施

（一）优化血流动力学

常用措施包括液体复苏、血管活性药物的应用、氧供和必要时输血等。维持血流动力学稳定是复苏后改善微循环状态的目标。除药物维持外，仪器辅助治疗如体外膜肺氧合器、左心辅助装置等也日渐成熟。

体外膜肺氧合器（extracorporeal membrane oxygenation，ECMO）是通过将血液从体内引至体外，经膜式氧合器氧合后再将血泵回体内，用于呼吸支持和短暂心脏支持的辅助装置。主要应用于不能脱离体外循环或内科治疗无效的心脏术后心源性休克的危重症患者。ECMO 最早应用于严重呼吸衰竭的患者，通过采用"静脉-静脉模式"，为患者提供体外生命支持。而对于心源性休克的危重症患者，主要采用"静脉-动脉模式"。ECMO 的"静脉-动脉模式"可明显改善心、脑等重要器官的血流动力学，从而减少心脏自身氧耗，提高脑组织灌流，有利于心、脑功能的恢复。研究发现，ECMO 可提高 CPR 期间及 CPR 后的心脏和脑灌注，与传统单独胸外按压比较，ECMO 可明确改善院内心搏骤停患者 1 年存活率。此外，该模式能减少心源性休克救治时的各种血管活性药物的使用剂量，有利于减轻微循环负荷，改善全身微循环的血液供应，使全身器官的血流动力学和氧供处于相对稳定的状态。ECMO 作为一种暂时性心肺支持的辅助装置，其治疗效果明显优于内科药物。但对于终末期心力衰竭重症患者，ECMO 仅能起到过渡作用，最终患者仍需要安装左心室辅助装置或者通过心脏移植来进行治疗。

左心室辅助装置是能部分替代心脏泵功能，维持心、脑等重要器官血液供应的心脏辅助装置。左心室辅助装置最早用于终末期心力衰竭患者在心脏移植前过渡期的心功能维持，并能延缓心力衰竭向终末期进展。左心室辅助装置通过辅助泵功能，将左心室血液引至体外后再泵回动脉系统，增加体循环、肺循环有效循环血量，改善冠状动脉和脑灌注，保证了心、脑等重要器官的血液供应。基础研究证实，心室颤动期间应用左心室辅助装置可恢复 74% 的正常心输出量和 65% 的脑灌注量，能有效减少缺血性脑损伤。采用心脏辅助装置实现血管内复苏，可改善 CPR 期间全身血液循环，恢复心、脑等重要器官的血供，是 CPR 后维持血流动力学稳定的另一重要策略。但是否能提高自主呼吸循环恢复（return of spontaneous circulation，ROSC）率，并最终改善神经认知预后，其有效性及可行性均还有待证实。

（二）纠正低血压及心律失常

心律失常时，使用抗心律失常药物，并维持水、电解质如钾、钠、钙等的平衡，防止恶性心律失常的发生，必要时可予电复律治疗。抗心律失常药物的治疗主要是为预防和逆转心律失常引起的严重不良后果，如心力衰竭、心绞痛、心肌梗死、晕厥、濒死感、脑缺血及猝死等。利多卡因属于Ⅰb类抗心律失常药，主要作用于浦肯野纤维和心室肌，抑制钠离子内流，促进钾离子外流。用于室性心律失常，特别是急性心肌梗死、溶栓治疗后及强心苷中毒所致的室性期前收缩、室性心动过速或心室颤动。胺碘酮属于Ⅲ类抗心律失常药，临床应用于室性和室上性心动过速和早搏、阵发性心房扑动和颤动、预激综合征等。其他药物如β受体阻滞剂（阿替洛尔、普萘洛尔）、普罗帕酮、钙通道阻滞剂（维拉帕米、地尔硫䓬）等也常用于抗心律失常。低血压时除给予液体复苏外，可给予多巴胺、去甲肾上腺素等血管活性药物，还可考虑使用主动脉球囊反搏装置等。

（三）处理急性冠脉综合征

对有条件行经皮冠状动脉介入（PCI）治疗的医院，应尽早对心肌梗死患者行PCI术，开通病变血管。尤其是对急性ST段抬高型心肌梗死（STEMI）患者，减少延误是实施再灌注治疗的关键，需将入门至球囊扩张时间缩短至90分钟内。不能开展急诊PCI术的基层医院，当预计首次医疗接触（first medical contact，FMC）至PCI术时间<120分钟时，应尽可能将患者转运至能开展急诊PCI术的医院。根据我国国情，可请有资质的医师到有PCI设备的医院行直接PCI术，但要求FMC至PCI术时间<120分钟。对于预计FMC至PCI术时间>120分钟者，应在30分钟内进行溶栓治疗，但溶栓后应在3～24小时内实施冠状动脉造影。STEMI患者接受溶栓治疗后行PCI术与直接行PCI术比较，可缩短再灌注时间，提高阻塞血管通畅率，但12个月死亡率和主要不良心血管事件（major adverse cardiovascular event，MACE，包括死亡、再发心肌梗死、靶血管血运重建和冠状动脉旁路移植术）发生率无统计学差异。

（四）亚低温治疗

2015年美国心肺复苏指南明确提出，心肺复苏后亚低温治疗可明显改善患者的预后。亚低温可减少自由基损伤、减轻钙超载，从而显著改善复苏后患者的心功能状态。

（宋凤卿　黄子通）

参 考 文 献

陈晓杰，郭应军，刘八一，等. 2017. 复方丹参注射液对心源性休克患者微循环影响的研究. 中医临床研究，9：14-16

陈誉华. 2012. 医学细胞生物学. 第4版. 北京：人民卫生出版社

杜婷，孙荣进，田华，等. 2013. 参附注射液的药效学及作用机制研究进展. 中国药师，16：1732-1734

黄子通. 2013. 急诊医学. 第 3 版. 北京：人民卫生出版社

贾彬彬，缪金龙，张玉杰，等. 2017. 丹参川芎嗪注射液联合盐酸曲美他嗪对冠脉慢血流的临床研究. 甘肃科技纵横，46：96-98

刘学英，肖国民，袁桂丽，等. 2001. 黄芪治疗微循环障碍的临床观察. 神经药理学报，18：35，36

乔宋璇，卓道勤，张丹阳，等. 2016. 参附注射液对感染性休克早期微循环的影响. 中国中医急症，25：135，136

芮庆林，奚肇庆. 2010. 中医药对复苏后多器官功能障碍综合征影响的研究进展. 中国中医急症，19：1926-1928

王建枝，殷莲华. 2013. 病理生理学. 第 8 版. 北京：人民卫生出版社

杨立山，吴嘉荔，陈伟，等. 2015. 参附注射液对心搏骤停后综合征的治疗作用. 中华急诊医学杂志，24：897-901

杨丽霞，郭瑞威. 2016.《中国经皮冠状动脉介入治疗指南（2016）》指导急性冠状动脉综合征的临床实践. 中国介入心脏病学杂志，24：714-717

查贸孔，刘艳秋. 2017. 尼可地尔联合复方丹参滴丸治疗冠状动脉慢血流的临床疗效观察. 中西医结合心血管病电子杂志，5：177

张在其，黄子通. 2010. 急危重病临床救治. 武汉：湖北科学技术出版社

周祥群，陈海金，刘尚军，等. 2017. 丹参滴丸联合强化降脂治疗对急性心肌梗死 PCI 术后再梗死的预防作用研究. 中华中医药学刊，35：2699-2702

周永胜，王姝. 2014. 亚低温心脏保护作用的应用进展. 心血管病学进展，35：672-676

Callaway CW，Donnino MW，Fink EL，et al. 2015. Part 8：post-cardiac arrest care：2015 American Heart Association guidelines update for cardiopulmonary resuscitation and emergency cardiovascular care. Circulation，132：S465-S482

Chen YS，Lin JW，Yu HY，et al. 2008. Cardiopulmonary resuscitation with assisted extracorporeal life-support versus conventional cardiopulmonary resuscitation in adults with in-hospital cardiac arrest：an observational study and propensity analysis. Lancet，372：554-561

Fredholm BB. 2007. Adenosine，an endogenous distress signal，modulates tissue damage and repair. Cell Death Differ，14：1315-1323

Hansen PB，Schnermann J. 2003. Vasoconstrictor and vasodilator effects of adenosine in the kidney. Am J Physiol Renal Physiol，285：F590-F599

Kilpatrick EL，Narayan P，Mentzer RM，et al. 2002. Cardiac myocyte adenosine A2a receptor activation fails to alter cAMP or contractility：role of receptor localization. Am J Physiol Heart Circ Physiol，282：H1035-H1040

Kleinman ME，Brennan EE，Goldberger ZD，et al. 2015. Part 5：adult basic life support and cardiopulmonary resuscitation quality：2015 American Heart Association guidelines update for cardiopulmonary resuscitation and emergency cardiovascular care. Circulation，132：S414-S435

Neumar R W，Shuster M，Callaway C W，et al. 2015. Part 1：executive summary：2015 American Heart Association guidelines update for cardiopulmonary resuscitation and emergency cardiovascular care. Circulation，132：S315-S367

Sato A，Terata K，Miura H，et al. 2005. Mechanism of vasodilation to adenosine in coronary arterioles from patients with heart disease. Am J Physiol Heart Circ Physiol，288：H1633-H1640

Tuseth V，Salem M，Pettersen R. 2009. Percutaneous left ventricular assist in ischemic cardiac arrest. Crit Care Med，37：1365-1372.

Zalewski J，Claus P，Bogaert J，et al. 2015. Cyclosporine A reduces microvascular obstruction and preserves left ventricular function deterioration following myocardial ischemia and reperfusion. Basic Res Cardiol，110：18

第十二章 脑与微循环

脑是人体能量消耗最大的器官之一，尽管重量只有体重的 2%，却占全身耗氧量的 20% 和心输出量的 15%以上。人脑包含大约 860 亿个神经元，必须依赖足够的能量供给才能够维持正常的功能。然而，脑组织缺乏足够的储备能力，短时间的缺血缺氧即可导致神经系统不可逆转的损伤。因此，脑微循环在为脑组织提供氧和营养物质及运送代谢产物方面发挥着至关重要的作用。脑微循环不同于全身循环，具有独特的血流动力学特点和通透屏障特性，并通过一系列极为复杂的调节机制维持脑内环境的动态平衡。生理状态下，这种平衡能够保证和维持脑组织的正常代谢，而各种原因导致的结构或调节异常均有可能打破平衡，造成不同程度的脑细胞损伤。

第一节 脑微循环的结构特点

一、脑动脉的结构特点

脑的血液由两对大动脉供应，即左、右两侧的颈内动脉和椎动脉。颈内动脉主要供应脑的前 3/5，即大脑前部和部分间脑；两条椎动脉连接形成基底动脉，供应脑的后 2/5，其中椎动脉和基底动脉的分支为小脑和脑干供血。基底动脉与两侧颈内动脉和其他交通动脉连接，在大脑底部形成一个完整的动脉吻合环，称为 Willis 动脉环。Willis 动脉环发出三对动脉，即大脑前动脉、大脑中动脉和大脑后动脉。脑动脉的分支包括皮质支和中央支两类，两类分支之间的吻合很少，每类分支内部的吻合相对较多，特别是皮质支内部存在着丰富的吻合。中央支分出后即垂直进入脑实质，称为纹状体动脉。被软脑膜包裹的皮质支沿脑表面逐渐延伸，吻合成网，随后发出细小的分支，最终垂直进入脑组织后延续为毛细血管，向大脑皮质的相应区域供血。脑动脉以是否进入脑实质可分为脑实质外动脉和脑实质内动脉。脑实质内动脉位于 Virchow-Robin 腔内，此腔作为软脑膜下腔的延续，外壁为胶质界膜，内壁为血管外膜，其内含有间质液，具有一定的生理和免疫功能。

脑动脉为肌性动脉，管壁由 3 个同心层组成：最内层为内膜，由内皮细胞和内弹性膜组成；中间层为中膜，主要包括平滑肌细胞和一些弹性蛋白和胶原纤维；最外层为外膜，主要由胶原纤维、成纤维细胞和其他相关细胞组成（如血管周围神经、周细胞和星形胶质细胞终足）。与全身的动脉不同，脑动脉外膜较薄，缺乏外弹性膜，但有发达的内弹性膜，因而搏动非常弱。脑血管平滑肌的层数随管径减小而减少，小动脉一般包含 3 层左右的平滑肌，而脑实质内动脉一般为单层平滑肌。脑动、静脉多不伴行，与动脉相比，脑静脉的管壁更薄，且无静脉瓣。

与其他器官的血管阻力集中在小动脉水平不同，脑的中型动脉对控制血管阻力的贡献更为突出。在猫和灵长类动物发现，当血液到达脑表面直径小于200μm的小动脉时，压力已经下降50%以上。中型动脉在调节脑血管阻力中的突出作用有助于在脑灌注压出现波动时保证下游小动脉的血流稳定。由于脑动脉的跨膜压低于其他器官同等直径的动脉，因此颅内小动脉的管壁更薄。

二、脑毛细血管的结构特点

毛细血管作为动脉的终末端存在于脑实质内，观察其起源非常困难。通过荧光显微镜只能直接观察到脑表面附近的毛细血管。虽然激光共聚焦显微镜的可视化程度更深，但在同时观察血管的数量方面技术有限。据估计，人脑的毛细血管总长度约600km，皮质的毛细血管平均长度约53μm，平均直径约6.5μm。与其他器官相比，脑毛细血管具有非常特殊的形态结构。脑毛细血管由单层内皮细胞组成，之间由紧密和黏附连接蛋白相连，小动脉上的平滑肌细胞被周细胞取代。基底膜厚30~40nm，包裹着内皮细胞和周细胞，包含Ⅳ型胶原蛋白、硫酸乙酰肝素蛋白聚糖、层粘连蛋白、纤维粘连蛋白和其他细胞外基质蛋白。基底膜被星形胶质细胞终足所覆盖。内皮细胞通过连接蛋白紧密结合，与基底膜和其他细胞共同形成血脑屏障，限制和调节溶质进出脑组织，其高选择性的半透膜性质对维持脑内环境和代谢稳定极为重要。此外，神经元、神经胶质细胞和毛细血管之间存在着复杂的交互作用，统称为"神经血管单元"。与动脉粥样硬化主要影响大动脉及慢性高血压对全身血管的影响不同，出血、血管性水肿、感染和炎症反应等病理变化主要累及的是神经血管单元。

毛细血管是氧和营养物质交换的主要部位，其功能与毛细血管内血流灌注的程度及红细胞通过毛细血管的速度和路径长度有关。早期发现，哺乳动物的毛细血管中很小的压力差即可满足向组织的氧输送。目前认为，除了持续仅几秒钟的随机短暂停止外，脑表面的毛细血管在绝大部分时间都处于持续的血流灌注状态。调节毛细血管内血液流动的主要动力是毛细血管前动脉与毛细血管后静脉之间的压力梯度。小动脉的扩张可以提高微循环内的压力梯度，进而增加毛细血管内血流速度。由于静脉流出压力与颅内压平衡，因此当颅内压升高或动脉压下降时会对脑微循环灌注和脑组织氧合造成不良影响。另一方面，脑内毛细血管无论长度或方向的变化都非常大，因此红细胞通过速度和路径长度存在着很大差异。研究指出，脑毛细血管微循环中的红细胞速度在0.4~1.8mm/s，并且存在较大的异质性，范围为0.3~3.2mm/s。由于脑组织有相当大的代谢需求，这种非均质流速的规律波动对局部有效氧输送具有重要的意义。静息状态下，毛细血管网内相邻分支的红细胞通过速度也有很大差异。当神经元活动时，红细胞通过速度减慢，从而提高了氧的转换效率。因此，有观点认为，调整红细胞通过速度是基于扩张小动脉来提高毛细血管灌注基础上的二次调节机制，以此适应局部神经元高代谢的需求。需要注意的是，在评估毛细血管血流灌注状态和红细胞通过速度时，必须考虑到应激、炎症及创伤等因素对静息状态可能带来的影响。

　　每个神经元几乎都有自己的毛细血管，说明神经元和毛细血管之间有重要关系。脑内毛细血管的密度与供应组织的代谢需求相匹配，灰质的毛细血管密度约为白质的 3 倍。灰质内，毛细血管密度在代谢需求最高的区域最大。突触密度最高的区域，毛细血管的密度最大。这种关系同样反映在大脑皮质的毛细血管相对密度上，IV 层具有最高的密度，而 I 层仅次于前者。疾病和环境状态的变化均会影响毛细血管的密度。如慢性缺氧通过激活血管生成途径（缺氧诱导因子-1 和血管内皮生长因子）可以增加毛细血管的密度。在缺氧 1～3 周后，脑毛细血管的密度几乎翻倍。这种慢性缺氧诱导毛细血管密度的适应性增加，可以提高脑血流量并恢复脑组织氧张力。另外，高血压也可以影响脑内毛细血管的密度。类似于外周微循环，高血压会导致毛细血管数量减少和微血管形成受损，从而增加血管阻力。动物模型中还证实，怀孕同样会增加毛细血管的密度。

三、血脑屏障及血管神经单元

　　1885 年，Ehrlich 首次发现大脑和外周循环之间可能存在差异。在向成年大鼠的外周循环中注入台盼蓝染料时，染料分散到大多数组织中，而脑组织则没有。他将这一发现误认为是脑组织对染料缺乏足够的亲和力。Lewandowsky 在进行有关亚铁氰酸盐的神经毒性实验时提出了血脑屏障（blood-brain barrier，BBB）这一概念，并沿用至今。现在我们知道，BBB 是一种具有高度选择性的半渗透屏障，由多层结构共同组成，广泛存在于脑内小动静脉和毛细血管中。单层的毛细血管内皮细胞之间通过紧密连接相结合并且被周细胞所包裹，两者被连续不断的基膜所覆盖，基膜外为星形胶质细胞终足，贴附于 85% 以上的毛细血管基膜，这些结构共同参与并维持着 BBB 结构的完整性和独特的渗透性。BBB 将脑组织与血液循环分隔，限制血液内的溶质进入脑组织破坏神经元并维持脑内稳态；对神经功能至关重要的营养物质则可以通过转运蛋白进入脑组织，为维持神经元的内环境稳定提供了有效的保护。除此之外，毛细血管周围还存在大量神经元和神经胶质细胞，通过参与微循环的神经血管偶联调节局部代谢，维持神经元的正常生理功能及神经元的修复。为了突出结构上的特殊性及复杂的交互作用机制，将上述结构统称为神经血管单元（图 12-1）。BBB 和神经血管单元的特性有赖于内皮细胞之间的紧密连接和独特转运机制，以及周细胞、胶质细胞和神经元的共同参与。

　　构成 BBB 的内皮细胞允许亲脂的小分子物质和气体（如 O_2、CO_2 及气态麻醉

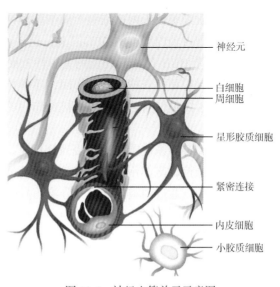

神经元
白细胞
周细胞
星形胶质细胞
紧密连接
内皮细胞
小胶质细胞

图 12-1　神经血管单元示意图

药物等）自由通过，对水也有很好的通透性，而一些大分子的亲水物质（如葡萄糖、氨基酸、肽类及蛋白质）则无法自由通过。另外，BBB 还通过位于细胞和血管内皮上的黏附分子进行一系列复杂的交互作用，限制和调控白细胞及免疫物质的转运过程。对于无法自由通过 BBB 的物质，主要有两条转运途径：细胞旁转运和跨细胞转运。由于紧密连接的存在，细胞旁转运，即相邻内皮细胞之间的转运，主要限于较小的亲水分子。但是当 BBB 受损时，释放的大量炎症介质可激活细胞第二信使通路，使相邻的内皮细胞内产生弹性纤维进而引起收缩，分离细胞之间的紧密连接，使某些大、中分子物质可以经细胞旁路进入脑内。跨细胞转运是目前为止物质在血液和脑组织之间移动的最有效机制，包括了载体介导的易化扩散、主动转运及胞移作用。

相邻内皮细胞之间通过紧密连接结合，有效地限制了细胞旁转运，是构成 BBB 的重要部分。紧密连接主要包括三种跨膜蛋白和一些胞质附着蛋白。从超微结构看，相邻内皮细胞的质膜通过跨膜蛋白相互连接，而胞质附着蛋白为这些连接提供了相应的位点，并与细胞内的细胞骨架蛋白相连。其中，跨膜蛋白主要包括闭合蛋白、密封蛋白及连接黏附分子，胞质附着蛋白则包括闭合小环蛋白等。紧密连接依靠胞质附着蛋白与细胞内骨架蛋白相连，其中胞质附着蛋白为紧密连接支持结构的基础，骨架蛋白则维持了紧密连接状态的稳定性。这一结构特点使紧密连接具有高电阻的特性，对维持脑组织内离子水平起着非常重要的作用。

周细胞存在于脑内小动、静脉和毛细血管中，覆盖于内皮细胞的表面，并且在脑血管的比例明显高于其他器官。在脑血管中，周细胞与内皮细胞的比例大约为 1∶3，而在骨骼肌中约为 1∶100。周细胞在促进 BBB 的形成及维持 BBB 的完整性和稳定性方面发挥着重要作用。周细胞与内皮细胞之间通过缝隙连接密切沟通，两者间存在着复杂的交互作用。一般情况下，周细胞通过抑制内皮细胞增殖维持着微血管的稳定。另外，由于周细胞内存在细胞骨架蛋白结构，通过其收缩可以调节内皮细胞间的紧密连接，从而达到调节 BBB 渗透性的目的。

星形胶质细胞位于内皮细胞、周细胞和神经元之间，其终足贴附于毛细血管壁周围。星形胶质细胞占脑内细胞的 30% 以上，是神经元数量的 5 倍。星形胶质细胞在参与 BBB 的形成和维持 BBB 结构和功能的完整性方面发挥了重要作用。星形胶质细胞不仅提供了结构支持、保护和营养神经元的作用，还参与了神经元信号的传递过程。另外，星形胶质细胞在神经系统损伤时会释放具有抗炎作用的脂氧素，促进神经系统炎症的恢复，从而保护神经元。

作为中枢神经系统重要的免疫效应细胞，小胶质细胞占脑内胶质细胞的 5%～15%，通过监测和调控吞噬作用来维持着脑内环境的相对平衡，在生理和病理条件下的炎症反应中起主要作用。通过细胞因子等旁分泌信号的调节，小胶质细胞与神经血管单元的其他细胞相互联系，调控并维持微环境的稳态。小胶质细胞除了参与神经系统炎症反应外，还可能通过趋化神经元和星形胶质细胞向损伤部位移动，促进神经组织的再生与修复，在维持 BBB 的完整性方面发挥了保护作用。但另有观点认为，小胶质细胞激活后所释放的细胞因子和趋化因子等物质会增强炎症反应，影响神经的修复和再生。

维持神经元的微环境稳态是 BBB 的主要功能之一，同时神经元又是神经血管单元的组成部分之一。鉴于大脑中神经元活动时刻变化的特点，能够匹配神经元代谢的脑血流变化至关重要。除了根据代谢需求变化调节脑血流量之外，各类神经元，包括去甲肾上腺素能、胆碱能、5-羟色胺（5-hydroxytryptamine，5-HT）和 γ-氨基丁酸（gamma-aminobutyric acid，GABA）神经元，还能够直接支配星形胶质细胞终足和内皮细胞来调节 BBB 的渗透性。

第二节　脑血流与微循环的调控机制

适当的脑血流灌注对维持脑功能至关重要。由于拥有一系列复杂并且完善的自主调节机制，血压在一定范围内波动时并不会引起脑血流量的明显变化。但是，脑组织的氧储备很低，一旦血流停止极短的时间即可造成不可逆转的损伤。因此，充分了解和认识脑血流的调控机制，对理解病理状态下脑微循环的变化至关重要。

一、代 谢 调 控

Roy 和 Sherrington 在 1890 年提出了代谢产物可以改变脑血管直径的假设。脑血流的变化幅度与脑组织的局灶性代谢需求有着高度精准的耦合关系，并且在生理情况下占据着主导地位。当局部脑代谢活动增强时，附近区域的脑组织内血流量明显增加；而当脑血流量下降40%左右时，则会出现明显的脑功能改变。此外，癫痫发作时可以看到局部脑血流量的明显增加，而此时的平均动脉压并未发生明显变化。脑内动脉对很多代谢产物均具有反应性，提高间质液内的腺苷、H^+ 和 K^+ 浓度，以及 PCO_2 的升高或者 PO_2 的下降均会引起平滑肌舒张，导致血管扩张。代谢改变引起的血管扩张非常迅速，往往由以下多种代谢产物综合作用。有关不同代谢产物对脑血流的调控机制仍然是目前的研究热点。

（一）腺苷

腺苷是一种重要的化学物质，遍布于人体内，在参与能量转移、信号传递、促进睡眠及舒张血管等方面均扮演了重要角色。有研究指出，腺苷是长时间控制脑血流量的首要代谢产物。当脑的能量储备不足时，ATP 代谢产生腺苷并进入间质液内，通过作用于血管平滑肌上的 A_2 受体，使 Ca^{2+} 减少，从而导致血管舒张。通过腺苷拮抗剂可以阻断低血压导致的脑血管扩张，说明腺苷在组织氧需求和脑血流量偶联关系中有重要作用。另外有研究发现，腺苷可以活化嘌呤受体引起 NO 生成，这可能是其调节脑血流的另一机制。

（二）二氧化碳和氢离子

CO_2 对脑血流量的影响具有双向性，高碳酸血症可以引起脑微小动脉的显著扩张及血流量增加，而低碳酸血症则表现为血管收缩和血流量减少。当脑血流量的变化与脑代谢的增加无法匹配时，会导致 CO_2 和 H^+ 浓度增加。血管内 PCO_2 每升高 1mmHg，可使脑血流量增加 2%~4%。单独的 HCO_3^- 和 PCO_2 变化均不会影响脑动脉直径，其对脑血流量的影响并不直接作用于血管平滑肌，而是通过 H^+ 浓度的变化来完成的。H^+ 不能直接透过 BBB，而 CO_2 则可以轻易通过 BBB 并引起细胞外液 pH 的变化，从而导致血管扩张。有证据表明，H^+ 浓度升高引起的血管扩张可能与 ATP 敏感性钾通道有关。也有人认为，pH 改变对脑血流量的影响与神经元型一氧化氮合酶的调控有关。高碳酸血症引起的血管扩张在小动脉上更为明显，这是因为较大的脑动脉同时受到反射性交感神经刺激的作用而弱化了这种反应。

（三）氧

研究指出，低氧同样会造成脑微血管的扩张。由于低氧常伴随过度通气，其所造成的血管扩张容易被 CO_2 下降导致的血管收缩所掩盖。如果维持 CO_2 不变，脑血流量与血氧的变化呈线性关系。急性缺氧通过开放血管平滑肌细胞上的 ATP 敏感性钾通道，引起细胞超极化及血管扩张。另外，低氧还可以通过生成腺苷及改变 NO 活性来间接引起血管舒张。当氧分压低于 60mmHg 时可以见到明显的脑血管扩张。此外，慢性缺氧通过改变毛细血管的密度也会使脑血流量增加。

（四）K^+

严格意义上来说，K^+ 并不属于代谢产物。当神经元去极化频率增加时，间质液中 K^+ 浓度会随之升高。细胞外 K^+ 浓度受神经元和神经胶质细胞调控，神经元胞质内 K^+ 浓度很小的变化即可导致间质液内 K^+ 浓度骤增。细胞外 K^+ 浓度约为 3mmol/L，随着神经元活动的增强可增加到 10~12mmol/L。细胞间隙 K^+ 浓度的增加通过诱导细胞膜上的 Na^+-K^+ 泵和刺激血管平滑肌的内向整流钾通道开放，引起血管平滑肌超极化、电压门控钙通道关闭及平滑肌舒张。

二、神 经 调 控

脑血流量通过一定的调节机制与相应区域的代谢需求相匹配，神经介导的调控机制是其中非常重要的一环。17 世纪，Thomas Willis 首先对脑血管的神经支配进行了描述。现在已知有 4 个神经系统的组成部分可能影响着血管的直径，分别为交感神经、副交感神经、感觉神经及皮质下和脑干核团投射的内部神经通路。脑实质外动脉受到来自颈上神经节的交感神经及来自蝶腭和耳神经节的副交感神经所支配，前者释放去甲肾上腺素和神经肽 Y，后者释放乙酰胆碱、NO 和血管活性肠肽。其中，神经肽 Y 随年龄的变化而逐渐减少。目前认为，神经肽 Y 有两种不同的活化受体亚型：Y1 和 Y2。Y1 亚型是血管平滑肌和内皮细胞中的后连接受体，Y2 亚型为突触前受体，能够限制去甲肾上腺素的释放。交感神经和副交感神经伴行于血管的外膜层并交织成网状，进入 Virchow-Robin 腔前密度降低，至脑实质内动脉消失。此外，源自三叉神经节和颈上神经节的感觉神经可释放降钙素基因相关肽、P 物质、神经激肽 A 和垂体腺苷酸环化酶激活肽来支配脑实质外动脉。与脑实质外的动脉不同，脑实质内动脉接受局部中间神经元、蓝斑（去甲肾上腺素）及中缝核（5-HT）和基底细胞核（乙酰胆碱）等皮质下和脑干核团投射的神经支配。许多证据表明，脑实质外动脉和脑实质内动脉的神经末梢均含有5-HT，但关于其是否共存于去甲肾上腺素能交感神经或单独存在仍有争议。目前已知有超过15种血管活性神经递质存在于支配Willis动脉环的神经轴突中。

脑血管对交感神经刺激的反应与其他器官不同，脑血管平滑肌上的肾上腺素能受体密度更低且对刺激的敏感性更差。由于脑内大动脉的交感神经密度较小动脉更高，因而交感神经对脑动脉的作用主要集中在较大的血管。并且当血压发生变化时，不同直径的动脉对血管阻力的相对贡献也不同。高血压条件下，脑内大动脉对血管阻力的贡献更为突出，而小动脉则主要通过肌源性调控产生协同作用以增强脑血管阻力。当血压降低时，由于局部自身调节因素对小血管直径调节的优势作用，交感神经对血管阻力的影响则要小得多。只要灌注压维持在自动调节范围内，交感神经刺激就不会导致脑血流量减少。由于肾上腺素能受体的激活导致细胞外Ca^{2+}内流这一机制，使得有关钙通道阻滞剂对脑阻力血管的选择性作用相关研究成为热点。

副交感神经对脑血流的调节作用尚不明确。在中枢神经系统中，乙酰胆碱和血管活性肠肽共同储存于副交感神经末梢。此外，副交感神经还释放NO、与血管活性肠肽具有相同前体的组异肽及垂体腺苷酸环化酶激活肽等一系列物质。其中，血管活性肠肽直接作用于平滑肌细胞上的受体，诱导内皮细胞非依赖性舒张，其对小动脉的影响强于大动脉。除血管活性肠肽外，NO也可以作为血管舒张的神经递质发挥作用。有学者推测，副交感神经可能参与了梗死后侧支循环的建立。这一假设是基于在观察中发现，进行副交感神经去神经支配后的缺血性模型中，局灶性周围的梗死面积增大，表明副交感神经有可能较好地保证了半暗带区域的血流。除了从交感神经和副交感神经所释放的神经递质对血管的直接影响之外，两者由于神经纤维间隔的接近也导致可能存在直接的轴索间相互作用，从而实现对脑血管阻力的调控。

除交感神经和副交感神经以外，有证据表明感觉神经纤维在脑血流调节中同样发挥了重要作用。初级感觉神经的外周分支可以释放多种血管活性神经肽，包括P物质、神经激肽A、降钙素基因相关肽及垂体腺苷酸环化酶激活肽等。其中，由P物质和神经激肽A引起的血管舒张取决于功能性内皮细胞的存在。相比于前两者，由降钙素基因相关肽诱导的血管舒张则更为有效，并且与内皮无关。动物研究中发现，三叉神经节损伤能够延长由pH变化所产生的缩血管反应。对猫进行三叉神经节切除术后可以看到，由血管周围注射引起的血管收缩时间延长。而在对蛛网膜下腔出血后死亡患者的检查中发现，其存在降钙素基因相关肽耗竭。因此推测，降钙素基因相关肽可能参与了导致强烈血管收缩疾病（如蛛网膜下腔出血和偏头痛）中血管直径的恢复作用。此外，感觉神经可能在短暂性脑缺血后的反应性充血中也起到了重要的作用。有研究发现，三叉神经节切除术可以使猫在脑缺血10分钟后的反应性充血减少近50%。研究者推测阻断这一机制可能会有效减少严重皮质充血的发生。

与脑实质外动脉不同，脑实质内小动脉主要接受来自位于脑内的神经支配，包括局部中间神经元、蓝斑及中缝核和基底细胞核等皮质下和脑干核团投射，因此被称为"内在神经支配"。上述神经通路释放的神经递质受体多存在于内皮细胞、血管平滑肌和星形胶质细胞，进而影响整个神经血管单元。目前对起源于皮质下基底区域的中枢神经通路的功能作用仍然知之甚少。电刺激该区域中不同位置的细胞核可以引起皮质血流的增加或减少。有证据表明，刺激蓝斑引起的血管阻力变化来源于星形胶质细胞肾上腺素能受体的激活，而非对血管壁的直接作用。另外，基底核产生的胆碱能神经纤维在控制皮质血管的直径变化中发挥作用。

局部中间神经元的调节是脑血流神经调控的另一潜在机制。早期研究表明，小动脉受到来自大脑皮质内双极神经元的支配。这些神经纤维中含有血管活性肠肽和组异肽。当组织代谢增加时，通过这些肽类物质的释放可以引起血管舒张。随后有研究表明，皮质 GABA 中间神经元的去极化也可以诱导血管的舒张或收缩。GABA 能神经元中储存的血管活性肠肽或 NO 可以引起扩张，而其储存的生长抑素则引起血管收缩。这些皮质内中间神经元可以接收来自皮质下区域不同的传入信息，整合和传递这些区域活动变化的信息，引起血管的舒缩反应。

三、肌源性调控

肌源性调控是平滑肌对机械负荷或血管压力变化产生反应的内在属性。作为阻力血管功能的关键组成部分，肌源性调控在脑循环中的作用尤为突出。脑动脉平滑肌响应压力变化从而改变直径，以此实现对脑血流的自动调节，对于维持正常血管阻力和血流动力学功能至关重要。通过对血管阻力的调节可以保护下游微小动脉和毛细血管免受灌注压力变化带来的损害，并在血压降低期间维持组织灌注。在一定压力范围内，平滑肌受到调控机制的作用使动脉处于收缩状态，从而维持基础张力。在压力发生变化时，平滑肌根据压力的变化调整血管的直径，维持血流的稳定。然而，当压力升高超过自动调节的范围时，平滑肌的自我调节能力和维持基础张力的能力丧失，则会出现压力的骤然变化和明显的血管直径变化。

肌源性调控的生理机制尚不完全清楚，并且在不同的调控阶段具有不同的触发和调节机制。目前认为，维持血管张力的肌源性反应与平滑肌的去极化和 Ca^{2+} 内流增加有关。L-型钙通道、电压激活钙通道及 Ca^{2+} 激活钾通道等均参与其中。细胞内 Ca^{2+} 的升高促进肌球蛋白轻链的磷酸化并使血管收缩。实验证明，去除细胞外 Ca^{2+} 后肌源性反应消失，表明 Ca^{2+} 的内流在肌源性反应起始阶段有突出作用。尽管 Ca^{2+} 的作用已经明确，但将压力传导转化为使平滑肌去极化和血管收缩的主要传感器和作用方式仍不清楚。血管壁压力的变化作为肌源性反应的初始刺激，与 Ca^{2+} 和肌球蛋白轻链的磷酸化相关，与血管直径无关。研究认为，瞬时受体电位通道是压力传导引起平滑肌去极化的主要传感器之一。另外，电压激活钙通道本身也可以感受透壁压力的变化而激活。此外，氯通道可能也参与了压力诱导的平滑肌去极化过程。其激活后使内向电流增加，可导致去极化。除上述离子机制外，还有证据表明整合素和肌动蛋白细胞骨架动力学也参与了肌源性张力起始过程中压力传导。整合素和瞬时受体电位通道均与肌动蛋白细胞骨架连接，两者通过该连接可以相互作用并传递压力传导过程中去极化和血管收缩的发生。除了对直接压力变化的反应以外，血管内皮和周围神经还通过释放血管活性因子及局部代谢产物的改变对肌源性调控的反应性进行调节，借此影响血管阻力的变化。

肌源性调控在维持脑的正常血流动力学过程中具有重要作用。肌源性反应使小动脉具有一定的基础张力，并且可以根据代谢需求来改变血管直径，从而调节脑血管阻力并促进局部和全局的血流调节。疾病状态下，肌源性调控的异常可导致缺血和血管源性水肿等继发性脑损伤的发生。例如，当血栓或栓子闭塞脑血管形成局灶性缺血时，局部的血流量和压力明显降低激活自动调节机制。血流量的减少导致缺氧的发生，严重时可通过代谢调控途径促进血管舒张，而压力的下降则会导致肌源性血管舒张。上述作用使得脑血管阻力下降，同时由于微循环上的静水压显著升高，从而引起血管源性水肿。随后，当缺血-再灌注发生时，由于平滑肌对 Ca^{2+} 的敏感性增加，使得实质内小动脉收缩增强并上调肌源性张力的基线。这些高阻力小动脉作为一种保护机制，可以在上游动脉扩张时保护对毛细血管床的影响。

四、内皮调控

如前所述，内皮细胞是组成 BBB 的关键部分，有助于保护脑组织内环境的稳定，以及隔绝可能对神经元功能产生不利影响的化学物质。内皮细胞是脑内高度专业化的细胞类型。与外周器官类似，其参与许多生理过程，包括炎症反应调节和免疫应答，血栓的形成和黏附，新毛细血管的生成和独特的渗透性。内皮功能障碍在阿尔茨海默病、癫痫和卒中等疾病的发病机制中起到重要作用。除此之外，内皮细胞同样参与了对脑血流的调控。通过作用于血管平滑肌细胞，内皮细胞可以影响脑微循环内的血流和成分变化。内皮细胞可以产生多种血管活性介质，包括具有扩张血管作用的 NO、内皮源性超极化因子（EDHF）、前列环素（PGI_2）和前列腺素 E_2（PGE_2），以及具有收缩血管作用的内皮缩血管肽、血栓素 A_2（TXA_2）和前列腺素 $F_{2\alpha}$（$PGF_{2\alpha}$）等，通过对血管张力的影响调节脑血流量。

（一）一氧化氮

NO 在脑内具有显著的扩张血管作用，是研究得最多的血管扩张物质之一。静息状态下的内皮细胞产生 NO 维持脑内大、小动脉（包括脑实质内小动脉）的张力，从而维持脑血流量。一氧化氮合酶（NOS）是生成 NO 的限速酶，能够以 L-精氨酸为底物，利用氧生成 NO 和 L-瓜氨酸。存在于神经系统的 NOS 有 3 种亚型：神经元型一氧化氮合酶（nNOS）、内皮型一氧化氮合酶（eNOS）和诱导型一氧化氮合酶（iNOS）。nNOS 与 eNOS 又称为固有型 NOS（constitutive NOS，cNOS），对 Ca^{2+} 浓度有依赖性，可在生理状态下诱导表达。iNOS 则对 Ca^{2+} 浓度无依赖性，在某些病理条件下诱导表达。通过提高内皮细胞内的 Ca^{2+} 浓度，使 eNOS 的钙调蛋白结构改变后活化，激活后的 eNOS 可以刺激并诱导内皮细胞产生 NO。NO 通过激活可溶性鸟苷酸环化酶，提高环鸟苷酸的水平，进一步激活蛋白激酶 G，从而引起血管舒张。此外,作为 NOS 的重要辅助因子,四氢生物蝶呤的有效性是维持 eNOS 活性的关键因素之一。四氢生物蝶呤缺乏时,eNOS 处于脱偶联状态,可以使 NO 生成减少并导致超氧化物的产生。四氢生物蝶呤水平下降与 eNOS 脱偶联是动脉粥样硬化、糖尿病和高血压等许多疾病发生内皮功能障碍的主要原因。

(二)花生四烯酸代谢产物和前列环素

内皮细胞中的花生四烯酸以磷脂形式存在于细胞脂质膜上,经 Ca^{2+} 依赖性磷脂酶 A_2 活化水解产生游离的花生四烯酸,并进一步转变为具有生物活性的代谢产物,具有调节血管收缩和舒张的作用。参与花生四烯酸代谢的酶主要包括环加氧酶、脂加氧酶和环氧化酶。其中,环加氧酶途径的产物包括具有血管舒张功能的 PGI_2、PGE_2 和 PGD_2,以及具有血管收缩功能的 $PGF_{2\alpha}$ 和 TXA_2 等。PGI_2 是花生四烯酸代谢产物中重要的舒血管物质,由 PGH_2 通过 PGI_2 合酶合成,其可激活腺苷酸环化酶并增加平滑肌中的环腺苷酸和蛋白激酶 A 浓度,引起血管舒张。此外,PGI_2 还具有抑制血小板凝集的作用。TXA_2 和 $PGF_{2\alpha}$ 等缩血管物质能够激活血小板和中性粒细胞,引起血管收缩及血小板聚集,PGI_2 则能够对抗这一反应,使机体处于平衡状态。某些病理情况下 TXA_2 生成增多,平衡被打破而出现一系列继发性损伤。

(三)内皮源性超极化因子

研究发现,在 NOS 和环加氧酶受抑制的情况下,内皮细胞仍然能够使血管扩张。这一作用是由于内皮细胞释放 EDHF 促使平滑肌超极化并引起血管扩张。近年来还发现,EDHF 是维持脑微小动脉静息状态血管张力的另一重要机制。EDHF 由内皮细胞产生,通过 Ca^{2+} 激活钾通道使内皮细胞超极化,然后将内皮细胞超极化转移到邻近的平滑肌,抑制电压依赖性钙通道关闭,胞质内 Ca^{2+} 减少而引起血管舒张。

五、体 液 调 控

BBB 的存在使得脑组织对体液调控的反应性明显低于其他器官,但这并不能否定体液调控在脑微循环中的重要作用。脉络丛及脑室周围区域由于 BBB 的缺乏,能够受到体循环中血管加压素和血管紧张素 Ⅱ 等激素的影响。当循环中的血管加压素水平增高时,流向脉络丛的血液减少,进而脑脊液生成减少。血管紧张素 Ⅱ 同样可以改变脉络丛血流并影响脑脊液生成,并参与了脑功能性充血和脑血管的重塑。此外,血管紧张素 Ⅱ 可以通过 Rho 激酶细胞信号转导途径,由血管紧张素 Ⅰ 型受体介导引起软脑膜小动脉收缩。有研究指出,血管紧张素 Ⅱ 在参与高血压对脑血管的损伤方面起到重要的作用,血管紧张素 Ⅱ 依赖性高血压可以引起超氧化物介导的内皮功能障碍和神经血管耦合受损。尽管大多数学者认同血管紧张素 Ⅱ 对脑微循环存在诸多的危害,但有学者发现血管紧张素 Ⅱ 可能存在使脑微血管扩张及对卒中的潜在保护作用。他们在利用光电方法观察猫的脑实质内血流量变化时,发现脑实质内小动脉的血管紧张素受体可以引起血管扩张。

雌激素是另一种已被证明能够对脑微循环产生影响的激素。大量研究发现，雌激素对广泛或局灶性脑缺血都有一定的保护作用，其机制与 eNOS 的激活和抗氧化作用有关。也有报道称，雌激素对于脑损伤也能发挥类似的保护作用。然而与疾病状态不同，雌激素对正常脑微血管作用的相关报道存在相反的观点。研究发现，在正常生理状态下，微血管对17β-雌二醇的浓度变化并没有反应。

六、脑血流的自身调节

脑血流的自身调节是指在脑灌注压发生变化时，脑血流仍能维持相对稳定的能力，反映了脑组织局部控制的有效性。我们知道，脑灌注压等于平均动脉压与颅内压的差值。在一定范围内，脑血流量与脑灌注压成正比，与脑血管阻力成反比，脑灌注压与脑血管阻力之间的动态平衡维持着脑血流的稳定。在血压波动时，小动脉或微动脉的压力随之波动，但毛细血管内压力基本维持稳定。正常成人的脑灌注压在 60～160mmHg 变化时，脑血流量大约在每 100 g 脑组织为 50ml/min 左右，并保持相对恒定。当压力超过这一范围或自身调节机制异常时，脑血流量与脑灌注压则呈线性关系。此时通过血管阻力的变化无法维持这种动态平衡，自身调节机制出现失代偿。也有观点认为，这种自身调节机制的失代偿是一种主动过程，与 Ca^{2+} 依赖性钾通道激活导致的超极化和平滑肌松弛有关。

当脑灌注压低于调节能力的下限时，脑组织开始出现缺血表现。但是，通过提高对氧的摄取能力在一定程度上弥补了脑血流量的下降，因此缺血早期的临床表现或体征并不明显。当灌注进一步下降，氧摄取无法满足代谢需求时，即开始出现不可逆的缺血梗死表现。当短时间内脑灌注压高于调节能力的上限，即血压急性升高时，不同部位的脑血管自身调节机制有所不同。相比于大脑，脑干的自身调节更依赖于小动脉的作用。另外，当脑灌注压缓慢而持续高于调节能力的上限时，自身调节的范围可以因慢性高血压而发生右移。调节范围的右移可以更好地保护脑组织免受血压升高带来的影响，但也相应地减少了其对血压下降后自身调节的能力。这种自身调节范围的变化涉及血管形态的变化，即壁/腔比值的升高。因此，在针对慢性高血压进行治疗时，应考虑到血管形态的变化不会因短时间治疗而发生迅速改变。

第三节　脓毒症相关性脑病与脑微循环

脓毒症相关性脑病（sepsis-associated encephalopathy，SAE），也称为脓毒症所致脑功能异常（sepsis-induced brain dysfunction，SIBD）或脓毒症相关性谵妄（sepsis-associated delirium，SAD），是由脓毒症引起的一种弥漫性脑功能障碍。SAE 的主要临床特征为：在无中枢神经系统感染、大脑结构异常或原发性中枢神经系统疾病的基础上，出现与脓毒症相关的精神状态及意识水平改变，可表现为谵妄、嗜睡、昏迷及癫痫发作或局灶性神经系统体征变化，可为暂时性可逆的脑功能障碍，也可发展为不可逆的脑损伤，是 ICU 中较为常见的脓毒症并发症，属于排他性诊断。SAE 在脓毒症早期和晚期均可发生，在脓毒症早期发生 SAE 的患者，其临床症状除全身炎症反应综合征和脓毒症相关的症状外，还可出现定向障碍、行为改变、注意力不集中、易怒等精神症状；在脓毒症晚期发生 SAE 的患者，其临床症状主要表现为认知障碍，有时表现为人格改变或抑郁状态、局灶性或全身性癫痫发作。由于脓毒症所致的脑功能障碍与全身炎症反应、血流动力学变化和代谢异常等多种因素相关，这些非特异性的病理生理过程使 SAE 的临床表现、实验室及影像学检查缺乏特异性表现。此外，危重症患者多需要机械通气及镇静或肌肉松弛等药物治疗，使 SAE 的诊断变得更加困难。因此，目前对 SAE 的诊断标准仍存在诸多争议。有关 SAE 发病率的报道差异也很大，由 9% 到 76% 不等，且合并肝、肾等多器官受累的脓毒症患者发病率更高。可以明确的是，脓毒症患者并发 SAE 后会导致机械通气时间和住院时间延长、致残率和病死率增高，其病情与意识障碍程度相关。脓毒症并发 SAE 后的病死率可增加 20% 左右，存活患者多遗留有不同程度的认知障碍或记忆力、注意力、运算能力、视觉空间等功能损害，生活质量明显下降，并且需长期康复治疗，给患者及家属和社会带来极大的负担。

一、病理生理机制与脑微循环变化

SAE 的病理生理机制仍未完全明确，已知包括神经炎症反应、BBB 的破坏、神经递质失衡及脑血流自主调节功能异常等多种机制共同作用于脑微循环水平，参与 SAE 的发生（图 12-2）。此外，肝肾功能异常、血糖紊乱、发热、神经毒性药物的应用及环境因素等均可诱发并加重 SAE。

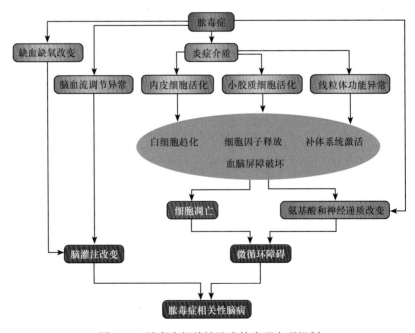

图 12-2   脓毒症相关性脑病的病理生理机制

（一）炎症信号转导通路激活

脓毒症时，循环中的炎症介质可以通过两种途径介导炎症信号传入脑内，诱发应激反应和神经炎症反应。第一种途径涉及室周区域。因其附近缺乏完整的 BBB 保护，可以与体循环直接产生交互作用，并且该区域存在诸多神经内分泌和自主神经核，炎症介质的直接作用能够激活先天性和适应性免疫系统组分。第二种途径为迷走神经传入通路。迷走神经能够检测到腹腔或全身炎症反应的发生，炎症介质作用于其轴突上的受体，经迷走神经传入与其连接的各种脑干自主神经核，特别是控制肾上腺轴和血管加压素分泌的下丘脑室旁核和整合压力反射的孤束核。无论经何种途径传导炎症信号均会导致大量炎症介质的释放，包括 NO、细胞因子、PG 及趋化因子等。它们直接或间接影响小胶质细胞、星形胶质细胞和神经元，导致神经内分泌功能紊乱和神经递质的改变，进而导致神经元损伤。除了这两种途径外，脓毒症诱导的内皮细胞活化和 BBB 功能障碍对 SAE 的发生也起到主要的作用。

（二）内皮细胞活化和 BBB 破坏

BBB 是一种具有高度选择性的半渗透屏障，由内皮细胞、连接蛋白、周细胞、基底膜和星形胶质细胞多层结构共同组成。这些结构共同参与并维持 BBB 的完整性和渗透性，对维持脑内环境和代谢稳定极为重要。脓毒症期间，多种机制作用于内皮细胞、周细胞及星形胶质细胞，导致 BBB 的完整性被破坏。特别是早期炎症反应状态下，eNOS 诱导 NO 的过度释放，导致内皮细胞的活化和功能异常。脓毒症动物模型中可见海马和大脑皮质区域出现 NO 介导的氧化损伤，而抗氧化和神经保护介质如热休克蛋白和超氧化物歧化酶则减少。另外，循环中的促炎介质通过提高内皮细胞的黏附分子表达使炎症介质和细胞更易透过 BBB。因此，内皮细胞功能异常会导致与组织缺氧和代谢异常相关的脑微循环变化，以及血压或 CO_2 等外源性刺激所致的脑血流自身调节机制异常。自身调节机制失代偿使脑组织更易发生低灌注，特别是老年或既往存在脑血管疾病的患者更为明显。

（三）炎症介质和补体系统

脓毒症时，过度的全身炎症反应使机体释放大量炎症介质，包括单核细胞趋化蛋白-1（monocyte chemotactic protein-1，MCP-1）和白细胞介素-1β（IL-1β）、转化生长因子-β（TGF-β）、肿瘤坏死因子-α（TNF-α），并伴随 iNOS 表达上调，其中最为重要的是 TNF-α 和 IL-6。iNOS 介导少突胶质细胞的损伤与脓毒症在中枢神经系统的作用有关。NO 可通过 BAX 依赖性和 p53 依赖性途径诱导星形胶质细胞凋亡。两者能够诱导脑组织内中性粒细胞浸润，通过 Toll 样受体活化星形胶质细胞，使水通道蛋白-4 过度表达，NO 和 PG 合成增加并激活下丘脑和肾上腺轴。以上变化导致脑水肿的发生和神经细胞凋亡，出现发热及认知行为改变等临床表现。此外，感染发生时还会造成补体系统激活，当其过度激活时对炎症反应的发生和神经损伤起到重要作用。当内毒素激活补体后，C5a 可作用于内皮细胞、小胶质细胞及脑实质神经元。动物实验显示，C3a 和 C5a 可以作为白细胞趋化剂，活化内皮细胞和小胶质细胞分泌 TNF-α 等炎症介质，形成瀑布式释放，同时产生活性氧类（ROS），引起 BBB 损伤，发生脑水肿及脑组织灌注、代谢和信号转导异常。

（四）氨基酸和神经递质的改变

目前认为，脓毒症相关的炎症反应及代谢变化能够导致神经递质发生改变，是导致 SAE 发生的另一重要机制。神经递质的改变主要包括胆碱能通路失调，以及去甲肾上腺素、多巴胺、5-HT 和 GABA 等受体的表达异常。其中，多巴胺能够增加神经元的兴奋性，乙酰胆碱和 GABA 可以降低神经元的兴奋性。研究证实，多巴胺的过度表达和乙酰胆碱的消耗，与谵妄的发生相关。一种或多种神经递质的失衡能够导致认知功能和意识发生明显改变。脓毒症相关的炎症反应发生时能够释放 TNF-α 和 IL-6 等炎症介质，激活内皮细胞和小胶质细胞，破坏 BBB 结构并发生通透性改变，诱发脑内神经炎症反应，导致神经功能异常。动物研究发现，通过胆碱能抗炎通路能够抑制小胶质细胞的活化，使炎症介质表达下调，减轻脑损伤并改善脑功能。在 SAE 小鼠模型中，应用胆碱酯酶抑制剂可以明显改善小鼠的记忆和认知功能损伤，降低胆碱能递质则会加重症状。另外，应用乙酰胆碱受体激动剂可显著改善神经炎症及海马依赖的记忆功能障碍，应用乙酰胆碱受体拮抗剂则产生相反的作用。然而，临床研究发现，预防性短期口服胆碱酯酶抑制剂卡巴拉汀并未降低老年患者心脏手术后的谵妄发生率。考虑到多因素相关的病理生理机制，仅仅针对胆碱能系统的干预可能不足以预防谵妄的发生。此外，5-HT 水平的显著提高可以导致内皮细胞损伤及 BBB 通透性增加，而抑制 5-HT 转运可以使微血管功能障碍得以改善。

脓毒症期间芳香族氨基酸与支链氨基酸的比例变化也与患者的意识改变有关。相比于支链氨基酸，芳香族氨基酸更易透过 BBB。因此，在 BBB 的完整性受到破坏后，两者的比例明显增加。过量的芳香族氨基酸可能来源于广泛的肌肉蛋白水解，以及由于肝脏清除率降低引起。芳香族氨基酸可以作为假性神经递质，使去甲肾上腺素、多巴胺和 5-HT 在脑内的浓度降低，从而导致葡萄糖的利用减少。

（五）脑血流调节机制异常

由于脑组织几乎没有能量储备，因而对缺血缺氧的变化极为敏感。脓毒症时，脑组织可因为有效循环血量减少和心输出量降低而造成血流灌注不足。更为重要的是，炎症反应导致内皮细胞损伤和 BBB 破坏，出现微血管血栓形成，毛细血管通透性增加，致使脑微循环功能障碍，脑灌注压降低并且血流自主调节功能受损。这一过程已经在动物 SAE 模型中得到了证实。有研究表明，脓毒症患者的脑血管自动调节功能受损后，对 CO_2 和 pH 的变化反应迟钝，特别是当血压发生急剧变化时，脑处于间歇性的低灌注或高灌注状态，导致脑缺血或脑出血，以及发生脑水肿，进一步恶化则会导致神经元坏死和凋亡。然而，也有学者认为脓毒症患者脑血管自动调节功能并不会出现明显的障碍，临床中有关脓毒症期间炎症介质对脑自主调节功能的影响仍存在争议。

二、临床表现与诊断

SAE 的临床表现缺乏明显的特异性，常以急性认知或意识改变为特征，可伴有肌肉僵硬、震颤或抽搐，表现为谵妄、嗜睡、昏迷及癫痫发作或局灶性神经系统体征变化。由于危重症患者多需要机械通气及镇静或肌肉松弛等药物治疗，使 SAE 的诊断变得更加困难。此外，伴有肝肾衰竭、低血糖或严重低氧血症等全身性功能紊乱也使患者的临床表现复杂化。一般而言，脑神经或单侧的局灶性神经症状（如偏瘫或失语）较为罕见，常需要进一步检查以排除其他神经系统的并发症。早期认为，SAE 是一种可逆性的神经功能异常综合征。但随着认识的深入，人们发现相当比例的 SAE 存活者出现了长期的认知功能障碍并伴有生活质量下降。研究发现，多达 40%的患者在出院后 1 年内会出现轻度至中度神经系统症状，包括记忆力下降、抑郁、焦虑或认知功能障碍等。目前认为，长期的认知改变与神经退行性小胶质细胞激活和弥漫性缺血性损伤有关。这些患者多存在脑容量显著减少，并产生与慢性神经退行性疾病相同的组织病理学变化。

SAE 的诊断属于排他性诊断，应首先排除其他原因导致的脑功能障碍。因此，临床中常常需要综合多方面检查才可能明确。对于可疑 SAE 的脓毒症患者，完善的神经功能监测对于在病情变化的早期发现和改善转归方面有很大帮助。目前已经提出了基于多种脑功能监测手段联合应用的多模态方式，为进一步判断脓毒症期间脑功能损伤的病理生理学变化提供了依据。

三、生 化 检 查

目前尚缺乏用于诊断 SAE 的特异性生物学标志物。但是，神经元特异性烯醇化酶（neuron-specific enolase，NSE）和钙结合蛋白 β（S100β）分别作为反映神经元和神经胶质细胞病变的生物学标志物，可能具有辅助 SAE 诊断的价值。研究发现，严重脓毒症和感染性休克患者血清中 S100β 水平的升高与脑血流减少或脑微循环自动调节功能受损有关，并且 NSE 和 S100β 浓度升高与不良转归相关。脑脊液检查方面，SAE 患者的脑脊液通常表现为正常或蛋白质浓度轻微升高，表明可能存在局部炎症或 BBB 损伤。

NSE 是神经损伤的特异性血清标志物。生理状态下，NSE 主要局限于神经元的细胞质中，脑脊液或血液中 NSE 浓度较低。脑组织损伤时，神经元结构破坏，NSE 被释放到血液和脑脊液中，故 NSE 可作为 SAE 的潜在血清生物标志物。研究发现，血清中 NSE 的浓度与脑脊液中 NSE 的浓度呈正相关，与急性脑损伤程度呈正相关，与急性生理和慢性健康评分 Ⅱ（acute physiology and chronic health evaluation Ⅱ，APACHE Ⅱ）分值呈正相关，NSE 水平越高，APACHE Ⅱ 得分越高，脑损伤程度越重。此外，有研究发现，在脓毒症治疗过程中，血清 NSE 浓度可出现动态下降，提示 NSE 一定程度上可作为动态检测 SAE 时脑损伤的标志物。

S100β 属钙结合蛋白家族，主要存在于星形胶质细胞的细胞质和细胞核中。脑组织损伤伴血脑屏障被破坏时，S100β 可释放入血，故外周血中 S100β 是血脑屏障破坏的外周标志物，其浓度的变化与中枢神经系统疾病有关。研究发现，S100β 水平为 0.131μg/L 时，诊断 SAE 的特异性为 67.2%，敏感性为 85.4%；S100β 水平为 0.197μg/L 时，预测住院死亡率的特异性为 76.4%，敏感性为 64.4%。但 S100β 诊断 SAE 时特异性较低，其主要原因为存在于外周的脂肪细胞和黑色素细胞也可少量分泌 S100β。

钙结合蛋白 A8（calcium-binding protein A8，S100A8）可以调节损伤相关分子模式的识别，在免疫应答中与相关的模式识别受体结合。研究表明，S100A8 可与 Toll 样受体 4（TLR4）结合而在细胞内信号通路中发挥作用。SAE 患者外周血 S100A8 水平升高，可能与 SAE 的严重程度有关，对 SAE 患者的预后具有预测作用。与 S100β 相反，S100A8 诊断 SAE 的特异性较好，而敏感性较差，对 SAE 诊断及预后的判断有一定的指导意义。

四、神经电生理及影像学检查

首先，对于可疑 SAE 的脓毒症患者，常规的意识和认知水平评估及神经系统检查十分重要。临床中常用的评估量表包括格拉斯哥昏迷量表（Glasgow Coma Scale，GCS）、ICU 意识模糊评估法（Confusion Assessment Method for the ICU，CAM-ICU）、Richmond 躁动镇静量表（Richmond Agitation and Sedation-Scale，RASS）及全面无反应性量表（Full Outline of Unresponsiveness，FOUR）等。这些量表并非特定用于 SAE 的诊断，但是结合神经系统查体便于临床医师在床旁及早发现患者是否存在意识和认知功能的改变。其中，CAM-ICU 多用于对非插管患者意识内容的评估，FOUR 则能够较好地评价插管患者的意识水平。

脑电图（electroencephalography，EEG）对于监测脓毒症患者脑皮质功能的变化非常敏感，是识别 SAE 最灵敏的检查之一，适用于大多数镇静或昏迷的脓毒症患者。在未出现临床表现异常的患者中，EEG 可能已经存在 α 波节律的减慢。在皮质功能轻度损伤时可出现 θ 波，而在更为严重的意识障碍患者中，EEG 可以出现 δ 波、三相波及暴发性抑制等表现。此外，EEG 可以监测到临床中无症状非惊厥性癫痫持续状态的发生，有报道称其在昏迷的脓毒症患者中发生率可高达 20%，及时抗癫痫治疗可以避免进一步脑损伤的发生。而且，脓毒症患者长期癫痫发作的风险也高于一般人群，表明此类患者存在永久性神经系统后遗症的可能。最近有研究发现，EEG 变异性的变化与低心率变异性相关，表明皮质活动的变化与自主神经和脑干功能障碍之间可能存在共同途径。

近红外光谱技术（near-infrared spectrometry，NIRS）是一种非侵入性的脑氧评估手段，能够检测大脑额叶皮质区域的血红蛋白氧饱和度，监测局部脑灌注和循环变化。由 NIRS 衍生的脑氧合时间变化与平均动脉血压之间的相关性可用于评估脑自动调节功能，并且可能用于最佳平均动脉压的滴定。然而，NIRS 评估脑氧合变化本身具有一定的局限性。NIRS 评估容易受到颅外循环的影响，并且仅限于评估前循环的状态。此外，有关 NIRS 在 SAE 中评估作用的研究相对较少，其价值有待进一步的证据支持。

经颅多普勒超声（transcranial Doppler，TCD）作为另一种非侵入性床旁监测手段，主要用于实时监测脑内大血管的血流变化，并提供有关脑血流量变化、脑血流自动调节状态

及脑血管对 $PaCO_2$ 的反应性等相关信息。搏动指数作为反映脑血管阻力的指标,其变化与早期 SAE 临床症状严重程度相关,并且与谵妄的发生有关。基于动脉血压与脑血流速度之间的动态关系,TCD 还可以评估动态脑自动调节变化。研究表明,脓毒性休克患者通常存在脑自动调节功能受损,而 $PaCO_2$ 的升高可能进一步加重这种损害。但需要注意的是,搏动指数的变化还经常受到过度通气后的低碳酸血症、极低的舒张压及存在基础脑血管疾病等因素的影响。此外,应用 TCD 动态评估脑自动调节要求患者减少头部活动,因而更适用于镇痛镇静的患者。

计算机断层扫描(computed tomography,CT)对于 SAE 的诊断意义有限。研究显示,SAE 患者的头部 CT 影像主要表现为脑室、脑沟变窄甚至消失,白质与灰质边界模糊不清等,与其他脑病的 CT 相比缺乏特异性,部分早期 SAE 患者的头部 CT 影像可无明显异常。对于怀疑 SAE 的患者,特别是存在癫痫发作或局灶性神经系统体征时,应首先进行 CT 检查以排除颅内病变的存在。磁共振成像(magnetic resonance imaging,MRI)检查对于监测微血管损伤、微血栓发生、脑水肿发展及可逆性后部脑病综合征等方面较为敏感。在感染性休克且出现持续性昏迷的患者中,可通过 MRI 确定血管源性水肿和严重脑白质病变,其发生可能与脑微循环自动调节功能障碍和脑微血管损伤有关。有研究发现,合并局灶性神经系统症状的脓毒症患者中,有 30%患者的 MRI 可见脑缺血改变。此外,神经影像学检查结合生物学标志物有助于识别因镇痛镇静而无法完成临床查体的脑损伤患者。

五、治 疗

目前仍缺乏针对 SAE 的特效治疗,临床以尽早发现、控制感染、保护器官功能、纠正代谢紊乱及避免应用神经毒性药物等针对原发疾病的治疗和一系列支持性措施为主。SAE 的抗感染治疗以针对原发性感染为主,并且初始抗感染治疗的时间与脓毒症患者死亡率相关。早期发现意识混乱、谵妄等精神状态的变化十分重要。对于存在情绪激动的患者可考虑使用抗精神病类药物,对表现为抑制状态的患者则此类药物效果不佳。另外,已知脓毒症患者的死亡率随镇静/机械通气时间的延长而增加。尽早停用机械通气和镇静治疗有助于减少谵妄发生,并有利于对神经系统的早期评估。研究证实,保证患者正常的睡眠觉醒周期及加强患者对时间和空间的定位,有可能降低 SAE 的发生。对于昏迷或镇静的脓毒症患者可早期进行脑电图监测,但不推荐预防性使用抗癫痫药治疗。有关康复治疗对机械通气脓毒症患者谵妄发生影响的相关研究中显示,在给予相同的镇静方案下,早期康复治疗组的谵妄天数是对照组的一半。提示对于脓毒症或脓毒性休克患者,在血流动力学和呼吸稳定的情况下,应尽可能早地开展康复治疗。

许多可能用于脓毒症的潜在治疗,如 NO 抑制剂、非选择性 iNOS 抑制剂、TLR 4 拮抗剂 TAK242、抗肠杆菌科共同抗原抗体、粒细胞集落刺激因子、抗内毒素单克隆抗体、IL-1 受体拮抗剂及抗 TNF-α 抗体等,均未证实有效。另外,糖皮质激素的治疗价值仍然存在争议。在脂多糖诱导的脓毒症模型中发现,α 肾上腺素受体激动剂右美托咪定可以降低 TNF-α 和 IL-6 的表达,从而缩短神经炎症反应的进程。临床研究中证实,与劳拉西泮相比,脓毒

症患者应用 α 肾上腺素受体激动剂右美托咪定具有更低的谵妄发生率及 28 天死亡率，提示其具有神经保护作用。此外，右美托咪定还可以通过抑制神经细胞凋亡和减少脓毒症相关炎症反应而发挥积极作用。

近年来，由于他汀类药物在炎症反应和凝血方面的多重作用，使其成为 SAE 临床药物研究中的热点。有研究指出，患者在晚上服用他汀类药物后可降低第二天谵妄的发生风险及 C 反应蛋白水平。在另一项针对 ICU 患者的前瞻性队列研究中发现，应用他汀类药物可降低 SAE 的发生风险，并且之前服用他汀类药物的患者停药后谵妄的发生风险增加。然而，也有研究指出，应用瑞舒伐他汀并未能减少认知功能障碍的发生。有关辛伐他汀是否能改善机械通气患者谵妄风险的研究也正在进行中。另有研究表明，在褪黑素治疗的 SAE 小鼠，可通过控制全身炎症反应和减轻氧化应激损伤提高 SAE 的生存率，还可通过恢复海马脑源性神经营养因子的表达改善异常的神经行为，提出褪黑素对脓毒症相关的器官损伤及大脑功能障碍有潜在的治疗作用。此外，肠道菌群可通过肠道-微生物-脑轴在脑功能中发挥作用。已有研究表明，粪菌移植（fecal microbiota transplantation，FMT）可以重建正常的肠道菌群，通过降低海马区 IL-6、TNF-α、IL-1β 的水平，减轻小神经胶质细胞的活化，减少脑组织的炎症反应及免疫损伤，提示 FMT 具有治疗 SAE 的潜在优势。

尽管仍然缺乏针对 SAE 的确定性治疗方法，但基于改善中枢神经系统功能异常的直接治疗方法已经在相关的人类和动物模型中开始尝试，例如，调整脑微循环状态、改变 BBB 的通透性和异常的神经传递等。相信这些疗法将有助于减少 SAE 的发生，减轻认知功能障碍，促进神经损害的恢复。

（杨燕琳　周建新）

参 考 文 献

王忠诚. 2015. 神经外科学. 第 2 版. 武汉：湖北科学技术出版社，301-419

Aguzzi A，Barres BA，Bennett ML. 2013. Microglia：scapegoat，saboteur，or something else? Science，339：156-161

Bogatcheva NV，Sergeeva MG，Dudek SM，et al. 2005. Arachidonic acid cascade in endothelial pathobiology. Microvascular Res，69：107-127

Dahl RH，Berg RM，Taudorf S，et al. 2018. A reassessment of the blood-brain barrier transport of large neutral amino acids during acute systemic inflammation in humans. Clin Physiol Funct Imaging，38：656-662

Ebersoldt M，Sharshar T，Annane D. 2007. Sepsis-associated delirium. Intensive Care Med，33：941-950

Gofton TE，Young GB. 2012. Sepsis-associated encephalopathy. Nat Rev Neurol，8：557-566

Gulbenkian S，Uddman R，Edvinsson L. 2001. Neuronal messengers in the human cerebral circulation. Peptides，22：995-1007

Gupta AK，Menon DK，Czosnyka M，et al. 1997. Non-invasive measurement of cerebral blood volume in volunteers. Brit J Anaesth，78：39-43

Hamel E. 2006. Perivascular nerves and the regulation of cerebrovascular tone. J Appl Physiol，100：1059-1064

Huber JD，Egleton RD，Davis TP. 2001. Molecular physiology and pathophysiology of tight junctions in the blood-brain barrier. Trends Neurosci，24：719-725

Iacobone E，Bailly-Salin J，Polito A，et al. 2009. Sepsis-associated encephalopathy and its differential diagnosis. Crit Care Med，37：S331-S336

Iadecola C. 2004. Neurovascular regulation in the normal brain and in Alzheimer's disease. Nat Rev Neurosci，5：347-360

Janigro D，Wender R，Ransom G，et al. 1996. Adenosine-induced release of nitric oxide from cortical astrocytes. Neuroreport，7：

1640-1644

Mayhan WG, Faraci FM, Heistad DD. 1987. Mechanisms of protection of the blood-brain barrier during acute hypertension in chronically hypertensive rats. Hypertension, 9: 101-105

Morandi A, Hughes CG, Thompson JL, et al. 2014. Statins and delirium during critical illness: a multicenter, prospective cohort study. Crit Care Ned, 42: 1899-1909

Moskowitz MA, Macfarlane R, Tasdemiroglu E, et al. 1990. Neurogenic control of the cerebral circulation during global ischemia. Stroke, 21: 168-171

Reznik ME, Merkler AE, Mahta A, et al. 2017. Long-term risk of seizures in adult survivors of sepsis. Neurology, 89: 1476-1482

Robba C, Crippa IA, Taccone FS. 2018.Septic encephalopathy. Curr Neurol Neurosci Rep, 18: 82

Roy CS, Sherrington CS. 1890. On the regulation of the blood-supply of the brain. J Physiol, 11: 85-158

Sharshar T, Polito A, Checinski A, et al. 2010. Septic-associated encephalopathy: everything starts at a microlevel. Crit Care, 14: 199

Shemer A, Erny D, Jung S, et al. 2015. Microglia plasticity during health and disease: an immunological perspective. Trends Immunol, 36: 614-624

Simpson IA, Appel NM, Hokari M, et al. 1999. Blood-brain barrier glucose transporter: effects of hypo- and hyperglycemia revisited. J Neurochem, 72: 238-247

Sonneville R, de Montmollin É, Poujade J, et al. 2017. Potentially modifiable factors contributing to sepsis-associated encephalopathy. Intensive Care Med, 43: 1075-1084

Syková E. 1983. Extracellular K^+ accumulation in the central nervous system. Prog Biophys Mol Biol, 42: 135-189

Tsuruta R, Oda Y. 2016. A clinical perspective of sepsis-associated delirium. J Intensive Care, 4: 18

Wei L, Otsuka T, Acuff V, et al. 1993. The velocities of red cell and plasma flows through parenchymal microvessels of rat brain are decreased by pentobarbital. J Cereb Blood Flow Metab, 13: 487-497

Willis CL, Nolan CC, Reith SN, et al. 2004. Focal astrocyte loss is followed by microvascular damage, with subsequent repair of the blood-brain barrier in the apparent absence of direct astrocytic contact. Glia, 45: 325-337

Wolff A, Antfolk M, Brodin B, et al. 2015. In vitro blood-brain barrier models: an overview of established models and new microfluidic approaches. J Pharm Sci, 104: 2727-2746

Yemisci M, Gursoy-Ozdemir Y, Vural A, et al. 2009. Pericyte contraction induced by oxidative-nitrative stress impairs capillary reflow despite successful opening of an occluded cerebral artery. Nat Med, 15: 1031-1037

Zhai Q, Lai D, Cui P, et al. 2017. Selective activation of basal forebrain cholinergic neurons attenuates polymicrobial sepsis-induced inflammation via the cholinergic anti-inflammatory pathway. Crit Care Med, 45: e1075-e1082

Zhang ET, Mikkelsen JD, Fahrenkrug J, et al. 1991. Prepro-vasoactive intestinal polypeptide-derived peptide sequences in cerebral blood vessels of rats: on the functional anatomy of metabolic autoregulation. J Cereb Blood Flow Metab, 11: 932-938

Zlokovic BV. 2008. The blood-brain barrier in health and chronic neurodegenerative disorders. Neuron, 57: 178-201

第十三章　肺与微循环

第一节　肺微循环的结构、功能和调节

肺循环主要由肺动脉、肺静脉及连接两者的肺毛细血管组成。肺毛细血管是连接肺动脉和肺静脉之间的一种管径更为细小的血管，其分布广、压力低、总横断面积大、分支互相吻合成网，构成肺微血管系统或称肺微循环。肺微循环参与肺的气体交换和物质、液体交换，其管壁薄、有较高通透性，使血液中的氧气和营养物质能通过管壁进入组织。组织中的二氧化碳和代谢产物也能通过管壁进入血液，从而完成血液与组织间的气体交换和物质交换，在机体中发挥极其重要的作用。肺微循环内血流速度缓慢，易受重力、肺泡内压、肺活量等影响。

一、肺微循环的结构

肺毛细血管的管径一般为 6～9μm，管壁主要由一层内皮细胞及其依附的细胞外基膜组成。在内皮细胞与基膜之间存在一种扁而有突起的细胞，细胞突起紧贴在内皮细胞基底面，称为周细胞。周细胞的功能尚不清楚，有人认为它们主要起机械性支持作用；也有人认为它们是未分化的细胞，在血管生长或再生时可分化为平滑肌纤维和成纤维细胞。与身体其他各处的毛细血管不同的是，肺毛细血管纤薄，因此较易被损伤。

二、肺微循环的毛细血管分型及其特点

肺微循环的毛细血管通常分为三型：肺泡毛细血管（alveolar capillary）、肺泡交界毛细血管（alveolar corner capillary）和肺泡外毛细血管（extra-alveolar capillary）。

肺泡毛细血管存在于相邻肺泡壁间并填满肺泡间隔，这部分血管易受肺泡内压力变化的影响，当肺泡内压力升高超过胸腔内压时血管受压，血流减少；反之，血管扩张，血流增加。这部分血管也受肺泡表面张力的影响。因此，肺泡毛细血管的血流取决于肺容量和肺泡的表面张力。

肺泡交界毛细血管位于三个肺泡的交界处，这部分血管走行于上皮皱襞中，位于肺泡表面活性物质薄膜转曲处的正下方。肺泡交界毛细血管处于平滑弯曲组织面包绕的空间中，较少受肺泡压力变化的影响，但这部分血管的数量有限，作用也有限。

肺泡外毛细血管为包绕于结缔组织鞘中的小血管，不受肺泡内压力变化的影响，但受肺间质压力的影响。肺间质压力随着肺充气而减小。因此，肺吸气时肺泡毛细血管内径缩

小或关闭，而肺泡外毛细血管开放，肺泡交界毛细血管无明显变化。肺泡毛细血管血流受阻时，血流仍可通过肺泡交界血管和肺泡外血管继续从动脉端流向静脉端。

三、肺微循环的功能

肺微循环是气体交换和物质、液体交换的重要场所。肺泡与血液进行交换须通过呼吸膜，即肺泡-毛细血管膜才能进行。呼吸膜由六层结构组成（图 13-1）：含肺表面活性物质的液体层、肺泡上皮细胞层、上皮基底膜、肺泡上皮和毛细血管膜之间的间隙（基质层）、毛细血管基膜和毛细血管内皮细胞层。

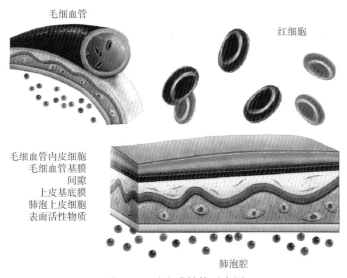

图 13-1　肺泡膜结构示意图

虽然呼吸膜有六层结构，却很薄，总厚度平均约 0.6μm，有的部位仅有 0.2μm。整个肺的呼吸膜面积很大，而肺微循环的总血量只有 60～140ml，因而血液层很薄。红细胞膜通常能接触到毛细血管壁，O_2、CO_2 不必经过大量的血浆层就可进入肺泡，扩散距离短，交换速度快。

四、生理情况下肺微循环血流的调节

肺微循环的血流受神经、体液和自身调节等因素的影响。

1. 肺微循环血流量受交感神经和迷走神经双重调节

肺毛细血管平滑肌细胞受交感神经和迷走神经支配。理论上，交感神经兴奋可直接引起肺局部毛细血管收缩，血流量减少；刺激迷走神经可使肺毛细血管舒张，血流量增加。但是机体是一个整体，交感神经兴奋时，体循环血管也收缩，将一部分血液挤入肺血管，使肺毛细血管血流量增加，因此交感神经兴奋时肺微循环的血流量受两方面因素共同影响。

2. 肺微循环血流量受缩血管和舒血管体液因素的影响

肺内多种细胞，如肺间质中的肥大细胞、中性粒细胞和单核细胞、肺泡巨噬细胞等可产生血管活性物质，它们在调节肺循环，特别是区域性肺血流量分布方面具有重要作用。花生四烯酸是从细胞膜磷脂释放的一种不饱和脂肪酸，通过环加氧酶代谢途径产生前列腺素。肺是人体含前列腺素最多的器官之一，不同类型的前列腺素对肺毛细血管的舒缩作用不同。另外，血液中的肾上腺素、去甲肾上腺素、血管紧张素 II、血栓素 A_2、组胺、5-羟色胺（5-HT）、内皮素等都能使肺毛细血管收缩，血流量减少；而乙酰胆碱、缓激肽、一氧化氮（NO）等能使肺毛细血管舒张，血流量增加。

3. 自身调节

肺毛细血管内皮细胞自身能产生各种血管活性物质，参与调节正常肺血管张力。正常情况下，肺毛细血管内皮细胞持续释放一定水平的 NO，从而维持肺毛细血管的扩张状态。目前认为，NO 主要通过激活可溶性鸟苷酸环化酶，提高平滑肌内环鸟苷酸（cGMP）水平，使细胞内游离钙离子降低，最终通过激活 cGMP 依赖性蛋白激酶，导致肌球蛋白轻链脱磷酸化而引起血管平滑肌舒张。内皮素-1（endothelin-1，ET-1）是血管内皮细胞产生的由 21 个氨基酸组成的多肽。ET-1 的血管活性作用较为复杂，内源性 ET-1 在调节正常人肺毛细血管张力中的作用目前尚不清楚，但已发现由于内皮细胞功能障碍导致的 ET-1 和 NO 代谢异常是多种肺部疾病病理过程中的重要机制。

肺微循环的特点是分布广、压力低、总横断面积大，分支互相吻合成网，其参与肺的气体交换和物质、液体交换，血流量受神经、体液等因素的影响，在机体中发挥极其重要的作用。

第二节　肺微循环的压力、阻力和血流

一、肺微循环的压力及其影响因素

与体循环相比，肺循环是一个低压系统。肺动脉及其分支的管壁菲薄，平滑肌细胞含量较少，这是维持其低压状态的结构基础，这种低压状态减轻右心做功，有效地维持肺的气体和物质、液体交换。肺微循环的压力随呼吸周期改变，且不同部位的压力不同。

肺微循环的压力由毛细血管前、后阻力，肺动脉压力和左心房压力决定。大多数情况下，肺毛细血管压力增加是流出道阻力增加所致（如二尖瓣疾病等）。肺毛细血管压力也直接与血流量有关，血流量增加，肺毛细血管压力将随之增加。体液因素对肺毛细血管压力也有明显的影响。组胺、5-HT 和去甲肾上腺素能明显地增加毛细血管滤过压。

二、肺微循环的阻力及其影响因素

肺毛细血管存在一定的弹性，当血液通过肺循环时，毛细血管床对血流形成一定的阻力，即为肺微循环阻力。根据欧姆定律，阻力与压力成正比，与流量成反比。各种情况导致肺毛细血管血流及毛细血管前后压力改变，均可影响肺微循环阻力。肺微循环阻力也可以通过 Poiseuille 公式来表示，其与管腔半径的四次方成反比，与血液黏滞度成正比，与血管长度成正比。

$$R = 8\eta L / \pi r^4$$

其中，η 代表该段血管内血液黏滞度，L 代表血管长度，r 代表血管半径。

影响肺微循环阻力的因素分为两类，即阻力增加因素和阻力降低因素。

（一）肺容积对肺微循环阻力的影响

肺毛细血管与肺泡比邻，肺泡不同程度的扩张或塌陷容易影响毛细血管的直径，从而影响肺毛细血管阻力。自主呼吸时，胸腔内负压对肺泡毛细血管有一定的扩张作用，故肺泡毛细血管阻力较小；机械通气时，肺泡被动扩张，肺泡毛细血管阻力明显增加。自主呼吸时，胸腔负压，回流增加，肺容积增加，肺泡外毛细血管阻力增加；机械通气时，胸腔内正压向肺泡间质有一定的传导，亦可导致阻力增加。总之，肺容积增加，肺毛细血管阻力增加。

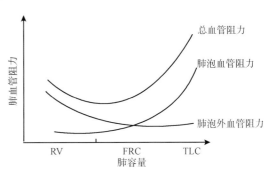

图 13-2　肺容积与肺毛细血管阻力之间的关系

注：RV. 右心室压力；FRC. 功能残气量；TLC. 总肺容积

不同肺容积对肺毛细血管阻力影响不同（图 13-2）。若肺容积低于功能残气量，肺泡外毛细血管受到肺泡过分牵拉而管腔狭窄，进而肺泡外毛细血管阻力明显增加，而肺泡毛细血管不会受肺泡挤压，其阻力降低，最终表现为肺毛细血管阻力增加。反之，当肺容积增加时，肺泡毛细血管阻力明显增加，肺泡外毛细血管阻力降低，最终肺毛细血管阻力亦增加。因此，肺容积处于功能残气量时，肺血管处于良好的弹性扩张状态，毛细血管阻力处于最低水平。

（二）血管内压力对肺微循环阻力的影响

肺微循环阻力受血管内静水压的影响。一般情况下，部分肺毛细血管处于关闭状态，无明显血流通过；但当各种原因导致肺血管容量明显增加时，毛细血管内静水压增高，大量肺毛细血管被动开放，使得毛细血管床面积增加，肺毛细血管充盈，其毛细血管阻力发生变化。当肺动脉压及左心室内压力增高时，可使跨血管壁压增加，肺毛细血管扩张，阻力下降。

（三）血容量对肺微循环阻力的影响

肺循环容量基本恒定，相当于体循环总量的 12%，其中 70～100ml 血容量存在于肺毛细血管中。大量失血时，即便全身血容量明显减少，但由于血儿茶酚胺释放增多，体循环血管收缩，肺循环容量变化不大。

（四）神经调节对肺微循环阻力的影响

肺毛细血管分布有交感和副交感神经，但神经系统的支配效应较小。一些研究发现，某些体循环神经系统受到刺激后，可导致部分肺毛细血管阻力轻度升高，但大部分血管的顺应性可能无明显变化。因此，神经兴奋对肺毛细血管阻力的影响相对较小。

（五）体液调节对肺微循环阻力的影响

肺血管内皮细胞受刺激后可分泌内皮源性活性物质，包括 NO、乙酰胆碱、缓激肽、组胺、凝血酶、5-HT、三磷酸腺苷和前列腺素等，分别为内皮源性舒张因子和内皮源性收缩因子，共同调控血管舒张和收缩功能。

NO 是主要的血管舒张物质，内皮细胞受到刺激后大量分泌，调节血管平滑肌功能，从而影响血管阻力。缺氧、高碳酸血症和呼吸性酸中毒时，导致 NO 大量释放，激活环磷酸鸟苷（cGMP），作用于血管平滑肌，导致肺毛细血管舒张，肺毛细血管阻力下降。

（六）化学性因素对肺微循环阻力的影响

低氧血症可影响血管的舒缩活动，但其对体循环和肺循环血管的影响不同。低氧使体循环血管舒张，肺循环血管收缩。肺泡氧分压低于 70mmHg 时出现肺动脉高压，影响肺毛细血管前小动脉，不同程度地影响肺小静脉及毛细血管，进而导致肺毛细血管一定程度的收缩，阻力增加。

缺氧还可使平滑肌细胞膜对 Ca^{2+} 的通透性增加，细胞内 Ca^{2+} 含量增高，肌肉兴奋-收缩耦联效应增强，使血管收缩。高碳酸血症或酸中毒时，肺毛细血管对缺氧的敏感性增强，出现血管强烈收缩，致肺毛细血管阻力急剧增高。一般来说，即便动脉血氧分压在正常水平，pH 降至 7.25 以下将诱发肺毛细血管强烈收缩，导致肺毛细血管阻力明显增加。而一旦动脉血氧分压低于 50mmHg，pH 在 7.30 时就可能引起肺毛细血管收缩，出现肺毛细血管阻力增高的情况。因此，需严密监测动脉血氧分压、pH 及二氧化碳水平，避免低氧、酸中毒等诱发肺毛细血管阻力增高。

（七）血液黏滞度对肺微循环阻力的影响

血液黏滞度与肺毛细血管阻力呈正相关，黏滞度越大，流经肺毛细血管时的阻力越大。而决定血液黏滞度的主要因素是血细胞比容。一旦血液中血细胞比容高于 40%，肺毛细血管阻力明显增加。

三、肺微循环的血流

（一）肺血容量

肺血容量大约是体循环总容量的 12%，其中 70～100ml 存在于肺毛细血管。平静吸气时，肺循环阻力增加，血容量也增加。用力呼气或正压通气时，肺中形成高压，肺循环可向体循环挤压多达 250ml 的血液。大出血时体循环血容量的丧失可部分通过肺循环自动转移而得到补偿。血中儿茶酚胺含量显著增加时，体循环血管收缩，肺循环变化不大，大量体循环血液进入肺循环，这是脑部损伤时发生肺水肿的机制之一。

（二）肺血流量

通过肺的血流量相当于心输出量，因此影响心输出量的因素也影响肺血流量。在大多数情况下，肺血管呈被动性扩张，肺循环压升高时血管扩张，压力下降时血管收缩，但肺血管也受各种神经-体液因素的调节。

（三）肺微循环的血流分布

血流在肺内的分布极不均匀。在直立的人体，由于重力作用对肺各部位血流的影响，造成从上至下存在一个流体力学梯度，以成人肺高度估算，压差约为30cmH$_2$O。West 等根据肺动脉压（PAP）、肺泡内压（PA）和肺静脉压（PVP）三者间的关系首先提出了肺血流分布理论，即肺区概念。人体站立时，肺部血压从最高位的肺尖部到最低位的肺底部不断增加，其增加的压差等于 $\rho \cdot g \cdot h$。ρ 为血液密度常数，为 1.05 g/cm^3；g 为重力加速度，为 980cm/s^2；h 为肺从上而下的垂直距离。由于 ρ 和 g 均为常数，故可得出从肺尖部开始每下降1cm 血管内压力增加约1cmH$_2$O。在平均PAP 等于20cmH$_2$O 时，从肺底部上升20cm，PAP 将至 0；平均PVP 为 10cmH$_2$O 时，从肺底部上升10cm，PVP 将至 0；肺处于静息状态，且声门打开时，PA 在全肺为一恒定值，大小为 0。根据上述压力的分布特点，可将肺血流分布划分为三个区，即Ⅰ区、Ⅱ区和Ⅲ区。Ⅰ区位于距离肺底部 20cm 以上的区域内（肺尖部），PAP 和 PVP 均小于 0 或 PA，该区在周围肺泡内压的作用下，肺血管萎陷，血流量极少或终止，形成了无效腔样通气；Ⅱ区位于距离肺底部 10～20cm 的范围内，此区内 PAP＞PA＞PVP，该区的肺血流量取决于 PAP 和 PA 间的压差，而和 PAP 与 PVP 间的压差无关；Ⅲ区位于距离肺底部 10cm 以内的区域，PAP＞PVP＞PA，该区肺血流量取决于 PAP 和 PVP 间的压差。

正如绝大多数模型一样，该模型不能解释所有实验结果。理论上肺Ⅰ区没有血流经过，但实际测量中并没有发现该区的存在，只有肺血容量明显下降的情况下才出现；肺Ⅱ区随着高度的下降，PAP 与 PA 间压差加大，肺血流量应该进一步增加；Ⅲ区 PAP 和 PVP 均随着高度下降而同步增加，两者的差值为一恒定值，因此理论上肺血流不应该增加，但实际测量中该肺区血流量却是增加的，尽管其流速慢于Ⅱ区。Ⅲ区血流量增加的原因是随着血管内压增加，毛细血管进一步扩张，而原来关闭的毛细血管重新开放。测量中还发现Ⅳ区的存在。在接近肺底的部位随着肺毛细血管内压力不断增加，血管内液体不断渗出进入间质，跨肺压明显减小，血管阻力明显加大，血流量逐渐减少，缩小了肺间质内微血管的口径，肺泡外毛细血管闭合趋势增加，该区被称为Ⅳ区。

第三节　肺微循环的监测手段

肺微循环血流动力学研究的是血液在肺微循环系统中流动的一系列物理学问题，即压力、阻力、流量之间的关系（表 13-1）。通过对肺循环和微循环血流动力学的监测，结合生理学和病理生理学的概念，对血液运动的规律性进行定量、动态、连续的测量与分析，并将这些数据用于对病情发展的判断和对临床治疗的指导。

表 13-1　肺循环和微循环血流动力学监测指标及正常参考值

指标	英文缩写	获得方法或计算方法	正常参考值
右心房压	RAP	直接测量	6～12mmHg
平均肺动脉压	MPAP	直接测量	11～16mmHg
肺动脉嵌顿压	PAWP	直接测量	5～15mmHg
心输出量	CO	直接测量	4～6 L/min
心脏指数	CI	CO/BSA	2.5～4.2L/（min·m^2）
每搏输出量	SV	1000×CO/HR	60～90ml
每搏指数	SVI	SV/BSA	30～50ml/m^2
体循环阻力	SVR	80×（MAP–CVP）/CO	900～1500（dyn·s）/cm^5
体循环阻力指数	SVRI	80×（MAP–CVP）/CI	1760～2600（dyn·s）/（m^2·cm^5）
肺循环阻力	PVR	80×（PAP–PAWP）/CO	20～130（dyn·s）/cm^5
肺循环阻力指数	PVRI	80×（PAP–PAWP）/CI	45～225（dyn·s）/（m^2·cm^5）
左心室每搏功指数	LVSWI	SVI×（MAP–PAWP）×0.0136	45～60（g·m）/m^2
右心室每搏功指数	RVSWI	SVI×（PAP–CVP）×0.0136	5～10（g·m）/m^2

一、肺微循环压力的测量

肺毛细血管压力测量有直接法和间接法。

（一）肺毛细血管压力的直接测量

直接测量肺毛细血管压力的主要方法是伺服零（Servo-null）技术，是根据 Wiederhielm 提出的阻抗平衡交换原理而设计的。将尖端直径只有 0.5～5.0μm 的玻璃微插管充满导电性比血浆大的生理盐水，经显微穿刺技术插入微血管或毛细血管内，血管内较高的压力可使血浆进入微插管，微插管阻抗发生改变。这时，与伺服零系统连接的微插管的另一端，将产生反方向压力，阻止血浆进入血管内。当达到阻抗平衡时，系统施加的压力正好与血管内压力相等。该施加压经压力传感器连接到记录仪上而被记录下来，得到肺毛细血管压力。伺服零直接测压的优点是基线稳定，线性关系好，数值准确；缺点是操作复杂。

肺动脉漂浮导管，又称 Swan-Ganz 导管，是目前重症医学最常用的有创监测肺循环压力和阻力的手段之一。任何原因引起的血流动力学不稳定及氧合改变或存在可能引起这些改变的危险因素，均为此项血流动力学监测的适应证。在测定肺毛细血管楔压时，应将血管内导管外周的气囊充气以闭塞肺动脉某一分支的血流。在血液不流动的情况下记录到的压力变化实际反映下游未闭塞血管网中压力的变化，即肺毛细血管和小静脉压力的变化。此时肺小动脉末端、毛细血管、肺静脉、左心房形成一密闭的管道，因此楔压实际反映了左心房压。但根据毛细血管楔压可以估算肺毛细血管压。应用公式，肺毛细血管压=肺毛细血管楔压+（肺动脉压−肺毛细血管楔压）×0.4，即可计算肺毛细血管压力。

（二）肺毛细血管压力的间接测量

间接测量肺毛细血管压力的方法包括等重量技术，动脉闭合、静脉闭合和动静脉双闭合技术等。Parker 等通过实验比较了等重量技术和闭合技术所测定的肺毛细血管压力，结果完全相符。双闭合技术测定肺毛细血管压力，不需要等重量状态或称量器官，更省时、方便，因此近年来得到广泛的应用。

闭合技术测定肺毛细血管压力是由 Hakim 等首先提出的，即分析随着肺动脉内流被阻断或肺静脉外流被阻断后的压力瞬间变化情况，同时或分别阻断动脉和静脉，估计肺毛细血管压力。当肺动脉内流和肺静脉外流被同时阻断后，肺动脉压力和肺静脉压力均衡为同一值，该值即为肺毛细血管压力。

二、肺微循环阻力的测量

肺动脉漂浮导管不仅可用于测量肺循环和肺微循环的压力，亦可用于计算肺循环和微循环的阻力。

多普勒超声通过多普勒效应原理，在测量右心房心室大小、右心室前壁厚度等参数的基础上，获得肺动脉瓣最大反流压差、三尖瓣反流峰值流速、肺动脉血流速度−时间积分、肺动脉直径等数值，以此计算肺循环和微循环的血流动力学参数。其优点是：无创测量、操作简便、可重复。但也存在一定的缺点，如超声探头定位困难、易受体位变化和操作者影响等。

肺灌注成像技术是一种功能成像技术，在常规胸部 CT 平扫后，静脉注射对比剂进行右下肺实质动态扫描；通过处理不同作用的灌注图像，如伪彩色灌注功能图、肺血流图、肺血容量图、对比剂平均通过时间图、肺表面积渗透乘积图等，利用灌注软件得到该层面血流中对比剂浓度的动态变化，反映肺循环和微循环血流灌注变化。

虽然目前肺微循环监测的手段较多，但各有其优缺点，临床需要根据患者病情选择肺微循环监测的手段，以实现早期明确诊断，指导治疗。

第四节　肺微循环导向的治疗策略

肺微循环是机体血流与外界进行气体交换的重要场所，在代谢、保持内环境稳定中起着关键的作用，具有其他器官微循环所不具备的功能。当存在缺氧、急性肺动脉压力升高、机械通气等因素时，可导致肺微循环功能障碍，进而影响临床预后。因此，肺微循环导向的治疗有助于改善重症患者的临床预后。

一、明确肺微循环功能障碍的影响因素

肺微循环功能障碍的影响因素包括直接因素和间接因素。直接因素是由于炎症等原因导致肺微循环的内皮细胞直接损伤，进而引起肺组织水肿；间接因素是由于各种因素引起肺动脉压力升高，进而导致肺微循环障碍。

（一）直接因素

1. 炎症因子

急性肺损伤时炎症因子作用于内皮细胞，导致内皮细胞收缩、细胞间距增大，从而使血管通透性增高。内皮细胞损伤又进一步吸引血小板、白细胞聚集，导致弥散性微血管栓塞；血管通透性增高和微循环障碍造成肺顺应性下降、通气/血流比例失调。

2. 血管紧张素

肾素-血管紧张素系统的激活可损伤肺微血管内皮细胞。动物实验表明，血管紧张素 Ⅱ 促进脂多糖所致大鼠肺微血管内皮细胞的通透性增高，通过激活 NADH /NADPH 氧化酶，促进活性氧类分子的产生而损伤肺微血管内皮细胞；增加 IL-8 及各种黏附分子的表达而介导炎症反应，进一步加重肺微血管内皮的损伤。

（二）间接因素

1. 低氧

低氧可以引起肺血管收缩，其机制在于抑制血管平滑肌上电压门控钾通道的功能，并使细胞膜上钙通道开放，导致细胞膜去极化，增加胞质内钙离子浓度，进而使血管收缩。急性低氧所致肺血管收缩是可逆的，而慢性低氧引起血管平滑肌增殖和迁移，以及血管基质的沉积增加，引起血管发生结构性改变，从而导致肺动脉高压不可逆转。

2. 肺血管的异常

肺血管异常导致肺动脉高压的原因包括：肺血管的压迫、肺血管的阻塞、肺血管的重塑及肺血管舒缩功能异常。

（1）肺血管的压迫：间质水肿、纤维化的形成和机械通气等原因可以压迫肺血管，导致肺动脉高压。①间质性肺水肿和纤维化：内皮通透性增高，对溶质通透选择性丧失，导致大分子溶质诸如白蛋白等漏出到血管外，形成间质性肺水肿，可以造成肺血管的压迫，从而引起肺动脉高压，而肺动脉高压会加重远端血管的间质性肺水肿；肺纤维化的形成加重肺血管受压和新生血管迂曲生长，从而引起不可逆转的肺动脉高压。②机械通气：不适当的机械通气易致肺泡过度膨胀和气道平台压力过高，导致肺泡跨壁压降低，使肺泡微血管床关闭，肺动脉压升高。

（2）肺血管的阻塞：肺动脉高压的发生与肺血管阻塞有关。首先，低氧和炎症反应引起凝血途径的激活和纤溶功能的抑制；其次，肺血管内皮的损伤导致血小板的异常激活，在肺小动脉内形成血栓；再次，坏死的内皮细胞、纤维蛋白和小血栓阻塞肺血管和淋巴管，进一步加重肺动脉高压。

（3）肺血管的重塑：在疾病早期，间质水肿、肺血管阻塞等原因引起的肺动脉高压是可逆的；但是肺间质纤维化、细胞增殖和小动脉机化的发生，血管腔内纤维蛋白、肌内膜和内皮细胞的增生，可导致肺血管重塑。由于纤维化的形成和中膜细胞的增殖，肺血管结构出现了一些永久性的改变，比如肺血管受压和迂曲、血管中膜的增厚、血管腔直径的减小等，引起不可逆的肺动脉高压。

（4）肺血管内皮介导的舒缩功能异常：肺血管内皮细胞表达内皮型一氧化氮合酶和环加氧酶-1，合成 NO 和前列环素，维持血管的舒缩平衡。但在机械牵张、低氧等情况下，内皮细胞舒张功能受损，同时 ET-1 等缩血管物质分泌增多，引起肺血管收缩、肺内分流增加，从而加重低氧和肺动脉高压。

二、控制原发病

积极控制原发病是改善肺微循环的主要治疗措施。原发病的控制可以去除损伤肺微血管内皮细胞的直接因素，例如，损害因子和炎症介质等，并且通过降低肺循环中肺动脉的压力，去除导致肺微血管内皮细胞损伤的间接因素。

三、保护肺微血管内皮细胞

（一）拮抗肾素-血管紧张素系统

已经证实，肾素-血管紧张素系统可以导致肺微血管内皮细胞损伤。动物实验证明，急性肺损伤大鼠血管紧张素Ⅱ及其受体表达增多，拮抗血管紧张素Ⅱ或其受体，可以减轻肺损伤。最近研究发现，血管紧张素转换酶2（ACE2）可以降低血管紧张素Ⅱ水平，并且 ACE2 基因敲除的小鼠肺损伤加重；ACE2 作用于血管紧张素Ⅱ生成 Ang-(1-7)，Ang-(1-7) 是 RAS 中另一个具有生物学活性的多肽，与其特异性 Mas 受体结合后发挥与 AngⅡ相拮抗的作用，且与 Mas 受体结合后也可介导依赖 Akt 途径的内皮型一氧化氮的生成，调节内皮功能。

（二）抗氧化剂的使用

局部的抗氧化因子可以平衡肺内的氧化/抗氧化水平。在疾病状态下，肺内氧化/抗氧化水平失衡，外源性补充抗氧化剂可能减轻患者体内氧化过负荷状态，减轻氧化剂对内皮的损伤。

（三）其他

一些学者在动物实验中发现，抑制 RhoA 因子及干预过氧化物酶增生物激活受体的信号转导可增强内皮屏障保护功能。以上研究仍然局限于理论或者动物实验，但为肺微循环内皮功能的修复治疗提供了美好的前景。

四、预防或治疗肺动脉高压

（一）优化呼吸支持治疗

积极的氧疗能够改善患者缺氧症状、降低肺动脉压力，并且提高心输出量。低氧引起的血管收缩本身就是导致肺动脉高压的原因之一，所以应实施积极的呼吸支持治疗以纠正低氧。

对于呼吸衰竭患者，应给予肺复张联合小潮气量、控制平台压的保护性通气策略。但是即使积极实施肺保护性通气策略，部分患者仍然存在肺泡的过度膨胀，ARDS 患者这一现象更为突出。研究发现，对于存在急性肺动脉高压导致右心功能不全的患者，维持平台压大于 $26 \sim 28cmH_2O$ 会增加患者的病死率。所以，即使已给予肺保护性通气策略，仍然需要密切监测患者肺动脉压力的变化，警惕肺损伤加重。

（二）肺血管舒张治疗

1. 一氧化氮

吸入一氧化氮（NO）可以使通气肺泡毛细血管扩张，进而改善氧合，并纠正低氧引起的肺血管收缩，降低肺动脉压力。NO 进入肺毛细血管后很快被血红蛋白降解而失活，并不会引起血压下降。但是针对部分 ARDS 患者，积极给予 NO 吸入，并未发现能够改善临床预后，因此这一治疗手段需要临床进一步研究。

2. 前列腺素

前列腺素是花生四烯酸的代谢产物，能够引起血管扩张、抑制血小板聚集，并通过抑制巨噬细胞和白细胞的活化而发挥抗炎作用；还能通过抗血栓防止肺毛细血管血栓形成而降低肺动脉压力。前列环素静脉剂型已经通过美国 FDA 审核，用于治疗早期肺动脉高压。

雾化吸入前列环素依然具有扩张肺毛细血管、改善氧合和肺动脉压力的作用，其作用效果和剂量呈正相关，剂量较大时会影响血压。但由于前列环素的雾化装置给药剂量不精确，并且治疗剂量不统一，目前尚无大规模临床研究证明其能改善肺动脉高压患者的临床预后。但是，当患者存在急性严重的低氧血症和肺动脉高压时，前列环素可以作为一种治疗手段暂时缓解症状。

前列腺素 E 是一种天然存在的前列腺素，可扩张血管、抑制中性粒细胞功能，并且抑制炎症介质的释放。但前列腺素 E 静脉使用时具有非选择性扩血管作用，常常引起低血压并增加肺内分流，临床研究并未能证实其优势。

3. 钙离子拮抗剂

钙离子拮抗剂可用于病情稳定的肺动脉高压患者，但使用中需要密切监测患者药物相关心律失常的发生。目前尚未见钙离子拮抗剂治疗重症肺动脉高压的研究报道。

4. 磷酸二酯酶抑制剂

西地那非是特异性磷酸二酯酶抑制剂，具有选择性肺血管舒张作用，可逆转血管重构，并且能降低右心后负荷。动物实验并未证实西地那非的选择性肺血管舒张功能。临床试验虽然表明西地那非能够降低 ARDS 患者的肺动脉压力，但不能改善氧合。

（三）抗凝治疗

抗凝治疗已被常规用于特发性肺动脉高压患者，但是 ARDS 肺动脉高压患者应用抗凝治疗的优势尚需研究证实。动物实验发现，使用组织因子途径抑制物、活化蛋白 C 等能够减轻动物的肺损伤，但临床试验并未证实这一结果。一些研究也表明，血栓调节蛋白可能减轻急性肺损伤，但是抗凝治疗能否改善肺动脉高压仍需要临床研究加以证实。

肺微循环的功能障碍往往由原发病及一些间接因素引起，在评估患者临床病情变化时，需要密切观察和评价肺微循环的变化，积极纠正导致肺微循环功能障碍的直接和间接因素，实施肺微循环导向的治疗策略。

（徐静媛　邱海波）

参 考 文 献

Culver BH，Butler J.1980. Mechanical influences on the pulmonary microcirculation. Annu Rev Physiol，42：187-198

Gil J. 1980. Organization of microcirculation in the lung. Annu Rev Physiol，42：177-186

Guntheroth WG，Luchtel DL，Kawabori I. 1992. Functional implications of the pulmonary microcirculation：an update. Chest，101：1131-1134

Guntheroth WG，Luchtel DL，Kawabori I. 1982. Pulmonary microcirculation：tubules rather than sheet and post. J Appl Physiol Respir Environ Exerc Physiol，53：510-515

Hanson WL，Emhardt JD，Bartek JP，et al. 1989. Site of recruitment in the pulmonary microcirculation. J Appl Physiol，66：2079-2083

Ivanov KP，Potekhina IL，Alyukhin YS，et al. 2013. Microcirculation in the lungs：special features of construction and dynamics. Adv Exp Med Biol，756：197-201

Ivanov KP. 2013. Circulation in the lungs and microcirculation in the alveoli. Respir Physiol Neurobiol，187：26-30

Lien DC，Henson PM，Capen RL，et al. 1991. Neutrophil kinetics in the pulmonary microcirculation during acute inflammation. Lab Invest，65：145-159

McCormack DG，Mehta S，Tyml K，et al. 2000. Pulmonary microvascular changes during sepsis：evaluation using intravital videomicroscopy. Microvasc Res，60：131-140

Remennik OI. 1984. Pulmonary microcirculation（review of the literature）. Vrach Delo，5：47-51

Tuder RM，Cool CD. 2019. Pulmonary arteries and microcirculation in COPD with pulmonary hypertension：bystander or culprit? Chest，156：4-6

第十四章　危重症与胃肠道微循环

第一节　胃肠道微循环解剖生理

一、胃肠道血管解剖学

（一）一般特征

1. 动脉供应

腹腔干、肠系膜上和肠系膜下动脉是供应胃肠道的主要动脉。腹腔干动脉供应胃和十二指肠，肠系膜上动脉供应空肠和回肠及升结肠和横结肠，而肠系膜下动脉供应降结肠。这三条动脉的分支与肠系膜边缘的相邻血管吻合，形成血管弓。胃血管弓少且简单，而小肠和大肠的血管弓则较多且复杂，其远端形成边缘动脉。由胃肠血管弓或结肠边缘动脉引出的短直血管穿过肌层，进入广泛吻合的黏膜下动脉丛。这种广泛的壁外和壁内侧支环路在大动脉阻塞后提供了对局部缺血的部分保护。一般认为，流向小肠的血液超过胃和结肠。

2. 静脉回流

黏膜和黏膜下静脉通常平行于动脉回路。胃肠道的静脉回流通过三条支流进入门静脉：脾静脉（来自胃）、肠系膜上静脉（来自小肠）和肠系膜下静脉（来自结肠）。门静脉血排入肝血窦，并与肝动脉血混合，最终通过肝静脉进入下腔静脉。当肝脏循环受阻时，这种串联耦合结构使得肠道循环对缺血和静脉高压均敏感。

（二）胃肠道微循环特点

微循环是指微动脉和微静脉之间的血液循环。血液循环最基本的功能是进行血液和组织之间的物质交换，这一功能就是在微循环部分实现的。黏膜和肌层的血管床呈平行排列，而不是串联排列。静息时，黏膜层接受总壁内血流的约75%，肌层和浆膜层占15%～25%，黏膜下层不足 5%，这与黏膜层的代谢活性和需氧量更大有关。黏膜和肌层的平行排列允许独立控制流向该区域的血流。例如，运输活动的增加通常与黏膜血流增加有关，而运动增加与肌层血流增加有关。

1. 胃

黏膜下小动脉在腺体底部分为毛细血管、毛细血管后血管，通过黏膜的管腔表面，在胃小凹周围形成一个帽状网络。腺体周围的毛细血管网络由黏膜腔表面附近的小静脉排出，并直接传递到黏膜下静脉丛而不在黏膜内接受任何直接的毛细支流（图 14-1）。共聚焦内镜检查从黏膜表面观察时，胃体腺体周围的毛细血管网络呈蜂窝状外观。这种串联的

方式允许 H^+ 分泌期间从壁细胞释放的 HCO_3^- 被释放到黏膜表面细胞的基底侧。这种"碱性潮汐"（alkaline tide）可以防止酸引起的胃表面上皮损伤。在胃黏膜的上部没有发现淋巴管。

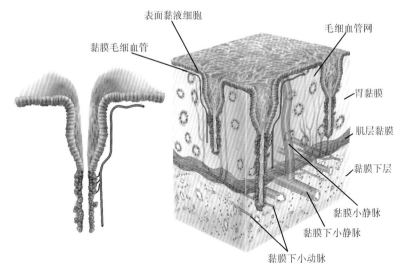

图 14-1　胃黏膜血管结构

（引自：Gannon BJ，Brawning J，O'Brfen，P，et al. 1984. Mucosal mircrovascular architecture of the fundus and body of human stomach. Gastroenterology，86：866-875）

2. 小肠

肠系膜动脉分支形成数支小动脉，沿肠管外吻合成环状，其分支在肠系膜附着部位的两侧穿入浆膜，绕肠管呈环形分布且互相吻合。肌层微血管沿平滑肌细胞走行，呈平行网状，互相吻合；黏膜下层毛细血管互相吻合，接受双重血供，既接受黏膜下层细动脉的血流，又接受经绒毛毛细血管的血流；绒毛的微血管呈网囊型，中心有 1~2 根微动脉由绒毛底部至绒毛顶部，分支形成毛细血管网，经集合毛细血管注入绒毛微静脉，绒毛间无吻合支（图 14-2）。微动脉、微静脉在网囊型毛细血管网中央并排走行，它们之间的距离近，但血流方向相反。有人提出这种绒毛中小动脉和小静脉的逆流排列有利于小动脉和小静脉之间的 O_2 交换，从而形成从基底到顶端的 PO_2 梯度。不管其机制如何，这种"生理性缺氧"被认为是造成表面上皮细胞对局部缺血更敏感的原因。黏膜固有层和黏膜下层有动静脉短路支，当血液流经动静脉短路支时，绒毛很容易缺血。黏膜毛细血管由内皮细胞、基底膜及外周细胞突起构成。毛细血管位于上皮细胞 2μm 范围内。小肠的淋巴系统起源于绒毛内的大型中心血管（乳头）。乳头的顶端部分具有"死胡同"内皮，确保当绒毛收缩时淋巴向收集淋巴管的推进。它们的大小与小静脉毛细血管相似，但它们缺乏内皮细胞连接，可能有助于乳糜的转运。

3. 结肠

结肠黏膜微血管分布类似于胃的分布。喂养小动脉及其毛细血管分支沿着腺体传递到黏膜的腔面，并形成围绕腺体的毛细血管网络，从表面看呈蜂窝状。蜂窝网络内的毛细血管密度在近端结肠中比在远端部分更高。结肠毛细血管比小肠中的更接近上皮。结肠黏膜的上部没有淋巴管。

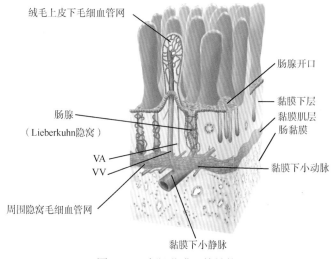

图 14-2 小肠黏膜血管结构

（引自：Frasher WG. 1972. A repealing modular organization of the microcrrculation of cat mesentery. Microvasc Res，4：62-76）

二、胃肠道微循环的调节

（一）内在局部血管调节机制

局部血管调节机制使动脉和/或静脉压力改变期间血流（和氧合）的变化最小化，以满足代谢活动增加时的氧需求。胃肠器官根据组织需要调节血管系统的机制包括肌源性机制、代谢机制及其他机制。

1. 肌源性机制

肌源性反应调节血管壁张力。根据拉普拉斯定律，血管壁张力是血管压力（如血管内-血管外压力）和血管半径的乘积。因此，血管内压的增加会增加血管压力和血管壁张力。为了使血管壁张力恢复到基础水平，肌源性反应机制调节引起血管收缩，即血管半径减小。反过来，血管内（或血管）压力下降，会发生血管半径增加或血管舒张反应。这种机械性刺激引起的局部反射，可以引起血流增加，以满足食糜通过肠管时局部肠功能（分泌、吸收及运动）增强的需要。肌源性反应是血管平滑肌的内在特性，即肌肉既是传感器（张力）又是效应器（收缩反应）。肌源性血管调节的生理功能包括：①建立和维持基础血管张力；②在急性灌注压力变化期间调节血流量；③调节毛细血管静水压以防止大量毛细血管通透性液体过滤。

2. 代谢机制

静息状态下，消化系统（包括胃、肠、肝、胰、脾）的血流量约占心输出量的 1/3。进餐后，小肠绒毛及其邻近的黏膜下层的血流量可增加至平时的8倍以上；胃肠壁肌层的血流量也随之增加，直至 2～4 小时后才降至进餐前的水平。可见，消化道的血流量与局部组织的活动水平密切相关。

血管调节的代谢机制确保小动脉和毛细血管前括约肌张力与组织的代谢活动相适应。

小动脉张力控制血流量和输送到毛细血管的氧气，而毛细血管前括约肌张力控制灌注毛细血管的数量，从而控制输送到细胞的氧气。组织 PO_2 和有氧代谢的血管活性终产物是代谢活动改变被"感知"后改变微血管紧张度的两种调节机制。氧代谢的增加导致舒血管代谢产物（如腺苷和 H^+）产生，这些代谢产物在血管周围积聚，降低小动脉的张力，导致血流量和毛细血管静水压增加；还可降低毛细血管前括约肌的张力，导致毛细血管表面/交换区域增加。随后间隙中累积的代谢物被"冲刷"，使微血管紧张度恢复到基础水平。在调节血管的局部代谢物中，腺苷最受关注。

3. 其他机制

其他血管调节机制还包括：①一氧化氮（NO）。NO 维持血管平滑肌的基础张力，在调节胃肠道血流和血管反应性改变中有重要意义。长时间高水平的 NO 可改变血管内皮细胞和平滑肌细胞功能。内源性 NO 可减弱肠微动脉的交感神经性收缩。内皮型一氧化氮合酶（eNOS）活化和 NO 释放的主要刺激是流动血液施加的内皮壁剪切应力。剪切应力介导的血管舒张在阻力血管比前毛细血管段更普遍。由代谢因素（如 PO_2、腺苷的减少）引起的终末阻力血管的舒张将导致小动脉的剪切应力增加，从而增加 NO 产生。②组织氧合自动调节。一般来说，灌注压力适度降低导致小动脉扩张，而灌注压力增加导致血管收缩。这种通常被称为"压力-血流自动调节"的反应防止了动脉压力波动期间动脉血流量和 O_2 输送的急剧变化。胃肠道中的这种反应都与肌源性和代谢性机制有关。③剪切应力介导的内源性血管调节。血流所施加内皮剪切应力增加导致血管扩张性产物如前列环素和 NO 等的产生，引起平滑肌松弛。

（二）神经调节

小肠黏膜、黏膜下层小动脉、微动脉有丰富的交感神经末梢，微静脉周围交感神经末梢的数量较少。刺激交感神经可引起其支配的血管收缩，局部血流减少；刺激停止后出现反应性充血，局部血管舒张。电镜组织化学观察到，消化管黏膜微动脉和毛细血管附近存在丰富的无髓神经纤维，毛细血管内皮细胞有乙酰胆碱酯酶反应产物和 M 型胆碱能受体，表明消化管微循环受到神经调节。

1. 自主神经

胃肠道血流的交感神经和副交感神经调节可到达黏膜下小动脉水平。这些小动脉的主要神经分布来自前椎间盘神经根的交感神经纤维。节后交感神经纤维的激活引起由去甲肾上腺素和 ATP 介导的血管收缩。随着交感神经刺激（或去甲肾上腺素给药）时间的延长，血管收缩减弱，血流恢复至基础水平，这一现象被称为"自动调节逃逸"。交感神经刺激也使静脉收缩，但与阻力血管不同，静脉不出现"自动调节逃逸"。副交感作用节前纤维对黏膜下神经丛的各种神经元有明显的调节作用，与之相反，节后副交感神经直接支配黏膜小动脉的作用则可以忽略。副交感神经（如迷走神经）刺激内部神经元释放乙酰胆碱、血管活性肠肽和/或 NO，引起小动脉扩张。

2. 内在感觉神经

胃肠道富含传入感觉神经，这些感觉神经位于紧邻黏膜上皮的间质内，支配黏膜下小动脉。感觉神经与背根神经节中的细胞体被称为外在初级传入神经（EPAN）。这些 EPAN 是响应有毒化学物质、机械或热刺激伤害的感受器。当这些神经被类胰蛋白酶的配体（如辣椒素、H⁺）激活时，信息被传递到中枢神经系统，并通过反射弧引起黏膜下小动脉舒张。血管舒张主要由降钙素基因相关肽的释放介导，与降钙素基因相关肽同时释放的 P 物质也可能涉及。降钙素基因相关肽可以直接作用于血管平滑肌引起放松或释放局部 NO 以调节血管舒张。

在黏膜下神经丛内有感觉神经，与脊髓或中枢神经系统无关，即内在初级传入神经（IPAN）。这些 IPAN 通过释放乙酰胆碱或血管活性肠肽引起小动脉扩张。释放的神经递质可能因肠道区域而异：乙酰胆碱是小肠中的主要神经递质，而血管活性肠肽是结肠中的主要神经递质。

归因于代谢和/或肌源性机制的一些内在血管调节反应也涉及内在感觉神经。辣椒素对壁内感觉神经脱敏测试表明，感觉神经参与这些反应。

（三）循环血管活性物质

儿茶酚胺、血管加压素和血管紧张素 Ⅱ 是影响胃肠道微血管张力的主要循环介质。儿茶酚胺依赖于 α 或 β 肾上腺素受体是否被激活而引起血管收缩或舒张。去甲肾上腺素是主要的 α 肾上腺素能受体激动剂，引起血管收缩和肠血流减少。如前所述，在长时间输注去甲肾上腺素时，肠阻力血管表现出"自动调节逃逸"。低剂量的肾上腺素通过 β 肾上腺素能受体引起血管舒张，而高剂量时通过 α 肾上腺素能受体引起血管收缩。

（瞿洪平　张如愿）

第二节　胃肠道微循环监测的临床意义

胃肠道微循环的供血供氧是维持胃肠道功能的重要因素。在疾病危重状态，例如休克低灌注状态下，胃肠道微循环短路交换增加，使绒毛顶部的氧供进一步减少。因此，胃肠道组织对缺血十分敏感，也是体循环有效血容量减少时最早表现出缺血缺氧的器官之一。所以，监测胃肠道的微循环可以协助早期判断患者循环灌注有无异常，并及早干预，逆转不良临床预后。

一、正常生理状态下的胃肠道微循环

正常的胃肠道组织代谢率较高，氧需求量大，需要良好的组织黏膜供血供氧、充足的营养供给、正常的神经体液调节这三大因素来维持正常的功能状态。其中，胃肠道微循环的供血供氧尤为重要。胃肠系统循环由腹主动脉的 3 个分支供应，腹腔干主要供应胃、脾和肝脏；肠系膜上动脉供应全部小肠、胰腺和结肠上段；肠系膜下动脉主要供应远端结肠。

一般情况下小肠壁的血供能够得到保障，但绒毛、特别是绒毛顶端容易缺血。这主要是由于绒毛由一支细动脉供血且各自独立，其间基本无血管吻合，一旦细动脉血流障碍，很容易造成绒毛缺血。另外，绒毛固有层中高氧、高压的细动脉血液流向绒毛顶端时，低氧、低压的细静脉血液流向底部，而细动脉和细静脉距离很近，氧直接向细静脉弥散，致使绒毛顶部细动脉血氧含量明显降低，处于低氧状态。有效的胃肠道微循环灌注为胃肠道输送氧和能量物质，保障了胃肠道的消化功能，以及机械屏障、化学屏障和免疫屏障的完整性。

二、不同疾病状态下的胃肠道微循环与胃肠功能障碍

（一）休克对胃肠道微循环及胃肠功能的影响

1. 胃肠道灌注减少与微循环障碍

在发生休克的过程中，胃肠道微循环较早缺乏有效的血流灌注。脓毒性休克的相关研究发现，与健康人相比，脓毒性休克患者十二指肠的平均毛细血管直径和功能毛细管密度（FCD）都明显降低。在脓毒性休克动物模型中，应用微探头共聚焦激光显微内镜（pCLE）评估胃、十二指肠、回肠末端和直肠的黏膜微循环，发现在脓毒症建模后4小时，猪的胃、十二指肠、回肠末端和直肠的功能毛细血管密度明显降低。而部分抗休克治疗措施，例如，应用去甲肾上腺素等血管活性药物收缩微血管时，胃黏膜组织的血氧含量也同步下降。这些微循环缺血缺氧的过程皆可导致肠道蠕动减弱，黏膜上皮紧密连接异常，肠黏膜通透性增加，黏液分泌减少和肠道正常菌群失调。

2. 胃肠道缺血-再灌注与微循环障碍

在休克的治疗过程中，一方面胃肠道微循环在再灌注后产生大量氧自由基，造成组织细胞氧化应激损伤；另一方面即使恢复血供，部分胃肠道缺血区仍不能得到充分的血流灌注，称为无复流现象，从而进一步加重脏器细胞缺血性损伤。相关研究发现，肠道在缺血-再灌注2小时、12小时时肠系膜动、静脉明显收缩，血流速度减慢，甚至出现无复流现象，微血管内可见大量白细胞贴壁、滚动，肠系膜微循环功能进一步恶化。与此同时，肠道缺血-再灌注可使小肠绒毛脱落及黏膜水肿，进一步加重缺血-再灌注引起的胃肠道损伤。研究发现，不仅肠黏膜缺失的程度与胃肠道损伤相关，消化酶进入肠腔可以进一步加重这种损伤。另外，肠道缺血可使肠道内菌群失调，如肠杆菌、肠球菌等肠道需氧菌明显增多，双歧杆菌和乳酸杆菌等益生菌明显减少。这些条件致病菌可直接破坏肠上皮细胞，也可通过产生内毒素或其他代谢产物破坏肠黏膜屏障，某些细菌还可降低肠道sIgA的免疫保护作用。由此可见，危重症患者发生胃肠道微循环障碍后，缺血缺氧可以导致胃肠道功能损伤或衰竭。

3. 液体过度复苏与微循环障碍

液体复苏是非常重要的抗休克治疗措施，但过多的液体复苏同样对胃肠道微循环及胃肠功能具有不良影响。研究表明，随着液体过度负荷，肠道的管腔出现狭窄、弹性下降且伴随肠道动力的下降。进一步探究发现，液体潴留会增加肠道水肿，以肠黏膜层最为显著，而肠道壁的压力也随之上升，以黏膜下肌层的压力最高，肠道微循环血流在这一过程也将随之减少。因此，临床抗休克治疗时，应避免液体过负荷而加重胃肠道微循环障碍，进一

步恶化胃肠道功能。

（二）过度炎症反应对胃肠道微循环及胃肠功能的影响

由感染或非感染因素造成的过度炎症反应是危重症患者（如脓毒症或重症胰腺炎患者）常见的病理生理过程。在脓毒症中，感染造成患者免疫功能紊乱，产生大量的细胞因子，其中，促炎因子包括白细胞介素（IL）-1β、IL-6 和肿瘤坏死因子-α（TNF-α）。通过活化核因子（NF）-κB 通路、密封蛋白-2 基因等方式，使肠道通透性增加的同时，胃肠道的平滑肌受损，肠道收缩动力降低。重症胰腺炎的相关研究也表明，这些促炎因子 TNF-α、IL-1β、IL-6 等明显增高的同时，回肠血流量明显下降，并可见肠黏膜绒毛上皮细胞脱落、毛细血管塌陷、中性粒细胞浸润，且随着时间的延长而加重。动物实验也证实，重症胰腺炎造模 2 小时后肠黏膜血流量显著减少，发生肠黏膜组织学损害，且肠黏膜血流量减少与血清 IL-1β 的升高同步发生，提示 IL-1β 可能通过其所调控的炎症介质进而造成血管痉挛、白细胞与血小板聚集、血栓形成及损伤血管内皮细胞，加重肠道缺血。除此之外，重症胰腺炎患者腹腔严重炎症反应可造成腹腔高压，使患者胃、小肠、结肠、直肠的黏膜和浆膜层微循环血流均下降，且呈线性关系。由此可见，大量炎症介质的过度释放很可能是引起患者胃肠道微循环障碍、肠黏膜和胃肠功能损伤的重要原因。

三、胃肠道微循环与胃肠功能障碍对危重症患者的影响

目前认为，胃肠道微循环障碍可以造成胃肠道功能损害，包括三大屏障即机械屏障、免疫屏障和细菌屏障功能的破坏。在危重症患者中，胃肠道功能障碍很可能进一步使病情恶化，其中最为严重的是引发再次全身感染。造成该类感染的可能原因包括：①肠道致病菌经血流向全身其他部位、脏器迁移。在危重症患者往往存在肠道黏膜通透性的增加，致使局部微生物容易入血播散到全身其他部位发生定植或感染。但越来越多的研究发现，血流中致病微生物的检出率很低，因此这一推论引起了质疑。②肠道致病菌经淋巴系统转移至其他部位。下消化道不仅与门静脉循环系统有关，也与肠系膜淋巴结关系密切。这部分淋巴液回流至胸导管，最后汇入左锁骨下静脉。因此，此途径又称为"肠道–淋巴"循环。目前，临床研究和动物实验发现宿主的肠系膜淋巴结内存在细菌，并可以此预测脓毒症的发生。③肠道致病菌在局部直接引起感染及炎症反应。已有研究表明，危重症患者肠道内的微生态发生变化，部分条件致病菌成为优势菌群，且毒力增强，直接引起局部感染和炎症反应。危重症患者肠道内微生态和黏膜屏障发生改变，随着肠道内微生物多样性的不断降低或消失，容易引起患者发生多器官功能障碍综合征（MODS），甚至死亡。

综上所述，危重症患者往往存在胃肠道微循环功能障碍等病理生理改变，不仅加重患者的胃肠道功能损害，而且可以导致严重感染、MODS。因此，对危重症患者应进行严密的胃肠道微循环监测。

（瞿洪平　刘嘉琳）

第三节　胃肠道微循环监测技术和应用

由于胃肠道微循环特殊的解剖及生理特点，决定了在危重症状态下（休克等）胃肠道是最早出现缺血缺氧的器官之一。临床可使用的微循环监测技术不少，但是侧流暗视野成像技术仍是目前最成熟的监测手段。危重症状态下，舌下微循环与胃肠道微循环的关系仍不确定。临床监测胃肠道微循环仍存在较多的困难，但是由于胃肠道微循环的重要意义，因此是今后微循环监测的研究热点。

一、胃肠道微循环的监测技术

（一）胃肠道黏膜内 pH

胃肠道黏膜内 pH（intramucosal，pHi）反映胃肠道黏膜的灌注与代谢情况，是评价胃肠道黏膜并提示内脏血流灌注与氧合状态的监测手段。胃肠道 pHi 是利用动脉血二氧化碳分压（$PaCO_2$）与胃肠道黏膜的最表层组织内二氧化碳分压（PCO_2 gastric mucosal，$PgCO_2$）之间的平衡状态并通过公式计算而得。胃肠道 pHi 监测在危重症中应用可以帮助评价胃肠道黏膜灌注，指导临床复苏治疗，预测疾病严重度和死亡率等。由于测定时需要特制的鼻胃管，故监测所需时间长，且监测前需禁食至少 2 小时；同时容易受到肠内营养物质及药物（如 H_2 受体阻滞剂、质子泵抑制剂等）干扰。另外，肾功能衰竭等多种因素亦会影响其结果。胃肠道 pHi 作为一个局部性指标，其反映个别脏器系统的组织灌注与氧合状况有一定的局限性。尽管胃肠道 pHi 存在争议，但其以无创性、可重复性、反映组织水平的代谢改变和与预后的一致性等特点，可使危重症患者的胃肠道微循环监测和治疗提升到一个新的水平。

（二）激光多普勒血流监测

激光多普勒血流监测（laser Doppler perfusion monitoring，LDPM）是一种评估微循环灌注的技术，具有实时监测组织内微循环血流灌注，并反映微循环瞬间改变情况的特点。其工作原理是从监测仪发出激光束，通过输出光纤探头，广泛散射到所监测组织中并部分被吸收，其中一部分激光撞击到运动的红细胞后反射回来，波长发生改变（多普勒频移效应），这些数据通过转换器转变为相对流量数据呈现。1975 年，该项技术开始应用于监测皮肤微循环血流量。随着技术的不断成熟和推广，该项技术也可以通过特殊的鼻胃管监测胃肠道黏膜表面微循环血流量情况，由于多普勒只能监测血流的相对变化，故监测结果只是反映相对于基线水平的波动，其局限性在于监测结果只是反映组织的相对血流变化，而无法测量个体化的血流变化，也无法区分小动脉、小静脉、毛细血管之间的血流方向、流速及灌注情况。虽然激光多普勒技术不能反映真实的微循环情况，但是仍能提供微循环短暂恢复过程中的变化信息，是功能性微循环血流监测的很好的替代手段。

（三）共聚焦激光显微内镜

共聚焦激光显微内镜（confocal laser endomicroscopy，CLE）是目前临床除了激光多普勒技术外，一种新的可视化多普勒技术，于 2003 年开始应用于临床。这一种新型内镜的工作原理是通过主机发射一定波长的低能耗蓝色激光束，经光纤传导，通过物镜聚焦于靶组织，靶组织中的荧光素发出荧光，通过探头孔到达检测器，转化为数字信号传输至计算机，合成清晰的灰阶图像。其可将组织放大 1000 倍，能观察到组织表面的形态学结构和细胞甚至亚细胞水平。该项技术已经开始应用于评估患者和动物模型中的胃肠道微循环功能状态。

（四）正交极化光谱成像

正交极化光谱（OPS）成像是一种较新的非侵入性检查方法，具有半定量、无创、可床旁直接可视观察微循环改变等特点，可定性和定量分析舌下及脏器的微循环，精确计算表面小血管和微血管密度及血管直径的变化，是临床微循环监测比较可靠的方法。其原理：特定波长的光源被血红蛋白吸收后，可被组织的浅层和深层同时反射，滤去组织浅层的偏振光，将组织深层（即微血管）的反射光处理后得到组织微血管图像，根据其氧合程度的不同而呈现黑色或灰色微血管成像。

（五）侧流暗视野成像技术

侧流暗视野（SDF）成像技术为手持式、半定量分析检测技术，是 OPS 成像的第二代升级技术，较 OPS 成像更为成熟。该技术采用的设备轻便，监测技术无创、可视，相对廉价，图像较 OPS 成像清晰，可床旁直接观察和分析脓毒症早期微循环变化。OPS 和 SDF 成像技术可以直接观察活体微循环，并通过半定量分析计算小血管密度、灌注小血管密度和灌注血管比例，进一步还可计算微循环血流指数和不均质指数等参数，是目前较为理想的微循环功能评价方法。其中，对舌黏膜下微循环的监测是几乎无损伤的最方便的微循环功能监测法。OPS 成像和 SDF 成像技术是目前最成熟的提供直接观察人类黏膜表面微循环的技术。

有别于舌下微循环监测，临床采用 OPS、SDF 成像监测胃肠道黏膜微循环仍存在较多技术层面的困难。首先是操作稳定性问题，由于设备本身的重量、肠道蠕动、呼吸、心脏活动的传导等都会降低 SDF 成像对胃肠道监测的稳定性，导致图像像素下降，满意图像比例降低。此外，还存在如何调节合适的照明、聚焦静止图像等具体实施过程中的各种困难。为此有些研究团队尝试解决以上问题。Balestra 等发明的图像获取稳定仪，可以保持探头尖端贴近探测部位，而不产生额外的压力。

（六）第三代手持式微循环监测仪器

Cytocam-IDF（incident dark field illumination）于 2015 年研发成功，具有重量更轻，体积更小，有利于手持的稳定性；具有计算机控制图像亮度及对焦，图像监测运算更快，可以减少因调整参数引起的图像移位等优点（图 14-3）。目前已有动物和临床研究使用此技术，有待后续研究验证其性能。

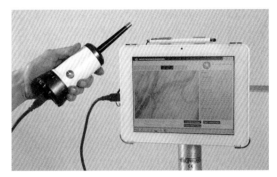

图 14-3 第三代手持式微循环监测仪器

［引自：Bruin AFJD，Tawy ALM，Sloot KVD，et al. 2018. Can sidestream dark field（SDF）imaging identify subtle microvascular changes of the bowel during colorectal surgery？Techniques in Coloproctology，22：193-800］

二、危重症胃肠道微循环的监测现状

（一）舌下微循环与胃肠道微循环的关系

目前，舌下微循环是 SDF 成像技术观察临床微循环最主要的区域，具有方便、简单、容易操作等优势，所以目前的大量研究集中在此区域。因为除了手术室外，临床观察胃肠道黏膜表面微循环还是很困难的。虽然已经有大量的研究表明，在危重症患者病情变化时，舌下微循环可发生重大的血流灌注改变，但是无法明确这些舌下区域的微循环改变是否可以代表或者反映全身其他部位的微循环变化。因此，舌下微循环能在多大程度上反映胃肠道微循环的情况就成为一个需要明确的重要问题。

从胚胎起源来看，舌下微循环与胃肠道微循环血管形成均起源于颈外动脉的分支。相同胚胎发源背景，是否代表两者之间具有很好的相关性？在出血性休克动物模型发现，休克状态下胃肠道的微循环与舌下微循环血流具有类似的消减。同样，在脓毒性休克动物模型发现舌下微循环与胃肠道微循环具有同步变化的特点。然而上述两个实验的结论受到质疑，因为均未给予经典的液体复苏，是否可能因为未恢复体循环，所以舌下微循环和胃肠道微循环仍存在微循环障碍；可能存在通过液体复苏恢复了体循环，或许仅仅恢复了舌下微循环，但无法改变肠道微循环低灌注状态。因此，两者之间的相关性仍不确定。一项以绵羊建立的内毒素休克模型研究发现，休克而未进行液体复苏时，舌下微循环、胃肠浆膜层微循环与黏膜层微循环改变类似；然而经过液体复苏后，虽然舌下与胃肠浆膜微循环有所改善，但是黏膜层微循环改善甚微，两个微循环之间并没有相关性。在临床研究方面，通过单中心观察 23 例胃肠道造瘘术后的外科感染患者，发现术后第 1 天，舌下微循环不仅与全身循环无显著相关性，而且与肠道微循环也无明显的相关性。除此之外，腹腔压力也会影响肠道微循环的变化。通过内毒素休克动物模型监测腹腔内压，发现在腹腔高压状态下，舌下微循环与肠道微循环仍有很好的相关性，提示舌下微循环是一个便捷、有效的评估全身微循环改变的窗口。

舌下微循环与胃肠道微循环对于液体复苏的反应性也是不同的。在内毒素休克羊模型发现,常规的液体复苏可以改善舌下微循环障碍,但是肠道黏膜微循环仍处于低灌注状态。其他动物模型发现,虽然液体复苏改变了两者的低灌注状态,但是肠道的有效灌注面积(PVD)仍无法恢复到正常状态。在不同休克状态下,舌下微循环与胃肠道微循环之间的相关性研究结果有差异。脓毒性休克状态下,当心输出量下降至正常值50%时,舌下微循环与肠道微循环的改变类似;而进行液体复苏使心输出量恢复至正常后,虽然舌下微循环恢复,但肠道微循环仍处于低灌注状态。然而梗阻性休克状态下,两者存在较好的相关性。以上研究结果表明,即使舌下微循环正常,仍可能存在胃肠道低灌注。

综上所述,舌下微循环可以作为液体复苏有效性的一个重要监测部位,但是胃肠道微循环应该被视为独立的监测部位。鉴于胃肠道微循环持续恶化与患者预后差具有很强的相关性,并且胃肠道微循环与舌下微循环的关系仍存在不确定性,因此监测胃肠道微循环具有重要意义。

(二)肠道微循环监测对于脓毒症诊治的临床意义

由于床边较难观察活体胃肠道黏膜表面微循环的变化,而在已实施造瘘术患者利用 SDF 成像技术,通过造瘘口(唯一的通路)可以监测肠道微循环。通过 OPS 技术比较存在肠造瘘的脓毒症人群、健康人群和单纯行造瘘术人群术后早期舌下微循环与肠道微循环变化,发现相对于健康人群和单纯造瘘术人群,脓毒症组患者术后第 1 天,肠道微循环血流异质性显著下降,但是与舌下微循环之间没有相关性;然而在术后第 3 天,舌下微循环与肠道微循环均较前恢复,同时两者之间出现较弱的相关性,因此认为舌下微循环与肠道微循环的同步性可能与时间有关。利用 SDF 成像技术发现,腹腔脓毒症肠造瘘术后患者舌下与肠道微循环对于液体反应性存在较大差异,通过人工胶体液(羟乙基淀粉)复苏,比较复苏前后 20 分钟体循环与微循环的改变,发现随着体循环的改善,舌下微循环也随之改善,但是肠道微循环的恶化情况未得到纠正。这种舌下微循环与肠道微循环分离现象可以解释为何部分脓毒症人群即使体循环和舌下微循环均纠正后仍无法改善预后,而肠道微循环对于预后的判断更有价值。

(三)肠道微循环监测对于消化道瘘诊治的临床意义

吻合口瘘是结、直肠切除术后严重的并发症,发生后死亡率增加、住院时间延长,且再发生率较高。在众多致病因素中,肠道微循环障碍是引起吻合口瘘发生及延迟愈合的主要原因。术中的血流动力学监测主要是以体循环血流动力学参数为主,如心率、血压、中心静脉压等,然而缺乏肠道微循环方面的监测,即使体循环稳定,肠道局部微循环仍可能出现障碍,导致组织缺氧,最终引起吻合口破裂。

这种肠道微循环与体循环的分离情况也是导致自发性消化道瘘发生的重要因素。虽然目前已经有几种技术可以评估肠道微循环状态,但仍不能满足临床需求。原因是其他监测手段虽然可以观察微循环变化,但是只有功能性微循环密度和有灌注的微循环密度对于评估是否发生自发性消化道瘘起重要的预判作用。研究证明,自发性消化道瘘与微循环总体密度无相关性,但是与有灌注微循环密度降低有很好的相关性。理想的胃肠道微循环监测方法，如 SDF 不仅能评估微循环的密度（包括是否存在血流），而且更大的优势在于可视化地评估微循环的质量（包括对流和弥散功能等）。因此，有研究对胃肠道造瘘术患者进行微循环参数（MFI、TVD、PVD、PPV）分析，旨在建立造瘘术后肠道微循环相关参数的数据库，以期为临床早期预测消化道瘘提供理论依据。

三、临床胃肠道微循环监测的规范化应用

临床监测肠道微循环存在诸多困难，如选择肠道部位微循环监测通路、获取优质图像等非常困难。肠道内容物、肠道蠕动、肠液大量分泌及肠道去污引起大量气泡生成等因素均会对图像采集产生影响。另外，适用于舌下微循环评估的评分系统和参数（尤其是 TVD、PVD 和 PPV）也不适合评估肠道微循环。通过胃肠手术中比较舌下微循环与胃肠微循环异同发现，两者只有 MFI 参数具有相似性，而 PPV、PVD、TVD 等参数均存在显著差异。其中最主要的原因是舌下微循环图像为二维平面，而肠道微循环是以三维的长绒毛和隐窝图像为主，所以并不推荐测量整个屏幕的微血管密度。研究证实，肠道与其他脏器微循环也存在明显的异质性，且需要更多的图像采集部位和图像摄录时间。

鉴于目前各研究中心所采用的监测方法和判断标准存在很大差异，其临床研究结果比较和推广应用存在许多困难。为确保其临床应用质量，2014 年加拿大、法国等研究者组织召开了一次圆桌会议，对胃肠道微循环的实验研究及临床应用进行系统阐述和讨论，制定胃肠道微循环 SDF 成像监测中的图像采集、参数分析和临床应用规范，并提出推荐意见。

（一）胃肠道微循环监测图像的获取

与舌下微循环的图像获取和监测不同，胃肠道微循环图像采集较为困难，许多因素可影响胃肠道微循环监测结果。例如，局部因素，包括胃肠蠕动、喂养情况、局部炎症和出血、局部温度等；全身性因素，包括体温、呼吸、凝血性疾病等。对没有行消化道造瘘手术的患者，常需要在术中采集图像。以下注意事项有助于获取理想的肠道微循环图像。

1. 肠道微循环监测的合适时间

选择理想的监测时间对于肠道微循环监测获取图像起到重要的作用。因为选择合适的图像采集时间，可以避免肠道内容物对图像质量的影响，减少监测时肠道肠液的大量分泌，避免粪便、肠道去污引起大量气泡的生成等因素对图像采集的影响。虽然男性与女性的消化时间差异较大，但是一般小肠的排空时间为 2～4 小时。另外，不同的疾病状态及病理生理改变，如脱水、用药情况都可能影响小肠排空时间。因此，推荐图像获取的理想时间是肠内营养喂养后 2～4 小时。如果患者为全胃肠外营养，则采集时间相对宽松。

2. 肠道微循环监测的合适部位

肠道微循环监测部位主要是回肠造瘘处的肠段。然而，造瘘部位肠管的长度和形态可能会影响图像的采集。有些肠管突出于造瘘处皮肤较多，此处肠道微循环可能受到造瘘颈部腹壁及其他因素对肠道组织压力差异的影响。因此，监测此处微循环状态时，应将探头轻柔越过造瘘颈，深入造瘘处肠道黏膜至少 1～2cm。

3. 获取稳定图像的方法

稳定的图像是正确分析的基础，但是临床获取肠道微循环的高质量稳定图像很困难，其难度明显高于舌下微循环。影响图像稳定性的因素包括：操作者手持设备的稳定性、患者肥胖、自主呼吸运动等。同时，操作者要考虑肠道蠕动过程中小肠绒毛的活动。

为了提高图像的质量和稳定性，一般建议两个操作者协同完成图像的采集：一个操作者将手持设备放入造瘘口，另外一个操作者协助调整焦距和亮度，并控制操作开始和停止图像采集按键。为了增加采集图像时的稳定性，推荐采集图像时患者采用平卧位，具有自主呼吸功能的患者暂时屏气，这样更容易获得稳定性高的图像。

4. 图像保存数量和视频录制时长

鉴于肠道微循环同其他器官微循环一样也存在明显的异质性，目前推荐肠道微循环参照舌下微循环的图像获取及分析方法，即每次选取 5 个不同的图像采集部位。后期图像剪切分析至少需要 5 秒钟的稳定图像，因此采集时每段摄像持续时间不应小于 20 秒钟。如果只有一个操作者，为避免图像不稳定和其他人为干扰，建议采用延长单次图像采集持续时间的方法，以确保能收集到 5 个有效的摄像记录。

采集图像时，可能观察到肠道微血管的横切面或者纵切面（图 14-4）。在保证分辨微血管内移动的红细胞情况下，两种切面均可以进行分析。但相对而言，纵切面容易分析，因此尽量选择纵切面进行图像采集。

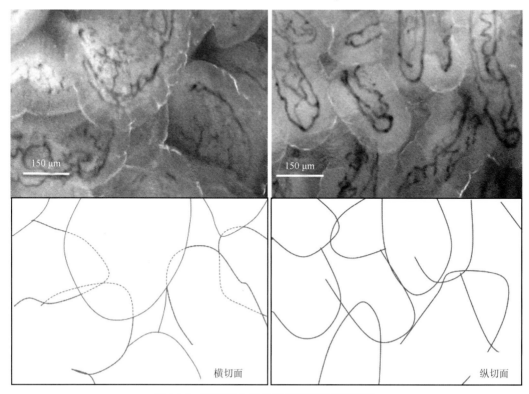

图 14-4　肠道微血管的横切面和纵切面图像

（引自：Lehmann CH，AbdoI，Kern H，et al. 2014. Clinical evaluation of the intestinal microcirculation using sidestream dark field imaging recommendations of a round fable meeting. Clinical Hemorheology and Microcirculation，57：137）

5. 如何避免压力对图像的干扰

避免过度压迫黏膜表面对采集可靠的微循环图像非常重要，因为过高的压力可以改变微循环血流，得出错误的数据和结果，甚至误导治疗。小肠壁和小肠绒毛的微观解剖学有其自身特点，压力对小肠微循环所造成的图像分析影响同其他脏器相比较小。虽然血管不间断血流是验证是否存在压力干扰的有效方法，但是因为只有小肠绒毛内才能观察到微血管，因此这种方法不能用于评估小肠微循环。尽管如此，图像采集过程中还是应尽可能避免探头在监测部位压迫力量过大而对图像采集和结果分析造成影响。

（二）胃肠道微循环监测图像的分析

1. 试验监测参数

清晰和可重复的图像是评价器官微循环状态的关键。获得合格的图像后，有多种评估胃肠道微循环的方法：小肠绒毛间毛细血管面积、小肠绒毛内微小动脉直径变化、功能性毛细血管密度、主要绒毛小动脉直径、黏膜灌注指数、血流和毛细血管直径、功能性微血管密度、有血供小肠绒毛等。目前市面上已有多种微循环分析的设备或软件，大多用于舌下微循环监测（如 AVACapImage 等）。然而，目前这些监测方法所面临的共同问题是难以进行自动分析，不同分析者之间得到的分析结果差异较大。有研究提出一些简单可行的方法和分析软件，以客观评估胃肠道微循环状态，包括绒毛血管密度、微血管流动指数、灌注血管比例及小肠绒毛边界的完整性等。推荐临床使用以下定量或者定性参数简化分析过程，提高检出效率（表 14-1）。

表 14-1　肠道微循环状态评估推荐参数

分析类别	推荐参数
定量分析	绒毛血管密度（vessel per villus，VV）
	微血管血流指数（microvascular flow index，MFI）
	灌注血管比例（proportion of perfused villus，PPV）
定性分析	小肠绒毛边界完整性（integrity of the border of the villus）

2. 小肠绒毛血管密度

舌下微循环和肠道微循环有显著不同，最重要的区别是：舌下微循环图像呈现的是二维平面，而肠道微循环呈现的是三维结构。因此，不能简单地用视野内微血管密度评估肠道微循环状态。一般以单个小肠绒毛的微循环状态作为评估单位，用每根小肠绒毛有多少条开放的微血管反映肠道微循环状态。一个微循环视野可采集 3～10 个小肠绒毛微循环图像，通过观察纵向切面有灌注的小肠绒毛，可分析单位小肠绒毛上平均微血管数量。

3. 微血管流动指数

MFI 常用于定量评估舌下微循环血流。由于肠道微循环呈现三维形态，因此四象限评估法难以适用。在评估小肠绒毛微循环时一般分为 3 级：1 级为无血流；2 级为间断血流或血流缓慢；3 级为正常血流。一般用所有小肠绒毛的 MFI 得分除以小肠绒毛的数量，计算平均值。

4. 灌注血管比例

PPV 指的是具有正常血流（MFI=3）的小肠绒毛除以视野中所有的小肠绒毛总数量。无血流或低灌注血流（MFI=1 或 MFI=2）均被认为是灌注异常的小肠绒毛。

5. 绒毛边界（border of the villus，BVS）评分

并非所有观察到的小肠绒毛都是完整的，鉴于此，定性分析小肠绒毛边界可用于评判肠道微循环状态。边界完整定义为小肠绒毛边界无中断、变形或崩解的征象；边界部分破坏定义为<50%的绒毛边界破坏；>50%则为完全破坏（表 14-2、表 14-3）。

表 14-2　BVS 评分标准

评分	绒毛边界完整度	微血管数/绒毛数	小肠绒毛 MFI
3			正常血流
2	边界完整	≥3	间断血流/流速缓慢
1	部分破坏	<3	无血流
0	完全破坏	无血管	

注：总分=各项积分相加。

表 14-3　根据 BVS 评分标准判定小肠绒毛损伤级别

总分	损伤级别	备注
7	1	正常
5~6	2	轻度损伤
3~4	3	中度损伤
1~2	4	严重损伤
0	5	坏死

6. 其他评价指标

其他多种微循环评价参数，如微血管密度、灌注血管密度、红细胞流速及微血管直径等，目前较少用于评估胃肠道微循环。

胃肠道微循环监测是相对独立的临床微循环评价系统，虽然目前有众多技术帮助监测胃肠道微循环，但 SDF 成像技术仍是目前唯一可床边监测胃肠道微循环的有效手段。鉴于胃肠道微循环本身的特点，与舌下微循环监测相比，SDF 成像技术经肠造瘘口监测脓毒症状态及肠道手术后胃肠道微循环的改变，可为临床提供更有价值的信息。规范化操作流程和评估方法的建立，更有利于临床研究和对重症患者精准管理。

（瞿洪平　张　泓　李　磊）

第四节　肠道微循环导向的重症治疗

休克、脓毒症或高危手术等危重症，通常伴有微循环异常和组织缺氧。体循环血流动

力学参数可通过液体和/或血管活性药物进行纠正,但是微循环及其组织可能仍然受损并保持低灌注状态。对微循环的评估可以使临床医生深入理解危重症患者的发病机制、诊断和治疗。

微循环在向细胞输送氧气和维持组织灌注方面起着关键作用。氧供给和氧利用异常均可引起组织细胞缺氧。微循环由多个环节组成,每个环节异常均可导致微循环障碍。作为微循环的驱动压力,毛细血管压力很大程度上取决于小动脉和静脉压力之间的梯度。因此,除了毛细血管灌注压,另一个可能降低灌注压、破坏微循环的因素是静脉压的增加。除了线粒体功能外,氧利用还取决于扩散因素的限制,如毛细管之间的氧梯度和线粒体的氧分压等。和其他危重症引起的微循环异常不同,脓毒性休克为分布性休克,尽管心输出量正常甚至增加,但局部血管运动调节紊乱、血流分布异常、微循环和线粒体功能障碍、氧供需区域不匹配,出现代谢窘迫。脓毒性休克出现全身性低血压,目前其治疗指南采用去甲肾上腺素作为一线升压药,增加灌注压。然而,不乏担心去甲肾上腺素会引起过度的血管收缩,从而引起内脏器官微循环进一步恶化。有研究表明,尽管液体复苏和去甲肾上腺素增加了局部血流量,但仍存在微循环和线粒体的改变,回肠微循环和黏膜酸中毒持续无法纠正,说明肠道微循环和线粒体的变化独立于局部血流,提高平均动脉压进行灌注压控制对已发生的脓毒性休克时肠道微循环的改善有限。脓毒性休克患者存在骨骼肌线粒体功能障碍,脓毒症动物模型研究也发现各种器官系统线粒体受损,这些均提示线粒体功能障碍可能是脓毒症患者肠道微循环功能障碍进而导致器官衰竭的重要影响因素。

肠道微循环障碍被认为是脓毒症多器官衰竭的"发动机",既作为全身炎症反应的病理生理学触发环节,又成为治疗靶标。因此,肠微循环导向治疗在重症疾病的救治中具有重要意义。近年来,重症疾病状态下胃肠道微循环导向治疗的实验和临床研究取得了一些进展。

（一）液体复苏

休克复苏的液体选择仍存在争议。不同类型的复苏液体可能对恢复微循环血流的影响不同。失血性休克大鼠模型中,不同种类液体复苏均可纠正失血性休克引起的低血压和高乳酸血症,但 3%高渗盐水、4%琥珀酰明胶和 6%羟乙基淀粉可以恢复肠道微循环血流,而生理盐水复苏未能恢复肠道微循环。

在临床脓毒症患者,液体复苏可改善脓毒症早期的舌下微血管灌注,这种效应与体循环血流动力学效应和液体类型无关。复苏期间用 SDF 成像技术监测舌下微循环发现,微循环血流增加与 24 小时器官衰竭减少有关,而体循环血流动力学无明显差异。这些数据支持改善微循环灌注可能潜在地改善脓毒症中的器官衰竭。即使如此,有内毒素血症动物实验表明,液体复苏虽然纠正了肠浆膜和舌下微循环,但无法恢复肠黏膜灌注。黏膜内酸中毒可能由于持续的绒毛灌注不足引起。

有研究基于 CLE 评估严重脓毒症患者和动物体内黏膜微循环灌注的改变。结果发现,脓毒症患者十二指肠黏膜中的平均毛细血管直径和功能毛细血管密度（FCD）比健康对照组明显降低。在动物模型中,诱导脓毒症后 4 小时,FCD 在十二指肠、回肠、胃和直肠黏膜中均显著降低,而容量复苏后 FCD 恢复至基线值的 90.0%(十二指肠)、94.4%(回肠)、95.4%(胃)和 97%(直肠)。

不同液体复苏对于不同原因休克的体循环与微循环改变的效果不同,说明了全身性和区域性灌注之间关系的复杂性。

(二)血管活性药物应用对肠道微循环的影响

1. 去甲肾上腺素

在失血性休克复苏期间,应用去甲肾上腺素稳定平均动脉压(MAP)存在争议,因为可能对局部循环产生有害影响。有研究通过活体显微镜观察去甲肾上腺素对失血性休克复苏过程中小鼠肠道微循环的影响,发现应用去甲肾上腺素减少了输血和液体需求,同时保留了肠绒毛微循环。而在绵羊内毒素休克研究中,用激光多普勒和 SDF 成像技术评估发现,虽然液体复苏内毒素性休克增加了局部血流,但仍存在微循环和线粒体的改变。去甲肾上腺素恢复 MAP 而不影响回肠微循环或黏膜酸中毒,表明灌注压升高对内毒素性休克中的肠道微循环的重要性有限。在猪脓毒性休克早期的复苏模型中,硝普钠改善了回肠黏膜微循环血流,但需要同时增加液体补充和应用去甲肾上腺素以维持恒定的全身血流动力学参数。临床研究发现,脓毒性休克患者表现出严重的舌下微循环改变,去甲肾上腺素虽然升高 MAP,但仍无法改善微循环。这表明不同种属个体间存在差异,升高 MAP 超过 65mmHg 不是改善微循环灌注的适当方法,并且可能对某些患者有害。以上研究证明脓毒性休克中全身血流动力学和微循环改变存在分离现象。

2. 多巴酚丁胺

多巴酚丁胺尽管在没有低心输出量的脓毒性休克患者中增加了心输出量,但未能改善舌下微循环、代谢、肝脏或外周灌注参数。但也有研究提示,肠黏膜微血管血流异质性的动态变化与肠系膜氧摄取密切相关,应用低剂量的多巴酚丁胺可以逆转这种流动异质性,改善微循环血流分布和组织氧消耗。

3. 去氨加压素

去氨加压素是加压素的合成类似物,可诱导血管舒张,这可能与免疫调节有关。在大鼠内毒素血症模型中,使用活体显微镜观察去氨加压素对脓毒症肠道微循环的影响:通过量化黏膜下小静脉中黏附的白细胞数量评估炎症反应;通过评估肠壁中功能性、非功能性和功能失调的毛细血管数量确定毛细血管灌注。结果发现,去氨加压素可改善大鼠内毒素血症的肠毛细血管灌注,减少白细胞活化和炎症反应。

4. 艾司洛尔

艾司洛尔可有效减慢心率,降低脓毒性休克的死亡率。研究发现,猪脓毒性休克后心率增加、肠道微循环改变。尽管艾司洛尔对体循环有负面影响,但它可以维持脓毒症时的微循环,甚至可改善肠道区域微循环。

(三)糖皮质激素

给予脓毒性休克患者中等剂量的氢化可的松,以正交极化光谱装置监测患者的舌下微循环，发现毛细血管灌注持续改善，并且这种效应不依赖于对肾上腺皮质激素刺激实验的结果。在大鼠重症急性胰腺炎（SAP）的研究中发现，氢化可的松可抑制 TNF-α 大量释放，从而减轻肠血管内皮糖萼的降解，改善肠灌注，维持肠黏膜屏障的完整性。

（四）亚甲蓝

亚甲蓝（MB）已经成功地用于治疗难治性脓毒性休克的血管麻痹。MB 的作用机制可能是抑制微血管内皮细胞一氧化氮的释放，并改善对去甲肾上腺素（NE）等内源性儿茶酚胺的反应性。脓毒性休克大鼠模型中未接受血管活性药物的动物 MAP 急剧下降，在回肠末端进行活体显微镜微循环检查发现，未经治疗的脓毒性休克动物小静脉中白细胞黏附显著增加，肠微循环中毛细血管灌注减少，而接受 NE 或 NE + MB 组的大鼠白细胞黏附显著减少、功能性毛细血管密度改善，表明 MB 能改善脓毒性休克血流动力学和微血管功能。

（五）右美托咪定

右美托咪定可减少脓毒症患者的细胞因子产生，并降低死亡率。有研究将侧流暗视野显微镜、组织氧监测仪和全视野激光灌注成像用于研究内毒素血症大鼠回肠末端的微循环，结果发现，右美托咪定通过减轻肠道微循环功能障碍、减少黏膜细胞死亡和紧密连接损伤，保护内毒素血症大鼠肠上皮屏障。

（六）多黏菌素 B 血液灌流

在猪脓毒症模型中应用 SDF 成像技术记录回肠末端、结肠黏膜的微循环，并采用光反射光谱技术的表面组织氧合监测器检测组织氧饱和度，发现多黏菌素 B 血液灌流可减轻脓毒症猪回肠黏膜微循环功能障碍。

（七）肠上皮细胞损伤的生物标志物对肠道微循环评估的意义

重症急性胰腺炎（SAP）高死亡率与早期全身炎症反应和后期继发感染有关，可以通过超微结构变化验证 SAP 伴随的肠损伤。SAP 患者的肠道脂肪酸结合蛋白（IFABP）浓度显著升高能够预测 SAP 患者预后不良，可作为急性胰腺炎患者肠道损伤和预后的标志物。此外，在脓毒性休克患者中，使用 IFABP 作为肠上皮细胞损伤的生物标志物，舌缺血与肠上皮细胞损伤及脓毒性休克患者的预后不良有关。不同的临床干预措施对 IFABP 的影响，以及与肠微循环、肠屏障功能相关性的进一步研究，将能提供更多有价值的信息。

总之，正常的微循环功能对于充分的组织氧合和器官功能的维持至关重要，但是它具有高度异质的结构，这与其功能的多样性有关。胃肠微循环导向的治疗是潜在的可以改善重症患者结局的新策略。为了使胃肠道微循环可用于临床常规诊断和指导治疗，必须满足成像技术的小型化和体内数据实时分析的自动化。在过去数年中，床边评估微循环技术引入临床实践取得了重要进展，开辟了功能性血流动力学监测的新领域。然而，将这些成果在临床广泛推广之前，仍需深入研究胃肠道微循环及其障碍机制，需要验证新开发的装置和方法是否能成功地为改善重症患者的结局提供指导。

（瞿洪平　张如愿）

参 考 文 献

Aykut G，Veenstra G，Scorcella C，et al. 2015. Cytocam-IDF（incident dark field illumination）imaging for bedside monitoring of the microcirculation. Intensive Care Med Exp，3：40

Balestra GM，Bezemer R，Boerma EC，et al. 2010. Improvement of sidestream dark field imaging with an image acquisition stabilizer. BMC Med Imaging，10：15

Balligand JL，Feron O，Dessy C. 2009. eNOS activation by physical forces：from short-term regulation of contraction to chronic remodeling of cardiovascular tissues. Physiol Rev，89：481-534

Davis MJ. 2012. Perspective：physiological role（s）of the vascular myogenic response. Microcirculation，19：99-114

de Bruin AF，Kornmann VN，van der Sloot K，et al. 2016. Sidestream dark field imaging of the serosal microcirculation during gastrointestinal surgery. Colorectal Dis，18：O103-110

Edul VS，Ince C，Navarro N，et al. 2014. Dissociation between sublingual and gut microcirculation in the response to a fluid challenge in postoperative patients with abdominal sepsis. Ann Intensive Care，4：39

Ferrara G，Edul VSK，Canales HS，et al. 2017. Systemic and microcirculatory effects of blood transfusion in experimental hemorrhagic shock. Intensive Care Med Exp，5：24

Goswami P，Sonika U，Moka P，et al. 2017. Intestinal fatty acid binding protein and citrulline as markers of gut injury and prognosis in patients with acute pancreatitis. Pancreas，46：1275-1280

Harrois A，Baudry N，Huet O，et al. 2015. Norepinephrine decreases fluid requirements and blood loss while preserving intestinal villi microcirculation during fluid resuscitation of uncontrolled hemorrhagic shock in mice. Anesthesiology，122：1093-1102

Jacquet-Lagrèze M，Allaouchiche B，Restagno D，et al. 2015. Gut and sublingual microvascular effect of esmolol during septic shock in a porcine model. Crit Care，19：241

Lankelma JM，van Vught LA，Belzer C，et al. 2017. Critically ill patients demonstrate large interpersonal variation in intestinal microbiota dysregulation：a pilot study. Intensive Care Med，43：59-68

Lehmann CH，Abdo I，Kern H，et al. 2014. Clinical evaluation of the intestinal microcirculation using sidestream dark field imaging：recommendations of a round table meeting. Clin Hemorheol Microcirc，57：137-146

Lidington D，Schubert R，Bolz SS. 2013. Capitalizing on diversity：an integrative approach towards the multiplicity of cellular mechanisms underlying myogenic responsiveness. Cardiovasc Res，97：404-412

Ospina-Tascón GA，García Marin AF，Echeverri GJ，et al. 2017. Effects of dobutamine on intestinal microvascular blood flow heterogeneity and O_2 extraction during septic shock. J Appl Physiol，122：1406-1417

Palágyi P，Barna S，Csábi P，et al. 2016. Recent advances of mucosal capnometry and the perspectives of gastrointestinal monitoring in the critically ill：a pilot study. J Crit Care Med，2：30-37

Qin X，Sheth SU，Sharpe SM，et al. 2011. The mucus layer is critical in protecting against ischemia-reperfusion-mediated gut injury and in the restitution of gut barrier function. Shock，35：275-281

Sekino M，Funaoka H，Sato S，et al. 2018. Association between macroscopic tongue ischemia and enterocyte injury and poor outcome in patients with septic shock：a preliminary observational study. Shock，50：530-537

Shimizu K，Ogura H，Goto M，et al. 2006. Altered gut flora and environment in patients with severe SIRS. J Trauma，60：126-133

van Genderen ME，Klijn E，Lima A，et al. 2014. Microvascular perfusion as a target for fluid resuscitation in experimental circulatory shock. Crit Care Med，42：e96-e105

Yeh YC，Yu Linda CH，Wu CY，et al. 2017. Effects of endotoxin absorber hemoperfusion on microcirculation in septic pigs. J Surg Res，211：242-250

Young J，Rivière B，Cox CS Jr，et al. 2014. A mathematical model of intestinal oedema formation. Mathematical Med Biol，31：1-15

第十五章　重症急性胰腺炎的微循环障碍

第一节　胰腺微循环结构与调节机制

一、胰腺微循环的解剖学特点

（一）微动脉系统

1. 小叶间动脉

小叶间动脉行于胰腺小叶间隔，与同名静脉伴行，管径＞50μm，管壁环绕丰富的平滑肌。小叶间动脉在小叶间隔形成丰富的弓状吻合，其分支至胰腺小叶成为小叶内动脉，也分支至胰腺导管形成导管壁血管丛。

2. 小叶内动脉及其括约肌

小叶内动脉起自小叶间动脉，管径 30～50μm，管壁有完整的平滑肌，起始部膨大，为小叶内动脉括约肌；叶内动脉进入胰腺小叶后分支至胰岛成为入岛血管，也分支至腺泡形成腺泡毛细血管网。胰腺小叶多由独支小叶内动脉供给血液，起始部可见括约肌收缩而形成的环形缩窄，相邻小叶内动脉及其分支之间无吻合存在，属终末动脉。

（二）胰岛-腺泡门脉系统

入岛血管到达胰岛后分支形成胰岛血窦，血窦相互吻合形成胰岛毛细血管球，毛细血管球由各方发出许多出岛血管，起始部可见膨大的血窦突然缩窄；出岛血管走行一段距离（100～1000μm）后，在外分泌部再次形成毛细血管网；由于出岛血管起于胰岛毛细血管球、终于腺泡毛细血管网，故构成了胰岛-腺泡门脉系统。

（三）微静脉系统

1. 小叶内静脉

小叶内静脉由腺泡毛细血管网汇聚而成，管径 30～80μm，一般不与同名动脉伴行，每一胰腺小叶可有多支小叶内静脉，铸型表面特征是可见圆形内皮细胞核压迹。

2. 小叶间静脉

小叶间静脉主要由小叶内静脉汇聚而成，胰导管系统的血管丛也汇入小叶间静脉，铸型表面可见圆形或泪点状内皮细胞核压迹。

（四）胰腺微循环流向

胰腺微循环通道的主要途径和血液流向：小叶间动脉→小叶内动脉→入岛血管→胰岛血窦→出岛血管（门脉）→腺泡毛细血管网→小叶内静脉→小叶间静脉。

（五）胰岛-胰岛门脉通道

部分胰岛借出岛血管（门脉）与邻近小胰岛相连，即大胰岛的出岛血管成为小胰岛的入岛血管，形成了胰岛-胰岛门脉通道。这种小胰岛无直接的动脉血供而通过门脉接受来自大胰岛的血液。

（六）跨越胰腺小叶的微血管

偶尔可见部分胰岛的入岛血管和/或出岛血管穿越胰腺小叶间隔至另一小叶的胰岛和腺泡区。

胰腺是集内外分泌部于一体的消化器官和内分泌腺，其基本结构单位是胰腺小叶。胰腺内外分泌部之间有无血管及血液循环上的联系曾有长期的争论。有研究证实胰腺内外分泌部之间在微循环上是统一的整体，不同于其他内脏器官的微循环。胰腺微循环的特征：①从微动脉到微静脉之间的血液循环经过了内分泌和外分泌两个部分；血液流向是从内分泌部到外分泌部。②从小叶内动脉到小叶内静脉，经过了两级（胰岛毛细血管球→出岛门脉→腺泡毛细血管网）或三级（胰岛毛细血管球→出岛门脉→胰岛毛细血管球→腺泡毛细血管网）毛细血管网；故胰岛-腺泡门脉循环是胰腺微循环的重要特征。

二、胰腺微循环的神经-体液调节机制

（1）微动脉管壁平滑肌：包括小叶间动脉和小叶内动脉管壁平滑肌。它们在神经及体液因子的作用下，通过节律性的舒张与收缩调节支配区域的血流。病理状态下的微动脉痉挛，尤其是小叶内动脉的持续痉挛，将导致胰腺小叶出现不可逆的损伤。

（2）小叶内动脉起始部括约肌：在光镜和扫描电镜下均观察到小叶内动脉起始部存在括约肌，其舒缩起着胰腺小叶的"总闸门"作用，调控着胰腺小叶的血液灌流。Hernandez、Emparan、周总光等在蛙皮素诱发的急性胰腺炎早期动物模型上首次获得了胰腺微动脉系统的损伤依据，证实胰腺小叶内动脉括约肌损伤是急性胰腺炎局部微循环紊乱的始动环节，特征是平滑肌细胞胞质中充满空泡；表现为小叶内动脉括约肌痉挛；表明在诸多致缺血因素中，胰腺小叶内动脉括约肌的损伤及其痉挛是早期缺血的关键因素；提示微动脉系统的解痉和抗损伤措施的早期应用在急性坏死性胰腺炎的防治中具有重要意义。

（3）出岛血管起始部的括约肌样结构：胰岛微血管铸型扫描电镜显示出岛血管起始部膨大的血窦突然形成缩窄，提示存在括约肌，Syed Ali 证实该功能由括约肌样结构（sphincter-like-structure）细胞完成。由于其位于内外分泌部之间，其意义在于调节含有高浓度内分泌激素的胰岛血液经门脉至胰腺外分泌腺泡。

（李　磊　毛恩强）

第二节　重症急性胰腺炎微循环障碍的发生发展机制

一、微循环障碍的发生机制

急性胰腺炎（acute pancreatitis，AP）的特点是间质性水肿、炎症和腺泡细胞坏死。腺泡细胞损伤引起局部炎症反应作为始动因素，促炎症因子释放进入血液循环，内皮细胞广泛激活，由局部炎症反应引发全身炎症反应。胰腺的解剖结构决定了其易发生微循环障碍，在炎症发生 30 分钟内，即可检测到微循环的结构变化。

胰腺微循环障碍既是 AP 发病的始动因子又是加重因素。胰腺缺血、组织灌注不足先于动脉血压的下降及心输出量的减少，且不因周围循环的改善而增加。正常胰腺间歇或短暂完全阻断血供并不引起胰腺出血坏死，其造成的组织学和功能改变是可逆的。而在水肿型胰腺炎基础上再阻断胰动脉 15 分钟即可导致不可逆的胰腺坏死，提示胰腺微循环障碍是重要的加重因素。因此，胰腺的微循环障碍与急性胰腺炎的发生发展密切相关，其发生机制包括血液流变学改变、微血管痉挛、血管内皮损伤、毛细血管通透性增加和多种血管活性物质、炎症因子对其有损伤作用。

（一）血液流变学改变

发生 AP 时，胰腺内部血流分布不均匀。炎症区小叶间动脉近端收缩导致胰腺缺血，而在炎症波及较少的区域血管则是扩张的。此外，脾静脉与胰腺体尾伴行，被胰实质包绕 1/2～3/4，胰腺炎时可引起脾静脉狭窄或完全闭塞而致区域性门脉高压。因此，在胰腺炎症和损伤严重区域，因动脉系统收缩和静脉系统回流障碍，血管内血液流变学的改变影响胰腺微循环。血液流变学的异常可能与下列原因有关：①AP 时高浓度活化蛋白酶分解血浆蛋白，产生大量带正电荷的大分子，与细胞表面电荷相吸引，加重血细胞聚集；②大量生成的氧自由基直接损伤细胞膜，影响细胞膜流动性；③急性期反应蛋白、纤维蛋白原生成增加，同时大量体液外渗，致血浆蛋白浓度和血浆黏度增加。

发生胰腺炎时，血沉、血沉方程 K 值和红细胞聚集指数明显升高，提示红细胞聚集性增强。红细胞易在微静脉，特别是毛细血管后微静脉切变率低的区域聚集成团；在毛细血管发生不可逆聚集，与血管壁摩擦力增加，增加内皮损伤；破坏血流正常的层流和轴流现象，促进白细胞、血小板附壁而致微血栓形成。重症急性胰腺炎（SAP）时，红细胞刚性指数升高，提示红细胞变形能力下降，易在微血管、毛细血管发生嵌顿、破碎而对胰腺微循环造成损伤，其释放出的 ADP 和溶血卵磷脂进一步促进血小板黏附聚集和血管内凝血，使微血管效应逆转的临界管径值增大，因此高凝状态的微血管面积增大，这是导致胰腺局灶坏死或弥漫性坏死的重要因素。

在雨蛙素诱导的 AP 模型中，24 小时内即出现白细胞和血小板升高，伴有轻微的血液浓缩。而胰腺微循环障碍与血流速度改变、红细胞变形性受损及聚集相关，大鼠模型中红细胞伸长指数则显著降低。受损的红细胞变形能力可被部分结扎肠系膜淋巴管所阻滞，表明肠系膜淋巴组织可能含有可引起细胞损伤的因子。而血小板的活化，可促使其聚集成颗粒或团块，或黏附血管壁和其他血细胞形成血栓，或释放凝血因子使血液呈高凝状态，从而影响微循环灌流，特别是弥散性血管内凝血，常引起全身多器官广泛的微循环障碍。

（二）微血管痉挛

胰腺小叶是构成胰腺微循环功能和结构的基本单位，胰腺小叶血液多由独支小叶内动脉供给，独支小叶内动脉进入胰腺小叶后呈树样分支，相邻小叶内动脉之间及其分支之间无吻合，属终动脉。这就决定了胰腺组织对缺血极为敏感，一旦小叶中央动脉受压、痉挛或栓塞即可造成所支配的胰腺小叶缺血、坏死。SAP 早期阶段即可出现胰腺小叶内动脉痉挛，导致其支配区域的胰腺组织缺血、缺氧甚至坏死。蛙皮素诱发 AP 动物模型中发现有胰腺微动脉系统的损伤，其特征是平滑肌细胞胞质中充满空泡，表现为小叶内动脉括约肌痉挛，证实胰腺小叶内动脉括约肌损伤是局部微循环紊乱的始动环节。

胰腺微血管痉挛的发生机制可能有：①胰腺血流量伴随全身血流量的减少而减少，胰腺微循环的低灌注与小叶内动脉括约肌痉挛同时发生，且胰腺血流量下降比其他器官明显。②胆源性微血管痉挛即微血管痉挛可由反流胆汁经间质途径直接刺激引起。③内源性一氧化氮（NO）减少。NO 有松弛血管内皮细胞，调节微血管通透性和胰腺血流等作用，NO 产生受到抑制是 AP 时胰腺微血管痉挛及微血管损伤的主要原因。④氧自由基的产生增加。氧自由基同样可以通过灭活 NO 而引起血管痉挛，而运用氧自由基清除剂可预防实验性 AP 微血管痉挛。⑤其他，如胰酶的激活、血管内皮损伤、白细胞黏附、受损的内皮释放血管活性物质均可诱发微动脉痉挛。

在诸多致缺血因素中，胰腺小叶内动脉括约肌的损伤和痉挛是早期致缺血的关键因素。早期的微血管痉挛可致胰腺缺血和局部微循环淤滞，持续的微血管痉挛将促使 AP 由水肿性向出血坏死性发展。这种血管痉挛与缺血损伤不但发生在胰腺组织，也发生在胰腺外组织器官，而且血管的改变程度与胰腺炎的病变程度呈正相关。

（三）微血管内皮损伤与通透性改变

胰腺微循环包括腺细胞、胰管和胰岛三个互相连通的系统，三者的毛细血管均为有孔毛细血管。显微镜下检测雨蛙素诱导的 AP 血管内（IV）、血管周围（PV）、小叶周围（PL）的灰度发现微血管通透性明显升高。电镜下可以看到，AP 时毛细血管壁表面隆起，内皮细胞胞质内大量空泡形成，线粒体肿胀。同时，内皮细胞内肌球蛋白轻链磷酸化，使细胞骨架肌动蛋白微丝滑动引起内皮细胞收缩，细胞间隙增大，破坏血管基底膜，增加血管通透性，促使血浆外渗，进而引起血液浓缩、血液黏度增加、血栓形成而阻塞微血管致微循环障碍。

微血管内白细胞的激活、黏附及其与内皮细胞的相互作用（LEI）在血管内皮损伤中发挥重要作用。LEI 通常发生于毛细血管和毛细血管后微静脉，导致白细胞嵌顿、毛细血管通透性增加、毛细血管低灌注、局部组织氧供不足、细胞坏死。在 SAP 动物模型中发现，白细胞滚动数在 1 小时达峰值，之后随时间延长而降低，2 小时后可以观察到白细胞的黏附，这一过程可由 P-选择素、E-选择素、L-选择素、CD11/CD18、细胞间黏附分子（ICAM）-1 介导。另外，也有实验报道高浓度胰蛋白酶可诱导白细胞和内皮细胞表面黏附分子的表达，导致 LEI 作用的增强。早期胰腺微循环的通透性增加多发生在微循环淤滞之前，而淤滞又早于白细胞黏附，毛细血管通透性的改变和缺血是胰腺微循环的初期损害，血管通透性的改变和血流淤滞并非白细胞黏附的结果。缓激肽在磷脂酶 A_2 的激活和白三烯及前列腺素产生过程中发挥重要作用，这些物质反过来又促进小动脉收缩和白细胞黏附及游走。在缓激肽受体 B_2 介导下缓激肽可致血管扩张和低血压，引起血管壁通透性增高、多形核白细胞聚集。事实上，血管通透性的增加不仅发生在胰腺，也发生在肺、肠、肝、肾、脾等器官。毛细血管通透性增加是 SAP 诱导的全身炎症反应和多器官功能损伤的特征性表现之一。胰腺组织的缺血、缺氧可激活白细胞，分泌大量炎症介质、氧自由基、血管活性物质、溶酶体酶等，引起内皮细胞损伤，同时内皮系统激活进一步释放炎症因子，诱导全身性的瀑布样炎症反应，进而导致微血管内皮细胞的连续性破坏。

（四）细胞内钙离子失衡

机体内 Ca^{2+} 稳态的破坏会造成胰酶过早激活、胰腺腺泡细胞钙超载和细胞坏死而致胰腺严重损伤。胰腺腺泡细胞钙超载可导致胰酶分泌障碍，酶原颗粒大量聚集，Ca^{2+} 与酶原颗粒互相结合，并浓缩成空泡，被溶酶体吞噬，使处于静止状态的胰蛋白酶原提前被激活而发生自身消化。另一方面，当腺泡细胞钙超载时，磷脂酶 A_2（phospholipase A_2，PLA_2）被激活，细胞膜双磷脂层被大量水解生成血管活性物质而诱导内皮激活和产生多种细胞因子，同时促进大量中性粒细胞、淋巴细胞聚集，导致胰腺小叶内动脉括约肌和血管内皮细胞损伤，最终引起胰腺充血、水肿，甚至坏死。

二、不同诱发因素对胰腺微循环的影响

胆源性胰腺炎的发病机制中，胆胰管共同通道学说被广泛认可。由于共同通道的不同程度梗阻，胆汁反流到胰管内，一方面游离胆汁酸本身具有毒性，可损害胰管黏膜屏障，另一方面又可激活胰酶原，特别是胰蛋白酶原，活化的胰蛋白酶启动自噬性损害而激活炎症反应，促进炎症因子和血管活性物质的释放，进而引起微血管收缩痉挛、血液流变学改变，最终导致微循环障碍。

高脂血症性胰腺炎以血清甘油三酯（TG）浓度显著升高为特征性表现。TG 分解产物对腺泡细胞有直接损伤作用，大量游离脂肪酸可损伤胰腺腺泡细胞和微血管；高 TG 引起酶原在导管内释放受阻，酶原与溶酶体水解酶形成大空泡，胰蛋白酶原提前激活加速，引起腺细胞和组织自身消化；高 TG 本身可引起血液、血浆黏稠度和Ⅱ因子活性增高，血液流变学异常，易于形成血栓，最终导致胰腺微循环障碍，胰腺细胞组织缺血和坏死。降低血脂至安全水平可以及时改善红细胞的变形性和聚集性，调节内皮舒张因子和收缩因子间的平衡，降低血小板聚集，改善全身血液循环和供氧情况，使胰腺病变趋于好转。

饮酒是欧美国家胰腺炎发病的主要诱因。Schneider 等通过静脉和胃管两种方式给大鼠推注乙醇，使其血清中乙醇浓度维持在 1.5%～2.5%，于不同时间观察发现，乙醇并不直接引起胰腺微循环结构、血清酶及形态学的损伤，但可影响胰腺微循环功能改变，导致胰腺血流灌注降低，以及白细胞、红细胞流速均降低，同时白细胞黏附于血管，内皮细胞通透性增加。静脉内白细胞流速在 12～24 小时后趋于正常，但毛细血管中红细胞流速却继续降低。这种现象可能与胰腺动静脉短路的开放有关。Grauvogel 等发现慢性乙醇摄入则可使胰腺内皮细胞更易活化和激活炎症瀑布，而长期乙醇摄入可导致胰腺微血管不断发生缺血-再灌注损伤。

三、微循环障碍与胰腺组织坏死的关系

AP 发病早期胰腺微循环在结构和功能上就已经发生了改变，主要表现为毛细血管内皮细胞水肿、线粒体肿胀、毛细血管通透性增加和灌流量减少。同时，胰酶激活引起的自噬反应、血管内皮系统激活诱导的大量炎症因子释放，直接和间接地引起小叶中动脉受压、痉挛或栓塞，加重微循环障碍甚至导致胰腺小叶的缺血、坏死。微循环障碍在水肿性胰腺炎发展至坏死性胰腺炎中起着关键性的作用，也与伴发的多器官功能障碍综合征相关。

自 1862 年 Panum 经胰动脉注入蜡粒引发急性出血坏死性胰腺炎以来，缺血在 AP 发生、发展过程中的作用研究不断深入。毛恩强等研究发现，胰腺持续缺血贯穿于胰腺炎整个病程，且缺血不仅是 AP 的起始因子，也是胰腺炎病程的加重因素。早期胰腺缺血可能与微血管痉挛有关，而后期缺血可能是由于间质水肿、微血管血栓形成、血液高凝等因素。组织缺血的变化表现为进行性毛细血管血流下降，功能毛细血管密度减少和毛细血管多相性灌流。毛细血管血流在血液和组织、细胞进行氧、营养物质交换过程中具有决定性的作用，其流量是评价微循环的重要指标。AP 时胰腺总血流量是下降的，仅在初期有短暂的升高。异硫氰酸荧光素（FITC）标记的自身红细胞作为示踪剂并在活体显微镜下定量测量微循环血流发现，毛细血管血流量在水肿性胰腺炎和出血坏死性胰腺炎中的变化恰好相反，前者 3 小时后上升到 188%，且在整个实验观察时间内都较基础水平上升，而后者 6 小时后下降到 46.7%，并且有 38% 的毛细血管血流停滞。

此外，胰腺微循环障碍时的胰腺总血流量下降比心输出量的下降更严重，且不随外周循环改善而增加，提示胰腺局部灌注不足是一种持续的损伤机制。胰腺总体灌流量并不能反映局部的病理改变，缺血和充血、坏死可同时存在于不同的区域，证明胰腺局部微循环紊乱存在着显著的区域分布不均衡。这提示，及时纠正大循环的异常仍然会发生胰腺微循环的损伤，预防胰腺发生微循环障碍更为重要，对此现象的进一步阐明有助于增加 SAP 的救治成功率。

胰腺微循环障碍的发生与多种炎症因子释放、氧化还原反应和血管功能调节紊乱等诸多因素相关。微循环障碍既是胰腺局部的病理改变，也是全身微循环改变的一部分。除了胰酶自身消化引起局部腺泡组织损伤、坏死外，微循环障碍是导致胰腺坏死加重和诱导全

身炎症反应的关键。

（黄　洁　毛恩强）

第三节　胰腺微循环障碍研究的评估方法

胰腺的微循环研究困难，主要受到以下因素的影响：①胰腺位置深；②血供来源复杂；③胰腺组织自溶速度快；④实验方法学的限制。

20世纪90年代以来，胰腺微循环在方法学上取得了突破。在静态微循环样本上保留动态与组织信息的胰腺微循环形态学研究法、选择性血液成分荧光标记胰腺活体微循环观察法、胰岛细胞双重免疫组化染色/胰岛微血管计算机三维重建的胰岛微循环观察法、胰腺微循环的扫描电镜和透射电镜观察法等综合手段。这些方法让我们对胰腺微循环的变化和导致的病理变化有了更为深刻的认识。

一、物理评估方法

物理评估方法包括静态样本和活体微循环研究，不同方法各有其特点。

（一）静态样本微循环研究

（1）微血管内采用不同颜色的物质灌注，结合光镜和电镜观察。根据不同颜色注入微循环的先后顺序，可以显示胰腺微循环的走向。

（2）微血管塑料铸型技术：采用保留微血管血管壁平滑肌的微血管腐蚀铸型扫描电镜观察法，使组织的信息留在标本上，从而在微血管铸型上识别动脉端和静脉端。通过这种方法可以研究胰腺微循环流入道的长度、管径变化，毛细血管网的几何结构特征、数量、管径、长度和密度的变化，以及病理状态下微血管床损害的构筑特征，与周围组织细胞损害的关系，微血管内皮细胞及其周围组织细胞的超微结构损伤特征等。

（3）胰腺微循环通透性的监测：从静脉注入伊文思蓝（Evans blue，EB）染色，动物处死后，取出胰腺组织，用甲酰胺抽提伊文思蓝，进行定量。检测到的伊文思蓝的漏出量代表胰腺微血管通透性。

（二）活体微循环研究

1. 动态活体荧光显微镜技术（DIFMS）

以异硫氰酸荧光素标记红细胞（FITC-RBC）作为示踪剂，用以观测胰腺微血管内血细胞流速、流量、血管管径、微血管舒缩状态、毛细血管密度、微血管周围状态、白细胞-血管内皮细胞相互作用及毛细血管通透性等。

2. 胰腺微循环血流量测定

应用激光多普勒血流仪（LDF）可动态观测胰腺局部区域微循环平均血液灌流量，

目前 LDF 的改进型激光多普勒灌注成像仪（LDPI）已应用于脏器微循环血液灌流量的检测。

周总光等用微循环光镜、扫描电镜及用 FITC-RBC 活体荧光显微观察法对人、猴、犬、鼠、兔胰腺微循环通道的构筑特征、胰腺活体微循环的动力学特点进行研究。结果发现，胰腺小叶是胰腺微循环形态与功能的基本单位，小叶内动脉与小叶内静脉之间包括了胰腺内分泌部和外分泌部两极毛细血管床；微循环由内分泌部流向外分泌部，从胰岛流向腺泡门脉循环；胰腺小叶多由独支的小叶内动脉供血，相邻小叶内动脉及其分支间无吻合，属终动脉；生理状态下胰腺微循环表现为稳定的毛细血管灌注形式。胰腺微循环的解剖学特点使小叶内微循环易因高脂血症、动脉粥样硬化、胰动脉血栓等引起痉挛、栓塞、血栓形成或间质水肿而出现所支配的区域组织供血不足。胰腺炎早期可出现微循环灌流不足和功能毛细血管密度减少，决定了胰腺病变时易发生缺血和坏死。

二、生物标志物的评估方法

人体胰腺微循环的监测与评估非常困难，只能是间接地采用一些与微循环障碍相关的生化指标来进行大体判断，但并不是所有指标均可以常规检测。

SAP 微循环障碍时的常见炎症因子包括缓激肽（BK）、一氧化氮（NO）、内皮素（ET）、血小板活化因子（PAF）、ICAM-1、肿瘤坏死因子（TNF）-α、血栓素 A_2（TXA_2）、核因子（NF）-κB、前列环素（PGI_2）等，弄清这些因子的特性及其病理作用对合理利用其判断微循环具有一定的临床意义（图 15-1）。

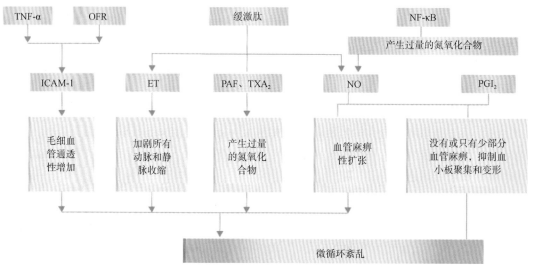

图 15-1 影响胰腺微循环的炎症因子网络

→. 恶化微循环；—. 改善微循环；TNF-α. 肿瘤坏死因子-α；OFR. 氧自由基；ICAM-1. 细胞间黏附分子-1；ET. 内皮素；PAF. 血小板活化因子；TXA_2. 血栓素 A_2；NF-κB. 核因子-κB；NO. 一氧化氮；PGI_2. 前列环素

（一）化学因子

1. 缓激肽

BK 是由激肽释放酶催化激肽原产生的一种炎症介质，对微血管具有双重作用：低浓度的 BK 可以舒张血管，但高浓度的 BK 有收缩血管的功能。它通过促进 NO 的释放、速激肽的合成及 PAF 和 ET 等炎症介质的产生而影响微循环。BK 对胰腺微循环影响的机制包括：①促进 NO 的合成和释放；②刺激炎症介质如氧自由基（OFR）、PAF 和 ET 的产生；③刺激速激肽的释放及其受体的激活；④通过 P450 途径促进花生四烯酸代谢产物的生成，由此导致钾/钙通道的开放和血管的扩张。Bloechle 等观察到，在牛磺胆酸钠诱导的 AP 动物模型中，用 BK 的 B2 受体拮抗剂治疗增加了胰毛细血管的数量，稳定了毛细血管血流量，降低了微静脉中黏附的白细胞平均数量，并改善胰腺微循环，明显改善了微循环障碍。

2. 一氧化氮

NO 作为一种无机化合物和自由基，在多种疾病的发生中起着非常重要的作用。它具有多种生物学功能，包括对多个器官微循环的影响。一氧化氮合酶（NOS）催化 L-精氨酸产生 NO。NOS 有三种异构体，内皮型（eNOS）、神经元型（nNOS）和诱导型（iNOS）。前两者通常在正常组织中低水平表达，但一旦被细胞内的钙激活则表达明显增加，导致 NO 的快速生成。iNOS 的激活方式与另外两种不同，例如，巨噬细胞中的 iNOS 不是通过细胞内钙而是通过其他因子来激活的。

NO 具有双重作用，低剂量 NO 可改善 AP 引起的各器官的微循环障碍，对这些器官有保护作用，而高剂量 NO 能引起血管的麻痹性扩张，导致其他炎症因子释放，并减少微循环灌注。大多数研究提示 NO 能扩张血管，调节局部血流量，抑制血小板聚集和白细胞黏附，清除氧自由基，降低血液黏稠度，改善微循环障碍，从而保护各器官。Dobosz 等发现 L-精氨酸能显著改善微循环障碍，提示抑制 NO 形成会加重胰腺损伤。

另外，过量的 NO 产生会引起难复性血管扩张而加重微循环障碍，从而降低胰腺血液灌注，损害胰腺。Chen 等发现，在胰腺炎诱发前，应用 NOS 抑制剂可减少血小板聚集和白细胞黏附，并显著改善微循环障碍，表明 NO 可加重微循环障碍。因此，NO 对 AP 微循环障碍的影响有待进一步研究。

3. 内皮素

ET 由 Yanagisawa 等于 1988 年从猪主动脉内皮细胞培养上清液中分离纯化而来。ET 是迄今为止已知的最强的血管收缩肽，已经在体外和体内被证明可诱导几乎所有的动脉和静脉收缩，是 SAP 微循环障碍的重要介导因子，是 SAP 病情加重的主要因子。研究表明，ET 参与了 AP 微循环障碍的发生，其主要是通过以下方式介导的：①ET 引起持续的胰腺微血管痉挛，促进钙内流，促进冠状血管收缩，降低心输出量，加重胰腺局部缺血，降低胰腺血液灌注。②ET 通过与受体结合，增加血管平滑肌细胞内钙的含量，诱导血管收缩，引起微循环缺血。③ET 增加了胰腺毛细血管的渗透性，导致毛细血管液渗漏，从而导致血液黏度增加和血液流变学改变。在血液黏度高的情况下，血小板易聚集形成微血栓，导致微循环停滞。④通过触发细胞外钙内流和细胞内钙释放，引起细胞外钙超载、缺血-再灌注损伤和微循环障碍。血浆 ET-1 水平的测定有助于 SAP 的早期诊断；同时，ET-1 可以作为疾病进展和治疗效果的标志物。治疗后第 5 天和第 7 天血浆 ET-1 水平的升高可能提示胰腺不可逆的缺血性病变和坏死性病变的进展。

研究表明，应用 ET 受体拮抗剂可以减少毛细血管渗漏，减轻缺血-再灌注损伤并改善微循环障碍。然而，Martignoni 等发现选择性和非选择性 ET 受体拮抗剂均不能改善微循环障碍，减轻胰腺损伤，或降低 AP 的死亡率，这表明对 ET 的作用仍然需要进一步的研究。

4. 血栓素 A₂

TXA_2 是花生四烯酸的代谢产物，可诱导血小板聚集，引起血管收缩。在 AP 中，磷脂酶活性增加可诱导磷脂分解形成花生四烯酸并增加 TXA_2 的产生，这又导致血小板聚集和血栓形成，血小板变形和黏附，以及凝血功能障碍。结果导致胰腺缺血、微循环障碍，从而加重胰腺损伤。此外，TXA_2 还诱导中性粒细胞活化，OFR 释放，毛细血管内皮细胞损伤，毛细血管通透性增加和血浆外渗。Hirano 等发现，在 AP 动物模型中，用 TXA_2 受体拮抗剂预处理可以稳定毛细血管通透性，增加胰腺血液灌注，改善微循环障碍，对 AP 有治疗作用。

5. 前列环素

PGI_2 也是花生四烯酸的代谢产物，具有血管舒张作用。其对胰腺微循环系统的作用主要包括以下几方面：①直接扩张胰管，增加胰腺血流，改善胰腺微循环；②通过抑制血小板聚集、变形、黏附，从而增加胰腺血流。此外，PGI_2 还可以稳定溶酶体膜，抑制溶酶体酶释放，因而可抑制 TXA_2 所导致的微循环障碍。

6. 氧自由基

氧自由基包括氧的特定代谢产物、含氧代谢产物、羟自由基，以及由羟自由基与多不饱和脂肪酸相互作用所产生的烷自由基。正常情况下，体内的抗氧化系统可以中和氧自由基，很少有自由基产生，不会引起机体损伤；但是在病理性缺血、缺氧状态下，炎症介质可以激活多形核中性粒细胞，产生大量的氧自由基，导致机体广泛损伤。氧自由基参与胰腺微循环障碍。AP 早期，机体抗氧化物质耗尽，将不能对抗氧自由基造成的损伤，过量的氧自由基将会导致毛细血管内皮细胞损伤，通透性增加，最终导致胰腺微循环障碍。

（二）细胞因子

1. 血小板活化因子

PAF 由白细胞、血小板和微血管内皮细胞等产生，TNF-α、TXA_2、OFR 可以促进其释放，PAF 通过与白细胞、内皮细胞及血小板表面的特异性抗体结合，发挥生物学作用。PAF 是一种内源性炎症介质，是迄今发现的最强的血小板聚集剂，具有广泛的生物学功能。正常情况下，它以非激活状态定位于细胞膜表面，当受到胞外信号刺激时，磷脂酶 A_2 水解产生 PAF 前体，PAF 前体被乙酰化后即可产生 PAF。

PAF 可以导致血小板激活，促进其聚集，并进一步促进血栓形成；此外，还可以通过上调黏附分子表达而改变内皮细胞的骨架蛋白，最终导致胰腺的毛细血管通透性增加，血浆外渗，血容量减少，血流缓慢，血液黏滞度增加，引起微循环障碍。

Foitzik 等发现，大鼠胰腺内仅血管内皮细胞表达 PAF 受体。使用 PAF 受体拮抗剂既能减轻胰腺组织水肿，抑制血浆白蛋白渗入间质，也能抑制胰腺白细胞浸润和血清 IL-1 水平增高。

2. 细胞间黏附分子-1

ICAM-1 为一种免疫球蛋白，主要表达于血管内皮细胞，ICAM-1 是炎症过程中非常重要的黏附分子。正常情况下，ICAM-1 在组织中几乎不表达，当其表达上调时，ICAM-1 可与细胞表面的整合素相结合，促进白细胞边集，增加与内皮细胞的黏附，促进白细胞向炎症区域迁移，诱发过度炎症反应。研究表明，ICAM-1 高表达可导致白细胞黏附，增加毛细血管的通透性，降低毛细血管血流速度，通过白细胞与内皮细胞的相互作用，导致胰腺微循环障碍。

Foitzik 等发现 ICAM-1 抗体可以抑制白细胞黏附，降低白细胞的边集效应，维持毛细血管通透性处于比较稳定的状态，从而可增加胰腺微循环的血流量，改善微循环障碍，发挥保护胰腺作用。

3. 肿瘤坏死因子-α

TNF-α 是一种重要的炎症因子，主要产生于血液的单核细胞和巨噬细胞，在所有 TNF 的家族成员中，TNF-α 是目前研究得最为广泛的炎症因子，它主要调节机体免疫功能和新陈代谢。

适量的 TNF-α 有利于白细胞移除病原体、修复组织损伤；过量的 TNF-α 将促进炎症介质的大量释放。AP 中，TNF-α 对于微循环障碍影响的机制主要有以下几方面：①上调血管内皮细胞的 ICAM-1，增强白细胞的黏附，增加毛细血管的通透性，增加血浆外渗；②下调内皮细胞中凝血酶调节素的表达，激活凝血系统，促进微循环血液停滞，促进血栓形成；③直接损害血管内皮细胞，增加胰腺毛细血管的通透性，导致微循环障碍。

早期诱导 HO-1 可能通过抑制 TNF-α 和增强 IL-10 来调节全身炎症反应，预防胰腺及周围器官如肝脏损伤。

4. 核因子 κB

NF-κB 是一种多功能的核转录因子，主要参与调节免疫功能和炎症分子。它首先在 B 淋巴细胞中被发现。在正常生理条件下，NF-κB 以非活性形式被隔离在细胞质中；激活后，可促进多种细胞因子的转录，在细胞因子介导的感染、炎症反应、氧化应激、细胞增殖和凋亡及微循环障碍中起重要作用。Wang 等发现 NF-κB 的激活加重了微循环障碍。随着 NF-κB 表达增加，胰腺血流幅度和血流速度逐渐降低。这些结果提示 NF-κB 参与了胰腺微循环障碍的发生。其机制可能是 NF-κB 的过量表达不仅增加炎症细胞分泌 NO，引起平滑肌细胞功能障碍，毛细血管病理性扩张，而且导致内皮细胞损伤，增加毛细血管通透性，促进血浆外渗，减少血容量和胰腺灌注，诱发或加重微循环障碍。

（车在前　毛恩强）

第四节　重症急性胰腺炎微循环障碍的治疗方法

针对 SAP 时胰腺微循环的改变，目前临床上的治疗策略主要包括使用改善微循环的药物、血液净化技术、硬膜外神经阻滞和持续的局部动脉灌注治疗等。改善微循环的药物种类繁多，其作用机制主要是通过缓解微血管舒缩失调、修复微血管损伤及稳定血液流变学状态，最终达到缓解、治疗的目的。

一、药物治疗

（一）抗凝治疗

1. 肝素

在微循环灌注方面，肝素对各脏器有着相似的作用。抑制白细胞与血管内皮之间的作用，减少血栓的形成；作为抗凝血酶的辅助因子，肝素可以有效地抑制凝血酶的形成及活性，进而降低凝血酶的促凝血及促炎功能；并且在与抗凝血酶或肝素共刺激因子 II 结合后，可以降低胰蛋白酶和糜蛋白酶的活性及胰蛋白酶原向胰蛋白酶的转变过程等。多项临床研究表明，肝素或低分子肝素可以降低重症胰腺炎患者呼吸衰竭、肾功能不全发生及死亡率。但临床上肝素的具体剂量、用法及注意事项等问题目前仍存在争议，尤其是对于出血坏死性胰腺炎患者可能加重的出血仍需进一步研究。

2. 活化蛋白 C 和血栓调节蛋白

活化蛋白 C（APC）和血栓调节蛋白（TM）均为蛋白 C 系统的组成成分，参与机体的炎症和凝血反应。APC 可作用于内皮细胞蛋白 C 受体（endothelial cell protein C receptor，EPCR），抑制 NF-κB 的活化，进而抑制炎症因子、黏附分子的表达；通过 SIP（silica-induced protein）增强内皮细胞的屏障功能；同时灭活因子 F V 、FⅧ等阻断凝血系统的级联反应，并且可刺激 t-PA 释放和灭活 t-PAI 而增强纤溶作用。研究发现，在 SAP 时，APC 可通过上调胰腺微循环内 TM 和 EPCR 的表达减轻 SAP。TM 除了依赖 APC 途径、凝血酶途径参与抗炎、抗凝血作用，其本身也可通过 MAPK、NF-κB 信号通路抑制炎症因子的表达、白细胞的迁移等，并作用于补体系统灭活 C3a、C5a，限制并降解炎症相关蛋白高迁移率族蛋白 B1（HMGB1）。2015 年的一项临床研究显示，重组 TM 可以有效阻止 SAP 的进展。但二者对急性胰腺炎微循环障碍的确切疗效及对胰腺微循环的作用机制有待进一步探究。

（二）抗血小板聚集

1. 血栓素 A_2 抑制剂和前列环素

TXA_2 是一种由血小板合成并释放的血栓素，可以引起血管收缩和血小板活化、聚集。Hirano 等证实在急性胰腺炎早期，TXA_2 的释放还促进了微血管的渗透性及白细胞黏附性的增加，应用 TXA_2 受体拮抗剂可降低胰腺的损伤、恢复胰腺的血流、改善微循环。临床上应用最为广泛的 TXA$_2$ 抑制剂是阿司匹林，其可通过抑制花生四烯酸环氧化酶（cyclooxygenase，COX）减少 TXA$_2$ 的合成，最终阻断血小板的活化扩增。阿司匹林还可以通过调节 NF-κB 的活化进而下调促炎介质的释放，抑制血小板表面特异性受体，促进 NO 的合成，降低血小板与白细胞的相互作用。2016 年的一篇研究显示，阿司匹林可通过抑制 SAP 小鼠胰腺组织内 COX 的合成和腺泡细胞的坏死而减轻病情。生理条件下，内皮细胞释放前列环素，通过激活相关通路，抑制血小板的过度激活、黏附，也可以作用于血管平滑肌引起血管的舒张、抑制白细胞的激活、稳定溶酶体膜。其在功能上与 TXA$_2$ 完全相反，故被认为是 TXA$_2$ 受体的生理性拮抗剂。研究显示，TXA$_2$/PGI$_2$ 比值的改变与血管功能紊乱有关，早期 TXA$_2$/PGI$_2$ 比值增高，纠正后可能改善预后、提高生存率。但 1998 年的一项动物实验显示，PGI$_2$ 类似物治疗急性坏死性胰腺炎大鼠后，大鼠的临床症状未明显减轻，生存率也未见增加，所以 PGI$_2$ 的治疗效果仍需进一步探究。吲哚美辛似乎对抑制上述因子的释放有积极意义，但整体的临床疗效尚无定论。

2. 血小板活化因子受体拮抗剂

PAF 是一种多效性磷脂类介质，由多种细胞参与分泌（其中包括血管内皮细胞）。PAF 是目前已知的最强的血小板聚集及血管活性刺激物。PAF 在与相应受体结合后，通过激活细胞内多条信号通路，不仅可以活化血小板，还可以增加内皮细胞的渗透性，产生多种促炎因子（包括 IL-1、TNF-α 和 IL-6），促进早期全身炎症反应综合征（SIRS）的发生，最终导致多器官功能障碍综合征（MODS）。目前动物实验证明急性胰腺炎早期，使用不同种 PAF 受体拮抗剂可通过降低血管通透性，改善微循环，降低血浆细胞因子和炎症介质、酶活性和胰腺组织自身消化的作用达到保护作用。但是在 2001 年的一项随机、双盲三期临床试验发现，对 SAP 患者给予 PAF 受体拮抗剂——来昔帕泛（lexipafant）并不能阻止新的器官衰竭或者减轻全身免疫反应。Mann 等的实验研究也发现 PAF 受体拮抗剂与微循环、白细胞黏附及急性胰腺炎的严重性无明显相关性。因此，PAF 受体拮抗剂对重症胰腺炎时微循环是否有作用，使用后能达到何种程度的效果，以及使用的具体剂量和时间都有待进一步探究。

（三）内皮素受体拮抗剂

内皮素（ET）是一种强效的血管收缩剂，其拮抗剂被用于高血压、心脏疾病等的治疗。目前研究表明内皮素也参与了急性胰腺炎的发生发展过程。SAP 时，在炎症因子、胰蛋白酶、凝血酶等激活物的刺激下，胰腺内的血管内皮细胞表达内皮素增多，这与机体内脏微循环系统的损伤相一致。动物实验发现，抑制内皮素受体，可解除微血管的持续痉挛，增加 SAP 大鼠功能性毛细血管的密度，减少内皮细胞与血小板、内皮细胞与白细胞之间的相互作用等。但也有学者提出质疑，认为某些内皮素受体拮抗剂会增加 SAP 的严重程度及死亡率。对于内皮素受体拮抗剂在重症胰腺炎治疗中的应用，有待进一步探究。

（四）蛋白酶抑制剂

多种原因可引起胰腺腺泡破裂，各种消化酶的非正常释放、激活被认为是 SAP 的第一阶段。蛋白酶抑制剂因其可抑制胰腺消化酶（如胰蛋白酶）的激活、凝血系统的活化及炎症因子的产生等被广泛应用于胰腺炎的治疗，其中最常用的是乌司他丁。乌司他丁是一种人尿来源的蛋白酶抑制剂，Maciejewski 等证明用乌司他丁预处理可以增加胰腺炎模型实验动物的存活率。国内外多项临床研究验证了它的有效性及安全性。乌司他丁不仅可以直接阻止蛋白酶的激活，还可通过抑制钙离子依赖的磷脂酶激活途径，减轻缺血–再灌注损伤、稳定细胞膜；降低内皮细胞黏附分子的表达，改善白细胞淤滞状况；降低 TXB_2 的浓度，抑制炎症因子的释放，从而改善灌注和整体循环状况。研究显示，乌司他丁可通过上调 ACE2-Ang-（1-7）-Mas 轴调节胰腺局部的 RAS，抑制胰腺内胰酶的活性及 IL-6、IL-8、$TNF-\alpha$ 等炎症因子、氧自由基的生成，减轻胰腺微循环血管内皮细胞的损害，抑制血小板的活化和白细胞的募集等，增加胰腺微循环内的血流灌注，缓解 SAP 病情。中国急性胰腺炎指南已将蛋白酶抑制剂、胰酶抑制剂纳入急性胰腺炎非手术一般治疗之中，但乌司他丁对微循环的作用机制仍未完全阐明。

（五）中药制剂

近年来国内不少研究者发现多种中药可以改善重症胰腺炎的预后，提高生存率。目前常用的有丹参、大黄、川芎、柴胡等。其中涉及的机制可能包括抑制胰酶的释放、抑制 TXA_2 合成、扩张血管、抑制血小板的黏附和聚集、抑制钙离子内流等。但由于中药成分复杂，具体作用机制还未明确，用量、用法上仍有争议，有待进一步研究，但为重症胰腺炎的治疗提供了新的思路。

（六）高渗盐水

液体复苏使用的高渗性盐水除了可以增加全身有效血容量、增强心肌收缩力、改善血流动力学外，在改善胰腺微循环方面也有显著作用。其可通过浓度梯度导致内皮细胞的收缩、间质内液体的转移减轻胰腺组织局部水肿，也可通过作用于多种信号通路调节中性粒细胞的活性，促进白细胞迁移、黏附并且增强损伤后 T 淋巴细胞的功能。实验证明，在高渗盐水治疗后，血清中 SAP 相关炎症因子 $TNF-\alpha$、IL-6 等下降，肺水肿的发生率降低。但短时间内快速注入大量高渗性盐水引起严重的渗透性脱髓鞘综合征的问题也不容忽视；胶体（如低分子右旋糖酐、血浆白蛋白）因其大分子量、高渗透性的特点，相较于晶体能更快速补充血容量、增加胰腺微循环内氧气的供给，并且可以有效地稀释血液，进而降低胰腺微循环内血液黏稠度，抑制血小板聚集、白细胞活化等，从而改善胰腺的灌注，降低弥散性血管内凝血（DIC）的发生率。动物研究显示，与对照组相比，给予 SAP 猪羟乙基淀粉后，病理损伤及死亡率均下降。但也有人提出质疑，认为短时间内给予大量胶体易导致机体容量负荷过重，引起肾功能损害、凝血功能障碍、过敏反应等一系列副作用。并且有临床证据显示，与乳酸钠林格液相比，羟乙基淀粉并不能降低死亡风险，相反可增加患者的死亡率，这提示治疗早期，针对胰腺微循环障碍的治疗，尽快恢复血流动力学稳定只是一方面。对于具体的复苏液体种类、给予的速度及复苏成功结束的标志，目前仍缺乏共识。

（七）其他药物

654-2 对改善胰腺微循环具有较为实用的价值，尽管循证医学的证据级别较低，但是临床上长期以来一直在应用，且没有证据否定其改善微循环的作用。

除了上述药物外，近年来研究还表明，ICAM-1 拮抗剂、P-选择素抑制剂、钙离子拮抗剂等在急性胰腺炎时，也有增加胰腺内血液灌注、改善微循环的作用。

二、血液净化治疗

SAP 患者早期的病理生理特点是系统炎症因子的激活、胰腺局部坏死、微循环及全身血液灌注下降，出现 SIRS 甚至 MODS。血液净化技术（blood purification，BP）是将患者的血液引出体外，并通过特殊的净化装置清除过多的有害物质，改善营养支持，净化血液，最终达到预防与缓解多器官功能损害的目的。24 小时持续净化治疗称为持续性血液净化技术（continuous blood purification，CBP），因其血流动力学更稳定，在 ICU 使用更广泛。血液净化方式有很多，主要包括血液滤过（hemofiltration，HF）、血液透析（hemodialysis，HD）、血浆置换（plasma exchange，PE）和吸附等。临床上在治疗 SAP 时，常采用一种方式或联合多种方式，其中应用较为广泛的是 HF 和 PE。HF 是利用对流的原理，借助自身或外源性滤过压，清除体内中小分子量的物质并补充相应的营养物质。PE 则是在将机体的血液引入外源性置换装置后，高效分离、去除血清并补充一定量的新鲜血浆或代替液，该技术主要针对血液中的抗原-抗体复合物等大分子物质。SAP 时利用血液净化技术，可以调节促炎、抗炎因子的分泌，改善内皮细胞的功能，维持内环境的稳态。

三、局部动脉灌注

重症胰腺炎的早期，由于严重低血容量和血管痉挛同时发生，传统经静脉给药，胰腺内药物浓度很难达到治疗要求。局部动脉灌注法不仅可以保证药物在胰腺内的高度浓聚，而且避免了静脉给药时效力低、特异性差的缺点。

具体操作为在影像学引导下，导丝经外周血管进入腹腔干及分支，最后达胰腺供血血管并置管持续性注入药物。目前临床上常用的、经动脉灌注治疗重症胰腺炎的药物有蛋白酶抑制剂、抗生素、肝素及其他改善微循环的药物等。虽然从机制上看，与静脉注射相比，持续局部动脉灌注可能是更好的治疗方式，但多个中心的临床研究结果各异。2014 年的一项动物实验表明，与中心静脉给药相比，动脉灌注低分子肝素可以显著稳定血流动力学，改善微循环，减轻炎症反应及胰腺组织的损伤。但 2013 年日本的一项纳入了 17 145 例患者的回顾性研究显示，持续性动脉灌注蛋白酶抑制剂和碳青霉烯类抗生素并不能降低急性胰腺炎患者的死亡率，并且会延长患者的住院时间和增加治疗费用。

日本的一项纳入了 1097 例 SAP 患者的针对持续动脉灌注蛋白酶抑制剂及碳青霉烯类

抗生素疗效的多中心回顾性研究也显示，在死亡率、感染发生率及需要进一步手术治疗方面，试验组与对照组之间无明显差异。即与传统静脉给药方式相比，持续动脉灌注蛋白酶抑制剂不能明显改善患者病情。究其原因，作者认为主要可能有两个方面：首先，纳入研究的对象因受到多家研究机构 ICU 的优质管理，与之前其他中心的研究相比死亡率更低，此时蛋白酶抑制剂在胰腺炎治疗环节中的地位不再突出。其次，因为相比较重症急性胰腺炎，急性坏死性胰腺炎有更明显的微循环损伤，包括毛细血管网的减少、血液淤滞及毛细血管渗透性的增加，持续性灌注蛋白酶抑制剂对其治疗可能更为有效。并且在依据胰腺坏死范围的预先分层分析中，超过 50% 坏死的亚组（$n=101$）在接受蛋白酶抑制剂动脉灌注后，需接受手术干预治疗的比例显著降低，但该治疗方法的有效性还待进一步探究和验证。

四、胸段硬膜外麻醉改善微循环

1969 年首次报道了胸段硬膜外麻醉（TEA）用于治疗重症胰腺炎，但是其目的是用来止痛。随着研究推进发现，其可以显著增强胰腺微循环的灌注和组织的氧合。TEA 治疗大鼠急性胰腺炎时，治疗组大鼠肠损伤和全身炎症反应均明显减轻，死亡率降低 66%。其机制可能与 TEA 改善肠道微循环，增加肠道组织氧供，减少炎症因子释放有关。TEA 可改善胰腺灌注，从而减轻急性胰腺炎的严重程度。穿刺部位为 $T_9 \sim T_{10}$、$T_{10} \sim T_{11}$、$T_{11} \sim T_{12}$，应用的药物包括罗哌卡因和利多卡因。

五、高压氧治疗

SAP 时，患者胰腺组织内微循环障碍，缺血缺氧导致大量的氧自由基产生、脂质过氧化，而这进一步加重了局部炎症反应。高压氧治疗通过迅速提升血液含氧量，增加胰腺内氧气的扩散，从而减轻局部水肿、血栓形成等。Onur 等证明，SAP 大鼠接受高压氧治疗后，血浆内淀粉酶、乳酸脱氢酶、钙离子水平降低；胰腺病理学好转，胰腺组织丙二醛水平下降，超氧化物歧化酶和谷胱甘肽水平增加。这说明高压氧治疗可以改善SAP 微循环灌注。但真正实施有较大的难度，因为患者常伴有呼吸困难而需要应用呼吸机。

六、病　因　治　疗

（一）急性胆源性胰腺炎

同时满足以下 3 项或 3 项以上指标可诊断为急性胆源性胰腺炎(acute biliary pancreatitis，ABP)：①发病 72 小时内任何时间出现胆红素升高和/或转氨酶升高；②影像学证据，例如，胆囊泥沙样结石，微小结石，胆总管梗阻，十二指肠憩室，胆总管囊肿等；③排除其他病因。但是，肝功能正常并不能完全排除 ABP。

确诊为 ABP 后，需进一步对其进行分型。①非梗阻型 ABP：机体自行解除了胆总管短暂的梗阻，其特点是血清总胆红素轻度升高，胃管内也可见胆汁流出，影像学提示无胆总管扩张，无残留的胆囊、胆总管结石，属于单次结石事件。非梗阻型采取非手术治疗，可经胃管注入 25%MgSO₄ 溶液。②梗阻型 ABP：胆总管完全梗阻并伴有胆道梗阻一系列表现。胆红素升高，以直接胆红素为主，同时伴有谷氨酰转肽酶、碱性磷酸酶、丙氨酸氨基转肽酶及天门冬氨酸氨基转肽酶等肝酶指标的升高，影像学（如 CT、超声和 MRI）提示胆总管扩张。③非完全梗阻型 ABP：胆总管通而不畅或反复间断性梗阻。影像学提示胆总管轻度扩张或不扩张，胆道泥砂样结石、十二指肠憩室、胆总管囊肿、壶腹癌等，血总胆红素反复升高。

针对梗阻型和非完全梗阻型 ABP，如发病（腹痛开始）在 48 小时之内，均建议急诊行 ERCP/EST/ENBD（ERCP. 经内镜逆行性胰胆管造影术；EST. 内镜下乳头括约肌切开术；ENBD. 内镜下鼻胆管引流术）；如果内镜治疗失败或无条件行内镜治疗，应急诊手术处理胆道。早期非手术治疗针对的是坏死胰腺或胰腺外侵犯，所以为解决胆道问题而进行的早期手术对胰腺应当采取 "No Touch" 方案（即保证胰腺完整性方案），原则上不打开胰包膜，仅在相应的渗液部位留置单腔引流管，同时根据情况行空肠造瘘。

床旁超声引导下经皮经肝胆囊穿刺置管引流（PTGD）是新发展起来的一项无创、简单有效的技术，适用于梗阻型或非完全梗阻型胆源性胰腺炎，且无条件（病情重不适合搬运、患者不能耐受）行 ERCP/EST/ENBD 等解除胆道梗阻的手术或手术失败。近期，对胆源性胰腺炎的早期干预方式进行了两项非劣性的临床研究，其中一项对比了 ERCP 与超声引导下 PTGD（n=101），另外一项对比了开腹手术与 PTGD（n=63），结果发现 PTGD 与 ERCP 或开腹手术相比，其死亡率、全身并发症（器官衰竭）、局部并发症（如胰腺局部脓肿、坏死及假性囊肿）无显著差异，证明了床旁超声引导下经皮经肝胆囊穿刺置管引流是一项简单、有效、安全的治疗措施。床旁超声引导下 PTGD 的具体操作步骤：患者取平卧位，右侧季肋区用软枕垫高，超声探头在右侧第 7、8 肋间与腋前线交点为定位点，在定位点或其附近寻找最佳穿刺点，穿刺路径经过皮肤、肝脏实质（1~2cm）、胆囊的肝脏面（非游离面），穿刺针抽取到棕黄色胆汁后，用 Seldinger 方法置入猪尾巴管，可进一步用超声证实引流管的位置。

（二）高脂血症性胰腺炎

有高脂血症病史，同时伴有空腹血甘油三酯在 5.65~6.8mmol/L 或以上，若超过 11.3mmol/L，发生胰腺炎的可能性显著升高。一旦确定病因，应紧急行血脂吸附，采用聚砜血滤器进行血液滤过，每 4 小时更换一次血滤器；同时采取静脉持续推注肝素和胰岛素、腹部皮硝外敷、口服降脂药物的疗法。

（三）高血钙性急性胰腺炎

该病因较少见，有高钙血症的病史和/或血钙升高或正常。最为多见的是甲状旁腺腺瘤，

B 超检查可发现。降钙素、磷酸盐和血液滤过均可迅速降低血钙；在渡过急性期且无腹腔感染时宜尽早手术切除甲状旁腺腺瘤。

（陈　影　毛恩强）

参 考 文 献

毛恩强，汤耀卿，李磊，等. 2007. 重症胰腺炎急性反应期控制性液体复苏策略. 中华外科杂志，45（19）：1331-1334

毛恩强. 2011. 重症急性胰腺炎急性反应期强化治疗的要点. 肝胆外科杂志，19（4）：244-246

孙文武，毛恩强. 2016. 微循环变化对于脓毒症患者液体复苏治疗的意义. 中华危重症医学杂志. 电子版，9（3）：201-204

张圣道，雷若庆. 2002. 重症急性胰腺炎治疗的争论、进展和发展趋势. 中国实用外科杂志，22（1）：22-23

Akinosoglou K，Alexopoulos D. 2014. Use of antiplatelet agents in sepsis：a glimpse into the future. Thromb Res，133（2）：131-138

Bachmann K，Freitag M，Lohalm H，et al. 2014. Effects of hydroxyethyl starch and cell-free hemoglobin on microcirculation, tissue oxygenation, and survival in severe acute porcine pancreatitis：results of a randomized experimental trial. Pancreas，43(6): 855-862

Cesmebasi A，Malefant J，Patel SD，et al. 2015. The surgical anatomy of the lymphatic system of the pancreas. Clin Anat，28（4）：527-537

Dumnicka P，Maduzia D，Ceranowicz P，et al. 2017. The interplay between inflammation，coagulation and endothelial injury in the early phase of acute pancreatitis：clinical implications. Int J Mol Sci，18（2）：354

Eguchi T，Tsuji Y，Yamashita H，et al. 2015. Efficacy of recombinant human soluble thrombomodulin in preventing walled-off necrosis in severe acute pancreatitis patients. Pancreatology，15（5）：485-490

Hamada T，Yasunaga H，Nakai Y，et al. 2013. Continuous regional arterial infusion for acute pancreatitis：a propensity score analysis using a nationwide administrative database. Crit Care，17（5）：R214

Horibe M，Sasaki M，Sanui M，et al. 2017. Continuous regional arterial infusion of protease inhibitors has no efficacy in the treatment of severe acute pancreatitis：a retrospective multicenter cohort study. Pancreas，46（4）：510-517

Inoue K，Hirota M，Kimura Y，et al. 2003. Further evidence for endothelin as an important mediator of pancreatic and intestinal ischemia in severe acute pancreatitis. Pancreas，26（3）：218-223

Ke L，Ni HB，Tong ZH，et al. 2014. Efficacy of continuous regional arterial infusion with low-molecular-weight heparin for severe acute pancreatitis in a porcine model. Shock，41（5）：443-448

Kinnala PJ，Kuttila KT，Grönroos JM，et al. 2002. Splanchnic and pancreatic tissue perfusion in experimental acute pancreatitis. Scand J Gastroenterol，37（7）：845-849

Koh YY，Jeon WK，Cho YK，et al. 2012. The effect of intestinal permeability and endotoxemia on the prognosis of acute pancreatitis. Gut Liver，6（4）：505-511

Kotan R，Nemeth N，Kiss F，et al. 2012. Micro-rheological changes during experimental acute pancreatitis in rat. Clin Hemorheol Microcirc，51（4）：255-264

Liu R，Qi H，Wang J，et al. 2014. Ulinastatin activates the renin-angiotensin system to ameliorate the pathophysiology of severe acute pancreatitis. J Gastroenterol Hepatol，29（6）：1328-1337

Lu G，Tong Z，Ding Y，et al. 2016. Aspirin protects against acinar cells necrosis in severe acute pancreatitis in mice. Biomed Res Int，2016：6089430

Maléth J，Hegyi P. 2016. Ca^{2+} toxicity and mitochondrial damage in acute pancreatitis：translational overview. Philos Trans R Soc Lond B Biol Sci，371（1700）：20150425

Mao EQ，Tang YQ，Zhang SD. 2003. Formalized therapeutic guideline for hyperlipidemic severe acute pancreatitis. World J Gastroenterol，9（11）：2622-2626

Okahara M，Mori H，Kiyosue H，et al. 2010. Arterial supply to the pancreas；variations and cross-sectional anatomy. Abdom Imaging，35（2）：134-142

Plusczyk T，Westermann S，Bersal B，et al. 2001. Temporary pancreatic duct occlusion by ethibloc：cause of microcirculatory shutdown，acute inflammation，and pancreas necrosis. World J Surg，25（4）：432-437

Rizzo JA，Rowan MP，Driscoll IR，et al. 2016. Vitamin C in burn resuscitation. Crit Care Clin，32（4）：539

Schneider L，Dieckmann R，Hackert T，et al. 2014. Acute alcohol- induced pancreatic injury is similar with intravenous and intragastric routes of alcohol administration. Pancreas，43（1）：69-74

Tomkötter L，Erbes J，Trepte C，et al. 2016. The effects of pancreatic microcirculatory disturbances on histopathologic tissue damage and the outcome in severe acute pancreatitis. Pancreas，45（2）：248-253

Yang M，Chen XM，Du XG，et al. 2013. Continuous blood purification ameliorates endothelial hyperpermeability in SAP patients with MODS by regulating tight junction proteins via ROCK. Int J Artif Organs，36（10）：700-709

Zhou ZG，Chen YD，Sun W，et al. 2002. Pancreatic microcirculatory impairment in experimental acute pancreatitis in rats. World J Gastroenterol，8（5）：933-936

第十六章 肝脏损伤与微循环

肝脏是机体新陈代谢最活跃的器官之一，承担着消化、代谢、解毒、分泌及免疫等多种生理功能。肝脏微循环是肝脏各种物质进行代谢和信息进行交换的重要场所。肝脏微循环保障了肝脏细胞的氧和营养物质，更是胃肠消化道来源的外来物质和毒素进入机体的"门户"，因而肝脏微循环结构和功能的稳定是肝脏生理甚至整个机体功能的重要保障。各种导致肝脏微循环障碍的因素均可能引起肝脏损伤。

第一节 肝脏微循环生理学特点

一、肝脏双重血液灌注

肝脏是人体最大的实质性器官，约占人体体重的 2.5%，氧耗量约占机体总氧耗的 20%。肝脏的重要特点之一是它接受门静脉和肝动脉的双重血供，故其血液供应极为丰富。成人休息状态每分钟流经肝脏的血液高达 1500～2000ml（约相当于 100ml/min 每 100g 肝组织），占心输出量的 25%～30%。

门静脉是肝脏的功能血管，其血液中富含基本营养物质（如葡萄糖、氨基酸和甘油三酯），但氧含量相对较低，它主要汇集了来自肠系膜上静脉和脾静脉的血流，占肝脏总血供的 75%～80%，并向肝脏提供约 50% 的氧供。门静脉分左、右两支，分别进入肝脏左、右叶，继而在肝小叶间反复分支形成小叶间静脉，后者分出小支为终末门微静脉，走行于相邻肝小叶间。肝动脉血富含氧，供应肝脏 20%～25% 的血液量。肝动脉的分支依次分为小叶间动脉和终末肝微动脉。各细动脉支间有多处吻合，与 Glisson 鞘内门静脉分支、胆管分支并行，在胆管周围形成毛细血管网后，于门静脉终支附近注入肝窦。门静脉与肝动脉之间也存在许多交通支，血液从终末门微静脉与肝微动脉流入，经肝微动脉-窦支、胆管周围毛细血管丛、入口细静脉流入肝窦，再经肝窦汇入中央静脉（肝静脉终末支）流出（图 16-1）。

二、肝脏微循环解剖

肝脏微循环（microcirculation）作为肝脏结构和功能的基本单位，是肝脏各类物质代谢和信息交换的重要场所，其结构和功能在很大程度上影响着肝脏功能。

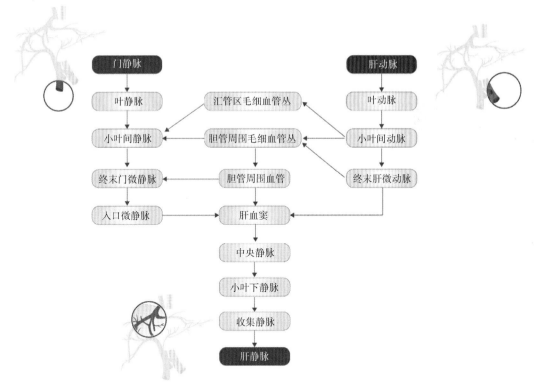

图 16-1　肝脏血液循环途径

（引自：王宝恩. 2003. 现代肝脏病学. 北京：科学出版社）

以往对以血液循环为基础的肝脏结构和功能单位的认识有三种：一是 Kieman 提出的以中央静脉为中心的肝小叶；二是 Mall 提出的以门管区为中心的门管小叶；三是 Rappaport 等提出的以门静脉与肝动脉终末分支所供应肝实质区的肝腺泡（liver acinus）。但也有研究者认为以单个肝窦及与之直接相连的输入和流出的微血管、胆管、淋巴管，作为肝脏微循环单位更为确切。从血液循环的角度，可以将肝腺泡看作肝脏微循环的一个单位。肝腺泡是指以门管区的小叶间动脉和小叶间静脉各分出一终末管道（门静脉终支和肝动脉分支）为中轴，两端以中央静脉为界形成的肝细胞区。一个经典肝小叶含 6 个肝腺泡，肝腺泡内的血流是从中轴单向流向中央静脉。腺泡模型根据肝脏微循环中营养物质及氧含量的差异梯度，将腺泡划分出不同的区域或带：近中轴血管部分为 I 带，此带肝细胞最先获得新鲜血液，代谢活跃，再生能力强；近中央静脉部分为 III 带，此带肝细胞营养较差，对有害物质的抵抗力低，再生能力不强；位于 I 和 III 带间的部分为 II 带，此带肝细胞的营养、代谢及再生能力均介于前两者之间（图 16-2）。研究证明，酒精、氯仿、CCl_4 中毒、肝血管结扎、缺血性病变等所致的肝细胞损伤，均为 III 带首先出现病变，而且肝细胞肿胀、坏死明显。

调节血流和物质交换的主要场所是肝窦。肝窦是位于肝板之间特殊化的毛细血管，通过肝板孔互相吻合成网状，宽大而不规则，保证肝血流可以最大限度地与肝细胞接触，以便能进行充分的物质交换。窦壁衬有库普弗细胞（Kupffer cell）、内皮细胞、大颗粒淋巴细胞（pit 细胞）。内皮细胞扁平且中央略凹，将肝窦腔与窦周隙隔开，但有许多 100～150μm

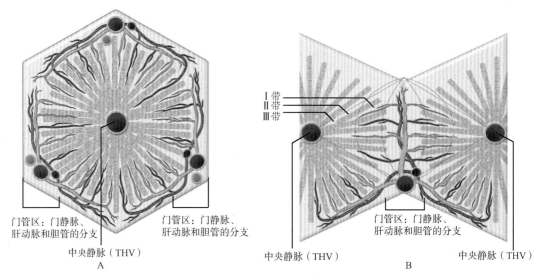

图 16-2　肝腺泡和肝小叶结构示意

A. 肝腺泡；B. 肝小叶

（引自：Undevwood JCE. 2004. General and Systemic Pathology. London：Churchill Livingstone）

的筛板样小孔，控制着肝细胞与血液间的物质交换。小孔的大小受窦腔内压、血管活性物质、药物及毒物的影响而动态地变化。近门静脉终支的肝窦较狭细、迂曲，吻合支多，形成网状，离门静脉终支远的肝窦形成平行的血管终止于中央静脉。肝窦不同于一般的毛细血管床：①肝窦没有基底膜，通透性较大，可通过分子量小于 2500kDa 的物质。②肝窦的入口有两个括约肌结构，一个位于终末门微静脉与肝窦连接处，另一个位于肝微动脉−窦支与肝窦连接处。内皮细胞与肝细胞间存在的狭小间隙称窦周隙或 Disse 间隙，血浆经内皮孔窗进入窦周隙，而肝细胞绒毛伸入该间隙，漂浮于血浆内，与血浆进行物质交换。

肝被膜内及小叶间有丰富的淋巴管，肝小叶内则无淋巴管。淋巴管在肝被膜和间质中沿血管周围分布，形成淋巴丛。肝淋巴来源于肝实质细胞和血窦内皮细胞间的 Disse 间隙，肝内血浆可穿过窦状隙的壁进入，在靠近肝小叶表面，血浆渗入 Mall 间隙，最后由小叶间毛细淋巴管吸收，成为淋巴液（图 16-3）。

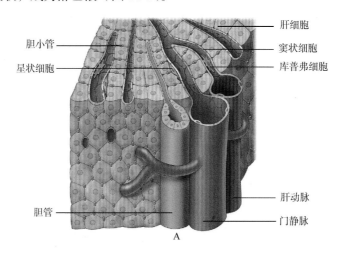

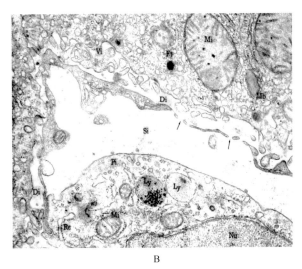

B

图 16-3　肝脏微循环解剖结构示意（A）和电镜下肝窦结构（B）

注：Si. 肝血窦；Di. Disse 间隙；Mi. 线粒体；Nu. 库普弗细胞核；Ly. 溶酶体；Vi. 肝细胞微绒毛；Re. 内质网

（图 A 引自：Jonker JW, et al. 2009. Hepatobiliary ABC transporters：physiology, regulation and implications for disease. Front Biosci，14：4904-4920；图 B 引自：Rhodin JG. 1963. An Atlas of Ultrastructure. New York：W.B. Saunders Company，73）

三、肝脏微循环灌注调节机制

肝脏氧供与其血氧含量及血流量相关，而肝脏血流量受神经、体液和肝窦内压力等因素调节，根据机体需要保持良好的平衡状态，其中以肝动脉血供调节为主，正常时与门静脉血供呈负相关。

（一）括约肌装置

肝窦的入口、出口处有微血管括约肌装置，故有调节血流量的作用。由于电镜下的肝窦处未观察到明显的肌性结构，因而有学者质疑括约肌结构的存在。但另有学者发现肝动脉、门静脉的终末支与肝窦连接部位非常狭窄，观察到该处内皮细胞不含窗孔并有基底膜覆盖，体积较其他部位内皮细胞大且富含肌动蛋白，周围还覆有肝星状细胞，这种结构的环形收缩可对血窦的血流调节起重要作用。

（二）神经调节

肝动脉和门静脉周围有丰富的交感及副交感神经丛。一般认为肝血管仅由交感神经支配其收缩。肝脏微血管系统各个节段均存在 α 肾上腺素能受体，以 α_1 受体为主，而 α_2 受体和 β 受体作用不明显。刺激交感神经或给予拟肾上腺素药物，肝内血管收缩，血流量减少，门静脉压力升高。早期有研究显示肝脏也存在迷走神经调节机制，主要依据在于电刺激迷走神经和应用乙酰胆碱能药物可使肝窦扩张。

（三）肝动脉自动调节与缓冲反应

一旦肝脏氧供减少，代偿机制可使肝细胞摄氧增加，从而帮助维持充足的氧合。肝细胞摄取氧增加可能和肝动脉的血流动态调节有关，通过肝动脉血流的动态调节，维持肝脏总血流量的相对恒定。肝脏微脉管系统的血流主要与肝小动脉的平滑肌细胞活动有关。在肝窦内压和某些肝内物质的浓度调节下，平滑肌细胞运动引起肝动脉的舒缩，使肝动脉血流增加或减少。

除了以上经典的动脉内在的自动调节，尚存在肝动脉缓冲反应（hepatic arterial buffer response，HABR）（图 16-4）。HABR 这种独特的机制可在门静脉血流发生改变时产生代偿性的血流变化：当门静脉血流下降时，肝小动脉周围的平滑肌细胞松弛，使得小动脉血流增加；当门静脉血流增加时，肝动脉收缩。HABR 能缓冲 25%～60% 的门静脉血流减少，并且不受肝实质细胞代谢影响。

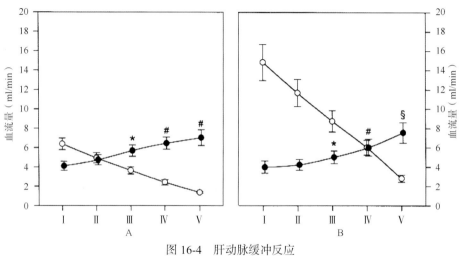

图 16-4　肝动脉缓冲反应

A. 肝硬化；B. 正常肝脏。肝门静脉血流量（o）减少到基础值（Ⅰ）的 80%（Ⅱ）、60%（Ⅲ）、40%（Ⅳ）、20%（Ⅴ）时，肝动脉血流量（●）的变化［平均值±标准误（$n=6$），§$P<0.05$ vs Ⅰ、Ⅱ、Ⅲ、Ⅳ；#$P<0.05$ vs Ⅰ、Ⅱ、Ⅲ；*$P<0.05$ vs Ⅰ、Ⅱ］（引自：Richter S, et al. 2000. Impact of intrinsic blood flow regulation in cirrhosis: maintenance of hepatic arterial buffer response. Am J Physiol Gastrointest Liver Physiol，279：G454-462）

（四）细胞因素及血管活性药物介导的调节

肝窦内皮细胞和肝星状细胞被认为是调节肝脏微循环血流的细胞因素。内源性血管活性物质一氧化氮（NO）、内皮素（ET）、一氧化碳（CO）、硫化氢（H_2S）等具有血管扩张作用的活性气体均是肝内血管的紧张度调节器（表16-1）。这些介质是调节肝窦循环血流量的关键因子，与血管内皮功能障碍及门静脉高压肝硬化的发病机制有关。

1. 肝窦内皮细胞

肝窦内皮细胞（sinusoidal endothelial cell，SEC）含有的收缩蛋白（肌动蛋白）可调节内皮细胞整体及内皮窗孔的舒缩和开闭。内皮细胞窗孔常随肝窦压的升高变小，窗孔大小除受机械性作用调控外，还受多种神经体液因素的影响。内皮细胞源性的 ET 和 NO 参与调节内皮窗孔的大小。此外，门管区还有许多肥大细胞，它们释放的单胺类物质，尤其是5-羟色胺可影响肝血窦内皮窗孔变化及内皮细胞功能的改变。

2. 肝星状细胞

肝星状细胞位于 Disse 间隙，与 SEC 和肝细胞紧密接触，具有收缩性，尤其在肝脏损伤后其收缩性增强，会增加肝窦血流阻力，通过调节血流速度在调节窦状隙内径中发挥作用。多种化合物对肝星状细胞有收缩作用，包括内皮素-1（ET-1）、血管紧张素Ⅱ（AngⅡ）、血管加压素、去甲肾上腺素和血栓素 A_2（TXA_2）等。其中 ET-1 是星状细胞收缩最重要的调节物。

表 16-1　调节肝脏微循环的内源性血管活性物质

血管活性物质	功能作用	相关酶类	细胞来源和分布	作用靶点	受体
TXA_2	血管收缩、血小板活化聚集、白细胞黏附	COX-1、COX-2	SEC、KC	SEC、血小板、白细胞	TXA_2R
PGI_2	血管舒张、抑制血小板聚集	COX-1、COX-2	SEC	SEC、HSC	PGI_2R
AngⅡ	血管收缩	ACE	HSC	HSC	AT1 亚型
NO	血管舒张	eNOS	SEC	VSMC、HSC	sGC
	血管舒张	iNOS	SEC、KC、HSC、HC、VSMC	VSMC、HSC	sGC
ET-1	血管收缩		SEC、HSC、KC	VSMC、HSC、	ET_AR、$ET_{B2}R$
	血管舒张		SEC、HSC、	SEC、KC	
			KC	SEC	$ET_{B1}R$
CO	血管舒张	HO-1	SEC、VSMC、KC、HSC、HC	VSMC、HSC	sGC
		HO-2	HC	VSMC、HSC	sGC
H_2S	血管舒张	CSE（CBS）	HSC、HC	VSMC	K_{ATP} 通道

注：SEC. 肝窦内皮细胞；KC. 库普弗细胞；HSC. 肝星状细胞；HC. 肝细胞；VSMC. 平滑肌细胞；COX-1. 环氧合酶-1；COX-2. 环氧合酶-2；ACE. 血管紧张素转换酶；AT1. 血管紧张素受体 1；eNOS. 内皮型一氧化氮合酶；iNOS. 诱导型一氧化氮合酶；HO-1. 血红素加氧酶-1；HO-2. 血红素加氧酶-2；sGC. 可溶性鸟苷环化酶；CSE. 胱硫醚 γ-裂解酶；CBS. 胱硫醚 β-合成酶；K_{ATP} 通道. ATP 敏感钾通道。

引自：Vollmar B，et al. 2009. The hepatic microcirculation：mechanistic contributions and therapeutic targets in liver injury and repair. Physiol Rev，89：1269-1339。

3. 内皮素

ET 可源于 SEC、肝星状细胞和库普弗细胞，但主要由 SEC 产生并释放入 Disse 间隙。ET 共有 3 种异构体：ET-1、ET-2 和 ET-3，其中 ET-1 在血管紧张度调节中有重要意义。ET 受体有 ET_A 和 ET_B 两种，前者主要分布在血管壁；后者则分布较广（包括肝窦内皮细胞、库普弗细胞和肝细胞），但以肝星状细胞上的受体密度最大。ET 与星状细胞的 ET_A 受体结合使星状细胞收缩；ET 与肝窦内皮细胞的 ET_{B1} 受体结合生成和释放 NO 使星状细胞松弛；然而 ET 与 ET_{B2} 受体结合诱导细胞收缩。

4. 一氧化氮

NO 是一氧化氮合酶（NOS）特异分解底物 L-精氨酸（L-Arg）的产物。NOS 主要有三种存在形式：神经元型一氧化氮合酶（nNOS）、内皮型一氧化氮合酶（eNOS）和诱导型一氧化氮合酶（iNOS）。其中，eNOS 生理状态少量表达，催化 L-Arg 生成少量 NO，主要产生 NO 的生理作用；iNOS 的表达一般需内毒素或各种细胞因子［如肿瘤坏死因子（TNF）-α、白细胞介素（IL）等］的诱导，可生成大量 NO，主要介导细胞毒作用并调节免疫应答。

　　肝脏中存在两型 NOS：iNOS 和 eNOS。iNOS 存在于肝细胞和库普弗细胞中；eNOS 存在于肝内血管、血窦内皮细胞及肝细胞中。NO 能调节肝内血流阻力，还能抑制内皮细胞释放 ET-1 和对抗 ET-1 对肝星状细胞的促收缩作用。正常情况下，肝细胞中仅含极微量 NOS，但在一些病理条件下，NOS 可被脂多糖、内毒素、肝炎病毒及多种细胞因子诱导活化，产生大量具有细胞毒性作用的内源性 NO。

5. 一氧化碳

　　CO 是继 NO 后受到广泛关注的又一气体分子。正常生理状态下，CO 是调节肝脏微循环的重要活性介质。机体内的 CO 来源于有机分子的氧化和血红素的生理降解，后者为 CO 的主要来源。在生理状态下，CO 主要由血管外的肝实质细胞产生，抑制内源性 CO 的产生可引起肝内血管阻力的明显升高，因此 CO 对维持肝脏微循环张力是必需的。

　　除此以外，P 物质、Ang Ⅱ、去甲肾上腺素及胰高糖素等也参与了肝脏血流的调节。

第二节　肝脏微循环障碍及调控机制

　　肝脏微循环障碍的病理生理机制复杂，涉及疾病中微循环的恶化、微循环与细胞激活和炎症介质级联反应的相互作用。其中，细胞反应包括白细胞、血小板和库普弗细胞聚集与激活；而炎症介质级联反应包括释放细胞因子、趋化因子和活性氧类的促炎性级联反应。微循环障碍的特征是血管收缩、白细胞和血小板内皮黏附、肝窦循环闭塞和实质组织缺氧，导致肝细胞排泄功能障碍和器官衰竭。

一、库普弗细胞激活、炎症介质释放与氧化应激

（一）库普弗细胞激活

　　库普弗细胞是位于肝血窦内的巨噬细胞，寄居于肝血窦内皮细胞之间，占肝细胞总数的 10%～15%、全身巨噬细胞总数的 80% 左右。它以丝状或板状伪足黏附于肝血窦腔内，易于变形，并可沿着肝血窦内皮间隙缓慢向 Disse 间隙内迁移。

　　库普弗细胞与 SEC 作为抵御来源于门静脉和肝动脉的细菌或细菌产物的第一道屏障，库普弗细胞的数量、分布和激活状态很大程度上决定了肝脏微血管与这些有害物质间的相互作用。库普弗细胞在内毒素所致肝脏损伤中具有双重作用。它一方面具有清除内毒素的功能；另一方面，又可被内毒素激活，通过多种途径引起肝细胞损伤。除了库普弗细胞的 CD11/CD18 受体可通过识别脂多糖（LPS）的脂质 A 部分有助于从血液中清除 LPS 外，模式识别受体 CD14 和 Toll 样受体 4 也参与了内毒素相关的库普弗细胞激活。其中，CD14

途径主要有两种形式：一种是膜结合型（mCD14）的形式，mCD14 是经典的 CD14 依赖的途径，需要脂多糖结合蛋白（LPS binding protein，LBP）的辅助，将 LPS 运送至库普弗细胞膜上与相应受体 CD14 结合，LBP 与 LPS 结合后形成可溶性的复合体，增加 LPS 与 CD14 的亲和力。另一种可溶性（sCD14）形式则不一定需要 LBP，而借助其他蛋白（如高/低密度脂蛋白）与库普弗细胞膜上的相应受体结合，最终都能激活库普弗细胞内信号转导系统，刺激细胞因子与炎症介质的合成和释放。库普弗细胞的 CD14 处于相对低表达状态，但却能够在内毒素刺激时上调，因而 CD14 的表达状态或许影响到库普弗细胞对 LPS 的敏感性。激活的库普弗细胞分泌大量的炎症因子，如 IL-12、氧自由基、TNF-α、细胞间黏附分子-1（ICAM-1）、血小板活化因子（PAF）、白三烯等，引起内皮细胞、肝星状细胞收缩，并参与进一步诱导白细胞与血小板激活，使肝窦狭窄、部分或完全闭塞，导致肝窦微循环障碍，使肝脏损伤的生物学标志物如 ALT、AST、LDH 和胆红素等升高。此外，被激活的库普弗细胞发生形态学改变，促使它们突入肝血窦，同样可使窦腔内的血流减少（图 16-5）。

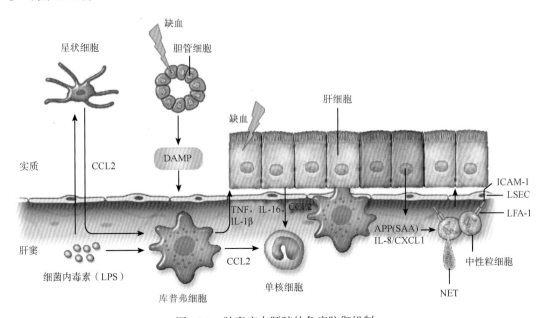

图 16-5　脓毒症中肝脏的免疫防御机制

注：细菌和细菌产物如内毒素通过肝动脉和门静脉到达肝脏。另外，与缺血性肝细胞或胆管细胞损伤相关的细胞因子和损伤相关分子模式（DAMP）在肝窦中聚积。肝星状细胞和库普弗细胞通过产生大量炎症细胞因子（如 TNF、IL-6、IL-1β）和趋化因子（CCL2）来响应这些危险信号，吸引其他免疫细胞（如中性粒细胞和单核细胞）并为肝细胞从稳态到炎症基因和蛋白质表达程序提供信号转换。该过程涉及诱导急性期蛋白（APP），如血清淀粉样蛋白 A-1（SAA）和其他炎症介质（如 IL-8 和 CXCL1）。中性粒细胞[ICAM-1 和淋巴细胞功能相关抗原 1（LFA-1）相互作用]和单核细胞在肝脏中积聚，有助于抗菌防御[通过中性粒细胞外诱捕网（NET）形成或吞噬作用]，以及免疫介导的肝细胞损伤（通过 TNF 诱导细胞凋亡）。LSEC. 肝窦内皮细胞（引自：Strnad P，et al. 2017. Liver-guardian，modifier and target of sepsis. Nat Rev Gastroenterol Hepatol，14：55-66）

（二）炎症介质释放与氧化应激

炎症激活库普弗细胞释放炎症介质和化学趋化因子，包括 TNF-α、IL、PAF、白三烯 B₄（LTB₄）、补体 C5 和蛋白酶等，募集循环中的中性粒细胞。中性粒细胞受趋化因子诱导迁移，并被激活上调表面黏附分子受体（CD11b/CD18），再黏附到肝窦内皮细胞后游出，同样引起多种炎症介质释放，导致肝组织进一步损伤，并使血小板聚集形成微血栓。

库普弗细胞与迁移的中性粒细胞等激活后产生呼吸爆发，释放氧自由基。大量氧自由基在清除病原的同时还产生细胞损伤：①氧自由基可攻击肝细胞膜中多不饱和脂肪酸，形成一系列脂质过氧化物（lactoperoxidase，LPO）及其降解产物如丙二醛等。LPO 进一步引起膜流动性降低、通透性增高，线粒体肿胀，溶酶体破坏和溶酶体酶释放。②氧自由基可以与蛋白质和酶发生反应，引起蛋白质变性和酶活性的丧失，并影响受体和膜离子通道，使 Ca^{2+} 跨膜内流，导致肝细胞坏死。③在大多数情况下，氧自由基更可能通过影响氧化还原敏感性酶、细胞器（如线粒体）和转录因子来调节信号转导通路，影响炎症介质形成和黏附分子表达，发挥间接的细胞损伤作用，或是直接诱导或调节细胞凋亡和坏死。

二、白细胞激活和血小板黏附

（一）白细胞激活

肝内白细胞聚集与微血管之间相互作用引起的炎症介质释放、呼吸爆发和毛细血管中细胞淤滞可能是导致灌注衰竭和随后的低氧组织损伤的重要因素。因此，白细胞的募集与迁移在肝脏损伤发病机制中扮演十分重要的作用，尤其是中性粒细胞和 CD4[+] T 细胞。

能够触发肝内白细胞聚集与活化的物质包括 TNF-α、IL-1α/IL-1β、IL-8、PAF、激活的补体成分、巨噬细胞炎症蛋白-2 等。这些介质上调白细胞 CD11b/CD18（β₂-整合素家族黏附分子），并诱导内皮细胞 E-选择素、P-选择素和 ICAM-1 表达。血液流变学的改变也使白细胞流速减慢，依赖其表面黏附因子 CD11b/CD18 及其配体 ICAM-1 的结合引起白细胞与内皮细胞黏附及白细胞穿膜迁移。白细胞透过内皮屏障向组织浸润涉及一系列动态过程，包括白细胞沿内皮细胞滚动、细胞紧密黏附及白细胞穿越内皮细胞游出 3 个阶段，每个阶段均需要多种黏附分子的参与。L-选择素分布于静止的白细胞表面，介导起始的白细胞滚动黏附。一旦滚动的白细胞开始被激活，细胞表面的 β₂-整合素受体表达开始上调，同时其表面分布的 L-选择素水平下降。ICAM-1 主要分布于血管内皮细胞表面，正常情况下表达水平较低或不表达，当内毒素诱导或肝脏缺血–再灌注时内皮细胞被激活后其表达增加，与白细胞表面 β₂-整合素受体相结合，介导白细胞的紧密黏附及游出。

尽管白细胞黏附淤滞是造成微循环物理性阻塞的重要始动因素，但这可能并不是白细胞介导的肝脏微循环障碍的主要机制。当观察白细胞积聚和肝脏微血管损伤的空间分布时，发现二者并没有明显的共同定位。有研究发现，分布不均的肝窦腔狭窄常造成局部性缺血。尽管传统的观点认为这种窦性变窄是由于内皮细胞或实质细胞缓慢可逆的肿胀导致的，但也有研究显示是肝窦对某些血管活性物质（如 ET-1）产生的可逆性主动收缩。值得注意的是，中性粒细胞源性的蛋白酶还可切割 ET-1 前体产生 ET，ET 又可通过刺激内皮细胞黏附分子的表达来促进中性粒细胞的积聚。因此，白细胞与作用于肝窦细胞的缩血管物质相互作用，参与微循环障碍的调节，这不一定与白细胞的空间分布相一致。

（二）血小板黏附

血小板黏附聚集与肝脏微循环障碍密切相关。通常在炎症反应过程中，微血管中血小板黏附聚集受到血小板、内皮细胞和/或白细胞上黏附分子的表达和激活的调控。P-选择素存在于静止血小板的 α-颗粒和内皮细胞的 Weibel-Palade 小体中，当细胞激活时可在细胞表面迅速表达。炎症反应时 P-选择素介导了内皮细胞–血小板间的相互作用，参与诱导血小板黏附、聚集和活化。激活后的血小板释放促炎和促凝血物质，如 TXA_2、白三烯、5-羟色胺、血小板因子-4、血小板源性生长因子等，进而促进微栓塞形成，使肝窦腔阻塞，影响血流速度与微循环灌注。在内毒素血症时，肝内血小板与内皮细胞间相互作用被认为早于白细胞黏附，血小板或许参与了诱导白细胞募集的过程，并能与中性粒细胞黏附，促进中性粒细胞胞外诱捕网（NET）的形成。此外，血小板活化除了参与缺血–再灌注、内毒素血症、脂肪变性、胆汁淤积和器官损伤与功能障碍外，还具有与其在炎症中角色相反的作用，即血小板本身可以是损伤血管修复时有助于再生的细胞。

三、内皮细胞激活

肝窦内皮细胞（SEC）参与宿主防御和血流调节。内皮细胞即使是在炎症早期就是细胞损伤的首要靶点，炎症反应致内皮细胞损伤和结构改变，使血浆、白蛋白及中性粒细胞外渗到组织间隙，引起组织水肿。在内毒素诱导的急性肝损伤中，SEC 可转化为一种活化表型，其结构和功能均发生变化，具有致炎作用和促凝血功能。内毒素血症时 SEC 明显上调组织因子和内皮细胞黏附分子的表达（表 16-2），后者与血小板、白细胞、纤维蛋白共同引起微血管血栓形成和窦状隙堵塞，使窦状隙有效灌注面积和血流减少。SEC 可以合成释放 ET-1、NO、PGI_2、TXA_2 等，以及一些细胞因子，如 IL-1、IL-6 和 IFN。SEC 分泌的上述血管活性介质在调节肝脏局部和全身血流动力学中具有十分重要的作用，因而肝脏内血管内皮细胞的激活在微循环障碍中发挥促炎、促黏附和促凝血等作用。

表 16-2　SEC 黏附分子表达

黏附分子	正常肝脏	损伤肝脏
选择素家族		
E-选择素、P-选择素	−	+
免疫球蛋白家族		
ICAM-1	+	++
ICAM-2	+	+
VCAM-1	−	++
LFA-3	+	+
整合素家族		
VLA-5	+	+
CD44	+	+

注：ICAM. 细胞间黏附分子；VCAM-1. 血管细胞黏附分子-1；LFA-3. 淋巴细胞功能相关抗原-3；VLA-5. 极晚期抗原-5。

引自：Ohira H，et al. 1999. Changes in Adhesion Molecules of Sinusoidal Endothelial Cells in Liver Injury. Tokyo：Springer Japan，91-100。

四、血管舒缩功能障碍

血管活性介质通过调节血管张力影响肝脏微循环功能，应激诱导的血管活性介质表达失衡是肝脏微循环改变和随后组织损伤的重要原因。ET、Ang II、TXA_2、儿茶酚胺类血管收缩因子、NO 和 CO 等血管舒张因子在生理条件下处于相互平衡且对肝脏血流影响较小，但这些血管活性因子在受到损伤刺激时，任何时间和空间上的失衡均会导致血管舒缩功能障碍。其中，ET 与 NO、CO 间平衡备受关注。

在正常肝脏 ET-1 是由内皮细胞分泌，但在肝脏损伤后 ET-1 主要由肝星状细胞分泌。内毒素、氧自由基、细胞因子、缺氧和血管剪应力都能诱导 ET 基因表达。肝脏损伤后 ET-1 产生增加，以及肝星状细胞 ET 受体数量发生上调和肝脏微循环对 ET-1 敏感性增高，内毒素刺激或脓毒症时发生于肝窦或窦前水平的 ET-1 高反应性可能介导了微循环障碍和肝脏损伤。ET-1 作为强效的血管收缩剂被认为可补偿脓毒症休克中的全身性血管扩张。然而，ET-1 可引起强烈的内脏血管收缩，导致肝星状细胞介导的肝窦血管持续收缩，肝窦灌注明显降低。在肝再灌注损伤的研究中发现，ET_A、ET_B 受体拮抗剂 Bosentan 改善了肝窦的血流，减轻微血管灌注障碍，减少窦后细静脉白细胞贴壁数等，说明 ET 参与再灌注的肝脏微循环障碍（图 16-6）。

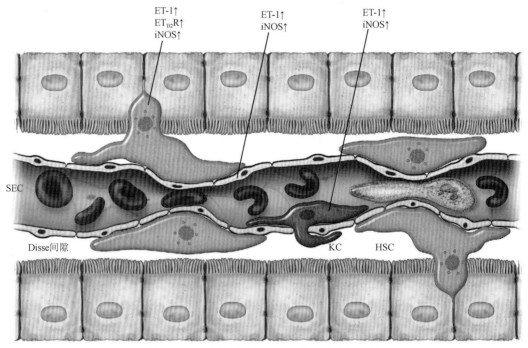

图 16-6　炎症性肝脏损伤中血管舒缩功能障碍

血管收缩因子 ET-1 与血管舒张性气体分子 NO 和 CO 之间的失衡。①星状细胞（HSC）、库普弗细胞（KC）和内皮细胞（SEC）的 ET-1 产生增加；②HSC 上 ET_{B2} 受体（$ET_{B2}R$）的表达和敏感性增加；③iNOS 表达的增加可能通过大量的 NO 释放和活性氮形成进一步促进 ET-1 的产生。这种 ET-1 主导的血管舒缩失衡的结果是 HSC 的收缩，其降低了肝窦的直径，导致血管阻力增加和血流障碍，而并不一定会导致血细胞阻塞，但红细胞和白细胞必须挤压才能通过（引自：Vollmar B, et al. 2009. The hepatic microcirculation：mechanistic contributions and therapeutic targets in liver injury and repair. Physiol Rev，89：1269-1339）

NO 对肝脏的局部效应为降低细胞有氧代谢，扩张小血管，改善微循环，此种代谢循环的改善对肝细胞渡过急性炎症反应期有益。目前认为，iNOS 产生的 NO，主要通过氧化损伤、干扰细胞代谢、导致核酸的亚硝基化及 DNA 链降解，介导肝细胞凋亡和直接损伤肝细胞，影响肝脏微循环。而 eNOS 催化产生的 NO 对肝脏微循环有保护作用，能够保持肝脏血流动力学和改善微循环，主要是通过松弛血管平滑肌、拮抗缩血管因子（TXA$_2$、ET 等）、维持血液中舒缩血管因子平衡、抑制血小板聚集和白细胞的黏附对微循环起保护作用。在脓毒症早期，由 eNOS 合成的 NO 通过拮抗血管 ET-1 的活性，调节肝窦血管的舒张，从而发挥肝脏保护作用。而在脓毒症后期，肝细胞、SEC 和库普弗细胞内 iNOS 合成增加使 NO 合成增加，引起全身血管舒张，导致低血压、循环衰竭及肝脏低灌注。

CO 不仅具有改善肝脏微循环的重要作用，而且在防止肝细胞凋亡和保护肝细胞方面有着重要作用。在失血性休克时，肝脏血流量锐减，肝细胞缺血缺氧、损伤乃至坏死，内源性 CO 增多，后者可松弛肝窦内皮细胞、扩张微血管，使入肝血管阻力降低，血流量代偿性增加，肝脏损伤的程度减小。

此外，肾素-血管紧张素系统（RAS）对血管紧张度和肝脏微循环的调节亦有重要作用。RAS 活性升高对于肝脏微循环的影响主要体现在 RAS 终产物 Ang Ⅱ 的增加方面。Ang Ⅱ 可导致微循环血管阻力增加，血流量降低，加重肝组织缺血缺氧；Ang Ⅱ 还可加剧血小板的聚集，促进血栓形成；Ang Ⅱ 还与其他缩血管活性物质（如 ET）相互作用。

五、其　　他

1. H$_2$S

H$_2$S 是一种重要的生物学信号分子，具有舒血管、抑制血小板聚集、调节胆汁分泌、刺激血管再生、清除自由基和促进内皮释放 NO 等作用。

2. WP 小体

WP 小体（Weibel-Palade 小体）是内皮细胞中的一种胞质成分——短棒状小体。WP 小体内容物包含 vWF（von Willebrand factor）、P-选择素、ET-1、组胺、NOS 和降钙素基因相关肽（CGRP）。WP 小体不仅含有促凝血物质，还存在血管活性物质，因此 WP 小体可以通过参与肝窦内的凝血过程和肝窦舒缩两个方面来调节肝脏微循环。

第三节　肝脏微循环的临床评估

约有 11% 的危重症患者发生早期的肝功能障碍，以及超过 50% 的脓毒症患者会累及肝脏。危重症患者发生早期的肝功能障碍是预后不良的因素。以下有两种相对常见的临床情况可增加肝脏缺血损伤的风险：①先前已存在肝病和门静脉高压的患者尤其易发生肝脏缺血，因为这些患者的肝脏总血流量可能已经降低。正常情况下进入肝脏的血流可能被侧支循环分流，从而绕过肝脏，并可能导致静脉曲张。此外，慢性肝病患者中具有功能的肝脏量减少，使得其在出现缺血损害所致肝脏损伤时易发生失代偿。②先前已存在肝淤血的患者发生缺血损伤的风险也增加。中心静脉压升高（如充血性心力衰竭时）可导致引流肝腺泡的肝静脉和肝小静脉压力升高。这种压力升高与肝腺泡Ⅲ区的肝细胞萎缩有关。大多数临床上明显的肝缺血患者同时存在肝淤血。肝淤血可能使患者在低血压事件中更容易发生缺血性肝炎。

常用肝生化和肝功能检查：丙氨酸氨基转移酶（alanine aminotransferase，ALT）、天冬氨酸氨基转移酶（aspartate aminotransferase，AST）、碱性磷酸酶和胆红素是肝脏损伤的生化标志物。白蛋白、胆红素和凝血酶原时间（prothrombin time，PT）是肝细胞功能的标志物。肝酶升高常反映肝脏损伤或胆道梗阻，而血清白蛋白或凝血酶原时间异常可在肝脏合成功能受损的情况下出现。脓毒症时肝脏损伤常见于腹腔感染、革兰氏阴性（G^-）菌血症的 ICU 患者，其发生率与脓毒症的严重程度和持续时间直接相关，主要表现为血清碱性磷酸酶升高和高胆红素血症，以直接胆红素升高为主，血清转氨酶升高不明显。血清胆红素在一定程度上衡量的是肝脏对代谢物的解毒能力和转运有机阴离子到胆汁的能力。根据拯救脓毒症运动（SSC）指南，脓毒症肝功能障碍的诊断基于血清胆红素浓度升高＞2mg/dl（34.2μmol/L）和凝血功能障碍（INR＞1.5）。一项临床研究显示，在没有慢性肝病基础的脓毒症患者，入院后 48 小时内早期的胆红素升高（＞2mg/dl）是器官功能障碍的标志，并能独立预测生存率。

从全身血流动力学变化并不能判断肝脏微循环状态。尽管在体微血管灌注在动物实验得到了广泛的研究。然而，由于缺乏充分的可视化技术，将这些数据转化到临床受到了阻碍。临床医生只能依靠间接或"下游"参数，如乳酸水平、评估肠-动脉 pH 和 PCO_2 梯度或混合静脉血氧饱和度的监测，这只是含糊地反映微循环的变化。已有正交极化光谱（OPS）成像技术用于临床微循环监测。OPS 成像技术整合于一个可以在床旁使用的小型手持设备中，它能够评估由薄上皮层覆盖的组织中的微血管血流。其中，舌下区域微血管的研究最广泛。基于这种技术，一些脓毒症和脓毒性休克的研究提出持续的微血管改变与器官衰竭相关并预示不良结局。但主要的缺点在于舌下微循环并未被证明其改变类似于肝脏微循环。也有应用侧流暗视野成像技术、近红外（650～1100nm）光谱学技术，以及以血红蛋白和细胞色素氧化酶作为肝脏灌注和氧合指标，判断肝脏切除和移植时肝脏微循环状况，但都未能常规应用于临床。吲哚菁绿（ICG）血浆清除率可用来评估肝细胞功能及肝脏血流灌注，但 ICG 血浆清除率不能区别肝脏血流变化及肝细胞损害对其结果的影响，也没有随机对照试验明确证实 ICG 清除率在日常临床实践中的应用价值。因此，临床上仍缺乏较好的方法判断休克、脓毒症、肝脏切除或移植时的肝脏微循环紊乱。非侵入性的方法更是较难应用于休克或脓毒症时肝脏微循环的判断。

近年来，CT 肝脏灌注成像技术在评价肝硬化血流动力学领域已经获得一定的经验。国内有报道 320 排 CT 能完成高分辨率全肝脏灌注成像检查。结果显示肝硬化组总肝灌注量（THBP）与门静脉灌注量（PVP）较正常对照组呈现下降的趋势（$P<0.05$）；而肝硬化组及肝灌注指数（HPI）和肝动脉灌注量（HAP）较正常对照组呈现升高的趋势（$P<0.05$）（图 16-7）。这种无创性检查方法量化区分肝动脉系统、门静脉系统血流动力学改变对于肝脏微循环灌注有一定的提示意义。尚有报道核素显像、磁共振灌注成像等方法可评估肝脏

微循环灌注。此外，动物研究显示超声造影定量分析技术能评估失血性休克肝脏微循环灌注的改变并进行量化（图 16-8）。

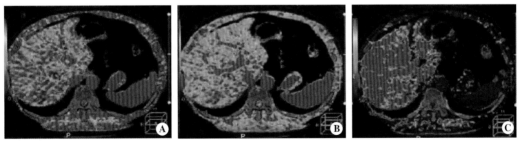

图 16-7　320 排 CT 全肝脏灌注成像

A. HPI；B. HAP；C. PVP

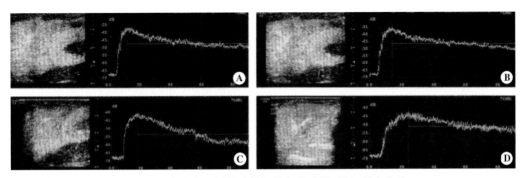

图 16-8　实验兔不同休克等级的超声造影时间-强度曲线

A. 正常状态；B. 轻度休克；C. 中度休克；D. 重度休克。显示进入急性失血性休克后，
时间-强度曲线上升及下降逐渐变缓，峰值逐渐降低

第四节　脓毒症与脓毒性休克治疗对肝脏微循环的影响

脓毒症相关的肝功能障碍主要是由全身或微循环障碍、细菌和内毒素释放，以及随后的炎症细胞因子激活所致。脓毒症引起的肝功能障碍增加脓毒症相关死亡率，这在肝硬化患者中更为明显。迄今为止，仍没有特异的治疗方法可完全恢复受损的肝功能，治疗的重点应该是根除感染和治疗脓毒症及其并发症。

及时的病灶清除与抗感染治疗，以及早期适当的液体复苏和升压药恢复血流动力学是脓毒症治疗的基石。脓毒症休克时，全身、肠系膜上动脉和肝脏微循环血流降低约 50%。新的指南并不推荐胶体用于脓毒症液体复苏，而平衡盐晶体溶液显示出大循环和内脏微循环动力学的稳定性并且可提高实验动物存活率。早期研究发现，液体复苏仅使肝脏微血管灌注水平略有增加，液体复苏使得全身和肠系膜血流增加 3 倍，而肝脏微血管灌注仅增加 16%（图 16-9）。由于目前液体复苏策略的不同，因此本项研究对临床实践提示意义有限。但这与近期的一项小样本前瞻观察性临床研究结果相似，在脓毒性休克早期目标导向治疗（EGDT）液体复苏达标前后 24 小时血浆吲哚菁绿清除率无显著变化，即未能改善肝脏血流灌注。因此，目标导向的脓毒症治疗策略对微循环的影响有待研究。

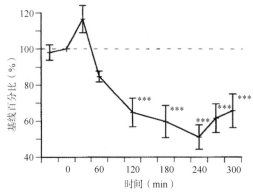

图 16-9 肝脏微循环血流（猪脓毒症模型，*n*=9）

注：肝脏微循环血流量的相对变化（基线百分比；平均值±标准误），在造模后 240 分钟时启动液体复苏[40 分钟内静脉输注 20ml/kg 6%羟乙基淀粉，然后输注乳酸林格溶液 20ml/（kg·h），至 300 分钟时停止输注]（***P＜0.001，与基线值比较）（引自：Hiltebrand LB, et al. 2000. Dynamic study of the distribution of microcirculatory blood flow in multiple splanchnic organs in septic shock. Crit Care Med, 28: 3233-3241）

由于肝脏其独特的双重血供，肝内血流受血管收缩因子和血管舒张分子间的平衡控制，它们不仅作用于肝小动脉和门静脉的平滑肌细胞，而且还作用于肝窦周细胞。因此，不同类型的血管升压药可能导致不同的肝脏灌注效应。在血管升压药治疗临床脓毒性休克中，使用肾上腺素能维持较高的心输出量，但内脏血流量却降低。人类肝细胞中的实验证据也表明肾上腺素可以诱发 LPS 样炎症反应，从而加剧脓毒症期间的肝功能障碍。多巴胺虽然增加肠系膜的血流量，但在高剂量下也会对肝脏能量平衡造成负面影响。动物实验发现，多巴酚丁胺预处理可改善脓毒症大鼠肝脏微循环和提高存活率。在接受肝脏切除的肝硬化患者中，低剂量多巴酚丁胺可改善肝脏灌注、氧合和稳定残余肝功能。然而一项临床研究指出，多巴酚丁胺虽能显著改善全身血流动力学，但也未能改善无低心输出量但持续低灌流的脓毒性休克患者的舌下微循环、代谢、肝脏或外周灌注参数。血管加压素及其长效类似物特利加压素可以在发生脓毒性休克儿茶酚胺抵抗时仍然能升高血压，有研究显示血管加压素不利于肝脏血流灌注，但特利加压素减缓了 MAP 的逐渐降低而不影响肝脏灌注。此外，一定剂量的类固醇可能会减少肝衰竭低血压患者对去甲肾上腺素的需要。

鉴于 NO 在脓毒症中的作用，NOS 抑制是有意义的。但是研究发现非选择性的 NO 抑制对肝脏的灌注和氧的运输是不利的，因为 NO 除了作为一种血管扩张剂，还具有抗血小板活性。因此，阻断 NOS 可导致血管闭塞及血窦血流的减少。另有研究表明，低到中等水平的 NO 可以保护内皮细胞，并增加整体肝脏血流灌注。同样，ET-1 也被认为是良好的治疗目标，并且动物实验发现内皮素 A 受体（ETAR）拮抗剂能降低 ET-1 和 ETAR 水平，改善急性肝功能障碍时肝脏微循环损伤。虽有研究发现，活化蛋白 C（APC）显著降低 ET-1/ETAR 的 mRNA 和蛋白质表达，并改善 ET-1 依赖肝脏微循环改变，但 APC 的安全性和有效性并未得到广泛支持。由于氧化应激生成过多的活性氧，高剂量的 *N*-乙酰半胱氨酸作为一种抗氧化剂可在脓毒症早期增加肝脏血流，从而提高肝血窦灌注，减少乳酸水平并改善肝功能。新的证据表明，预防性应用辛伐他汀可改善内毒素血症引起的肝脏损伤，减轻肝脏炎症，并防止啮齿动物的微血管功能障碍，因此辛伐他汀或许能够用于预防 LPS 诱导的肝内皮功能障碍。此外，右旋美托咪定对 α_2 受体具有高度亲和力，对实验性脓毒症肝脏损伤有保护作用，可减轻中央静脉淤血、肝窦充血和扩张、门静脉炎症。应激剂量的氢化可的松有利于调节宿主防御，减少内毒素血症期间肝脏的细菌定植。同时使用氢化可的松和吸入 NO 可减轻猪脓毒症模型的炎症反应，并几乎恢复正常的肝脏形态。然而，关于类固醇治疗临床脓毒症和脓毒性休克的研究结果尚无定论。

　　此外，一些措施可以减少肝脏进一步损伤，包括：①避免使用潜在的肝脏毒性药物；②血流动力学稳定患者的早期肠内喂养；③血糖浓度监测和必要时足够的葡萄糖供应；④体外肝脏支持——分子吸附再循环系统（MARS）白蛋白透析、单通道白蛋白透析（SPAD）。

　　肝脏微循环障碍是脓毒症后肝脏损伤的重要原因，涉及肝脏内外多种细胞和因子的复杂调控网络。尽管肝脏微循环对监测和治疗具有重要临床意义，但是目前仍受制于肝脏微循环有限的监测手段。因此，后续研究肝脏微循环的监测和以肝脏微循环为靶向的治疗仍有较大的前景和探索空间。

（安　胜　杨　翃）

参 考 文 献

陈继业，马正伟，董家鸿，等. 2005. 肝缺血-再灌注中微循环障碍的发生机制. 肝胆胰外科杂志，17（1）：84-86

顾长海. 2002. 肝功能衰竭. 北京：人民卫生出版社

郝菁华，朱菊人，孙成刚，等. 2000. WP 小体与肝脏微循环. 临床肝胆病杂志. 16（2）2：69-71

胡泽华，王琳琳. 2009. 内毒素血症肝损伤机制的研究进展. 医学综述，15（7）：1047-1050

吉奈. 2012. 慢性肝衰竭：机制与治疗. 郑明华译. 北京：人民卫生出版社，265-275

李和泉. 2005. 肝脏微循环的特点及其血流测定. 微循环学杂志，15（1）：1-3

林黎明，张黎，吴楠，等. 2009. 内源性血管活性物质对肝脏缺血时微循环的调节作用研究进展. 山东医药，49（46）：113-114

林元为，黄求理，姜建帅，等. 2014. 320 排 CT 全肝灌注成像评价肝硬化微循环改变的临床价值. 现代实用医学，26（5）：518-519

龙春艳，何晶玲，魏芳，等. 2017. 超声造影定量评估失血性休克肝微循环灌注的实验研究. 中国医学影像学杂志，25（5）：325-328

陆森，钱叶本. 2013. 肝脏微循环和 Kupffer 细胞. 肝胆外科杂志，21（3）：227-230

吕超，王俊学. 2007. 一氧化氮和一氧化碳在肝脏微循环障碍中的作用. 肝脏，12（6）：501-503

马晓春. 2013. 应提高对脓毒症肝损伤的认识. 中华危重病急救医学，4：198-200

田牛. 2004. 微循环学. 北京：原子能出版社

王宝恩. 2003. 现代肝脏病学. 北京：科学出版社

王清卿，赵鑫，陈玉超，等. 2016. 肝脏缺血-再灌注损伤机制及干预的研究进展. 临床肝胆病杂志，32（6）：1225-1229

王晓琴. 2016. 脓毒症肝功能障碍发病机制的研究进展. 中国急救医学，36（3）：224-228

吴志全，夏景林，邱双健. 1999. 正常肝脏微循环及研究进展. 中国微循环，3（1）：10-12

徐钧，杨镇. 2003. 肝星状细胞对肝脏微循环调节机制的研究进展. 中华实验外科杂志，20（2）：189-190

张景，张庆富. 2007. 肝脏微循环的研究进展. 中国微循环，11（4）：278-281

Clark SR，Ma AC，Tavener SA，et al. 2007. Platelet TLR4 activates neutrophil extracellular traps to ensnare bacteria in septic blood. Nat Med，13（4）：463-469

Clozel M，Gray GA，Breu V，et al. 1992. The endothelin ETB receptor mediates both vasodilation and vasoconstriction in vivo. Biochem Biophys Res Commun，186（2）：867-873

Croner RS，Hoerer E，Kulu Y，et al. 2006. Hepatic platelet and leukocyte adherence during endotoxemia. Crit Care，10（1）：R15

Czaja MJ. 2007. Cell signaling in oxidative stress-induced liver injury. Semin Liver Dis，27（4）：378-389

Dellinger RP，Levy MM，Rhodes A，et al. 2013. Surviving sepsis campaign：international guidelines for management of severe sepsis and septic shock，2012. Intensive Care Med，39（2）：165-228

Hernandez G，Bruhn A，Luengo C，et al. 2013. Effects of dobutamine on systemic，regional and microcirculatory perfusion parameters in septic shock：a randomized，placebo-controlled，double-blind，crossover study. Intensive Care Med，39（8）：1435-1443

Hiltebrand LB，Krejci V，Banic A，et al. 2000. Dynamic study of the distribution of microcirculatory blood flow in multiple splanchnic organs in septic shock. Crit Care Med，28（9）：3233-3241

Housset C，Rockey DC，Bissell DM. 1993. Endothelin receptors in rat liver：lipocytes as a contractile target for endothelin 1. Proc Natl

Acad Sci U S A，90（20）：9266-9270

Hwang S. 2011. Microcirculation of the Liver. London：Springer，1021-1029

Jaeschke H，Smith CW，Clemens MG，et al. 1996. Mechanisms of inflammatory liver injury：adhesion molecules and cytotoxicity of neutrophils. Toxicol Appl Pharmacol，139（2）：213-226

Jonker JW，Stedman CA，Liddle C，et al. 2009. Hepatobiliary ABC transporters：physiology，regulation and implications for disease. Front Biosci，14：4904-4920

Khandoga A，Biberthaler P，Enders G，et al. 2002. P-selectin mediates platelet- endothelial cell interactions and reperfusion injury in the mouse liver in vivo. Shock，18（6）：529-535

Koo A，Liang IY. 1979. Parasympathetic cholinergic vasodilator mechanism in the terminal liver microcirculation in rats. Q J Exp Physiol Cogn Med Sci，64（3）：149-159

Kramer L，Jordan B，Druml W，et al. 2007. Incidence and prognosis of early hepatic dysfunction in critically ill patients：a prospective multicenter study. Crit Care Med，35（4）：1099-1104

La Mura V，Pasarin M，Meireles CZ，et al. 2013. Effects of simvastatin administration on rodents with lipopolysaccharide-induced liver microvascular dysfunction. Hepatology，57（3）：1172-1181

Oda M，Han JY，Yokomori H. 2000. Local regulators of hepatic sinusoidal microcirculation：recent advances. Clin Hemorheol Microcirc，23（2-4）：85-94

Ohira H，Ueno T，Tanikawa K，et al. 1999. Changes in Adhesion Molecules of Sinusoidal Endothelial Cells in Liver Injury. Tokyo：Springer Japan，91-100

Palmes D，Skawran S，Stratmann U，et al. 2005. Amelioration of microcirculatory damage by an endothelin：a receptor antagonist in a rat model of reversible acute liver failure. J Hepatol，42（3）：350-357

Rank N，Michel C，Haertel C，et al. 2000. N-acetylcysteine increases liver blood flow and improves liver function in septic shock patients：results of a prospective，randomized，double-blind study. Crit Care Med，28（12）：3799-3807

Richter S，Mucke I，Menger MD，et al. 2000. Impact of intrinsic blood flow regulation in cirrhosis：maintenance of hepatic arterial buffer response. Am J Physiol Gastrointest Liver Physiol，279（2）：G454-G462

Sezer A，Memis D，Usta U，et al. 2010. The effect of dexmedetomidine on liver histopathology in a rat sepsis model：an experimental pilot study. Ulus Travma Acil Cerrahi Derg，16（2）：108-112

Spapen H. 2008. Liver perfusion in sepsis，septic shock，and multiorgan failure. Anat Rec（Hoboken），291（6）：714-720

Spiegel HU，Uhlmann D，Uhlmann S. 2000. Controlled vasoregulation of postischemic liver microcirculation：a therapeutic approach. J Invest Surg，13（5）：273-278

Strnad P，Tacke F，Koch A，et al. 2017. Liver-guardian，modifier and target of sepsis. Nat Rev Gastroenterol Hepatol，14（1）：55-66

Undevwood JCE. 2004. General and Systemic Pathology. London：Churchill Livingstone

Vollmar B，Menger MD. 2009. The hepatic microcirculation：mechanistic contributions and therapeutic targets in liver injury and repair. Physiol Rev，89（4）：1269-1339

Woznica EA，Inglot M，Woznica RK，et al. 2018. Liver dysfunction in sepsis. Adv Clin Exp Med，27（4）：547-551

Zhang XW，Xie JF，Liu AR，et al. 2016. Hepatic perfusion alterations in septic shock patients：impact of early goal-directed therapy. Chin Med J（Engl），129（14）：1666-1673

第十七章　肾脏损伤与微循环

第一节　肾脏微循环的结构与功能

一、肾脏微循环的结构

肾脏具有双微血管床结构：肾小球微循环和管周微循环（图 17-1）。肾小球微循环位于肾皮质的肾小球囊内，发自入球小动脉，止于出球小动脉，主要功能为维持肾小球滤过率（glomerular filtration rate，GFR），进而滤过血浆，形成超滤液即原尿。管周微循环由出球小动脉分支形成，包绕在肾小管外面，有利于肾小管的重吸收。肾脏血流量约占心输出量的 20%，在成人为 1000～1200ml/min，其中，20%的血流通过皮质肾小球滤过后进入肾小球囊，剩余的 80%血流通过出球小动脉进入髓质管周毛细血管来保证溶质交换和水的重吸收。独一无二的双微血管床结构不仅使肾脏的滤过与重吸收过程分离开来，而且是肾脏微循环区别于身体其他血管床的基本特征。

肾小球内毛细血管介于入球小动脉和出球小动脉之间。出球小动脉的阻力变化和

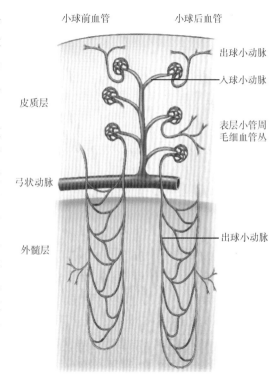

图 17-1　肾脏微循环结构

阻力调节对维持肾小球内毛细血管阻力很重要，同时出球小动脉对其下行的毛细血管和肾小管的回吸收有重要影响，而且毛细血管内压力应保持一定的低水平。由于出球小动脉的长短、肌层的厚薄，在肾脏各部分肾小球之间并不一致，肾小球毛细血管袢和肾小管周围毛细血管之间的压力差可能也不相同。入球小动脉进入肾小体后，即扩展成毛细血管袢，并进一步分成几叶。在较大的毛细血管之间，有较小的毛细血管分支，使小叶之间发生联系。毛细血管最后汇集一处，结合成出球小动脉。管周毛细血管在皮质形成复杂的毛细血管网。管周毛细血管的直径变化范围较大，但一般比肾小球毛细血管直径大。管周毛细血管的整体密度远远大于肾小球毛细血管的密度，管周毛细血管重吸收的横截面积是肾小球毛细血管重吸收面积的 5～10 倍，因此，管周毛细血管的渗透率和渗透系数远远低于肾小球毛细血

管。管周毛细血管对液体的重吸收取决于毛细血管静水压和肾间质的胶体渗透压。

1. 肾脏内皮细胞

肾脏内皮细胞在结构和功能上具有明显的异质性，并与微循环体系有关，肾小球微循环和管周微循环内皮细胞有很大差异。事实上，内皮细胞排列方式不同明显影响通透性。肾小球毛细血管内表面是有孔的内皮细胞，并被特殊的上皮细胞即足细胞所覆盖。在肾皮质，内皮细胞所处的环境是几乎正常的氧分压（PO_2）和渗透压；而在肾髓质，内皮细胞接触的渗透压高达 1200mmol/L，PO_2 低至 20mmHg。肾小球内皮细胞异常扁平，上有无数大小不等的小孔，这些小孔占整个内皮表面积的 20%～50%。肾小球微循环通过这些连续和有孔的内皮细胞发挥作用。而在管周微循环中，髓袢降支内皮细胞更连续和致密。由于不同部位内皮细胞在微循环中的作用不同，其对损伤的敏感性也不同。

2. 肾脏多糖包被

内皮细胞表面排列着一层凝胶状薄层，即多糖包被，由糖蛋白、蛋白多糖和血浆来源的大分子蛋白组成。多糖包被有助于维持血管通透性，它是一种高度空间化的结构，能够感知血流并促进蛋白质与其受体或其他蛋白质的相互作用，并且其含有多种对于维持出凝血稳态（抗血栓特性）、内环境稳态及发挥抗炎作用的受体和复合物。

二、肾脏组织的氧供与氧耗

肾脏需要足够的氧来维持氧依赖性三磷酸腺苷（ATP）的产生。氧供（DO_2）和氧耗（VO_2）决定了肾脏的氧合，这不仅是细胞存活和维持功能所必需的，也是 Na^+-K^+-ATP 酶发挥功能所必需的。肾脏缺氧时主要依靠下面两个机制来维持正常的肾功能：①增加 DO_2，进而改善组织氧合；②降低 VO_2，可保护肾脏在中至重度低氧血症中免于缺氧。Evans 等的研究表明，即使动脉氧含量降低 55%，肾脏仍可通过降低肾小管钠的重吸收，进而减少氧需求来保证 VO_2 不会发生明显改变。即动脉氧含量降低时，氧需求适应性降低以维持 VO_2 正常，进而维持正常肾功能。因此，除非肾血流量（renal blood flow，RBF）被改变，否则肾脏 VO_2 在低氧血症时能够保持相对稳定。肾脏 VO_2 主要用于驱动近曲小管和髓袢升支粗段 Na^+-K^+-ATP 酶发挥作用。

多种临床情况均可以导致肾氧合下降，如血液稀释、脓毒症引起的微循环异质性、DO_2 与 VO_2 不匹配、低氧血症或严重低血压。肾脏通过肾皮质的动静脉（AV）氧分流和肾髓质从髓袢降支到髓袢升支的氧分流来维持整体氧平衡。

三、肾脏微循环与局部介质的相互作用

肾脏微循环存在成百上千的介质相互作用，在病理状态下更加复杂。下面列举和微循环直接作用的相关介质。

1. 腺苷

腺苷是一种 ATP 分解产物，能够引起大多数血管扩张，有助于调控肾脏灌注，从而维持氧的供需平衡。在肾脏血管系统中，低浓度腺苷可通过 A_1 腺苷受体（A_1AR）促进入球小动脉，尤其是与肾小球最近的小动脉段血管收缩。相反，当腺苷浓度超出正常血浆水平时，其通过与 A_2AR 结合促进大部分肾血管的舒张，包括近髓质入球小动脉、出球小动脉和髓质血管。然而，由于肾脏血管异质性大，腺苷在部分肾脏血管床引起血管收缩，在另一部分肾脏血管床可以同时引起血管舒张，因此很难判断腺苷在肾脏血管系统中实际引起了哪些变化。

2. ATP

细胞外 ATP 激活多种存在于肾血管、肾小球、系膜和肾小管上皮细胞的受体。ATP 能够减少肾脏皮质和髓质血流量。

3. 内皮素

内皮素（ET）是最强力的肾血管收缩剂之一。内皮素在调节肾血流、GFR、钠和水的转运及酸碱平衡中起到关键作用。肾脏生成的 ET 多于其他任何器官，尤其是在内髓中。在生理状态下，肾脏内髓中 ET-1 高表达，提示其在调节水钠平衡，甚至可能在调节髓质血流量中发挥了重要作用。ET-1 可引起明显且持续的肾血管收缩，表现为肾血流和 GFR 显著降低。ET-1 可以作用于入球和出球小动脉，引起血管收缩。此外，在如缺血-再灌注致急性肾损伤（AKI）等导致肾脏 ET 系统上调的情况下，髓袢降支血管强烈收缩，表明 ET-1 可能促进了肾脏损伤的发生和发展。

4. 一氧化氮

一氧化氮（NO）是一种具有生物学和调节功能的气体，在一氧化氮合酶（NOS）作用下由精氨酸生成。NO 具有广泛的代谢、调节血管和细胞的效应，与肾功能关系密切。NO 通过多种生物学活性维持血管完整性，包括调节血管张力和通透性，白细胞与内皮细胞相互作用，细胞增殖，维持内皮细胞抗血栓形成的特性，神经传导，基因转录、翻译和翻译后修饰等。内皮型 NOS（eNOS）在肾脏血管内皮和肾小管中高表达。神经元型 NOS（nNOS）在致密斑中高表达。在正常情况下，诱导型 NOS（iNOS）在肾脏中表达很少。NO 能够扩张入球和出球小动脉，增加 GFR，调节肾小管包括从髓袢升支粗段到远端小管和集合管对钠的处理。

组织缺氧和肾脏微循环损害是 AKI 发病的关键因素，需要对大循环和微循环功能状态综合评估，以判断发生 AKI 的风险和评估治疗成功的可能性。

（郝　东　王晓芝）

第二节　脓毒症所致肾脏损伤肾脏微循环的基础与临床

脓毒症主要以机体对感染的反应失调而导致危及生命的器官功能障碍为特征，其严重阶段表现为脓毒性休克。脓毒症和脓毒性休克一直是 AKI 的首要原因，约有 50% 的 AKI 为感染引起，AKI 的严重程度与脓毒症高病死率显著相关，死亡率高达 40%。脓毒症 AKI 定义为在脓毒症时出现血肌酐增加和/或尿量减少。脓毒症和脓毒性休克导致 AKI 的机制还不完全清楚，可能涉及肾脏血流动力学和肾灌注包括微循环的改变、内毒素或内毒素样物质诱发的复杂的炎症和免疫网络反应，以及由此造成的肾细胞功能改变和损伤等多个方面。

一、脓毒症急性肾损伤炎症、内皮损伤与微循环障碍

在脓毒症初始阶段发生的炎症因子风暴激活白细胞、内皮细胞、血小板和上皮细胞，导致微循环障碍、缺氧和组织损伤。

（一）炎症与内皮损伤

血流动力学改变等在脓毒症所致 AKI 的发病机制中具有至关重要的作用。

脓毒症时，在内毒素的作用下，中性粒细胞、单核/巨噬细胞及血管内皮细胞发生复杂的相互作用，释放出大量的内源性炎症介质，损伤多糖包被和内皮细胞，导致凝血活化，并与炎症反应相互作用，形成恶性循环，导致肾脏微循环障碍（图 17-2）。

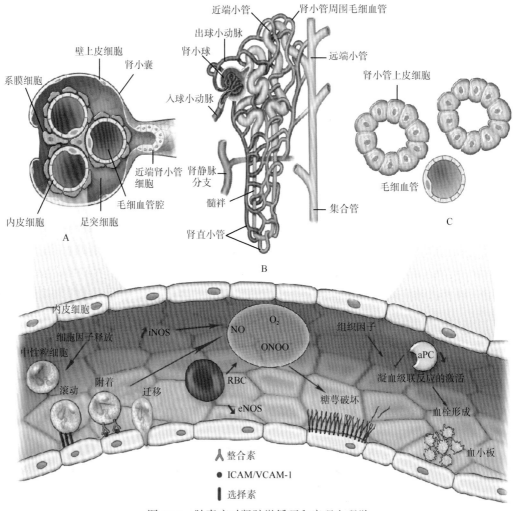

图 17-2　脓毒症时肾脏微循环和病理生理学

A. 肾小球解剖：毛细血管壁由开孔的内皮细胞、基底膜和通过离散的足突附着在基底膜上的上皮细胞三层组成；B. 肾循环解剖：血液通过循环进入肾小球入球小动脉，未通过肾小球毛细血管壁滤过的血浆离开肾小球，通过出球小动脉进入肾小球后毛细血管；C. 肾小管解剖。iNOS. 诱导型一氧化氮合酶；eNOS. 内皮型一氧化氮合酶；ONOO⁻. 过氧亚硝酸阴离子；O_2^-. 过氧化物；RBC. 红细胞
［引自：Zafrani L，Payen D，Azoulay E，et al. 2015. The microcirculation of the septic kidney. Semin Nephrol，35（1）：75-84］

脓毒症时内皮细胞的参与过程：①炎症细胞被激活，促炎因子释放，多糖包被和内皮细胞损伤，细胞表面黏附分子暴露，如选择素、细胞间黏附分子-1（ICAM-1）、血管细胞黏附分子-1（VCAM-1）、整合素，导致中性粒细胞黏附和聚集；②内毒素血症增强肾皮质iNOS活性，NOS的诱导与活性氧类（ROS）的产生引起过氧亚硝基阴离子（ONOO⁻）相关的肾小管损伤、血管扩张、肾脏eNOS下调；③活性氧类参与多糖包被破坏；④脓毒症时内皮细胞损伤，凝血活化（由组织因子介导的）、抗凝受损和纤溶系统相对受到抑制，促进微血栓形成。

（二）脓毒症急性肾损伤的微循环障碍

脓毒症微循环功能障碍的特征性表现为功能性毛细血管密度降低，氧向组织细胞的弥散距离增加，以及血流分布的不均一性，某些部位毛细血管表现为低灌注，而某些部位毛细血管血流灌注正常或异常增高，功能性微循环单位陷入缺氧状态，氧摄取发生障碍。在这种情况下，微循环氧分压低于静脉系统氧分压，产生"氧分压间隙"，出现微循环功能性分流。脓毒症的微循环功能障碍和分布异常，连同发生的凝血系统异常，进一步阻碍了微循环的灌注和功能，最终导致组织水肿和氧摄取异常，直至实质细胞损伤和发生肾衰竭。

脓毒症AKI的发病机制，尤其是肾脏本身的发病机制并未完全研究清楚。脓毒症的特征是通过过度释放炎症介质、NO及激活白细胞，最终导致周围血管扩张，血管通透性增加，血容量降低。因此，脓毒症AKI以前被认为是一种肾脏大循环疾病，由肾缺血、细胞损伤和急性肾小管坏死引起。但是，越来越多的实验及临床证据表明，AKI发生时RBF正常甚至增加，因此在表现为循环高动力的脓毒症时，肾血管扩张和肾脏充血是导致AKI的重要因素，即充血性AKI（图17-3）。而且，脓毒症AKI患者没有出现急性肾小管坏死和肾小管细胞凋亡，提示至少在最初的48小时内，脓毒症AKI的发生可能是功能性而非结构性的，并且可能是可逆的。

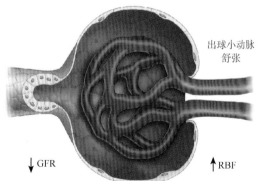

图 17-3　脓毒症 AKI 的肾小球血流动力学变化

注：在脓毒症状态下，入球小动脉扩张，而出球小动脉扩张更为显著时，虽然肾血流量会显著增加，但仍会造成肾小球毛细血管静水压下降，肾小球滤过率降低［引自：Fani F, Regolisti G, Delsante M, et al. 2018. Recent advances in the pathogenetic mechanisms of sepsis-associated acute kidney injury. Nephrol，31（3）：351-359］

脓毒症时，尽管RBF和全肾氧输送增加，但肾脏微循环血流发生重新分布，通过肾脏髓质血流减少来保证皮质的供血和供氧，引起的肾脏髓质缺氧，促进脓毒症AKI的发生。这些局部肾脏灌注和氧合的异质性改变往往发生较早，几小时后AKI的指标才能检测到（如少尿、血肌酐及尿中性粒细胞明胶酶相关脂蛋白升高等）。脓毒症造成肾内血流再分布的潜在机制包括细胞因子的过度释放、NO介导的血管扩张的异质性、活性氧和活性氮的产生、多糖包被的损伤、内皮屏障的破坏等。

内皮依赖性血管舒张和对血管收缩药物过度反应之间的失衡促进脓毒症微循环障碍。NO 在调节血管张力方面发挥重要作用，是导致内皮功能障碍的主要因素。例如，eNOS 活性降低直接影响器官灌注。有研究表明，抑制 eNOS 活性会加剧器官缺血，eNOS 高表达可以改善脓毒症 AKI。脓毒症时，iNOS 活化在肾脏局部抑制了 eNOS 的活性，影响肾功能，是 NO 自身抑制的结果。在脓毒症相关 AKI 中，所有 NOS 亚型的表达在肾皮质均显著升高，而在髓质则降低，可能是导致肾髓质向皮质分流，髓质发生缺血的原因，并引发氧化应激和炎症的恶性循环，导致线粒体功能障碍、肾小管细胞损伤和肾功能降低。

脓毒症诱导的白细胞滚动和迁移，加上凝血系统活化微血栓形成、内皮肿胀和小动脉血管收缩增强，也导致肾脏微循环障碍。脓毒症时，黏附分子、细胞因子、趋化因子等生成增多，促进内皮细胞与白细胞相互作用，并促进白细胞向肾间质移动，进一步加重肾上皮炎症和血管内皮屏障功能障碍。升压药的使用导致的动脉血管收缩，以及内皮细胞损伤导致的微血栓形成、血管通透性增加、组织水肿、白细胞黏附等均可造成肾血管阻力增加，诱发 AKI。同时，肾素–血管紧张素–醛固酮系统（renin-angiotensin-aldosterone system，RAAS）激活，Ang Ⅱ 和血管加压素增多，局部 Ang Ⅱ 增加可收缩入球小动脉和出球小动脉，降低 GFR。

因此，微循环障碍是脓毒症导致组织低灌注和休克，继而引起包括肾脏在内的多器官功能障碍综合征（MODS）或多器官衰竭的关键环节，机制复杂（图 17-4）。针对脓毒症患者的大循环和微循环进行同步、个体化监测和治疗一定是未来脓毒症治疗的方向。

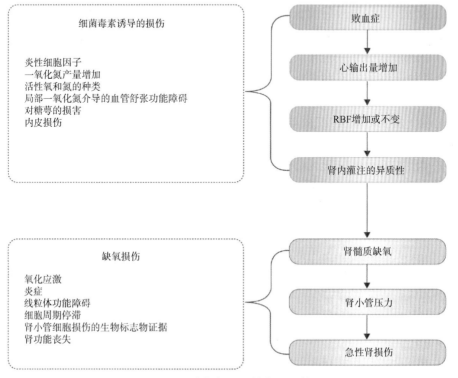

图 17-4　脓毒症 AKI 的发生机制

二、脓毒症急性肾损伤肾脏微循环的监测方法

脓毒症微循环障碍目前大多采用正交极化光谱成像和侧流暗视野成像等观察舌下微循环的变化，但仍缺乏客观可信的监测肾脏微循环的方法。肾脏微循环监测主要包括临床指标与实验室指标（直接监测与间接监测）。

（一）临床外周灌注指标

全身循环不稳定时，外周循环最先受到影响；当全身循环改善时，外周灌注往往最晚恢复正常。因此，临床上常常通过评估外周灌注用以指导循环监测及休克复苏，但只能间接反映肾脏灌注，同时其效果和安全性仍需大规模临床试验予以验证。常用的外周灌注指标包括6个方面。①皮温：最简单的反映微循环的指标，可通过触摸或仪器探测肢体末端表面温度的方法获取。由于其容易受周围环境温度及患者本身发热或动静脉血栓性疾病等的影响，故仅作为临床粗略判断。②皮肤花斑：皮肤花斑是皮肤小血管收缩的结果，反映皮肤灌注的异常。③毛细血管再充盈时间（CRT）：CRT 指末梢血管床（如甲床）在压迫变白至恢复原有色泽所需时间，超过 4.5 秒被视作外周灌注降低。CRT 简单易行，但对于有末梢血管疾病如雷诺病、干燥综合征等的患者，则无法进行微循环灌注的判断。④中心-外周温度梯度：中心-外周体温梯度需同时有两个温度探针才能获得。其在一定程度上可以反映微循环的灌注，但外周温度受环境温度影响较大，不能很好地反映机体的灌注。⑤外周灌注指数（PPI）：是从光电容积脉搏信号中提取的测量参数，通过数字化处理，连续、无创监测外周灌注情况，具有安全可靠、及时、易操作等优点，对脓毒症患者的结局具有重要的预测价值。⑥组织氧饱和度（StO$_2$）：是通过近红外光谱仪连续、无创定量监测组织氧合血红蛋白及还原血红蛋白水平来反映外周组织灌注情况，可用于监测任何组织，但在重症患者主要用于监测肌肉组织的灌注情况。

（二）仪器监测指标

1. 直接监测

（1）正交极化光谱（OPS）成像和侧流暗视野（SDF）成像：OPS 成像技术实现了无创、可视微循环监测；更先进的 SDF 成像技术代替了 OPS 成像技术，其具有轻便、无创、无毒、相对廉价的优点，图像较 OPS 成像图像清晰，对微循环中的红细胞和白细胞分辨率更高，能监测更深的毛细血管。但 OPS 成像对舌下黏膜微循环的监测在脓毒症患者的早期诊断中很敏感。目前对微循环结果的解读只是半定量方式，获得更准确的结果需要花费大量的时间，同时不能做到连续监测，无法排除血红蛋白、造影剂、血液染料对观察结果的影响。

（2）重症肾脏超声：重症超声在肾脏微循环的监测方面不断被开发和利用，尤其与血流灌注相关的技术，如彩色多普勒、脉冲多普勒、能量多普勒（PDU）和超声造影（CEUS）等，但目前尚无成熟的肾脏血流动力学超声评估方案。通过彩色多普勒或能量多普勒可显示肾脏内血管，一般选取叶间动脉后可采用脉冲多普勒技术得到血流频谱，经过手工或自动

描记获得该血管的收缩期最高速率、舒张期最高速率和加速时间，通过公式计算出肾脏阻力指数（RRI），RRI=（收缩期最高速率－舒张期最低速率）/收缩期最高速率。在血管顺应性正常的情况下，血管阻力与 RRI 呈线性关系。RRI 反映的是单根血管的灌注，为反映整个肾脏的情况，有学者使用 PDU 获得整个肾脏的灌注图像，再采用半定量评分评价肾脏的循环。由于多普勒超声不能检测到低速的血流，在检查肾脏灌注时受到一定的限制。CEUS 是经静脉注射微气泡超声对比剂，然后再实现不同病理状态下肾脏整体和局部血流的实时定量监测。CEUS 可实时、无创监测肾脏血流，操作方便、快捷，无辐射和肾脏毒性，其评价肾脏血流灌注的效能与核素显像相当，可准确监测肾脏微循环灌注情况，为肾脏血流的实时监测提供了有效方法。新近发展的超声动态评估组织灌注（DTPM）技术，与 CEUS 相比，其观察时间不受限制，不需要特殊设备，能精确定量且无超声造影剂的安全性问题。

2. 间接监测

（1）动脉血乳酸水平：动脉血乳酸水平是反映机体组织缺氧及无氧代谢的指标，能够预测治疗反应及预后。但是由于一方面乳酸生成受到全身或局部组织缺氧及细胞线粒体功能障碍的影响；另一方面乳酸的清除依赖于肝脏的代谢功能，因此对乳酸水平的正确判读常较困难且不确定。

（2）混合静脉血氧饱和度（SvO_2）和中心静脉血氧饱和度（$ScvO_2$）：SvO_2 可通过肺动脉导管测得，常用来反映全部灌注的微血管床的平均氧代谢水平，是反映 DO_2 与 VO_2 平衡的指标。$ScvO_2$ 和 SvO_2 大致相当，具有相关性，但 $ScvO_2$ 主要反映上肢和脑的氧代谢情况，而 SvO_2 则反映全身氧代谢状况。

（3）CO_2 张力（PCO_2）和静–动脉二氧化碳分压差（venous-to-arterial carbon dioxide difference，Pv-aCO_2）：缺氧时，无氧代谢增强而使酸性代谢产物增多，需要 HCO_3^- 进行中和，从而导致组织中的 CO_2 张力升高。另外，低灌注状态下，组织细胞产生的 CO_2 会因为流量不足而不能及时被清除，因此经皮 CO_2 张力测定可以在一定程度上反映局部组织灌注情况。CO_2 张力监测的最佳部位尚不明确，舌下黏膜和皮肤 PCO_2 监测比胃、小肠的张力测定更有优势，简单、无创、获取结果迅速，并且可在床边实施，是值得临床推广的方法。当脓毒性休克患者静脉氧分压和心输出量正常时，Pv-aCO_2 的增加可能表明了微循环障碍，在早期复苏时，可以反映微循环血流量情况。

三、脓毒症急性肾损伤肾脏微循环障碍的干预措施

肾组织的氧合是由局部的氧供需平衡决定的。在肾脏，氧输送不仅受 RBF 影响，而且受肾脏血流再分布影响。另外，在皮质的动脉和静脉之间及髓质内直小血管下降和上升之间存在的氧弥散分流，可能进一步限制氧向肾组织的输送。肾组织中的氧耗主要由 Na^+-K^+-ATP 酶驱动肾小管重吸收钠所需的能量决定，肾脏耗氧量与钠的滤过负荷及 GFR 直接相关。因此，诸如液体复苏和升压药物等对肾组织氧合的影响，也反映了它们对整体和局部肾组织血流及肾小管功能影响之间的复杂相互作用。更为重要的是，任何提高 GFR 的治疗都会增加肾脏耗氧量，进而可能加重肾组织缺氧。因此，对脓毒症 AKI 患者实施现有的

治疗方案及研究新的治疗措施，必须首先了解依赖于 RBF 的肾脏微循环的氧需求。

（一）液体治疗

脓毒症 AKI 主要的病理生理改变是有效循环血量减少，因此尽早恢复有效循环血量是治疗的关键，有效的液体复苏可以保证肾脏血流灌注，改善微循环。

（二）血管活性药物

1. 去甲肾上腺素

对于脓毒性休克，去甲肾上腺素是首选的缩血管药物，通过 α 肾上腺素能受体收缩血管从而增加动脉血压，而对 β 肾上腺素能受体作用微弱。在脓毒症 AKI 中使用去甲肾上腺素对肾脏的益处仍然存在争议。根据对 GFR 影响的评估，去甲肾上腺素用于脓毒性休克患者能够逆转低血压和短暂改善肾功能，其副作用小于多巴胺、血管加压素、肾上腺素或苯肾上腺素。

最新证据表明，无论是健康状态还是病理状态下，各组织器官对血管活性药物的反应在大循环与微循环之间存在"解耦"现象，即所谓的血流动力学不一致。通过测定舌下微循环血流发现，去甲肾上腺素能改善脓毒性休克大循环血流动力学，但并不改善微循环异常。在肾脏微循环方面，通过评估整体 RBF 和全肾脏氧输送（RDO_2）并不能代表局部肾脏灌注和氧合情况。临床上应用大剂量去甲肾上腺素[0.4～0.8μg/（kg·min）]，加重肾髓质缺血和缺氧，但这种改变对肾脏预后的长期影响尚不清楚，值得进一步研究。

2. 儿茶酚胺节制策略对脓毒性休克和 AKI 的影响

（1）血管加压素：对去甲肾上腺素无反应和/或需要减少去甲肾上腺素剂量的脓毒性休克患者，目前推荐使用血管加压素作为抢救性缩血管药物。血管加压素主要通过刺激位于血管平滑肌细胞上的 V_1 受体收缩血管，以及通过防止脓毒性休克时 ATP 敏感性钾通道的过度开放来增加血压。在血管加压素和脓毒性休克试验（VASST）中，小剂量血管加压素（17～50ng/min）治疗与大剂量去甲肾上腺素（5～15μg/min）相比，病死率未降低。然而，亚组分析表明，血管加压素可延缓脓毒症 AKI 进展，降低病死率。此外，与单独使用去甲肾上腺素相比，使用血管加压素治疗的患者尿量和 GFR 有明显改善。血管加压素能够维持脓毒症时肾皮质和髓质的灌注和氧合，可能与血管加压素作用于肾皮质内 V_1 受体引起的血管收缩，能够被血管扩张剂如 NO 和类二十烷酸进行有效的调节有关。总之，与单用大剂量的去甲肾上腺素相比，小剂量的血管加压素在脓毒症 AKI 的发生中可能发挥一定的肾脏保护作用。然而，较大剂量（>83ng/min）的血管加压素可诱发心肌、指端末梢和肠系膜缺血，应注意避免。

（2）血管紧张素 II（Ang II）：Ang II 是强有力的血管收缩剂，通过 Ang I 型受体发挥作用，从而升高血压。动物研究表明，Ang II 能有效恢复血压，与单独应用去甲肾上腺素相比，能够改善肾功能。

Ang II 改善脓毒症 AKI 肾功能的作用可能与其对出球小动脉的作用强于入球小动脉有关，从而增加肾小球灌注压和滤过率。重要的是，Ang II 能够调节肾脏重新设定自我调节的下限，尤其是在较低的肾灌注压时。然而，由于 Ang Ⅱ 潜在的促炎和促血栓作用，可能加重微循环障碍，目前不推荐其作为脓毒性休克的初始缩血管药物。基于 Ang Ⅱ 可能改善肾功能的作用，其在脓毒症 AKI 患者中的价值需要进一步研究。

（3）α_2 肾上腺素能受体激动剂：右美托咪定和可乐定作为镇静剂，常常用于改善 ICU 患者的躁动和谵妄。这种所谓的"中枢作用 α_2 受体激动剂"主要作用于突触前 α_2 肾上腺素能受体，以抑制中枢和外周神经末梢释放去甲肾上腺素，从而降低交感神经的整体活性。此类作用于中枢的交感神经阻滞剂用于脓毒性休克患者存在争议，可能会加重脓毒性休克的低血压程度并导致多器官功能障碍。然而，在动物研究中用右美托咪定和可乐定提高了存活率，临床研究也证实右美托咪定可降低脓毒性休克患者病死率。可能与 α_2 肾上腺素能受体激动剂逆转了脓毒性休克的血管低反应性，使对去甲肾上腺素的反应性增加有关，具体机制仍需进一步探讨。

有关 α_2 肾上腺素能受体激动剂对脓毒症 AKI 肾脏微循环影响的研究很少。由于肾内血流重新分布导致的肾髓质缺氧可能是脓毒症 AKI 的主要病理生理机制，血管活性药物的选择在考虑恢复动脉压的同时，应考虑其对肾组织灌注和氧合的影响。整体 RBF 和 RDO$_2$ 与局部肾脏灌注和氧合变化并非一致，因此，直接监测肾脏微循环的手段更有助于评估和治疗。

脓毒症是导致重症患者发生 AKI 的重要原因，增加病死率，存活者后期遗留慢性肾脏疾病的风险也明显升高。目前临床上对于脓毒症 AKI 的病理生理机制认识不足，肾脏微循环障碍是导致脓毒症 AKI 的主要因素，并且早期即发生。因此，加强对脓毒症肾脏微循环障碍机制研究，加强对微循环的监测，将有助于脓毒症 AKI 的治疗。

（王　涛　朱委委　王晓芝）

第三节　缺血-再灌注所致肾脏损伤肾脏微循环的基础与临床

由于灌注减少造成的缺血性损伤会使组织或器官缺氧，血流不恢复的结局常常是组织坏死。但是血流的恢复或者再灌注也可能会造成另一种形式的组织损伤——缺血-再灌注损伤（IRI）。传统的观点认为，这种损伤是缺血期产生的代谢中间产物和氧自由基在再灌注期流向组织产生的序贯性损伤。

一、缺血与缺血-再灌注所致急性肾损伤微循环病理生理变化

当平均动脉血压（MAP）低于 75～80mmHg 时，肾血流量减少，肾脏缺血，ATP 水平下降，有氧代谢转化为无氧酵解，造成乳酸堆积和代谢性酸中毒。细胞内无机酸如磷酸、乳酸堆积，H$^+$ 激活 Na$^+$-H$^+$ 交换器，H$^+$ 外流，Na$^+$ 内流，ATP 的缺乏导致 ATP 依赖的 Na$^+$-K$^+$-ATP 酶活性下降，进一步加重细胞内 Na$^+$ 超载和 Na$^+$/Ca^{2+} 转运蛋白的逆向转运，Na$^+$

被转运到细胞外，Ca^{2+} 进入胞质，使胞质内 Ca^{2+} 浓度增加。另外，缺血还造成细胞膜去极化，钙通道开放，大量 Ca^{2+} 再次进入细胞内，胞质及线粒体 Ca^{2+} 水平增加。因此，缺血期细胞的坏死被认为主要是由于 ATP 的缺乏和其造成的代谢改变所致。再灌注期间观察到的代谢和分子水平的改变可以看作缺血期的序贯。这些代谢和分子改变包括活性氧类（ROS）产生导致损伤、水肿，黏膜通透性增加，细胞坏死和血栓形成。线粒体 ROS 如超氧化物、过氧化氢、羟基等造成的组织损伤远超出缺血所造成的损伤，这些线粒体的变化特别是线粒体膜通透性增加在缺血-再灌注损伤中起核心作用。正常状态下，完整的内膜通过膜电位和 H^+ 梯度调控 ATP 的合成；在再灌注期，ROS 风暴导致线粒体内膜线粒体通透性转换孔（mPTP）开放，造成膜电位去极化、基质水肿，线粒体外膜破裂，从而使促凋亡分子如细胞色素 c 进入胞质，启动细胞凋亡程序。除线粒体改变外，免疫系统反应也参与了缺血-再灌注损伤过程，包括循环天然抗体 IgM 早期结合及后续补体激活。ROS 能趋化中性粒细胞激活黏附分子，降低抗黏附因子 NO 的浓度，最终导致中性粒细胞浸润和黏附于毛细血管后微静脉，凝血系统激活造成血流淤滞和血栓形成（即无复流现象）而致肾脏不可逆性损伤。

二、缺血与再灌注急性肾损伤肾脏微循环的监测方法

多种方法和技术被用于肾脏微循环和氧合的实验研究，包括形态学和功能学的研究，因其对微循环结构和功能不造成损伤和破坏而更受青睐。

（一）微循环可视化系统

1. 活体显微镜技术和荧光显微镜技术

活体显微镜技术被誉为评价微循环的金标准。该技术是通过注射荧光染料使血管内轮廓或特定细胞在特定波长下激活显影，从而呈现微血管床结构。除了可观察微循环外，不同染料还可使大小不同的分子着色，从而评估血管内皮或多糖包被的损伤。目前，被用于多种器官微循环的动物实验。

2. 手持式活体显微技术

这类技术可以直接将设备置于被观察器官的表面来观察微循环而不需要荧光显微镜或者透射。正交极化光谱（OPS）成像、侧流暗视野（SDF）成像和近来的 CytoCam 事件暗场（IDF）成像是具有代表性的手持视频显微镜系统。其成像原理基于红细胞内血红素对绿光 530～540nm 处波长的吸收。当将设备头端置于目标器官表面时，光源发出的绿光被红细胞血红素吸收反射形成影像，被摄像机或图像感受器记录。红细胞在镜下看起来像黑色的小球一样流过微循环。它获得的图像和影像片段需要专门的软件离线进行定量分析。OPS、SDF 和 IDF 成像技术的不同点在于滤过照明光源表面反射的光学方法不同。这些技术已被用来评估动物模型的肾脏微循环，SDF 成像技术曾用于大鼠模型，监测肾皮质肾小管周围毛细血管血流量。要完成以上监测需要将左肾暴露，并将成像相机置于左肾表面，观察时动作尽量要轻，因为压力伪影可以诱发微循环血流模式的"填塞"。IDF 成像设

备被认为是第三代设备,是一个电脑控制的基于图像传感器的高分辨率手持式显微镜。IDF成像设备由一个结合了IDF照明的笔状探针和一组能够将高分辨率透镜投影到计算机来控制的图像传感器组成,并与非常短的脉冲照明光同步,可以更清晰地观察肾脏微循环。

3. 激光多普勒灌注成像(LDPI)技术

LDPI 最核心的工作原理是光波的多普勒效应,即物体辐射波长因光源和观测者之间的相对运动而产生变化。光波与声波的不同之处在于,光波频率的变化使人感觉到颜色在变化。在运动的波源前面光波被压缩,波长变得较短,频率变得较高(蓝移);反之则波长变得较长,频率变得较低(红移)。根据光波红移或蓝移的程度可以计算出波源循着观测方向运动的速度。在应用中LDPI主机发出激光束再散射到被测组织中,一部分激光束被吸收,另一部分与运动的血细胞碰撞后被反射回来,碰撞到运动的对象后波长会发生改变,碰撞到静止的对象后波长不变。反射光波被接收装置接收并分析,从而评价血流灌注情况。波长变化的程度及频率分布与血细胞的数量和运动的速度有关,与运动的方向无关。反射光频率改变的均值也叫多普勒频移,与红细胞的平均移动速度和红细胞数量成正比。

4. 激光散斑对比成像(LSCI)

LSCI 已被用于脓毒症肾脏损伤微循环改变的研究。LSCI 是一种基于激光的全场监视技术,提供宏观视野的伪彩色图像。这项技术的基础是,当用高度相干光成像(即激光或激光二极管)照在像动物组织这样的漫反射表面时形成的干涉或斑点模式。散斑是由相干光被散射物质散射后相互干涉形成的随机斑纹图案,散射物质运动会产生时变散斑。当散射粒子移动时,随着时间推移,它们会影响散斑干涉模式。在有血液流动的血管中最主要的散射物质是直径 58μm 左右的红细胞,红细胞的流动反映了血流的变化,散斑强度的波动可以反映血流速度的变化。因此,LSCI 能够实时监测组织微循环灌注产生的图像。该技术已被用于评价肾脏灌注异质性的研究。优点是不需要接触器官的表面,监视范围广;缺点是其提供的细节不如手持活体显微镜技术丰富。

5. 激光多普勒血流仪

当微循环中运动的红细胞向光源方向移动时,激光照射红细胞返回的光频率比探头发射的光频率高;同理,当红细胞远离光源方向移动时,返回的光频率比探头发射的光频率低。红细胞的运动速度越快,多普勒频移也就越大。从多普勒频移的大小可以区分出不同的运动信息。它的探针往往是可以插入组织的微探针,可以插入多种器官包括肾皮质。其优点是可以直接测量血流,提供灌注的定量数据;缺点是有创,有可能造成微出血和血肿,从而影响微循环。

6. 超声造影(CEUS)

CEUS 是床边评估肾脏微循环的无创方法。CEUS 利用嵌入壳内气体形成的微泡来做超声波反射器,微泡的大小为 1~6mm,允许其穿过肺毛细血管床,流动到其他器官毛细血管,从而得以监测。这些微泡与超声波相互作用时改变形状,在压力高时收缩,压力低时舒张,在低中等声场下,这些微泡振荡从而产生非线性信号。利用 CEUS 还可以进行微循环通过时间的测定,从而提供微循环灌注信息。

（二）肾脏微血管氧合功能监测

1. 双波长氧磷光度仪

该方法可用于研究肾皮质和皮质下氧合。传统上，氧电极已被用于研究肾脏组织氧合。这些研究是基于使用所谓的克拉克电极或荧光淬灭电极。其主要缺点是穿透深度有限，只有 20mm。简单说来，它是通过静脉注射一种可溶的磷光染料，然后染料与白蛋白形成稳定的复合物，这种复合物进入微循环中并在光脉冲激发时发出磷光。磷光衰减时间与氧浓度相关。为了同时定量测量肾皮质和髓质的微循环需要双波长磷光仪，可以在两个不同的深度连续同时测量。这种技术的进一步完善可以无创测量静脉氧分压。因此，微循环氧分压的异质性可以测量。

2. 氧电极和氧分压荧光淬灭探头

经典克拉克电极（极谱）测量组织氧张力的研究在实验中得到了广泛的应用。这些电极利用不同大小的针头可以插入任何组织。使用这些电极的两个主要缺点是：①电极的插入对自然结构造成的微创伤；②测量的不确定性，测量的生理间隔氧分压有可能是间质液的氧分压。还应该注意的是，克拉克电极消耗局部氧气。还有可供选择的另一种电极可以在尖端集成含氧依赖荧光染料，虽然具有比经典克拉克电极提供更准确氧分压数值的关键优势，氧分压荧光淬灭探头也会受到与克拉克电极相同的限制。

3. 近红外光谱技术（NIRS）

这是一种非侵入性光学光谱技术，可以测量微循环氧利用。红外光谱技术通过计算氧合和脱氧血红蛋白吸光度的差异来测量血氧饱和度，进而描述血液氧合状态。通常肾脏因其独特的动脉组织结构，使其血氧饱和度显著高于其他器官。这种技术曾用于对接受心脏手术与体外循环婴儿（<10kg）肾脏氧合状态的评估。因为在婴儿，光线可以穿透皮肤组织抵达肾脏。由于最佳信号穿透深度的限制，这种技术在成人尚未能成功应用。

4. 血氧水平依赖的磁共振显像技术（BOLD-MRI）

该技术是另一种用于测量在体动物或者人肾脏氧合状态的无创监测方法，利用脱氧血红蛋白的顺磁性获得对局部组织氧浓度敏感的图像。BOLD-MRI 被用来评估脓毒症期间的肾脏氧合，但相关的研究仅在小规模的动物或患者身上进行过。由于该技术要用到磁共振设备，需要转运危重症患者，故未能常规开展。

总之，以上技术都能监测 AKI 肾脏微循环和氧合状态，但是除了 CEUS、BOLD-MRI 和 NIRS 外，其他技术都需要暴露肾脏，所以还不能用于人体研究。人们已经利用手持显微镜对休克患者舌下微循环进行了广泛深入的研究，并提出舌下微循环可以代表内脏微循环的状态，但目前尚未有确切证据表明 AKI 时肾脏和舌下微循环血流与氧合的一致性。值得注意的是，微循环灌注和氧合的改变常常先于 AKI 的发生。

（张明明　王晓芝）

参 考 文 献

Bezemer R，Klijn E，Khalilzada M，et al. 2010. Validation of near-infrared laser speckle imaging for assessing microvascular reperfusion. Microvasc Res, 79 (2): 139-143

Burban M, Hamel JF, Tabka M, et al. 2013. Renal macro- and microcirculation autoregulatory capacity during early sepsis and norepinephrine infusion in rats. Crit Care, 17 (4): R139

Calzavacca P, Booth L, Lankadeva Y, et al. 2019. Effects of clonidine on the cardiovascular, renal and inflammatory responses to experimental bacteremia. Shock, 51 (3): 348-355

Calzavacca P, Evans R, Bailey M, et al. 2015. Variable responses of regional renal oxygenation and perfusion to vasoactive agents in awake sheep. Am J Physiol Regul Integr Comp Physiol, 309: R1226-R1233

Evans RG, Goddard D, Eppel GA, et al. 2011. Factors that render the kidney susceptible to tissue hypoxia in hypoxemia. Am J Physiol Regul Integr Comp Physiol, 300: R931-R940

Evans RG, Ince C, Joles JA, et al. 2013. Haemodynamic influences on kidney oxygenation: clinical implications of integrative physiology. Clin Exp Pharmacol Physiol, 40: 106-122

Fani F, Regolisti G, Delsante M, et al. 2018. Recent advances in the pathogenetic mechanisms of sepsis-associated acute kidney injury. J Nephrol, 31 (3): 351-359

Guan Z, VanBeusecum JP, Inscho EW. 2015. Endothelin and the renal microcirculation. Semin Nephrol, 35: 145-155

Haines RW, Kirwan CJ. 2018. Continuous renal replacement therapy: individualization of the prescription. Curr Opin Crit Care, 24 (6): 443-449

Ince C, Mayeux PR, Nguyen T, et al. 2016. The endothelium in sepsis. Shock, 45 (3): 259-270

Ince C. 2015. Hemodynamic coherence and the rationale for monitoring the microcirculation. Crit Care, 19 (Suppl 3): S8

Izawa J, Kitamura T, Iwami T, et al. 2016. Early-phase cumulative hypotension duration and severe-stage progression in oliguric acute kidney injury with and without sepsis: an observational study. Crit Care, 20 (1): 405

Kellum JA, Chawla LS, Keener C, et al. 2016. The effects of alternative resuscitation strategies on acute kidney injury in patients with septic shock. Am J Respir Crit Care Med, 193: 281-287

Khanna A, English SW, Wang XS, et al. 2017. Angiotensin II for the treatment of vasodilatory shock. N Engl J Med, 377 (26): 2602, 2603

Lankadeva YR, Booth LC, Kosaka J, et al. Clonidine restores pressor responsiveness to phenylephrine and angiotensin II in ovine sepsis. Crit Care Med, 43: e221-229

Lankadeva YR, Kosaka J, Evans RG, et al. 2016. Intra-renal and urinary oxygenation during norepinephrine resuscitation in ovine septic acute kidney injury. Kidney Int, 90: 100-108

Leroy S, Aladin L, Laplace C, et al. 2016. Introduction of a centrally anti-hypertensive, clonidine, reduces noradrenaline requirements in septic shock caused by necrotizing enterocolitis. Am J Emerg Med, 35: e3-377

Massey MJ, Shapiro NI. 2016. A guide to human in vivo microcirculatory flow image analysis. Crit Care, 20: 35

Mount PF, Power DA. 2006. Nitric oxide in the kidney: functions and regulation of synthesis. Acta Physiol, 187: 433-446

Murugan R, Hoste E, Mehta RL, et al. 2016. Precision fluid management in continuous renal replacement therapy. Blood Purif, 42 (3): 266-278

Opal SM, van der Poll T. 2015. Endothelial barrier dysfunction in septic shock. J Intern Med, 277 (3): 277-293

Shum HP, Yan WW, Chan TM. 2016. Recent knowledge on the pathophysiology of septic acute kidney injury: a narrative review. J Crit Care, 31 (1): 82-89

Singer M, Deutschman CS, Seymour CW, et al. 2016. The third international consensus definitions for sepsis and septic shock (sepsis-3). JAMA, 315 (8): 775-787

Song JW, Zullo J, Lipphardt M, et al. 2018. Endothelial glycocalyx—the battleground for complications of sepsis and kidney injury. Nephrol Dial Transplant, 33 (2): 203-211

Tarbell JM, Cancel LM. 2016. The glycocalyx and its significance in human medicine. J Intern Med, 280 (1): 97-113

Wang Y, Kim J, Kim S, et al. 2015. Performance of PCR-REB assay for screening and identifying pathogens directly in whole blood of patients with suspected sepsis. J Appl Microbiol, 119 (5): 1433-1442

Zafrani L, Payen D, Azoulay E, et al. 2015. The microcirculation of the septic kidney. Semin Nephrol, 35 (1): 75-84

第十八章　弥散性血管内凝血

第一节　弥散性血管内凝血的病理生理改变

弥散性血管内凝血（disseminated intravascular coagulation，DIC）是指某些疾病因素所引起的全身性、持续性的显著的凝血系统活化，导致微循环或小血管内大量微血栓形成的一种严重的临床综合征。这一过程中，凝血系统和纤溶系统同时被活化，但其活化程度会因基础病因的不同而存在很大的差异。随着病情的不断进展，以血小板和各种凝血因子为主的止血因子功能低下和/或数量下降，形成所谓的消耗性凝血病（consumption coagulopathy）。

DIC 的主要临床表现为凝血和纤溶的失衡和器官功能不全，一旦出现此类临床症状，则患者预后不佳（根据 1998 年日本厚生劳动省的调查，死亡率高达 56%）。因此，在还没有出现临床症状之前便开始治疗是较为理想的诊疗思路。国际血栓与止血学会（International Society on Thrombosis and Haemostasis，ISTH）的科学标准化委员会将 DIC 定义为：由于各种病因导致的、未能局限于某一局部的血管内凝血活化的获得性综合征。DIC 既可以是微循环障碍的起因，也可以是微循环障碍的结果，进展严重时可引起器官功能不全。ISTH 的观点代表了目前全世界对于这一问题的普遍看法，重症感染所导致的 DIC 确实可以表现出上述的病理生理状态，但是由急性白血病（特别是急性早幼粒细胞白血病，APL）、大型腹主动脉瘤、正常位的胎盘早剥、转移性前列腺癌等所导致的 DIC，由于明显的纤溶活化，出血症状更多见。

一、生理性凝血反应

血管一旦受损，血液会向血管外漏出。通常情况下血液会发生凝固而阻止血液外流，即发生凝血反应。一般来讲，凝血是指血液中微量存在的多种凝血因子发生连锁反应，激活凝血酶原转变为具有凝血功能的凝血酶，在凝血酶的作用下，纤维蛋白原最终形成稳定的纤维蛋白的过程。

生理性凝血反应以止血为主要目的，血栓形成是由于凝血活化的结果，它主要由纤维蛋白和活化的血小板组成。凝血级联反应包括一系列蛋白水解反应，在此过程中，无活性的丝氨酸蛋白酶被激活，然后继续激活通路下游的蛋白激酶。从最新的研究来看，传统的方法将凝血系统分为内源性系统和外源性系统，似乎已经不太符合时代的要求。凝血活动是通过组织因子（tissue factor，TF）——Ⅶ因子途径（旧称外源性系统）开始的，内源性凝血途径目前被认为是由外源性凝血反应引起，并对外源性凝血反应起到扩大作用，最终导致凝血酶的大量生成。一般来说，首先，被刺激的单核细胞、巨噬细胞或血管内皮细胞上出现 TF，TF 与血液中微量存在的Ⅶa 因子结合，之后Ⅶa 因子的触酶作用被放大，X 因子被活化生成Ⅹa，Ⅹa 因子作为少量存在的Ⅴa 因子的辅酶，一起作用于凝血酶原，生成少量的初期凝血酶（Ⅱa 因子）。初期凝血酶首先使其周围活化的血小板释放出包含在 α 颗粒中的Ⅴ因子。同时，在活化的血小板细胞膜表面聚集了大量的被凝血酶活化的凝血因子，这包括：对于Ⅹ因子活化所必需的Ⅸa 因子及Ⅷa 因子的增加，还有Ⅱ因子活化所必需的Ⅴa 因子的增加（凝血反应的增幅）。结合于活化血小板表面的Ⅺa 因子将Ⅸ因子活化为Ⅸa 因子，Ⅸa 因子作为Ⅷa 因子的辅酶使Ⅹ因子活化为Ⅹa 因子。同时，细胞上 TF-Ⅶa 因子使Ⅸ因子直接活化产生Ⅸa 因子，使Ⅹa 因子的生成进一步增加，最终导致Ⅹa 因子的大量生成。如此大量的Ⅹa 因子作为Ⅴa 因子的辅酶作用于Ⅱ因子，结果生成了大量的凝血酶（凝血反应的扩大）。凝血酶介导的纤维蛋白原来源的小片段裂解，导致纤维蛋白单体及多聚体形成。为进一步强化凝血块，纤维蛋白的交联由被凝血酶活化的Ⅷ因子介导完成。

由此可见，凝血酶是凝血活化过程中的核心蛋白酶。凝血酶的生成不只是对纤维蛋白原向纤维蛋白的转换至关重要，凝血酶同样通过激活其他多种凝血相关的酶及辅酶因子（如Ⅷ因子、Ⅸ因子及Ⅺ因子）等以增加其自身的生成。此外，凝血酶也是血小板聚集的强效激动剂。交联稳定的纤维蛋白的生成是凝血活化的最终步骤。

凝血活化由三条主要的抗凝途径调控：抗凝血酶、蛋白 C 系统及组织因子途径抑制物。此外，机体的纤维蛋白溶解系统在维持凝血系统稳态、防止血栓过量生成的过程中也发挥了重要的作用。

二、DIC 时的出凝血变化

DIC 患者凝血系统紊乱的病理生理机制在近几十年逐步被人们认识。特别需要注意的是，在维持凝血平衡中不同位点的不同机制似乎同时活化以达到促凝的阶段。尽管 DIC 可以是很多潜在疾病的并发症，但一旦开始，其病理生理机制均相似。目前逐步被大家认可的是，先天性免疫系统与凝血密切关联，被各种各样的病因激活后，二者互相影响。包括炎症、凝血及免疫血栓在内的这些病理生理过程，维持着机体的稳态，促进机体受到打击后的恢复。然而，严重的打击会损害这些调控机制，导致凝血的活化和免疫级联反应，进而发展成 DIC。反之，DIC 又可引起或加重多器官功能障碍，影响患者预后。

（一）DIC 中凝血活化的触发因素

在脓毒症和创伤患者中，DIC 的发病是由系统性炎症反应触发的，炎症因子是最重要的介质。越来越多的证据支持炎症与凝血之间广泛的交叉对话，炎症可以导致凝血活化，凝血也可以对炎症造成重大的影响。有趣的是，由于脓毒症中全身凝血和炎症系统的活化，DIC 中的某些器官功能障碍是严重脓毒症特有的。其他可以导致 DIC 的疾病，其凝血系统的活化可由其他途径触发，例如，癌症患者可以表达促凝因子（包括组织因子或者活化Ⅹ因子半胱氨酸蛋白酶），胎盘早剥或者羊水栓塞均可以直接释放凝血启动成分。

DIC 中凝血酶生成的首要诱发因素是组织因子。有研究显示，在人类中低剂量内毒素血症引发的中等程度的系统炎症反应中，可导致单核细胞中组织因子 mRNA 升高 125 倍并且继发凝血激活，此外，位于人单核细胞的组织因子可在暴露于微生物的实验条件下被诱导合成。与这些研究一致的是，在接受微生物或者脂多糖（LPS）攻击的动物中，通过特异性的抗体抑制组织因子——Ⅶa 因子途径阻断组织因子或Ⅶa 因子活化，可减少凝血酶的形成及减轻相关的凝血异常，并降低病死率。对于严重创伤或癌症患者，研究显示 DIC 也被组织因子——Ⅶa 因子途径诱发。除单核细胞之外，受损的内皮细胞可能也是组织因子的来源之一，组织因子也可能出现在其他白细胞表面，特别是中性粒细胞，但是这些细胞是否具有产生组织因子的能力仍然未能确认，也可能是这些白细胞表面绑定的组织因子是通过其他途径获得的，例如，从活化的单核细胞或者内皮细胞所脱落的微泡中获得。

血小板在 DIC 的发病过程中起到了至关重要的作用。血小板可以被血小板活化因子等促炎因子直接活化，此外，组织因子的表达所导致的凝血酶生成，也可以进一步活化血小板。活化的血小板表面形成一种特殊的"脚手架"结构，在此基础上可以发生进一步的凝血活化。另一条包括 P-选择素的活化血小板的通路可以刺激凝血酶的生成。血小板在其表面表达 P-选择素，它可以调节血小板黏附于白细胞、血管内皮细胞，同时增强单核细胞上组织因子的表达，这种表达增强是由于将血小板绑定于单核细胞，进而活化下游的核因子（NF)-κB。P-选择素从血小板表面释放，而可溶性 P-选择素是系统炎症反应的明确标志物。此外，内皮细胞的破坏增强血小板与血管壁的相互作用，与此同时使内皮细胞释放大量的超大结构 vWF 多聚体参与进来。vWF 是血小板黏附与凝血的重要介质，其降解通常由 I 型血小板结合蛋白基序的解聚蛋白样金属蛋白酶（a disintegrin and metalloproteinase with thrombospondin type 1 motif，ADAMTS）13 催化而成。ADAMTS13 的消耗导致的 vWF 多聚体裂解相对不足可能是 DIC 的原因之一。实际上，已经在 DIC 患者和 ADAMTS13 不足的患者中发现超大结构 vWF 多聚体，而且已经证实低水平 ADAMTS13 与脓毒症 DIC 严重程度的相关性。

（二）凝血活化的播散

在脓毒症诱发的凝血活化过程中，三条生理性抗凝通路的功能都受到了损害。

首先，抗凝血酶（antithrombin，AT）是最重要的凝血抑制剂，它能与凝血酶形成复合物，进而抑制凝血酶和 Xa 因子、抗凝血酶水平的降低，是 DIC 的典型特征。抗凝血酶水平的降低，是由多种过程复合引起的，包括：蛋白合成的减少，经由蛋白酶-抗凝血酶复合物的清除增加，血管通透性增加导致的血管外丢失，还有通过中性粒细胞弹性蛋白酶的降解。此外，硫化肝素可以增强抗凝血酶的活性，但在 DIC 时，细胞因子可以损害血管壁的蛋白多糖合成，因此降低了硫化肝素的可利用性。

其次，活化蛋白 C（APC）及其辅助因子蛋白 S 形成了另一条附加的通路以对抗凝血系统的过度活化。凝血酶与一种内皮细胞表面相连分子——血栓调节蛋白相结合形成复合物，此复合物将蛋白 C 活化，即形成 APC。结合于凝血酶后，血栓调节蛋白刺激凝血酶活化纤溶抑制物（thrombin-activatable fibrinolysis inhibitor，TAFI）的活化，TAFI 损害内皮细胞的纤溶功能，刺激持续的纤维蛋白蓄积。APC 通过酶的作用降解 V a 和Ⅷa 因子，减少凝血酶和纤维蛋白的生成。血管内皮细胞表达内皮蛋白 C 受体（endothelial protein C receptor，EPCR），以绑定细胞表面的蛋白 C 并增强其活性。APC 除了有抗凝作用之外，它也对白细胞发挥抗炎作用，某些体内实验已经证明了 APC 的抗炎作用。反之，蛋白 C 系统受损会加重系统炎症反应和 DIC。临床研究中，蛋白 C 和蛋白 S 水平的下降与生存率的下降相关。有研究证实，通过给予 C4 结合蛋白而抵消蛋白 C 的活性，使得狒狒的亚致死脓毒症模型转换为致死模型，在这个狒狒模型中，通过特异性抗体抑制 EPCR 同样会降低生存率。相反，在脓毒症模型中给予蛋白 C 阻止了 DIC 和病死率上升，因此，蛋白 C 通路似乎与引起 DIC 的宿主防御反应有着极其重要的关系。但 APC 由于应用于脓毒症的临床研究最终以失败告终，导致了 APC 的退市。

第三个凝血调节系统是组织因子途径抑制物（tissue factor pathway inhibitor，TFPI）通路。这种抑制物存在于血管内皮细胞的表面，或者结合于血液循环中的脂蛋白，它与Ⅶa 因子形成复合物，抑制组织因子。在脓毒症患者中的观察性研究并没有得到关于 TFPI 在 DIC 中的确定性结论，因为大部分患者血浆中 TFPI 的浓度并不比对照组患者低，尽管动物实验证实了 TFPI 在 DIC 中的相关作用。①TFPI 不足可以增加家兔对组织因子诱导的 DIC 的易感性；②输注 TFPI 可减弱狒狒的实验性菌血症的不良作用。在狒狒实验中，TFPI 不仅仅阻断了 DIC，而且在所有接受了致死剂量大肠杆菌的动物中，TFPI 治疗改善了重要器官的功能及生存率。另外。在一项健康人研究中发现，TFPI 阻断了内毒素诱导的凝血异常。

此外，纤溶系统功能紊乱也在 DIC 的发展阶段起到了重要作用。实验室和临床研究已经证实，脓毒症中凝血酶形成达到高峰时，内源性纤溶作用几乎完全被阻断。血浆纤溶酶原是纤溶酶的无活性形式，其活化后形成的纤溶酶降解纤维蛋白血凝块。对于炎症介质的纤溶反应，首先是源于内皮细胞的纤溶酶原激活物水平的迅速增高。然而，这种纤溶酶原活化的增强及后续的纤溶酶生成之后，随之而来的是纤溶酶激活物抑制剂 1（PAI-1）水平的持续增高，这导致了脓毒症中纤溶系统的持续受损。脓毒症实验模型中，重要脏器中纤维蛋白沉积很大程度上是依赖于纤溶酶原激活物活性的降低。

（三）白细胞、血小板与 DIC 的关系

在 DIC 的发生发展过程中，白细胞和血小板均发挥了重要的作用。DIC 时血栓形成的机制与生理性止血不同。尽管纤维蛋白血栓与血小板血栓形成的过程与生理性止血大致相同，但 DIC 发生的场所不同，它主要发生在血管中，而且，它不是发生在某个特定部位的血管，而是发生于全身微循环。此时诱发血栓形成的原因，并不是在血管内皮下排列的表达组织因子的血管内皮细胞，而是能够进入血管内的表达组织因子的细胞及在血管内活化的白细胞。脓毒症伴发 DIC 时，外来微生物入侵并活化白细胞，诱发血管内血栓形成。这种白细胞介导的血管内血栓形成，虽然有阻止外来微生物蔓延（感染扩大）的意义，但一旦血管内血栓形成超出了机体的调控范围并扩展至全身，就会导致 DIC 的病理生理状态。

一般认为在白细胞中，单核细胞和中性粒细胞在 DIC 的发病过程中发挥重要作用。机体识别入侵的微生物，或者是组织损伤，单核细胞活化，在其表面表达组织因子。由此，平时在血管内维持较低水平的组织因子浓度开始上升，与血液中以液相存在的凝血Ⅶ因子相结合，活化外源性凝血机制，形成血管内纤维蛋白血栓。中性粒细胞识别入侵微生物后，向细胞外释放出被称为中性粒细胞胞外诱捕网（NET）的网状结构，捕获并杀死外来的微生物。NET 对于这样的感染防御机制非常重要，也有报道称 NET 是血管内血栓形成的"脚手架"。NET 表面聚集了血小板，活化内源性凝血机制，形成血管内纤维蛋白血栓。

在脓毒症的病理生理过程中，血小板与白细胞形成复合体，支持机体对感染的防御功能。血小板与白细胞的结合，亦增强了中性粒细胞 NET 的释放。血小板通过将肝脏库普弗细胞表面的微生物覆盖而促进其吞噬作用，这些作用对于感染早期的机体防御机制是非常重要的。感染迁延、扩大之后，因 NET 等导致的血管内血栓形成超出了机体的调控范围，就会出现 DIC 的病理生理状态。

（四）血管内皮细胞

血管内皮细胞是覆盖于血管内腔的单层细胞，它并不只是仅仅静态地覆盖于血管内表面，还积极地参与物质交换和血流调节等。由于存在的部位不同，血管内皮细胞的作用也有很大的不同。例如，位于肝窦的内皮细胞由于需要进行较多的物质交换，因此其通透性较高；而位于肺泡附近血管的内皮细胞，为了减少肺间质的水肿，其通透性相对较低。需特别注意的是，内皮细胞存在各种各样的抗凝机制，可以有效地阻止血栓形成。这些机制主要包括前述的 3 个系统。①硫化肝素–抗凝血酶（AT）系统：在血管内皮表面，主要是多糖包被中，存在一种包含肝素样结构的硫化肝素，它可以促进 AT 的抗凝作用，因此在血流中只能缓慢发挥抗凝作用的 AT 可以在血管内皮细胞表面高效地发挥作用。②TM-PC 系统：在血管内皮细胞表面存在着另一种抗凝结构——血栓调节蛋白（TM），凝血酶与其结合后，可降低纤维蛋白的生成及血小板活化能力，同时增强结合了凝血酶的蛋白 C（PC）的活化能力，生成活化蛋白 C（APC）发挥其抗凝作用。③TFPI 系统：血浆中存在的 TFPI，可以结合于血管内皮细胞上的硫化肝素，在血管内皮处发挥抗凝作用。当各种原因引起凝血活化并超过生理性抗凝的代偿范围后，可造成血管内皮细胞损伤，进而发展成 DIC。以脓毒症为例，活化的单核细胞释放大量的肿瘤坏死因子（TNF）-α 等细胞因子，这些细胞因子作用于血管内皮细胞，使其表面硫化肝素表达的量明显降低；白细胞与血管内皮细胞之间的黏附分子表达增加，促进白细胞与内皮细胞的黏附，破坏硫化肝素和 TM。脓毒症时内皮细胞的功能受到影响，同时 AT 及 PC 的浓度下降，因此内皮细胞的抗凝功能严重受损，即使凝血活化程度不高的脓毒症，也可以进展成 DIC。

第二节　全身炎症反应与弥散性血管内凝血

全身炎症反应综合征（systemic inflammatory response syndrome，SIRS）是于 1992 年公布的概念，最初是指体温、呼吸频率、心率、白细胞计数四项指标异常达到两项或两项以上者。一般认为，SIRS 是指炎症因子的生成在其转录水平即开始升高的病理状态。在

SIRS 时，血管内皮细胞是重要的受损部位，血小板与其接触，纤维蛋白大量生成，促进了 DIC 的发生和发展。

目前，能够引起 SIRS 的配体包括病原体相关分子模式（PAMP）、警报素（alarmin）等。通常来说，引起炎症反应的外因性配体被称为 PAMP，内因性配体被称为警报素，生物体侵袭中引起机体反应的配体统称为损伤相关分子模式（DAMP）。DAMP 受体反应和缺血应答产生的 TNF-α、白细胞介素（IL）-1β、IL-2、IL-12、IL-17、IFN-γ、MIF 等细胞因子的受体，不只在白细胞表达，也在肺、心房肌、肾小管、消化道、血管内皮等细胞表达。此外，通过侵袭到血管内皮细胞下的白细胞和血小板的联动，产生局部炎症介质的应答反应。重要脏器的细胞，即使组织学分类相同，其对炎性细胞因子受体通路的表达密度也有不同。例如，血管内皮细胞、Ⅱ型肺泡上皮细胞、肝窦细胞等，这些细胞可以感知外来微生物侵袭造成的炎症，即炎症报警细胞（inflammatory alert cell，INAC）。INAC 作为配体的受体进入炎症通路，通过细胞内信号转导系统使 NF-κB 和 AP-1 等转录因子活性增强。炎症实际是通过 INAC 与白细胞等 DAMP 受体反应的结果，其中血管内皮细胞具有 INAC 的作用，在肺和消化道等毛细血管丰富的器官中，易于发生血管通透性增加的炎症反应。在此类炎症反应中新生成的物质被称为急性时相反应蛋白，其中包括炎性细胞因子、化学因子、黏附分子、凝血因子、纤溶因子，以及作为炎症生物标志物的 C 反应蛋白和 sCD14 等。此外，IL-1 受体相关激酶 1 与高迁移率族蛋白 B1（HMGB1）则是炎症细胞坏死的生物标志物。诱导型一氧化氮合酶（iNOS）和 COX2 是 NO 生成的分子，在炎症早期于转录阶段开始就过度生成，引起血管扩张和血管通透性增加。在凝血纤溶过程中，NO 的生成抑制血小板的初次聚集引起抗凝反应，在 SIRS 反应中发挥抑制凝血反应的作用。血管内皮中 vWF 与 TF 的表达在转录阶段即开始升高，伴随着炎症反应，与之对应的凝血反应变得亢进。此外，小动脉与毛细血管中纤溶酶原激活物抑制物 1（PAI-1）也从转录阶段开始过度生成，导致了纤溶抑制。

蛋白酶活化受体（protease-activated receptor，PAR）的重要配体就是凝血酶。在 SIRS 中，凝血酶在包括血管内皮细胞在内的 INAC 中明显增加。INAC 中因 DAMP 的受体反应，NF-κB 和 AP-1 等转录因子活性增强，TF 转录亢进，凝血酶过量生成。过量生成的凝血酶通过 PAR 介导，与聚集的血小板一起，引起血管内皮细胞的炎症反应。在血小板中 PAR1 和 PAR4 高密度表达，经此通路，细胞内 Ca^{2+} 浓度上升，引起蛋白激酶 C 活化，导致血小板聚集反应。此外，在小动脉和毛细血管处的血管内皮细胞中 PAR1 和 PAR3 密度较高，同样以凝血酶为其配体，SIRS 早期生成 iNOS、黏附分子、vWF、TF 等，此时细胞内信号转导通路还包括 EGR-1 等转录因子的活化，使血管通透性增加。PAR1 信号通路的配体除了凝血酶之外，还包括 TF-Ⅶa-Ⅹa、Ⅹa、纤溶酶、基质金属蛋白酶 1（MMP1）等，细胞内信号转导包括 Gq、G12/13 及 Gi 蛋白等参与。PAR1 和 PAR3 介导的一系列血管内皮细胞变化，引起白细胞向血管内皮细胞滚动，树突状细胞和中性粒细胞浸润，进一步造成血管内皮细胞的损害。此时，血小板黏附沉着的倾向明显增加，循环中血小板数量明显减少。

DIC 中凝血与纤溶的失衡受某些细胞因子介导。不管是在脓毒症和凝血障碍的患者中，还是脓毒症实验模型中，都可以发现高浓度的细胞因子。脓毒症进展过程中，TNF-α 水平首先达到高峰，然后是 IL-6/IL-1 血清水平的升高。由于 TNF-α 在实验性的菌血症和内毒素血症中首先达到峰值，而且有强烈的促凝血作用，所以之前假设凝血活化是由 TNF-α 引起的。然而，一项应用不同的方法抑制 TNF-α 活性的研究显示，尽管脓毒症对于凝血抑制剂和纤溶活性的作用似乎是通过 TNF-α 介导的，但完全阻断脓毒症诱导的 TNF-α 并未能影响凝血系统的活化。此外，在狒狒致死剂量菌血症模型中，抗 TNF-α 抗体对于纤维蛋白原消耗仅有微弱的作用，在更进一步的脓毒症患者研究中，给予抗 TNF-α 的单克隆抗体并没有显示出生存率的改善。相反，给予特异性抗 IL-6 抗体可完全抑制脂多糖诱导的灵长类动物凝血系统的活化。同样，给予癌症患者重组 IL-6 可明显升高凝血酶的水平。总之，这些研究结果提示 IL-6 在介导 DIC 中的促凝反应过程中是极其重要的，而不是 TNF-α。IL-1 在离体实验中也是一种强有力的组织因子表达刺激物，然而其在体内的作用还没有被阐明。支持 IL-1 在介导脓毒症 DIC 中发挥作用的证据，是因为输注某种 IL-1 受体拮抗剂可以部分抑制实验性脓毒症模型中的促凝反应。此外，给予脓毒症患者输注 IL-1 受体抑制剂可以减少凝血酶的生成。然而，内毒素对于凝血产生的作用总是发生在血液循环中 IL-1 水平上升之前，因此 IL-1 对于脓毒症相关凝血异常是否有直接作用仍是一个悬而未决的问题。

　　除了炎症反应对凝血的促进作用之外，抗凝系统与炎症介质之间的交叉对话也可能同时发生。例如，抗凝血酶可以通过直接绑定于白细胞并降低其细胞因子和化学因子受体表达而发挥抗炎因子的作用。实际上，在实验性动物模型中，给予抗凝血酶可以降低 DIC 的严重程度及病死率，同时伴随着 IL-6 和 IL-8 水平的下降。此外，有充分的证据支持蛋白 C 系统在调节炎症反应的过程中发挥重要的作用。APC 在体内外的实验中都显示出其对于 TNF-α、IL-1β、IL-6 和 IL-8 水平升高的阻断作用。与这些研究结果相一致的是，抑制脓毒症实验动物中的 APC 显示，宿主的炎症反应加重，其促炎的细胞因子水平增高，各种器官中白细胞浸润增加、组织结构破坏加重。进一步的研究显示，靶向敲除鼠的蛋白 C 编码基因（引起杂合子蛋白 C 不足）后与野生型对照组比较，在输注内毒素后引起的凝血异常更严重；而且这种凝血异常的严重程度的增加伴随着炎症反应的明显上升，其一系列促炎细胞因子水平均升高。

第三节　弥散性血管内凝血与微循环的关系

一、DIC 可以造成微循环阻塞

　　DIC 的发病机制与微循环障碍的病理生理十分复杂，二者有交叉重叠的部分，也有不同之处。ISTH 将 DIC 定义为：由于各种病因导致的、未能局限于某一局部的血管内凝血活化的获得性综合征。DIC 既可以是微循环障碍的起因，也可以引起微循环障碍，进展严重时可引起器官功能不全。这表明 DIC 与微循环障碍可以互为因果，甚至是恶性循环，最终导致不良结局。理论上，当促凝强于或久于抗凝，或者抗凝或纤溶系统功能受损，纤维蛋白就会持续形成血栓并阻塞微循环，从而导致组织缺氧和细胞坏死等。以脓毒症 DIC 为例，在脓毒症的发病过程中，释放大量的促炎细胞因子，其中 IL-1、IL-6、IL-8 及 TNF-α 等均会损伤内皮细胞，减少内皮细胞血栓调节蛋白和硫化肝素的表达，同时促进组织因子生成，导致内皮细胞的功能由抗凝表型转化为促凝表型。此时在 P-选择素的介导下血小板也参与到 DIC 中，白细胞游走、黏附于内皮细胞，这些因素共同作用，诱发了促凝因子的过度表达及抗凝/纤溶平衡被打破，最终导致微循环中纤维蛋白的沉积，阻塞微循环。病理条件下，红细胞本身变形能力也下降，无法顺利通过微循环，导致微循环附近的细胞/组织乏氧，引起继发性器官功能损伤。离体实验中证实了凝血系统的改变对于微循环的影响。有学者证实，在体外培养的人内皮细胞中，加入脓毒症患者的血浆可以引起更高水平的白细胞与内皮细胞黏附，同时伴有微循环灌注的改变。

反之，系统性缺氧也会促进纤维蛋白形成，进一步加重微循环障碍。动物实验证实，在抗凝功能（血栓调节蛋白）受损或者纤溶功能不足的小鼠中，乏氧会导致肺血管内纤维蛋白生成；在乏氧更严重的情况下，正常的小鼠也会出现血管内纤维蛋白沉积。但局部缺氧同样可以诱导 HIF 等的表达，可能会阻止器官的持续损伤等。总之，DIC 可以促进微循环的阻塞，而微循环阻塞继发组织乏氧，可能会加重微循环内纤维蛋白的形成等。

二、DIC 并不是造成微循环障碍的唯一原因

在一项 LPS 动物实验模型中发现，在注射 LPS 1 小时后，即可发生明显的血小板聚集及白细胞与内皮细胞的黏附，继而很快出现肝窦微血管的收缩等，而明显的微血栓则出现很晚，在实验开始 5 小时以后才被观察到。这提示，在微循环障碍的发生、发展过程中，以微血栓的形成为特征的 DIC 并不是唯一的诱因。

脓毒症时，以微血栓的形成为特征的 DIC，在微循环障碍的发生、发展过程中，只是多种复杂因素中的一个。血管内皮细胞在此过程中起到了极其重要的作用。血管内皮细胞可以理解为一个巨大的器官，它除了与凝血密切相关外，在调节血管张力、维持血流稳定、保持局部抗炎与促炎因子的动态平衡等方面也发挥着重要作用。大量炎症因子对血管内皮细胞及其表面覆盖的多糖包被造成了直接的破坏，导致白细胞黏附、聚集、浸润等，此时微血管的结构与功能都遭到了破坏，表现为毛细血管渗漏增多，容量丢失的同时伴发微循环灌注不良，同时内皮细胞受损，导致对局部血流的调节能力下降，从而促使微循环障碍的发生。此外，微循环内微环境的改变，包括代谢废物的蓄积、pH 的改变等，都会影响微循环的调节，导致微循环障碍的发生。

很多学者在实验中观察到，脓毒症时微循环的特征性改变包括：功能性血管密度的减小、大量无灌注血管和血管间断开放、不同部位微循环灌注存在明显的异质性，由此带来的氧弥散距离的增加。更重要的是，微循环血流异质性，即灌注血管与无灌注血管邻近，同时整体血流并无减少。这些实验结果更能说明 DIC 与微循环的关系：功能性血管密度的减少，可能与微血栓堵塞微血管有关，但大量无灌注血管的间断开放，提示在脓毒症的情况下，微循环受其他因素影响，仍具备一定的自我调节能力，但是这种能力不足以让微循环恢复正常；反之，如果微循环内都被微血栓阻塞，那么在纤溶抑制的情况下，微循环的

间断开放就无法解释。这说明造成微循环障碍的其他机制也很重要。

此外，在一些干预实验中证实，应用非抗凝药物治疗，例如乙酰胆碱、一氧化氮，甚至提高灌注压等，都可以改善临床患者的微循环灌注水平，尽管这些干预并没有明显降低脓毒症患者的病死率，但提示我们可以通过其他途径调节微循环。DIC 是造成微循环障碍重要的、但并不是唯一的诱因。

值得注意的就是，有很多需要与 DIC 相鉴别的疾病，如血栓性血小板减少性紫癜、HELLP 综合征等，也可以诱发微循环障碍。

三、抗 DIC 治疗对于微循环的改善作用

在治疗脓毒症过程中，我们最终的目标是要降低整体病死率，而微循环障碍是导致多器官功能障碍综合征（MODS）的主要原因，DIC 也与微循环障碍和 MODS 密切相关。因此，我们假设通过抗 DIC 治疗，能够改善微循环，进而降低病死率等。

（一）活化蛋白 C

不同的实验证实 APC 可以改善皮肤、肠道浆膜及黏膜、肌肉和肾脏等的微循环灌注。临床试验证实，输注 APC 后 4 小时，灌注血管比例明显升高。同样的收益在低氧及缺血-再灌注损伤中也有报道。但是否是单纯的抗凝作用导致的微循环改善仍不清楚。因为 APC 在诸多研究中显示出抗凝以外的作用，包括可以减少脓毒症中白细胞黏附于内皮细胞，对多糖包被的保护，上调舒血管的前列环素及下调诱导型一氧化氮合酶/血管紧张素等。但是大规模的临床试验并未证实 APC 能够降低病死率，因此导致其退市。

（二）抗凝血酶

抗凝血酶在控制内皮细胞受损导致的微循环血栓形成中与肝素/水蛭素一样有效，而且抗凝血酶也具有抗炎功能。诸多实验证实在缺血-再灌注损伤、脓毒症中，抗凝血酶限制白细胞滚动和黏附，也可以抑制脓毒症介导的毛细血管渗漏。内毒素仓鼠模型证实，抗凝血酶可以改善皮褶微循环灌注，但这可能并不是因为抗凝血酶的抗凝作用，而是因为其结合血管内皮细胞的作用。

（三）肝素

目前对于肝素治疗脓毒症仍存在争议。在脓毒症过程中，肝素是否可以有效抑制 DIC 中纤维蛋白的生成，仍没有明确的研究，但有相关报道，肝素可以保护内皮细胞表面的多糖包被，降低毛细血管通透性等。但这是否可以抑制进一步的凝血活化，还有待进一步证实。关于肝素治疗脓毒症 DIC 的相关临床研究也正在进行中。我们认为，对于合适的患者，在适当的时机给予肝素治疗，可以有效改善微循环，降低病死率。

（四）水蛭素

水蛭素是单纯的凝血酶抑制剂，理论上，通过抑制凝血酶，进而减少纤维蛋白生成，会有效降低微循环阻塞。在缺血–再灌注损伤实验模型中，水蛭素可以减少白细胞滚动与黏附，改善灌注；但是在内毒素脓毒症模型中，水蛭素并没有缓解白细胞与内皮细胞的相互反应，并且导致了微循环的恶化。这也提示我们，抗凝在以血栓栓塞为主要病因的疾病中，抑制凝血酶会获益；而在以炎症反应为主的情况下，单纯抑制凝血酶获益较小。

其他疾病引起 DIC 时，微循环的改变及其病理生理机制与脓毒症 DIC 有相似之处，即炎症因子影响下的功能性血管密度降低，以及微循环灌注的异质性。在失血性休克时全身灌注下降，而再灌注损伤时全身灌注没有明显改变，其病理生理机制相对简单，这里不再赘述。

第四节　弥散性血管内凝血与多器官功能障碍综合征

DIC 是其他基础疾病（如脓毒症、创伤、产科事件及癌症等）进展过程中的一种中间状态，因此 DIC 经常会被认为是这些疾病的凝血系统并发症。然而研究显示，DIC 与初始疾病相比，能增加死亡风险，而且不管基础疾病状态如何，DIC 都是病死率的独立预测因子，表明这一可发展至多器官功能衰竭甚至是死亡的特殊过程，是一种特殊的病理生理过程。以脓毒症为例，DIC 使脓毒症更加复杂，合并 DIC 的病死率可从 27% 上升至 43%。因此，不论始动因素如何，DIC 对于患者的病情来说都是一种"净负债"。虽然DIC 可以由不同的基础疾病诱发，也会由于病因不同而表现不同，但其机制受控于某些独立的病理生理通路和介质。因此，从随时变化的、多源性的、互相重叠的作用中鉴别驱动 DIC 的主要机制是一项挑战。有关 DIC 的病理生理，因为凝血、炎症、补体和免疫系统相互交织的反馈通路而变得更复杂，也可能由于基础疾病的特殊性而使其进一步恶化。

一、DIC 与 MODS 的关系

在临床实践中，DIC 的进展与 MODS 明显相关。有研究显示，伴随着急性期 DIC 评分的上升，SOFA 评分和死亡率都呈阶段性上升，特别是当 DIC 评分大于 4 分时，SOFA评分和死亡率都急剧上升。此外，在符合 ISTH 显性 DIC 的患者中，DIC 评分在感染性休克和死亡组患者中都显著增高。这些结果表明，DIC 的进展与致死性的 MODS 密切相关。此外，值得注意的是纤溶抑制在 MODS 中的作用。有报道，在 DIC 患者中按照有无 MODS分为两组，对比后发现 MODS 组的纤溶标志物纤溶酶-α_2-抗纤溶酶复合物（PIC）没有明显上升，由此可见，在凝血活化亢进的同时没有发生与之匹配的纤溶活化，MODS 更易发生和进展。

二、DIC 导致 MODS 的机制

（一）微血管内的血栓

DIC 中微血管内血栓的广泛生成导致了器官缺血和缺血–再灌注损伤，这反过来引起包括炎症和进一步凝血活化的机体非特异性反应，形成恶性循环，导致器官功能障碍。一系列动物实验发现，DIC 恶化过程中可发现血管内皮细胞的活化，微循环障碍进行性加重，器官功能障碍的发生与微循环闭塞、组织缺血坏死等密切相关。实际上，在脓毒症患者的尸检中可以发现广泛的组织缺血、出血和坏死，不只是各个器官的微循环血管，在中等大小的血管中也可发现纤维蛋白沉积。

近年有学者证明，HMGB1 可抑制蛋白 C 抗凝通路，并且刺激单核细胞源性 TF 的生成。临床过程中也可观察到在疑似 DIC 患者血液中，HMGB1 的浓度与 DIC 评分及 SOFA 评分都明显相关。此外，NET 相关组蛋白的细胞毒性及 ADAMTS13 活性低下等，也在脓毒症 DIC 的发生发展过程中发挥了重要的作用。特别是在细胞死亡后释放入血的 HMGB1 和组蛋白等构成了 DAMP，通过机体模式识别机制，促进了炎症与凝血的恶化。此外，脓毒症 DIC 中 PAI-1 浓度增高的患者，MODS 的进展及死亡率均增加。这提示纤溶异常也在器官功能损害过程中发挥了重要的作用。

（二）SIRS 与 DIC 在 MODS 发生、发展中的作用

近年研究发现，各种各样的病因引起的 SIRS 的共同病理生理特征是白细胞、血小板、血管内皮之间的互相活化。另一方面，对 DIC 的认识也进一步改变，以前认为 DIC 是"伴随着血栓形成和出血倾向的消耗性凝血病"，现在逐渐变更为"与微循环障碍相关，可能成为器官功能障碍的原因之一的血管内凝血亢进"。此外，为了更好地阐述血管内凝血的概念，在 2001 年有学者将原来的"凝血瀑布反应"替换为"细胞基础模式"的概念，也得到越来越多的认可。此模式中，血小板与凝血因子的活化紧密相连，内皮细胞与白细胞的作用在血小板的基础上也被纳入凝血机制中。因此，SIRS 与 DIC 之间有血管内皮细胞作为共同的反应场所，二者有明显的重叠。换而言之，危重症中 SIRS 的进展与 DIC 的活化共同形成疾病的表里，急性炎症反应与凝血纤溶反应之间相互交联，在 DIC 和 MODS 进展中发挥了重要作用。

（三）凝血酶的作用

凝血酶在 DIC 及 MODS 进展中发挥了重要的作用，使得疾病的进展呈现多样化。不管基础疾病病程如何，凝血酶的过度生成及其全身播散往往是 DIC 进展的核心特征。这主要与凝血酶的核心性生理作用有关，其功能包括在凝血、抗凝、促纤溶和抗纤溶等多方面的共同作用。DIC 病理生理的主要表现是由于凝血酶的过度生成导致的这些竞争抑制作用的减少，凝血酶过度生成不仅破坏了各个系统之间的平衡，同样也导致了这些不同成分按照无法预测的速率不成比例地消耗，使得疾病的过程更加多样化，另外，潜在的病因也可

能对其发展产生影响。一个特殊病因决定 DIC 表现的例子就是易感性较强的血管部位的内皮细胞表面蛋白 C 受体（TM 和 EPCR）的缺失。例如，脑疟疾中 DIC，颅内微血管中发生了被恶性疟原虫感染的红细胞黏附，这可导致颅内局部微血管内血栓形成，特别是被感染的红细胞结合于 EPCR，因此 APC 生成减少。EPCR 的缺失也可以促使血管内皮屏障功能受损、血管渗漏、水肿及微出血等，这些是由于经 APC-EPCR-PAR1 通路的细胞保护性信号转导缺失所致。

DIC 中凝血酶的过度生成可以呈现出不同的表型，并不局限于血栓过度生成。典型证据就是严重创伤后的早期为了应对凝血酶急剧增多而出现的纤溶亢进（出血）时相。出血相后随之而来的是 24～48 小时后的促凝（血栓）时相，这主要是由于血小板或者活化的内皮细胞表面过度表达 PAI-1，以及蛋白 C 抗凝通路的抑制所致。

有关凝血酶播散的机制值得关注。在 DIC 中，器官功能不全经常发生在离受损部位较远的器官，例如，严重创伤和坏死性胰腺炎中的急性肺损伤。因此，使凝血酶生成播散和增加的因素变得极其重要。这些因子包括，在活化的细胞还有微泡表面的组织因子的异常和过度表达，依赖于血小板多磷酸盐的XI因子活化，抗凝因子（蛋白 C 和抗凝血酶）消耗增加及生成减少，负电荷表面暴露的增加，还有最近被认识到的可以促进和加速凝血酶生成的 DAMP。

因此，DIC 病程中多器官功能不全的发展与凝血酶生成的全身播散直接相关，凝血酶生成及其全身播散以绝对优势打破了凝血酶调控的竞争性生理作用与 DIC 过程中凝血酶生成后的不同表型（凝血的或者出血的）之间的平衡。临床表型依赖于掌控出凝血平衡方向的主要通路，它可能部分决定于 DIC 的基础疾病。

三、MODS 中的免疫血栓和 DAMP

尽管凝血块的形成通常被描述成是凝血因子、内皮细胞下的胶原蛋白还有血小板等功能活化的结果，但凝血的过程实际更为广泛，活化的中性粒细胞和单核细胞也参与其中，形成了所谓的"免疫血栓"。目前普遍认为，单核细胞源性的组织因子表达是免疫血栓的一种重要介质，中性粒细胞、单核细胞和血小板之间的相互作用是引起的血栓生成的重要基础。免疫血栓本身的作用在于限制侵入机体的外源性微生物在体内的播散，有利于机体对病原微生物的清除。但随着全身凝血机制的活化、DIC 的形成，免疫血栓过度生成反过来又可加重组织微循环障碍，诱发进一步的器官功能损害。

新的证据同样强调了 DAMP 的关键作用，例如 NET 中的某些组分（组蛋白和 DNA）不仅介导免疫血栓，也直接介导细胞毒性，这些都是器官损伤和多器官功能障碍的病因之一。已经证实体内实验循环血的组蛋白可以直接诱导血栓形成，并介导某些特异性的器官损伤。循环组蛋白可以引发血小板聚集和减少，形成某些特别的抗纤溶的血栓。更进一步的证据表明，在 DIC 患者中观察到循环组蛋白水平升高，组蛋白-DNA 复合物（核小体）可能成为 DIC 患者中很重要的临床诊断标志物及 MODS 和病死率的预测因子。

第五节　弥散性血管内凝血的监测

　　临床上，与 DIC 相关的凝血紊乱可以表现为出血和血栓之间的任何形式。小到穿刺部位的渗血，大到主要器官的失血，以出血为主的临床表现范围很宽泛。然而，DIC 在临床过程中表现为微血管中血栓形成进而导致的器官功能不全也是显而易见的。此类器官功能不全的原发表现就是皮肤的暴发性紫癜，其青紫是因为皮下出血，同时也是由于血供下降引发的缺血所致。同样，基础疾病和病程进展也会影响出凝血之间的平衡及临床表现。

　　因此，DIC 的诊断通常基于临床基础疾病及其状态，这在临床状态急剧恶化时更为典型。所以，用于诊断的检查应便捷、快速，以及时监测 DIC 进展。由于体内凝血酶的生成对于 DIC 的发病机制至关重要，因此相关检查可以直接检测其生成 [例如，凝血酶生成监测及凝血酶抗凝血酶复合物（TAT）水平升高的监测]，蛋白 C 通路的活化（例如，监测 APC 的升高和 APC 及其抑制物复合物），以及凝血酶对于纤维蛋白原的作用（例如，监测纤维蛋白肽 A 或可溶纤维蛋白单体）。然而，当需要快速得到实验室结果以实现诊断时，这些对于凝血相关酶类敏感的指标没有一个能够满足这样的需求。此外，为了监测 DIC 的进展而对这些分子标志物进行连续的检查，效价比可能不会很高。

　　DIC 中内源性抗凝物质（蛋白 C 和抗凝血酶）的下降与临床结局相关，因此监测抗凝物质的水平以评估分子水平的凝血活化可能更为实用。此类检查结果可以即时生成，但其对于非显性 DIC 的敏感性还不是很确切。再有，当蛋白 C 和抗凝血酶降至正常值的 50%以下时，显性 DIC 可能已经被常规的全身凝血检查（PT、aPTT）所证实。将 PT 和 D-二聚体（而不是蛋白 C 和抗凝血酶的水平）的变化当作持续变量来分析，发现其明显与 DIC 的病死率相关。

　　全身凝血检查指标的异常程度在多器官功能衰竭和死亡可能性方面有着很好的提示性作用，这使得 ISTH 中 DIC 评分将全身凝血检查整合为一个评分框架并进行评价，其评分≥5 分便提示显性 DIC。一旦显性 DIC 被确认，患者的临床情况可能已经处于失代偿阶段，此时治疗为时已晚。基于这样的考虑，当凝血异常很细微，但是已经开始出现失代偿的时候，用于鉴别非显性 DIC 的标准化方法对于临床诊疗及试验研究纳入等就显得更为重要。对于 DIC 的早期筛查，ISTH 的 DIC 指南提议通过对全身凝血指标检查的异常倾向和结果进行评分。这对于使临床早期察觉这些问题，及时鉴别并处理其诱因，以有效阻断显性 DIC 的形成显然是十分重要的。

　　动态检查可以评估包括血小板和纤溶系统在内的不同成分的综合作用；凝血酶在机体内的生成可造成多方面的影响。基于这样的考量，全自动血栓弹力图技术具备实时监测 DIC 进展的潜力，但目前还没有前瞻性的研究评价其在 DIC 中的敏感性和特异性。对于此项技术的经济效益及临床有效性的证据，都是关于预测心血管手术患者失血量的研究。除了基于凝血相关的检查，将凝血、炎症及先天性免疫活化之间交叉对话的生物标志物（例如，DAMP 在体内可以增加凝血酶的生成）进行整合分析，也可能提高对 DIC 的诊断。然而，这些检查中的任何一项都不够便捷，其特异性也需要进一步全面评估。

第六节　弥散性血管内凝血的治疗

对于 DIC 的治疗，其基础是对原发病进行治疗，与此同时对出凝血问题进行有效管理以改善患者结局。在这个过程中，区分可控和失控的 DIC 非常重要。在可控 DIC 病例中，当致病因素被去除或阻断后（例如，在输血反应或胎盘早剥的情况下）DIC 很快被纠正。相反，在失控 DIC 病例中，除了对原发病处理外，针对 DIC 本身的支持性治疗也很必要。此外，开始治疗的时机也同样重要。对 DIC 患者进行抗凝治疗有可能改善严重脓毒症的临床结局。这些结果表明，抗凝治疗的目标并不是严重脓毒症，而是脓毒症 DIC，而此时 DIC 的治疗应该在确定诊断之后再开始。最后，在治疗过程中，重复进行 DIC 评分，可以提高诊断的准确性及 DIC 评分系统对于临床结局的预测能力。

一、血液制品的补充

尽管有证据支持输注血小板的益处，但输注新鲜冰冻血浆（FFP）及凝血因子浓缩物的获益还没有被随机对照研究（randomized controlled trial，RCT）证实，这些治疗似乎在有出血风险的患者，或者是由于消耗性凝血病导致的出血患者中得到了支持。指南推荐的开始输注血小板、FFP、纤维蛋白原浓缩物或者是冷沉淀的阈值已经发表在 ISTH 关于 DIC 的治疗意见中。

ISTH 指南推荐在活动性出血患者中应用促凝血酶复合物浓缩制剂（PCC）以促进凝血，但需要注意如下问题：PCC 是由三或四种维生素 K 依赖的凝血因子构成的浓缩物，它并不含有任何包括蛋白 C、蛋白 S 及抗凝血酶在内的抗凝蛋白。这意味着至少在理论上这种 PCC 会导致血栓形成和 DIC。实际上，PCC 增加凝血酶的生成并且伴有血小板数量的下降。抗凝血酶水平的下降及 PT 的延长，这些都是 DIC 进展的特征。因此，PCC 应在严密进行 DIC 评分和监测抗凝血酶和/或蛋白 C 水平的情况下谨慎使用。

二、抗　凝　剂

对于 ISTH 定义的 DIC，抗凝治疗是一种恰当的手段，因为此时的 DIC 特征是全身凝血酶生成导致的过度凝血活化。然而，在消耗性凝血病或者纤维蛋白溶解（或纤维蛋白原溶解）增加而导致的出血患者中应用抗凝剂仍存在争议。严重创伤和创伤性休克伴消耗性凝血病或者纤溶亢进导致的严重出血引发的 DIC 是抗凝剂的禁忌证。

ISTH 指南推荐在以血栓形成为表现的 DIC 中使用普通肝素或低分子肝素。然而，还没有 RCT 研究证实 DIC 患者应用肝素治疗的临床相关结局。有结果阴性的 RCT 将普通肝素的治疗目标定为脓毒症，而不是脓毒症 DIC。还有一项小型随机试验发现，接受普通肝素或者低分子肝素治疗的 DIC 患者，DIC 评分或者病死率没有明显差异。还有很重要的一点就是，目前提倡在非出血性 DIC 危重症患者中，应用普通肝素或者低分子肝素预防深静脉血栓，这也对临床实践或研究造成了一定的影响。

针对脓毒症相关 DIC 的抗凝治疗，国内也有学者做了大量工作，在实验室水平证明了抗凝治疗的安全性和有效性，进一步的多中心 RCT 也在积极进行中。

其他抗凝药物抑制凝血酶从受损部位扩展至全身，这些机制包括 TFPI，抗凝血酶和内皮细胞的血栓调节蛋白——蛋白 C 系统。当抗凝机制被严重破坏之后，随即发生全身的凝血酶生成。在 DIC 中，内皮细胞受损及这些抗凝蛋白的消耗和功能障碍，促进了凝血酶生成；因此，抗凝制剂的应用有可能恢复受损的抗凝通路。关于抗凝血酶、TFPI 和 APC 治疗严重脓毒症的三项大型试验均以失败告终。值得注意的是，在这些试验中，尽管接受治疗者均为严重脓毒症患者，但大部分患者没有同时罹患脓毒症与 DIC。此外，对于 DIC 和非 DIC 患者进行亚组分析，并对纳入时诊断为 DIC 的亚组进行分析发现，在伴有 DIC 的严重脓毒症患者中，抗凝血酶和 APC 在降低病死率方面有明显的效果。因此，研究应该聚焦于以抗凝因子浓缩物治疗伴发 DIC 的严重脓毒症，而不是治疗没有明显凝血异常的严重脓毒症。

重组 APC 因 PROWESS-SHOCK 的阴性研究结果已经退市。在一项关于应用 APC 和普通肝素治疗 DIC 的双盲随机试验中，显示 APC 可以明显改善 28 天病死率而不增加出血风险。然而，APC 这种药物只是在某些地区获得了使用批准。

在不同基础病因导致的重症患者中，与对照组相比，抗凝血酶并没有明显降低整体病死率。一些亚组分析也没有观察到在 DIC 患者中抗凝血酶的作用。相反，一项关于 DIC 和脓毒症患者病死率的 Meta 分析，以及一篇关于严重脓毒症中 DIC 导致的病死率的系统性回顾和 Meta 分析，均显示抗凝血酶治疗可以明显降低病死率。这些系统性回顾和 Meta 分析纳入了 KyberSept 实验的亚组分析，显示了抗凝血酶在治疗 DIC 中的有效性。此外，一项关于脓毒症患者中抗凝血酶对于 DIC 疗效的随机对照研究发现，在抗凝血酶只有正常水平 50%～80%的患者中，抗凝血酶明显改善 DIC 评分并使 DIC 的康复率达到两倍，同时不伴有出血的风险。28 天病死率没有改善，可能是因为样本量较小，而且对照组和抗凝血酶组的病死率均较低（13.3% 比 10%）。此外，一项多中心调查显示，脓毒症 DIC 并且初始抗凝血酶水平低于正常水平 40%的患者，与接受低剂量抗凝血酶（1500IU/d）组相比，高剂量抗凝血酶（3000IU/d）组患者的 DIC 康复率和 28 天生存率均明显升高，而出血风险并没有增加。另有两项日本的研究发现，在重症肺炎及肠穿孔急诊术后发生的脓毒症诱导的 DIC 患者中，输注抗凝血酶与显著降低的 28 天病死率相关。总而言之，这些研究结果提示，关于抗凝血酶，在符合预设的 DIC 诊断标准的患者中，需要进一步的、没有附加肝素的、更好的、规避偏倚的随机对照研究。

尽管有些许的变化，关于重组人可溶性血栓调节蛋白（rhTM）治疗 DIC 有效性的数据整体上还是阳性的。在证实了 rhTM 治疗 DIC 的有效性和安全性以后，很多研究证实了类似的结果；然而，后续研究的结果存在很大的异质性。例如，一项研究显示在重症肺炎和脓毒症相关 DIC 患者中，应用 rhTM 与病死率几乎没有关系。相反，对于脓毒症诱导的 DIC，一项回顾对照研究和一项多中心倾向性评分匹配研究均显示 rhTM 可使器官功能障碍、DIC 及住院病死率明显改善。研究证实，rhTM 治疗只有在急性生理和慢性健康评分 Ⅱ（APACHEⅡ）大于 24 分或者脓毒症相关 SOFA 评分大于 11 分的高风险亚组的脓毒症诱导的 DIC 患者中显示生存获益。研究结果提示，rhTM 的生存获益可能只发生于高死亡率风险的脓毒症诱导的 DIC 患者。这些结果也间接支持这样一个概念，即抗凝因子浓缩物治疗的目标不是严重脓毒症，而是严重脓毒症伴随的已经确定的 DIC。

三、抗纤溶治疗

研究发现，DIC 过程中，纤维蛋白溶解主要被升高的 PAI-1 所阻断。因此，DIC 不应该用抗纤溶药物治疗，因为这可能引起微血管血栓形成的恶化。在某些情况下，DIC 可能与病态的全身性纤溶亢进（或者是纤维蛋白原溶解亢进）共存——也就是被公认的以纤溶亢进为表型的 DIC，此种临床调节的典型例子就是急性早幼粒细胞白血病和前列腺癌。在这些情况下，抗纤溶治疗可能是合适的。

（一）急性早幼粒细胞白血病

大量的纤溶酶是在细胞表面相连的膜联蛋白 II 处的纤溶酶原与 t-PA 组合后形成的。纤溶酶的形成通过血浆中的纤溶酶-α_2-抗纤溶酶复合物导致 α_2-抗纤溶酶的消耗，这导致了过多的纤溶酶的形成。反过来，过多的纤溶酶引起急性早幼粒细胞白血病(acute promyelocytic leukemia，APL) 患者止血功能的紊乱。一项小型双盲研究显示，氨甲环酸（一种抗纤溶制剂，可抑制纤溶酶介导的纤维蛋白降解）对于控制出血而不引起 APL 中的血栓并发症是有效的。然而，引入全反式维甲酸（ATLA）作为 APL 的一线用药后，最近的一项回顾性对照研究显示，在接受 ATLA 治疗的 APL 患者中预防性应用氨甲环酸并没有显示出潜在的益处。由于 ATLA 和氨甲环酸联合使用后会出现致死性血栓并发症，抗纤溶药物只应考虑在危及生命的情况下使用。

（二）创伤

Weibel-Palade 小体是内皮细胞的储存颗粒。在创伤性休克介导的组织低灌注时，这些小体释放 t-PA 入血，在 DIC 诱导的继发性纤溶基础上进一步导致全身纤溶（或者纤维蛋白原溶解）。相对于 t-PA 从内皮细胞的立即释放，PAI-1 mRNA 的诱导和表达经常要花费几小时。实际上有研究显示，创伤后的 DIC 患者相比较于未发生 DIC 的患者，t-PA 和纤溶酶水平均在短时间内明显升高，但 PAI-1 水平在两组患者中基本相同。这些研究表明，在创伤后的最初几小时中，t-PA 与 PAI-1 之间的极度失衡，是 DIC 患者纤溶亢进的主要原因。氨甲环酸可以降低出血性创伤患者的死亡风险，应该尽早用药，些许的延迟会造成其疗效降低甚至可能有害。尽管存在一些争议，但这些研究为创伤早期纤溶亢进型 DIC 的抗纤溶治疗提供了理论基础。

（三）产后出血

产后出血与创伤类似，血液中纤溶酶原激活物（t-PA）明显增加，促使机体发生纤溶亢进型 DIC。2017 年发表在 *Lancet* 的研究结果显示，应用氨甲环酸可以减少产后出血的死亡率。因此，世界卫生组织（WHO）推荐对于产后大出血的患者，3 小时内应用氨甲环酸抗纤溶治疗。

　　尽管最近的几十年中人们深入了解了不同疾病条件下的 DIC 深层机制，但仍有很多重要的问题未能解决。例如，DIC 时凝血的活化发生在内皮细胞表面，它与炎症细胞和介质相互作用，因此必须获得更多的、关于机体内发生在内皮细胞表面的各种成分间的精确反应的相关知识。由于我们目前对 DIC 机制的理解主要基于离体观察（例如，应用培养的细胞或者是分离的分子），这有时会导致不准确的结果。

　　目前的治疗方法绝大部分是对症支持性的，并且仅部分有效。尽管这些干预可以促进凝血异常的改善或 DIC 更快速地恢复，但这并没有影响临床相关结局，例如，器官功能障碍或病死率等。治疗方法的进一步改良，可能源自 DIC 凝血异常在不同器官的特殊性，治疗应该为受损最严重的器官"量身定制"。例如，如果急性肺损伤是 DIC 主要的特征，那么治疗应该以恢复生理性抗凝途径为目标，如应用抗凝血酶或者血栓调节蛋白等。如果 DIC 表现为暴发性紫癜，那么有足够的理由相信恢复 APC 途径可能是最有效的。相反，在急性肾功能衰竭，以失衡的血小板与血管壁相互作用为目标的干预（例如，恢复 ADAMTS13 水平）可能会更有益。

　　DIC 的管理可能同样会从提高对患者的早期识别与风险分层中获益。尽管 DIC 的诊断在引入诊断评分系统后已经得到明显改善和简化，但这些系统对于显性 DIC 更为有效，对于 DIC 的早期阶段，其敏感性和特异性仍然较低。此外，将评估内皮细胞紊乱的检查与早期全身性凝血异常相结合，可能会对识别进展成失控 DIC 的高危患者有帮助，也可能会促进早期治疗的实现。

　　此外，患者间的遗传学变异在 DIC 易感性及凝血异常的严重程度方面可能很重要。例如，基因变异及其多态性已经被证实可以影响 DIC 中的凝血和纤溶。靶向破坏鼠的编码蛋白 C 的等位基因，可以引起杂合的蛋白 C 不足，其表现出更为严重的 DIC 及相关炎症反应。此外，V 因子雷登病杂合子也与脓毒症 DIC 的发病及结局相关。更多的基因变异的证据可以明确宿主反应异质性等，这值得进一步深入探讨。

（安　欣　马晓春）

参 考 文 献

Abraham E，Wunderink R，Silverman H，et al. 1995. Efficacy and safety of monoclonal antibody to human tumor necrosis factor α in patients with sepsis syndrome. A randomized，controlled，double-blind，multicenter clinical trial. TNF-α MAb Sepsis Study Group. JAMA，273：934-941

Aird WC. 2001. Vascular bed-specific hemostasis：role of endothelium in sepsis pathogenesis. Crit Care Med，29：S28-S34

Bartlett AH，Hayashida K，Park PW. 2007. Molecular and cellular mechanisms of syndecans in tissue injury and inflammation. Mol Cells，24：153-166

Biemond BJ，Levi M，ten Cate H，et al. 1995. Plasminogen activator and plasminogen activator inhibitor I release during experimental endotoxaemia in chimpanzees：effect of interventions in the cytokine and coagulation cascades. Clin Sci，88：587-594

Boermeester MA，van Leeuwen PA，Coyle SM，et al. 1995. Interleukin-1 blockade attenuates mediator release and dysregulation of the hemostatic mechanism during human sepsis. Arch Surg，130：739-748

Brinkmann V，Reichard U，Goosmann C，et al. 2004. Neutrophil extracellular traps kill bacteria. Science，303：1532-1535

Coughlin SR. 2000. Thrombin signalling and protease-activated receptors. Nature, 407: 258-264

Creasey AA, Chang AC, Feigen L, et al. 1993. Tissue factor pathway inhibitor reduces mortality from *Escherichia coli* septic shock. J Clin Invest, 91: 2850-2856

Croner RS, Hoerer E, Kulu Y, et al. 2006. Hepatic platelet and leukocyte adherence during endotoxemia. Crit Care, 10: R15

De Backer D, Creteur J, Preiser JC, et al. 2002. Microvascular blood flow is altered in patients with sepsis. Am J Respir Crit Care Med, 166: 98-104

De Backer D, Verdant C, Chierego M, et al. 2006. Effects of drotecogin alfa activated on microcirculatory alterations in patients with severe sepsis. Crit Care Med, 34: 1918-1924

Delabranche X, Boisramé-Helms J, Asfar P, et al. 2013. Microparticles are new biomarkers of septic shock-induced disseminated intravascular coagulopathy. Intensive Care Med, 39: 1695-1703

Engelmann B, Massberg S. 2013. Thrombosis as an intravascular effector of innate immunity. Nat Rev Immunol, 13: 34-45

Esmon CT, Xu J, Lupu F. 2011. Innate immunity and coagulation. J Thromb Haemost, 9: 182-188

Falanga A, Marchetti M, Vignoli A. 2013. Coagulation and cancer: biological and clinical aspects. J Thromb Haemost, 11: 223-233

Falanga A, Schieppati F, Russo D. 2015. Cancer tissue procoagulant mechanisms and the hypercoagulable state of patients with cancer. Semin Thromb Hemost, 41: 756-764

Franco RF, de Jonge E, Dekkers PE, et al. 2000. The in vivo kinetics of tissue factor messenger RNA expression during human endotoxemia: relationship with activation of coagulation. Blood, 96: 554-559

Gando S, Kameue T, Nanzaki S, et al. 1996. Disseminated intravascular coagulation is a frequent complication of systemic inflammatory response syndrome. Thromb Haemost, 75: 224-228

Gando S, Saitoh D, Ogura H, et al. 2008. Natural history of disseminated intravascular coagulation diagnosed based on the newly established diagnostic criteria for critically ill patients: results of a multicenter, prospective survey. Crit Care Med, 36: 145-150

Gando S. 2015. Hemostasis and thrombosis in trauma patients. Semin Thromb Hemost, 41: 26-34

Griffin JH, Fernández JA, Gale AJ, et al. 2007. Activated protein C. J Thromb Haemost, 5: 73-80

Hack CE. 2001. Fibrinolysis in disseminated intravascular coagulation. Semin Thromb Hemost, 27: 633-638

Hinshaw LB, Tekamp-Olson P, Chang AC, et al. 1990. Survival of primates in LD100 septic shock following therapy with antibody to tumor necrosis factor (TNF alpha). Circ. Shock, 30: 279-292

Hoffmann JN, Vollmar B, Romisch J, et al. 2002. Antithrombin effects on endotoxin- induced microcirculatory disorders are mediated mainly by its interaction with microvascular endothelium. Crit Care Med, 30: 218-225

Kubes P, Payne D, Woodman RC. 2002. Molecular mechanisms of leukocyte recruitment in postischemic liver microcirculation. Am J Physiol Gastrointest Liver Physiol, 283: G139-G147

Levi M, ten Cate H, Bauer KA, et al. 1994. Inhibition of endotoxin-induced activation of coagulation and fibrinolysis by pentoxifylline or by a monoclonal anti-tissue factor antibody in chimpanzees. J Clin Invest, 93: 114-120

Levi M, van der Poll T, Büller HR, et al. 2004. The bidirectional relationship between coagulation and inflammation. Circulation, 109: 2698-2704

Levi M, van der Poll T, ten Cate H, et al. 1997. The cytokine-mediated imbalance between coagulant and anticoagulant mechanisms in sepsis and endotoxaemia. Eur J Clin Invest, 27: 3-9

Levi M, van der Poll T. 2010. Inflammation and coagulation. Crit Care Med, 38: S26-S34

Levi M, van der Poll T. 2014. A short contemporary history of disseminated intravascular coagulation. Semin Thromb Hemost, 40: 874-880

Levi M, van der Poll T. 2015. Coagulation in patients with severe sepsis. Semin Thromb Hemost, 41: 9-15

Levi M. 2013. Pathogenesis and management of peripartum coagulopathic calamities (disseminated intravascular coagulation and amniotic fluid embolism). Thromb Res, 131: S32-S34

Osterud B, Flaegstad T. 1983. Increased tissue thromboplastin activity in monocytes of patients with meningococcal infection: related to an unfavourable prognosis. Thromb Haemost, 49: 5-7

Osterud B, Rao LV, Olsen JO. 2000. Induction of tissue factor expression in whole blood: lack of evidence for the presence of tissue factor expression on granulocytes. Thromb Haemost, 83: 861-867

Semeraro F, Ammollo CT, Morrissey JH, et al. 2011. Extracellular histones promote thrombin generation through platelet-dependent mechanisms: involvement of platelet TLR2 and TLR4. Blood, 118: 1952-1961

Shebuski RJ, Kilgore KS. 2002. Role of inflammatory mediators in thrombogenesis. J Pharmacol Exp Ther, 300: 729-735

Stouthard JM, Levi M, Hack CE, et al. 1996. Interleukin-6 stimulates coagulation, not fibrinolysis, in humans. Thromb Haemost, 76: 738-742

Taylor FB, Chang A, Ruf W, et al. 1991. *E. coli* septic shock is prevented by blocking tissue factor with monoclonal antibody. Circ Shock, 33: 127-134

Taylor FB, Dahlback B, Chang AC, et al. 1995. Role of free protein S and C4b binding protein in regulating the coagulant response to *Escherichia coli*. Blood, 86: 2642-2652

Taylor FB, Toh CH, Hoots WK, et al. 2001. Towards definition, clinical and laboratory criteria, and a scoring system for disseminated intravascular coagulation. Thromb Haemost, 86: 1327-1330

Trzeciak S, Dellinger RP, Parrillo JE, et al. 2007. Early microcirculatory perfusion derangements in patients with severe sepsis and septic shock: relationship to hemodynamics, oxygen transport, and survival. Ann Emerg Med, 49: 88-98

van Teeffelen JW, Brands J, Jansen C, et al. 2007. Heparin impairs glycocalyx barrier properties and attenuates shear dependent vasodilation in mice. Hypertension, 50: 261-267

Wada H, Thachil J, Di Nisio M, et al. 2013. Guidance for diagnosis and treatment of DIC from harmonization of the recommendations from three guidelines. J Thromb Haemost, 11: 761-767

Zimmerman GA, McIntyre TM, Prescott SM, et al. 2002. The platelet-activating factor signaling system and its regulators in syndromes of inflammation and thrombosis. Crit Care Med, 30: S294-S301

第十九章　急性循环衰竭——休克

休克作为临床一种常见的危及生命的疾病状态，是重症患者最常见和最重要的临床问题。早在 1737 年，法国外科医生 Le Dran 首先使用了"choc"来描述一位枪伤患者的临床表现。后来英国医生 Clark，将其引用为英文"shock"来描述伤员以创伤和失血为主要表现的综合征。Moore 等的"沼泽与溪流"学说，为休克理论的形成奠定了基础。对于休克的认知从宏观循环到微循环再到分子水平，经过了一个漫长的过程。2014 年欧洲重症医学会（ESICM）在休克及血流动力学监测共识中将休克定义为危及生命的急性循环衰竭，伴有细胞氧利用不充分。随着休克微循环学说的提出，以及微循环监测与评估技术的进步，学者们对于休克的认知在发病机制及治疗方法上均取得了突破性进展。

第一节　概　　述

微循环即微动脉与微静脉间的血液循环，这部分血管口径多在 50～100μm，由微动脉、后微动脉、毛细血管前括约肌、真毛细血管、直捷通路、动-静脉吻合支和微静脉组成。微动脉中存在大量的血管平滑肌，对儿茶酚胺敏感性高，进而调节平滑肌的收缩，起到改变微循环血量的作用。微静脉对儿茶酚胺的敏感性较微动脉低，其口径变化在一定程度上决定静脉回心血量。安静状态时，真毛细血管仅有 20% 开放，即可容纳全身血量的 5%～10%，因此微循环有很大的潜在容量。如果某些原因引起全身真毛细血管开放数量增多，大量血液将淤滞在微循环内，影响血流动力学稳定。根据微循环血管不同的生理功能，可以分为四类：阻力血管、交换血管、容量血管和短路血管。

1. 阻力血管

阻力血管包括微动脉、中间微动脉及毛细血管前括约肌。微动脉调节微循环的总血流量，毛细血管前括约肌则控制一至数条毛细血管的血流。阻力血管收缩时增加外周血管阻力，此为维持动脉压的重要因素之一。根据流体力学原理，流经血管的血容量取决于血管两端的压力差（$\triangle P$）与血管半径（r）。如果其他因素不变，当血管舒张使半径增加 1 倍时，血流量增加 16 倍；当血管收缩使半径缩小一半时，血流量减少到原来的 1/16。组织血流灌注与血管半径密切相关。毛细血管前血管阻力的大小影响血液流入毛细血管网的量，毛细血管后血管阻力的大小影响血液从毛细血管网流出的量。

2. 交换血管

交换血管指真毛细血管网。为了维持正常的营养物质交换，必须有足够的血液进入真毛细血管网，且需停留足够的时间。交换血管的生理特点是交替开放，血流缓慢，以及有各种不同的物质交换方式。人的毛细血管总数达 300 亿根以上，正常状态下只有少数（20%）

开放，而大多数（80%）是关闭的。毛细血管开放的多少取决于该器官的功能状况，如安静时骨骼肌只开放 5 条/m²，运动时可增至 1955 条/m²。这种轮流交替开放由毛细血管前括约肌周期性舒缩决定，受局部体液因素及代谢因素影响。

3. 容量血管

容量血管指真毛细血管后的静脉系统。后微静脉兼有交换与容量双重作用；微静脉与肌性微静脉为容量血管，当其强烈收缩时，可造成毛细血管网淤血和回心血量减少。

4. 短路血管

短路血管主要指动静脉短路和直捷通路。休克早期皮肤与内脏的微血管强烈收缩，大量血液经短路血管迅速回流心脏，这部分血液不经过交换血管，因此无法实现物质交换。高心输出量、低阻力型的脓毒性休克，可能是由于细菌毒素的作用，使皮肤和内脏的短路血管大量开放所致。

（司　向　管向东）

第二节　休克的微循环改变及机制

休克的微循环障碍学说在 20 世纪 60 年代由 Lillehei 提出。他在大量实验中发现，多数休克均存在有效循环血量减少，器官灌注不足，导致器官损害，由此提出休克微循环障碍学说。根据休克发展过程中微循环的变化规律，休克时微循环的改变大致可分为三个时期。

一、微循环缺血期（休克早期、休克代偿期、缺血性缺氧期）

（一）微循环变化的特征

微循环缺血期是休克发展的早期阶段，其微循环状态的主要特征是缺血。此期表现为小血管持续痉挛，真毛细血管网大量关闭，微循环少灌少流、灌少于流，组织细胞呈缺血缺氧状态。此时，微循环内血流速度显著减慢，血流限于从直捷通路或动-静脉吻合支回流，这一现象在皮肤、肌肉、肾脏等组织器官较为显著。此期为休克的可逆期，无氧代谢增加，出现乳酸升高，细胞损伤和代谢障碍可能尚不明显。如果能在本期尽早消除休克病因，恢复循环血量，则休克可逆转，否则休克过程将继续发展，进入微循环淤血期。

（二）微循环改变的机制

微循环缺血是由于各种致休克因素通过不同途径引起交感-肾上腺髓质系统的强烈兴奋，儿茶酚胺大量释放入血，既刺激 α 受体造成皮肤、内脏血管明显痉挛，又刺激 β 受体引起大量动-静脉短路开放，使器官微循环血流锐减，导致组织器官缺血缺氧。休克早期，儿茶酚胺含量比正常高几十倍甚至几百倍，这是休克早期微血管收缩的主要原因。休克早期除交感神经兴奋、儿茶酚胺大量增加外，体内还产生许多缩血管物质如血管紧张素

Ⅱ、血管加压素、血栓素等参与微血管收缩。

二、微循环淤血期（休克期、可逆性失代偿期、淤血性缺氧期）

如果休克病因未能及时去除，病情继续进展，交感-肾上腺髓质系统长期过度兴奋，组织细胞持续缺血缺氧，病情恶化而发展到微循环淤血期。

（一）微循环变化的特征

此期微循环的主要特征是淤血，表现为微血管大量开放，血流淤滞，微血管通透性升高，微循环处于灌大于流的状态。此期可见微循环中血管自律运动消失，终末血管床对儿茶酚胺的反应性进行性下降，进而微动脉及毛细血管前括约肌收缩逐渐减弱，血液大量涌入真毛细血管网；微循环静脉端表现为血流缓慢、红细胞聚集、白细胞滚动和黏附、血小板聚集、血液黏度增加，因此毛细血管后阻力增加，使组织微循环灌而少流、灌大于流；严重者可表现为血液淤泥化，血流更加缓慢。此时组织处于严重的低灌流状态，组织细胞存在严重的淤血性缺氧，外周阻力显著下降，机体逐渐向失代偿期发展。

（二）微循环改变的机制

1. 酸中毒的影响

持续性微血管收缩使组织严重缺血、缺氧，引起组织中氧分压下降，二氧化碳及乳酸堆积，导致酸中毒。酸中毒导致血管平滑肌对儿茶酚胺的反应性降低，致使微循环扩张。

2. 局部扩血管物质增多

长期缺血、缺氧、酸中毒使局部组胺、腺苷、激肽类等扩血管代谢产物增多，导致血管扩张。此外，休克时形成的多种体液因子，如前列腺素 E_2、前列环素、一氧化氮、内啡肽等也促使血管扩张，加重微循环紊乱。

3. 内毒素

除病原微生物感染引起的败血症外，休克后期常有肠源性细菌（大肠埃希菌）和脂多糖（LPS）入血。LPS 与其他毒素通过促进一氧化氮生成、激活激肽系统等多种途径，引起血管扩张，导致持续性低血压。同时，内毒素还会损伤血管内皮细胞、中性粒细胞及血小板，致使血液流变学异常，加重微循环淤血。

4. 血液流变学的变化

休克时血液流变学的异常表现为微循环血管前阻力降低、后阻力升高，是导致微循环灌大于流的重要原因。微静脉中缓慢流动的红细胞、血小板黏附聚集，加上组胺等体液因子使血管通透性增加，血浆外渗，血液黏度增高，使血流受阻，加大了毛细血管后阻力，造成微循环血流缓慢，血液淤泥化、淤滞，终致血流停止。休克期体液因子，如肿瘤坏死因子（TNF）-α、白细胞介素（IL）-1、IL-6 等导致白细胞在微静脉附壁黏着，进一步增加了毛细血管后阻力。

三、微循环衰竭期（休克晚期、休克难治期）

微循环淤血期若持续较长时间未得到有效纠正，休克便进入微循环衰竭期。此时即使采用输血补液及各种抗休克治疗措施，休克状态均较难纠正，故此期为休克难治期。微循环淤血期出现的器官微循环淤滞的情况更加严重，并且出现细胞、器官功能障碍，甚至衰竭。

（一）微循环变化的特征

此期微循环状态的特征是微循环衰竭，表现为微循环血管的反应性显著下降，并出现微血管迟缓性麻痹扩张，毛细血管大量开放，微循环中可有微血栓形成，血流停止，出现不灌不流状态，组织几乎完全不能进行物质交换。

（二）微循环改变的机制

1. 微血管麻痹扩张

在休克难治期，即使在输血补液治疗后，微血管对儿茶酚胺的反应性仍不断下降，出现微循环衰竭。此期血管的扩张麻痹可能与组织细胞酸中毒、一氧化氮生成增多、血管平滑肌细胞膜超极化、钙内流减少等因素有关。

2. 血液流变学改变加剧

（1）毛细血管无复流：毛细血管无复流的原因之一是休克晚期缺氧及酸中毒进一步加重，微血管对血管活性物质的反应性进一步降低；另一原因是休克晚期并发弥散性血管内凝血（DIC），导致微血栓形成，微血栓形成堵塞毛细血管是毛细血管血流不易恢复及发生难治性休克的最重要原因。

（2）微循环结构和功能受损：严重缺氧、酸中毒、内毒素及休克时增多的各种细胞体液因子共同作用于微血管，使内皮细胞受损、红细胞聚集、血小板黏附聚集、白细胞贴壁及嵌塞，从而导致管腔狭窄，血流停止。

（3）DIC形成：休克晚期血液呈高凝状态，凝血因子及血小板激活，血液黏滞性增加，血流缓慢、淤滞，促进DIC发生。DIC形成导致微血管堵塞，阻力血管舒张，容量血管收缩，加重微循环障碍。

（王陆豪　司　向　管向东）

第三节　休克的常用微循环监测手段

休克的本质为组织低灌注和缺氧，因此休克的监测和评估离不开组织灌注与氧代谢的监测和评估，其中全身性指标包括全身氧输送（DO_2）、混合静脉/中心静脉血氧饱和度（SvO_2/

$ScVO_2$)、动脉血乳酸、碱剩余等。动脉血乳酸浓度是反映全身组织是否缺氧的重要指标,但其受到多方面因素的影响; SvO_2/$ScVO_2$ 也是反映组织缺氧的高度敏感指标,一般认为,SvO_2/$ScvO_2$ 低于正常值时提示组织缺氧,氧输送不能满足机体的氧需求。但有研究证实当 $ScVO_2$ 出现异于正常的升高时同样提示预后不良,表明存在组织氧利用障碍,此时可能更需要评估的是组织微循环功能。

随着微循环监测技术的日渐成熟,在使用全身性指标的同时,休克的监测与评估也逐渐从全身代谢水平发展到微循环代谢水平、从整体灌注水平深入到局部灌注水平,为休克的监测和评估开启了新的时代。

一、微循环灌注的监测与评估

微循环灌注的监测手段包括激光多普勒血流仪(LDF)、甲襞电子视频显微镜(nailfold video microscopy)、偏正极化光谱(OPS)成像及侧流暗视野(SDF)成像。其中,OPS 成像和 SDF 成像是目前应用于床边的技术,可以在直视下观察休克患者的微循环变化,SDF 成像较 OPS 成像显示毛细血管的清晰度更高,小静脉的间隔尺寸也更清晰。随着微循环分析软件的更新换代,可以进一步获得微血管血流指数(MFI)、功能毛细血管密度(FCD)、不均质指数(heterogeneity index)等评价微循环功能的参数。

通过微循环成像及分析技术,可以将微循环功能障碍分为 5 种类型。①淤滞型:毛细血管处于淤滞状态,小静脉血流正常或血流缓慢,常见于脓毒症时维持过高的血压、血管活性药物过量。②无灌注/连续型:微循环的某一区域毛细血管无血流灌注,与其邻近的另一部分毛细血管则灌注较好,常见于心脏手术体外循环的患者。③淤滞/连续型:微循环的某一区域毛细血管血流淤滞,与其邻近的另一部分毛细血管灌注正常,常见于脓毒症复苏后、缺血-再灌注、疟疾等。④淤滞/高动力型:微循环的某一区域毛细血管灌注呈高动力状态,与其邻近的另一部分毛细血管血流淤滞,一些微小静脉也呈现高动力状态,常见于脓毒症复苏后。⑤高动力型:微循环的各级血管均处于高动力的血流动力学状态,常见于脓毒症复苏后及剧烈运动后。

因此,结合微循环监测指标与休克分期的关系,可将微循环功能障碍分为 4 种类型。①异质型:微循环血流表现为毛细血管高速血流与淤滞血流同时存在,常见于脓毒性休克和体外膜氧合治疗等情况。研究发现,微循环血流灌注异质性程度与预后相关。②血液稀释型:微循环血流表现为毛细血管内红细胞减少,此时虽然微循环的血流速度可表现为异常增加,但总的毛细血管灌注密度下降,并且从微循环到组织细胞的氧弥散距离增加,常见于血液稀释时。③血流淤积/填塞型:微循环血流表现为血流淤滞/缓慢、血管阻力升高、静脉压升高,去甲肾上腺素应用过量、血管收缩、血压过高均是潜在原因。④组织水肿型:微循环血流表现为毛细血管灌注密度下降,组织氧的弥散距离增加,为组织水肿所致。

2009 年 Wiessner 等对脓毒性休克患者分别通过 OPS 成像和 PiCCO 进行观察研究,表明通过 PiCCO 只能对脓毒性休克患者的微循环进行粗略评估,而通过 OPS 成像获得的小静脉血流速度和外周血管阻力、平均动脉压及氧输送密切相关，能更加准确地反映局部微循环灌注的情况。De Backer 等通过 OPS 成像评估舌下黏膜的微循环情况，发现和对照组相比，心衰及心源性休克患者更容易出现微循环灌注的损害，并且在死亡的患者中微循环损害更为严重。Top 等对 21 例脓毒性休克的儿童研究，通过 OPS 成像对口腔黏膜的微循环进行评估，发现生存患者第 2 天的 FCD 较第 1 天明显增加（4.3cm/cm^2 比 1.7cm/cm^2），而死亡患者的 FCD 则没有明显变化（1.9cm/cm^2 比 3.2cm/cm^2），表明持续降低的 FCD 提示患者预后不良。另外，最近 Buchele 等观察氢化可的松对脓毒性休克患者舌下微循环的影响，发现在用药 1 小时后即可以通过 OPS 成像观察到微循环灌注的改善，提示可以通过早期使用 OPS 成像直接评估休克的复苏效果。此外，不应忽视的是 OPS/SDF 成像也存在许多局限性，如舌的运动和分泌物会影响图像的质量，操作者对舌黏膜施压可导致微循环血流改变等。

二、微循环氧代谢监测与评估

（一）组织氧饱和度

组织氧饱和度（tissue O_2 saturation，StO_2）是通过近红外光谱（near-infrared spectroscopy，NIRS）技术测得的组织中氧合血红蛋白（HbO_2）和去氧合血红蛋白（Hb）之间的比例，此外还可以通过总的光吸收计算组织的总血红蛋白（HbT）和绝对组织血红蛋白指数（THI），二者可以代表检测探头附近组织的微血管内容量。根据 Beer 原则，近红外光谱技术的测定限于管径 1mm 以下的血管，包括微动脉、微静脉、毛细血管成分，因此可以对脑、肠黏膜、肌肉等组织的微循环及氧代谢情况进行持续无创的动态监测。目前临床中较常通过手掌侧大鱼际部位的肌肉组织进行监测，包括静态监测和动态监测。静态监测指单纯记录 StO_2 的数值，动态监测指在血管阻断试验（VOT）前后记录 StO_2 的动态变化。

关于 StO_2 的研究更多地集中在动态监测上，即 VOT 期间 StO_2 的变化。目前 VOT 的方法为：使用无创血压袖带加压至收缩压上 30mmHg 来临时阻断上臂肱动脉血流 3～5 分钟，之后释放血压袖带恢复肱动脉血流。在袖带加压期间，随着肌肉氧消耗，Hb 逐渐增加，StO_2 持续下降，其去氧合速率（rate of deoxygenation，DeO_2）反映了局部的代谢速率；而当袖带释放后，随着血流再灌注，氧合血红蛋白（HbO_2）逐渐增加，StO_2 迅速上升，其再氧合速率（rate of reoxygenation，ReO_2）则反映了冲刷洗出去氧合血红蛋白所需要的时间，可以作为评估局部血管储备能力及微循环血流情况的指标。脓毒性休克患者 ReO_2 斜率及 $\triangle StO_2$ 显著低于非感染组和正常组，并且对于伴有容量不足的脓毒性休克患者 ReO_2 斜率更低；并可以通过 ReO_2 斜率预测 ICU 死亡风险，以 2.55%/秒为阈值，其敏感度为 85%，特异度为 73%。StO_2 的测量受年龄、肥胖程度、局部水肿、周围血管病变、血管活性药物等因素的影响，对于动脉血流阻断的时间、压力及部位都可能对结果产生影响，需要大样本研究建立统一的标准。

（二）组织二氧化碳分压

组织二氧化碳分压（tissue PCO_2）水平代表了二氧化碳产生和弥散之间的平衡。组织与动脉之间的二氧化碳分压差更多地反映了局部血流的充分性，而不是组织的缺氧。目前可以通过置入组织中的电极、接触组织的探针或者张力法等多种方式测量。

胃张力计曾经一度被认为可以通过监测胃黏膜 PCO_2、黏膜-动脉 PCO_2 差值（PCO_2 gap）获取局部黏膜组织的灌注状态，但是研究显示尽管胃黏膜 PCO_2 和黏膜组织的灌注密切相关，但是 PCO_2 差值和内脏器官的灌注之间并没有相关性。并且 PCO_2 的测量由其技术局限性也已逐渐淡出临床。最近通过舌下及口颊黏膜监测 PCO_2 的方法得到了发展。舌下黏膜 PCO_2 及黏膜-动脉 PCO_2 差值较传统组织氧代谢指标（DO_2、CI、SvO_2、乳酸）能更好地预测患者的预后；对于治疗干预的反应也较传统指标更敏感，并且与机体肝脏和肾脏的血液灌注紧密相关。但是，由于监测方法目前还存在不足（如探针压力的伪像、组织的偏移、检测标本的局限等），故仍然需要进一步的研究。

（三）经皮氧分压和二氧化碳分压

经皮氧分压和二氧化碳分压（transcutaneous partial pressure oxygen and carbon dioxide，$PtcO_2$ 和 $PtcCO_2$）是通过将电极放置在皮肤表面直接测得，受动脉血氧分压及局部灌注血流的影响。当灌注足够时，经皮氧分压与 PaO_2 相关；而当休克致皮肤组织灌注不足时，经皮氧分压值则与局部的灌注及氧输送相关，与 PaO_2 发生背离。因此，可以通过 $PtcO_2$/$PtcCO_2$ 评估局部皮肤组织的氧供和灌注。2007 年制定的 $PtcO_2$ 临床应用指南把组织缺氧的 $PtcO_2$ 临界值定义为 40mmHg。近年来，氧负荷试验（oxygen challenge test，OCT）得到广泛的关注。给予患者基础吸入氧双倍的浓度，或者如果基础吸入氧浓度小于 80%，给予 100% 吸入氧浓度，如果局部组织灌注良好，$PtcO_2$ 则呈 PaO_2 依赖性，在短时间内 PaO_2 会相应增加；但是如果在休克状态下，$PtcO_2$ 受心输出量及氧输送的影响并不能相应升高。因此，通过氧负荷试验可以反映组织细胞缺氧。有研究提示，存活者和死亡者之间仅 24 小时 OCT 值有统计学差异（24 小时 OCT 时 $PtcO_2$ 上升≥21mmHg 的患者生存率高），以 24 小时 OCT 25mmHg 为阈值能够预测患者预后。并且对于脓毒性休克患者，OCT 值能够预测低心输出量及低 SvO_2。

（四）微透析技术

微透析技术是指应用含有半透膜的导管或探针，对局部组织进行低速灌流，通过检测灌流回收液中的小分子代谢产物，实时监测组织缺血缺氧引起的代谢产物改变。脓毒性休克患者微透析液中的乳酸及甘油水平明显高于没有休克的患者；并且在整个监测期间死亡患者微透析液中乳酸、甘油、葡萄糖及丙酮酸水平均显著高于存活者。随着对微循环监测技术的不断进步，微透析技术提供了一种早期、敏感、实时、定位检测组织异常代谢的方式，在重症领域有很好的应用前景。

（司　向　管向东）

第四节　微循环导向的休克复苏

在休克患者复苏过程中，部分患者即使血流动力学障碍已被纠正，仍存在持续组织低灌注和细胞缺氧，并进展为多器官功能衰竭。因此，有学者认为微循环未复苏是休克持续进展的根本原因，纠正微循环障碍应作为复苏的终点。对于分布性休克患者，不仅其宏观循环受累，同时合并微循环衰竭和细胞病性缺氧，因此即使经过复苏后宏观循环恢复正常，但微循环、组织灌注、细胞氧代谢仍可能呈持续恶化。对于失血性、心源性和梗阻性休克，如早期宏观循环障碍及时得到纠正，一般情况下，其微循环灌注、细胞能量代谢可随之恢复，但在复苏治疗过程中也可能由于缺血-再灌注、炎症反应、过度复苏等导致微循环、细胞氧能量代谢受损。因此，对于休克的治疗，除了关注宏观循环指标的纠正，以微循环为导向的休克治疗可能是未来的方向，复苏措施应从微循环角度予以考察或重新审视。

液体复苏是休克治疗的基石，在休克早期，为维持有效的循环灌注，保证组织氧供，进行积极充分的液体复苏至关重要。Rivers 等研究提示，对于严重脓毒症或者脓毒性休克患者，基于 EGDT 的液体复苏策略可显著降低病死率，并且可缩短住院时间。在 2004 年、2008 年、2012 年版拯救脓毒症运动指南推荐的 3 小时和 6 小时集束化治疗中，液体复苏占据重要地位。然而，随着近年来的临床工作实践，对 EGDT 的质疑也随之而来。随后发表在《新英格兰医学杂志》的 PROCESS 研究、ARISE 研究、PROMISE 研究均发现在脓毒性休克早期 EGDT 方案并不存在病死率下降的优势，且还增加了治疗的强度和治疗费用。对于脓毒性休克患者，如何进行液体复苏仍然存在较大争议。

液体复苏不足和过度均会影响患者的预后。目前的临床监测指标包括皮肤温度及色泽、心率、血压、尿量和精神状态等。当发生严重休克时，患者常出现心率加快、血压降低、尿量减少、神志淡漠、皮肤湿冷和花斑。但这些指标在休克早期难以表现出明显的变化。因此，传统临床指标在休克的诊断和治疗中有一定的临床意义，但这些指标不能敏感地反映早期的休克。血流动力学监测指标如中心静脉压、毛细血管嵌压，许多研究表明其并不能精确地预测血容量的情况，更无法预测液体反应性，仅仅依靠这些指标指导治疗还远远不够。

全身灌注指标，如血乳酸，以及局部组织灌注指标，如胃黏膜 pH、胃肠黏膜 PCO_2，均可以反映组织灌注情况，提示休克的程度和指导液体复苏。血乳酸是反映组织缺氧的高度敏感指标之一，乳酸初始水平与高乳酸持续时间与预后密切相关。24 小时内乳酸能够降至 2mmol/L 以内或者 6 小时内乳酸清除率大于 10%，提示预后较好。胃黏膜 pH、胃肠黏膜 PCO_2 能够反映胃肠道组织的血流灌注和病理损害，间接反映全身组织的氧合状态，对于评估复苏效果有一定的临床价值。

氧代谢障碍是对休克本质认识的重大进展。氧代谢的监测改变了对休克的评估方式，同时使液体复苏由以往狭义的血流动力学指标转向对氧代谢状态的调控。氧代谢监测的指标包括氧输送（DO_2）、氧消耗（VO_2）、$SvO_2/ScvO_2$ 和静脉-动脉二氧化碳分压差（$Pcv\text{-}aCO_2$）。$SvO_2/ScvO_2$ 反映氧输送和氧消耗的平衡，是评估全身氧代谢状况的良好指标。

在脓毒症中，$SvO_2 < 65\%$ 提示病死率明显增加，将 SvO_2 与乳酸清除率结合应用，可在一定程度上指导复苏治疗。但是对于脓毒症患者即使 SvO_2 经过液体复苏后达标，仍可能存在组织灌注不足，尤其是 $Pcv\text{-}aCO_2 > 6mmHg$ 时提示复苏不充分。因此，$Pcv\text{-}aCO_2$ 可以作为经过早期液体复苏后 $SvO_2 > 65\%$ 患者进一步液体复苏的指标。

　　近些年成像技术的发展使得床旁直视下微循环的监测成为可能，通过获取微循环指标并对其进行评估，可以使休克的诊治更加快速、便捷、直观，推动了休克复苏终点向前迈进，使重症休克患者的诊治更加及时准确。通过 OPS 成像技术进行舌下黏膜或肠道黏膜微循环的监测，获得的小静脉血流速度和外周血管阻力、平均动脉压及氧输送等指标对脓毒症和脓毒性休克患者的早期诊断有很高的敏感性。不仅在脓毒性休克，通过 OPS 成像评估舌下黏膜的微循环指标，发现心源性休克患者更容易出现微循环功能障碍，并且在死亡患者中微循环损害更为严重。因此，不同的微循环障碍类型代表患者微循环的不同病理生理状态，需要采取不同的针对性临床治疗。休克经过积极复苏后，微循环血流如果仍然持续处于异质性分布，则应追根溯源，寻找导致微循环持续恶化的潜在病因并进行针对性治疗，如感染灶是否未被清除，抗生素是否需要调整等，并在改善宏观循环的基础上以抗感染、抗炎、扩张血管为主。如果在休克复苏后，微循环血流为组织水肿型或血液稀释时，一般建议维持血细胞比容在 30% 以上。从微循环角度而言，扩充血容量存在加重微循环水肿或血液稀释的风险，进而可能出现虽然提高了心输出量，但微循环灌注仍继续恶化的情况，此时以微循环血流为导向治疗有助于重新确定容量治疗的方向和下一步治疗策略。综上所述，结合宏观循环和微循环的变化目标导向地进行抗休克治疗可能为休克开辟新的治疗天地。

（司　向　管向东）

参 考 文 献

Andrews B, Semler MW, Muchemwa L, et al. 2017. Effect of an early resuscitation protocol on in-hospital mortality among adults with sepsis and hypotension: a randomized clinical trial. JAMA, 318（13）: 1233-1240

ARISE Investigators, ANZICS Clinical Trials Group, Peake SL, et al. 2014. Goal-directed resuscitation for patients with early septic shock. N Engl J Med, 371（16）: 1496-1506

Bchele GL, Silva E, Ospina-Tascon, et al. 2009. Effects of hydrocortisone on microcirculatory alterations in patients with septic shock. Crit Care Med, 37: 1341-1347

Boerma EC, Koopmans M, Konijn A, et al. 2010. Effects of nitroglycerin on sublingual microcirculatory blood flow in patients with severe sepsis/septic shock after a strict resuscitation protocol: a double-blind randomized placebo controlled trial. Crit Care Med, 38（1）: 93-100

Boerma EC, van der Voort PHJ, Ince C. Sublingual microcirculatory flow is impaired by the vasopressin-analogue terlipressin in a patient with catecholamine-resistant septic shock. 2005. Acta Anaesth Scand, 49: 1387-1390

Cammarata GA, Weil MH, Castillo CJ, et al. 2009. Buccal capnometry for quantitating the severity of hemorrhagic shock. Shock, 31: 207-211

De Backer D, Creteur J, Dubois MJ, et al. 2004. Microvascular alterations in patients with acute severe heart failure and cardiogenic shock. Am Heart J, 147: 91-99

De Backer D, Hollenberg S, Boerma C, et al. 2007. How to evaluate the microcirculation: report of a round table conference. Crit Care, 11: R101

Den Uil CA, Caliskan K, Lagrand WK, et al. 2009. Dose-dependent benefit of nitroglycerin on microcirculation of patients with severe heart failure. Intensive Care Med, 35（11）: 1893-1899

Dimopoulou I, Nikitas N, Orfanos SE, et al. 2011. Kinetics of adipose tissue microdialysis-derived metabolites in critically ill septic patients: associations with sepsis severity and clinical outcome. Shock, 35（4）: 343-348

Dubin A, Edul VS, Pozo MO, et al. 2008. Persistent villi hypoperfusion explains intramucosal acidosis in sheep endotoxemia. Crit Care Med, 36: 535-542

Dubin A, Pozo MO, Ferrara G, et al. 2012. Clinical review: clinical imaging of the sublingual microcirculation in the critically ill—where do we stand? Crit Care, 16（3）: 224

Fries M, Weil MH, Sun S, et al. 2006. Increases in tissue PCO_2 during circulatory shock reflects elective decreases in capillary blood flow. Crit Care Med, 34: 446

Futier E, Robin E, Jabaudon M, et al. 2010. Central venous O_2 saturation and venous-to-arterial CO_2 difference as complementary tools for goal-directed therapy during high-risk surgery. Crit Care, 14（5）: R193

Glazer JM, Rivers, Gunnerson KJ. 2016. Surgical Intensive Care Medicine. Berlin: Springer International Publishing

He HW, Liu DW, Long Y, et al. 2011. Correlation of transcutaneous oxygen challenge test and central venous oxygen saturation in septic shock patients. Natl Med J China, 91（35）: 2449-2454

He HW, Liu DW, Long Y, et al. 2012. The transcutaneous oxygen challenge test: a noninvasive method for detecting low cardiac output in septic patients. Shock, 37（2）: 152-155

Kanoore Edul V, Estenssoro E, Ince C. 2009. Systemic and microcirculatory responses to progressive hemorrhage. Intensive Care Med, 35: 556-564

Kumar A, Anel R, Bunnell E, et al. Pulmonary artery occlusion pressure and central venous pressure fail to predict ventricular filling volume, cardiac performance, or the response to volume infusion in normal subjects. Crit Care Med, 32: 691-699

Landry DW, Oliver JA. 2001. The pathogenesis of vasodilatory shock. N Engl J Med, 2001, 345（8）: 588-595

Levick JR, Michel CC. 2010. Microvascular fluid exchange and the revised Starling principle. Cardiovasc Res, 87（2）: 198-210

Levy B, Perez P, Gibot S, et al. 2010. Increased muscle-to-serum lactate gradient predicts progression towards septic shock in septic patients. Intensive Care Med, 36: 1703-1709

Maitland K, Kiguli S, Opoka RO, et al. 2011. Mortality after fluid bolus in African children with severe infection. N Engl J Med, 364（26）: 2483-2495

Marik PE, Bankov A. 2003. Sublingual capnometry versus traditional markers of tissue oxygenation in critically ill patients. Crit Care Med, 31: 818-822

Mayeur C, Campard S, Richard C, et al. 2011. Comparison of four different vascular occlusion tests for assessing reactive hyperemia using near-infrared spectroscopy. Crit Care Med, 39（4）: 695-701

Mesquida J, Masip J, Gili G, et al. 2009. Thenar oxygen saturation measured by near infrared spectroscopy as a noninvasive predictor of low central venous oxygen saturation in septic patients. Intensive Care Med, 35（6）: 1106-1109

Mikkelsen ME, Miltiades AN, Gaieski DF, et al. 2009. Serum lactate is associated with mortality in severe sepsis independent of organ failure and shock. Crit Care Med, 37: 1670-1677

Mouncey PR, Osborn TM, Power GS, et al. 2015. Trial of early, goal-directed resuscitation for septic shock. N Engl J Med, 372（14）: 1301-1311

Pellis T, Weil MH, Tang W, et al. 2005. Increases in both buccal and sublingual partial pressure of carbon dioxide reflect decreases of tissue blood flows in a porcine model during hemorrhagic shock. J Trauma, 58（4）: 817-824

Pinsky MR. 2008. Fluid and volume monitoring. Int J Artif Organs, 31（2）: 111-126

ProCESS Investigators, Yealy DM, Kellum JA, et al. 2014. A randomized trial of protocol-based care for early septic shock. N Engl J Med, 370（18）: 1683-1693

Reitsma S, Slaaf DW, Vink H, et al. 2007. The endothelial glycocalyx: composition, functions, and visualization. Pflugers Arch, 454（3）: 345-359

Relly PM, Wilkins KB, Fuh KC, et al. 2001. The mesenteric hemodynamic response to circulatory shock: an overview. Shock, 15（5）: 329-343

Rivers E, Nguyen B, Havstad S, et al. 2001. Earlygoal-directed therapy in the treatment of severe sepsis and septic shock. N Engl J

Med, 345 (19): 1368-1377

Saugel B, Trepte CJ, Heckel K, et al. 2015. Hemodynamic management of septic shock: is it time for "individualized goal-directed hemodynamic therapy" and for specifically targeting the microcirculation? Shock, 43: 522-529

Treu CM, Lupi O, Bottino DA, et al. 2001. Sidestream dark field imaging: the evolution of real-time visualization of cutaneous microcirculation and its potential application in dermatology. Arch Dermatol Res, 303 (2): 69-78

Trzeciak S, McCoy JV, Phillip Dellinger R, et al. 2008. Early increases in microcirculatory perfusion during protocol-directed resuscitation are associated with reduced multi-organ failure at 24 h in patients with sepsis. Intensive Care Med, 34: 2210-2217

第二十章　脓毒症与微循环

脓毒症是目前全球重要的公共卫生问题，其发病急骤、病情凶险、病死率极高，目前已成为重症患者主要死亡原因之一。据不完全统计，在美国每年大约有 25 万脓毒症患者死亡，给人类健康带来严重威胁。为解决这一临床难题，2001 年由欧洲重症学会、美国重症学会和国际脓毒症论坛共同发起了"拯救脓毒症运动"，世界卫生组织也对脓毒症与脓毒性休克高度重视。随后，国际脓毒症指南分别在 2004 年、2008 年、2012 年和 2016 年进行了更新，旨在为脓毒症诊治提供规范和指导，改善患者相应临床结局。尽管现阶段对脓毒症的认识取得了较大进展，但对脓毒症病理生理及微循环改变方面的阐述仍不够完善，进一步认识脓毒症的病生及微循环变化对脓毒症的临床诊断、治疗和预后有重要意义。

第一节　脓毒症的病理生理与微循环改变

脓毒症是由感染引起的机体过度炎症反应所导致的临床综合征，随着研究的深入，发现其病理生理机制变得越来越复杂，包括宿主、免疫、炎症及凝血功能异常等多个方面。正常情况下，炎症反应和凝血系统激活是机体抗感染的两大防御机制，二者相互作用组成复杂的网络系统，机体清除病原微生物的效能依赖于宿主凝血和炎症反应的强度。若凝血和炎症反应发生于感染局部且能阻止并最终清除入侵的病原微生物，则炎症反应和凝血激活呈现出可控性和局限性，对机体的抗感染防御有积极作用。但若侵入的病原微生物播散至全身，则引起失控的全身炎症反应及弥散性微血管内血栓形成，会引起多器官功能障碍，甚至死亡，其中，微循环功能障碍是其最重要的病理生理改变之一。

一、炎症反应、宿主反应与微循环

炎症介质的失控性释放是脓毒症的一个重要的生理病理特征。既往认知主要集中在感染导致的失控性炎症反应，随着研究的深入，目前已证实脓毒症患者中，失控性炎症反应可以不依赖细菌和毒素的持续作用而发生发展，且与宿主反应关系密切。1996 年，Bone等提出了炎症反应之后的抗炎反应综合征，以期完善炎症机制。然而，在脓毒症过程中，依赖于感染和宿主反应的炎症失控及抗炎反应更加复杂。通常情况下，消除病原体的炎症反应可以导致组织损伤，而抗炎应答可导致继发性感染和增加易感性。临床过程中，部分脓毒症患者往往已渡过炎症反应阶段，进入免疫抑制状态。有报道称，脓毒症患者存在免疫细胞的缺失，且随感染加重，部分免疫效应细胞缺失更明显。虽然现阶段认为脓毒症时异常的宿主反应对机体的自身伤害是脓毒症持续进展的核心机制，但是由于宿主反应极其复杂，其究竟是机体的适应性防御机制还是恶化因素有待进一步研究。

另一方面，严重感染本身可使炎症介质大量释放，机体表现为过度的、持久的、广泛的炎症反应，超越机体的适应性反应。病原体还可以直接感染完整的内皮细胞，从而激活内皮细胞表面的识别受体，大量的宿主源性因子包括补体、细胞因子、趋化因子等激活内皮细胞，使内皮细胞发生细胞空泡化和细胞肿胀、断裂、剥脱或离脱等结构改变，以及包括出凝血系统失衡、细胞黏附性及白细胞转运增强、血管舒缩张力改变、屏障功能丧失及细胞凋亡等功能性改变。而这些改变作为宿主整体反应的一部分，能够在特定的部位启动并促进炎症、凝血系统活化及细胞间相互作用，最终导致微循环及器官功能障碍。

正常状态下，循环压力、微动脉张力、血液流变状态及毛细血管的开放程度是决定微循环血流灌注的主要因素。微循环灌注的调节机制分为肌源性、代谢性和神经体液源性，其采用自分泌和旁分泌的形式相互作用来调节微循环血流以满足组织细胞的氧需求。内皮细胞通过感知血流、代谢等变化调节微动脉平滑肌细胞张力和毛细血管舒张，发挥其在微循环功能上的核心作用。

脓毒症微循环功能障碍有多种发生机制，其中包括内皮功能障碍，糖萼降解，毛细血管渗漏，血管反应性及自动调节的丧失，以及微血栓形成，而内皮细胞功能障碍在循环功能衰竭中发挥中心作用。血管内皮细胞具有高度的生物活性，参与体内多种生理过程，包括调控血管平滑肌张力，完成细胞与营养物质的交换，维持血液流动性，调节局部促炎及抗炎介质的平衡，参与新生血管的生成及细胞凋亡等。脓毒症可通过许多不同的机制诱导内皮细胞的表型调控作用，在某些情况下，病原体可以直接感染完整的内皮细胞，而更为常见的是，细菌细胞壁的成分如脂多糖（LPS）可以激活内皮细胞表面的识别受体，最终导致内皮细胞结构改变，引起功能改变，包括促凝血系统平衡的改变、细胞黏附性及白细胞转运增强、血管舒缩张力改变、屏障功能丧失及细胞凋亡。脓毒症微循环功能障碍的特征表现为功能性毛细血管密度降低，氧向组织细胞的弥散距离增加及血流分布的不均一性，某些部位毛细血管表现为低灌注而某些部位毛细血管血流灌注正常或异常增高，功能性微循环单位陷入缺氧状态，氧摄取发生障碍。在这种情况下，微循环氧分压低于静脉系统氧分压，产生"氧分压间隙"，出现微循环功能性分流。脓毒症的微循环功能障碍和分布异常，连同发生的凝血系统异常，进一步阻碍了微循环的灌注和功能。同时，脓毒症时活化的白细胞可生成氧自由基，直接破坏微循环结构、细胞间相互作用和凝血系统功能。这些炎症介质可破坏微循环的屏障功能，包括细胞间连接和内皮细胞多糖包被，导致组织水肿和氧摄取异常。如果上述问题不能得到及时纠正，微循环功能障碍持续存在，则最终导致实质细胞损伤和器官功能衰竭的发生。

二、凝 血 功 能

正常情况下，病原微生物侵入机体后刺激炎症细胞分泌各种炎症介质，从而引起机体发挥保护性防御机制，同时末梢循环血管内皮细胞表面表达组织因子水平增加，启动外源性凝血途径，诱导纤维蛋白与血小板沉积，引起微血管内血栓形成，阻断病原微生物及炎症介质随血液循环全身播散，从而发挥清除病原微生物的保护作用。但在脓毒症过程中，机体丧失了对炎症与凝血的正常调控机制，导致血液呈高凝状态，甚至可引起弥散性血管内凝血。主要包括以下几个关键环节：①组织因子表达增加引发的凝血途径激活导致凝血酶生成增加；②天然抗凝系统因活化蛋白及抗凝血酶水平降低，组织因子途径抑制物功能相对不足导致抗凝抑制；③纤溶酶原激活物抑制物-1、纤维蛋白溶解抑制物、α-巨球蛋白等纤溶抑制物水平增高最终导致纤溶抑制状态、纤维蛋白清除不足，上述机制共同导致微血管内纤维蛋白沉积、血栓形成。此外，血小板活化、中性粒细胞胞外诱捕网的形成、微粒体释放及血管内皮多糖包被结构改变也能促进凝血功能紊乱，上述反应若超出机体调控范围而发生失控的过度活化，将从生理性防御作用转化为损伤作用，引起体内大量炎症介质和细胞因子的产生与活化，以及大量微血管内血栓形成，诱发微循环衰竭，从而造成组织细胞缺氧和功能障碍，最终引发多器官功能损伤或衰竭。

第二节　脓毒症的微循环监测

目前脓毒症指南推荐以平均动脉压≥65mmHg作为复苏的治疗目标，以提高器官的血液灌注。但是在脓毒性休克的治疗中，即使经过液体复苏和血管活性药物治疗后，达到早期目标治疗，微循环功能障碍发生率仍较高。动物实验发现，在脓毒症发展过程中，即使血流动力学稳定，微循环已发生重大改变，黏附分子暴露、中性粒细胞活化、红细胞变形能力减弱、动-静脉吻合支开放、毛细血管通透性增加、血浆外渗和凝血功能障碍等均与微循环改变有着密切关系。因此，简单的血流动力学和血气分析的变化不能有效地反映微循环的变化。现阶段休克治疗的目标也发生了改变，改善微循环灌注、增加组织器官氧供、维持器官功能成为休克治疗的主要目标。因此，微循环监测对于指导脓毒症的早期治疗具有重大意义。

目前可用于微循环监测的手段有多种，包括观察毛细血管的形态、密度、血流、氧输送、氧利用和局部代谢产物等多个方面，但临床尚缺乏客观可信的评估微循环灌注的方法。目前常用微循环功能障碍的"下游"衍生指标来评估微循环的变化，包括血乳酸、张力测量、混合静脉血氧饱和度及氧输送和氧消耗等。近些年包括显微影像技术在内的多种技术的改进，使得对危重症患者进行床旁微循环监测成为可能。随着计算机辅助软件的应用，如正交极化光谱（OPS）成像和侧流暗视野（SDF）成像等的结果分析也变得更为精简和准确。很多临床试验也证实了这种微循环测量结果的变异度很小，但要广泛应用于临床还需进一步的验证。需要注意的是，无论采用哪种方式评估微循环，都应该意识到其结果仅代表局部微循环的变化，并不一定能够反映全身的改变，更难代表其他组织器官的病理生理改变。

一、皮肤灌注

在严重感染中，像皮肤或黏膜这样的周边组织总是首当其冲地遭受灌注损伤。这是由于皮肤的血运系统缺乏自我调节能力，并且在早期接受了交感神经刺激而导致其局部血管收缩。此外，微血管血流损害也受其他一些机制的影响，常见的有：白细胞黏附、血小板激活及纤维素沉积。由于周围皮肤血管床在外周温度调节中起重要作用，所以在严重的感染中，皮肤灌注不良直接影响皮温及肤色。

（一）皮温

皮温是最简单的反映微循环的指标，皮温主要受皮肤局部血流量的影响，而皮肤血流量的大小变化主要依赖于血管的舒缩张力。研究发现，皮温下降与低心输出量、低血氧饱和度及高血乳酸显著相关。Altemeier 等的研究发现，脓毒症患者湿冷的皮肤提示预后差。皮温可通过触摸或仪器探测肢体末端表面温度的方法获取，简单而方便。由于其容易受周围环境温度及患者本身发热或动静脉血栓性疾病等的影响，故仅作为临床粗略判断。

（二）皮肤花斑

皮肤花斑是一种在重症患者中很普遍的临床表现，是皮肤小血管收缩的结果，反映皮肤灌注的异常。20 世纪 40 年代，Ebert 等学者将脓毒性休克患者的皮肤描述为"苍白""潮湿"。其特征是不均匀的皮肤花斑，膝关节处比较明显，但常常可以延展至其他血液循环部位，早在五十多年前就有学者描述了休克患者的临床症状，并发现膝关节花斑发生率高达 65%。为了客观地分析皮肤花斑部位，一个临床划分系统应运而生，这一系统是基于从膝盖至外周皮肤的花斑变色来划分的。花斑计分从 0 分到 5 分，分数越高表明皮肤花斑的面积越大。这种简便的划分系统在临床中的可重复性高，得到观察者的一致好评（k=0.87，95%CI 0.72～0.97）。而且，由于这一评价标准不依赖于系统血流动力学，如平均动脉压或者是心输出量，因此其在急诊室及治疗非选择性重症患者时有很大的预测价值。研究发现，皮肤花斑评分与脓毒性休克患者的病死率显著相关，且不受血管紧张剂的影响。然而，对于深色皮肤的人种，皮肤花斑无法评价，其应用受到限制。

（三）毛细血管再充盈时间

毛细血管再充盈时间（CRT）是指手指指尖，尤其是食指指尖，在压力下变白后血液回流，肤色再现所需的时间。CRT 反映了血液重新回流到末梢血管床的情况，进一步反映组织灌注情况，目前多以 3.5 秒作为健康成人的截点，CRT 延长表明组织灌注减低，以此可以区分患者是否有更严重的器官功能障碍。在最近的一项脓毒性休克生存率的研究中，Hernandez 等认为，正规化的 CRT 可以提示存活率。另有研究发现，定量 CRT 可以预示可疑感染者的脓毒症发生情况，且胸骨处皮肤的 CRT 延长与危重症患者发生急性肾功能损伤相关。CRT 简单易行，但易受年龄、性别、环境温度及体温等影响，且 CRT 是个主观判断因素。此外，对于有末梢血管疾病如雷诺病、干燥综合征等的患者，无法进行微循环灌注的判断，因此在评估 CRT 时需充分考虑到以上因素，这在一定程度上影响了 CRT 在临床上的广泛应用。

（四）中心-外周温度梯度

该指标是反映外周循环是否充足的有益指标。当心输出量下降或外周血管收缩时，温度梯度增加，当心输出量增加而外周循环改善时，温度梯度随之降低。因此，该参数可在一定程度上反映心输出量及外周循环灌注情况。然而，中心-外周体温梯度需同时有两个温度探针才能获得，且外周温度受环境温度影响较大，对于体温调节中枢受损或者伴有感染发热的患者，体温梯度并不能很好地反映机体的灌注，目前该指标已不常用。

二、实验室指标

（一）胃黏膜微循环监测

胃肠道组织代谢率较高，氧需求量大，根据解剖结构特点，长绒毛中央微动脉与微静脉及毛细血管之间存在短路交换，且低灌注状态下该交换增加，使绒毛顶部的氧供进一步减少，故胃肠道组织对缺血十分敏感，是最早缺氧缺血的器官。胃黏膜 pH 可反映胃肠道黏膜灌注与代谢情况，可作为脓毒性休克引起胃肠道低灌注的敏感指标之一，诸多研究认为胃黏膜 pH 是预测危重症患者病死率的良好指标。Doglio 等的研究发现，危重症患者入 ICU 时的胃黏膜 pH 越低，病死率越高，胃黏膜 pH 预测危重症患者生存率具有高度特异性。国内苏青和等持续监测了 20 例重度烧伤患者的胃黏膜 pH，发现死亡组胃黏膜 pH 降低值明显增加，且认为 pH<7.32 对不良预后有预测价值。因此，有学者提出，以胃黏膜 pH 为导向指导液体复苏或许可以带来临床获益。Gutierrez 等发现，以胃黏膜 pH 指导液体复苏可显著改善危重症患者生存状况，这或许是通过预防内脏器官缺氧和全身缺氧发展来改善临床结局。测定胃黏膜 pH 主要包括有创和无创两种。有创操作可直接将微电极刺入胃黏膜进行测定，但因属于有创检查，目前已较少采用。胃黏膜 pH 也可以通过张力计测定法间接测定，即向带套囊的胃管套囊里注射生理盐水或者气体，让组织和套囊内的 CO_2 充分弥散平衡后抽出生理盐水或气体，测定其中的 CO_2 分压，从而计算得出胃黏膜 pH。但是因胃黏膜 pH 的测定需要特制鼻胃管，监测所需时间长，且受肠内营养物质及药物干扰，如质子泵抑制剂等，故也难以在临床上推广。

（二）组织 CO_2 分压

在正常呼吸条件下，当动脉血 CO_2 含量恒定时，组织 CO_2 含量反映了组织血流和局部 CO_2 之间的平衡。组织 CO_2 分压由三个因素决定：动脉血 CO_2 含量、局部血流灌注和组织代谢产生的 CO_2。在低血流量情况下，局部灌注下降，无氧代谢增强，使酸性代谢产物增多，经 HCO_3^- 中和产生 CO_2，从而导致组织中的 CO_2 张力升高，呈现"CO_2 淤积现象"，可用于监测组织低灌注状态。研究发现，经皮 CO_2 分压可以反映组织 CO_2 分压水平，且经皮-呼气末 CO_2 分压差及经皮-动脉 CO_2 分压差与脓毒性休克患者临床结局显著相关，且能很好地反映微循环灌注情况。目前，经皮 CO_2 分压已广泛应用于临床，以反映组织微循环情况。组织 CO_2 分压可用电极或张力法测量。电极法是依靠电极加热皮肤增加 CO_2 弥散来测得，此方法需频繁更换电极位置以免灼伤，且每次需重新校正，不适合急诊时使用。张力法则是将感受器置于舌下，使 CO_2 通过半透膜弥散至感受器内与荧光染料结合产生荧光来测定，因其监测快速、简便、经济，近年来发展迅速。另外，食管、胃、小肠和直肠的

CO_2 分压也都已有研究进行监测，但最佳部位尚不明确。

临床上还有一种方法，测量静脉与动脉 CO_2 分压差（Pv-aCO_2）或计算静脉与动脉 CO_2 含量差，被称为 PCO_2 差值（PCO_2 gap）。由于 CO_2 在血浆中的溶解能力大约是氧的 20 倍，因此 CO_2 由缺血组织向静脉血弥散的量远大于（相对）低灌注组织中的氧。因此，可把 PCO_2 差值作为隐匿性的组织低灌注的敏感指标。即使存在氧弥散障碍（如血流阻塞或水肿）导致的氧摄取率下降和氧债增加，由于 CO_2 的溶解度较高而使 Pv-aCO_2 增加，这一问题也不会被发现。因此，PCO_2 差值可以被看作血流是否足以从组织中清除 CO_2 的标志，而不是组织氧合充分的标志。由于 PCO_2 差值使用简便，许多学者推荐将 PCO_2 差值用于指导休克的复苏，尤其是在用氧摄取率改变无法完美解读 $ScvO_2$ 时。由于 PCO_2 差值受到多种因素影响，近年来有学者提出，将其与氧消耗联系在一起可更好地反映组织灌注的水平。在有氧的稳态条件下，VCO_2 接近 VO_2，由此，混合静脉–动脉 CO_2 含量差（Cv-aCO_2）接近于动脉–静脉 O_2 含量差（Ca-vO_2）。换而言之，CO_2 的生成量不应该比消耗的 O_2 高，因此，VCO_2/VO_2 比值（即呼吸商）如果大于 1.0，意味着无氧代谢增加。基于这一理论，衍生出另一个指标：Pcv-aCO_2/Ca-vO_2 比值。临床研究进一步证实，Pcv-aCO_2/Ca-vO_2 比值与乳酸水平和乳酸的清除密切相关，有望成为评估组织灌注、氧供需的良好目标。

（三）混合静脉氧饱和度（SvO_2）和中心静脉氧饱和度（$ScvO_2$）

在体内，心脏泵出血液为外周组织器官提供氧合，经过组织细胞氧代谢后，由静脉系统回流至心脏，从而完成一个循环周期。因此，静脉血氧饱和度本质上反映的是组织氧摄取率。SvO_2 指混合静脉血氧饱和度，是上腔静脉、下腔静脉及冠状动脉窦的血液汇合至肺动脉处的血氧饱和度，而 $ScvO_2$ 则是上腔静脉的血氧饱和度，因此 SvO_2 可以反映几乎全部微血管床的氧代谢水平，是对组织氧供需平衡的总体评价，而 $ScvO_2$ 仅反映颅脑及上肢的氧代谢情况。在重症医学领域，SvO_2 和 $ScvO_2$ 已广泛应用于临床判断组织氧合情况并指导液体复苏，在多个国际版脓毒症指南中均将 $ScvO_2$ 作为脓毒症早期目标导向性治疗的复苏指标，然而，近些年有研究报道称其与 SvO_2 一致性不高，并不能完整反映微循环的情况。此外，一些研究也发现在微血管分流处 SvO_2 可不同程度地升高或降低，此时并不能反映微血管变化的情况，且 SvO_2 的测定需安置 Swan-Ganz 导管，故临床实施受到较大的限制。

（四）乳酸及乳酸清除

在细胞代谢过程中，乳酸是丙酮酸无氧酵解的产物，因此血乳酸水平与缺氧密切相关，可作为脓毒性休克患者复苏的起点，同时也可预测患者预后及判断患者对复苏治疗的反应性。当组织缺氧、灌注不足或应激时，可引起乳酸升高。乳酸清除率指单位时间内减少的乳酸值占初始乳酸值的比例。不少研究显示，对脓毒症患者，血乳酸浓度和乳酸清除率对死亡率有预测价值，脓毒症早期的乳酸正常化是改善患者生存状况的有效举措。研究发现，在脓毒症患者前 6 小时液体复苏方案中，用乳酸清除率指导治疗和 $ScvO_2$ 效果相当。荷兰一项多中心研究将乳酸水平 >3mmol/L 的脓毒性休克纳入研究，发现在现有脓毒性休克复苏指南基础上以乳酸水平每2小时降低20%为目标进行液体复苏能显著降低ICU死亡风险。因此，在国际脓毒症指南的几个版本中，均将乳酸正常化列为液体复苏的目标之一，乳酸在早期液体复苏方案中已是一项重要的监测指标。然而，影响乳酸代谢的因素很多，其生成可受全身器官、局部组织及细胞影响；而乳酸清除率又依赖于肝细胞代谢功能等因素，使以乳酸作为判断病情的指标缺乏特异性。但乳酸可作为判断疾病严重程度及预后的独立危险因素。

三、光　学　指　标

（一）外周灌注指数

外周灌注指数（peripheral perfusion index，PPI）反映外周血管的舒张与收缩，衍生于血氧定量计的光体积信号。流动的血液和其周围组织可吸收血氧定量计发出的红光和红外光形成搏动的光体积描记曲线，PPI即为搏动部分与非搏动部分的比值。相关研究发现，PPI <1.4%与低灌注相关。PPI易行、无创、可连续监测，用于反映重症患者的微循环状态，但其结果受测量部位影响，准确性尚待进一步评估，且不适用于心律失常患者。

（二）近红外线光谱学

近红外线光谱学是基于血氧定量计的原理，可无创测定组织氧饱和度，反映组织氧供需平衡的变化。近红外线光谱学反映一定体积内所有血管总的氧饱和度，不能反映受检血流的不均一变化，且不同仪器测定的值因波长、光波数量、光极间距和算法等无统一标准，使得其结果缺乏可比性。另外，温度和血管活性药物对测定结果的影响尚不明确，因此，近红外线光谱学的实用性和准确性都需要进一步的研究来证实。

（三）激光多普勒

激光多普勒是根据激光检测到的红细胞数目，从而能推断一定体积内的微循环平均血流，它通过测量小部分组织的血流量，以估测全身的微循环平均血流量。此法无创、方便，最常通过皮肤血流的测定来反映微循环状态。该仪器可以用于测量皮肤、肌肉、胃黏膜、直肠等部位的血流，并在药物干预血流的实验中得以验证其精确性。但由于其测量的也是一定体积内的平均血流情况，无法对单根血管进行分析，亦不能反映血流的不均一情况、血管的形态、血流方向，以及对微循环的异常分流做出精确判断。

（四）手持式正交极化光谱成像和侧流暗视野成像技术

监测微循环的手持式OPS成像技术实现了无创、可视微循环监测。相比于OPS成像设备，SDF成像设备更轻便且SDF成像技术无创、相对廉价，图像更为清晰，迅速应用于许多领域。OPS成像和SDF成像原理相似，在器官表面应用特定波长的光照射组织，进入组织的光可以被血红蛋白吸收，有血红蛋白的区域则无光反射回探头，呈现暗区，而无血红蛋白处则为亮区，因此能够在器官表面直接观察到微循环的情况。SDF成像技术可以在术中或床旁对脑、舌下、皮肤、甲床、结膜等器官的微循环血流进行直接观察，可用于监测和指导患者的治疗，有助于对严重脓毒症患者病情及预后的预测。但SDF成像部分图像处理与分析工作现在仍需手工操作，随着软件技术的发展，相信不久的将来，这些工作均可以由计算机自动分析处理。

（五）微光纤视镜技术及甲床毛细血管成像技术

活体微光纤视镜技术通过使用染料，可以对不同的组织、细胞进行标记，使其图像更为直观；但由于染料的潜在毒性，目前尚未应用于临床人体试验。甲床微血管成像是应用于床旁的技术。将透明油覆盖于角质层及指甲表面，将其置于显微镜下进行观察。该技术多用于慢性病致微循环形态学异常，也可测定毛细血管密度及微血管血流速度。但是，甲床对温度敏感，在温度下降及急性循环衰竭时外周血管收缩，故对于重症患者的微循环监测价值有限。

第三节 脓毒症微循环障碍的干预

脓毒症是导致危重症患者死亡的主要原因之一，其发病紧急，病情凶险，对其进行及时、有效的治疗干预是降低病死率的有效途径。21世纪初，早期目标导向性集束化复苏方案（EGDT）被证实可显著改善脓毒症/脓毒性休克患者的生存情况，且经过近20年的发展，EGDT方案已全面应用于临床，并为临床上治疗脓毒症/脓毒性休克提供了强有力的指导。然而，近些年的三项大型多中心随机对照研究均未能得到EGDT方案可降低脓毒性休克患者病死率的阳性结果，并且有大样本研究发现，即使经过早期集束化复苏干预，脓毒症患者的病死率仍高达22.6%。因此，人们逐渐意识到，对于脓毒症，即使经过早期集束化复苏，大循环指标得以改善，心输出量及全身氧供可显著提高，但组织低氧及低灌注仍可持续存在，临床上仍表现为进行性多器官功能衰竭，最终导致死亡。因此，仅仅以大循环为目标的复苏方案来救治脓毒症显然是不足的，微循环障碍的复苏才是治疗脓毒症的核心问题。

微循环是组织与血液进行物质交换的最小功能单位，这种物质交换始终保持动态平衡，在脓毒症患者中，微循环血流的再分布使得微循环稳态被严重破坏，导致组织缺血、缺氧及代谢废物堆积，引起器官功能障碍。目前观点认为，以复苏微循环为目标的治疗干预，如开放非灌注或间歇灌注的毛细血管，或许可以改善组织灌注，延缓器官功能衰竭及死亡。因此，纠正微循环紊乱，保持微循环稳态是逆转脓毒症患者器官功能，改善生存率的理想方法。微循环是由直径小于100μm的微动脉、毛细血管和微静脉组成。根据泊肃叶定律，通过毛细血管的血流量和后微动脉与微静脉间的压力差（即微循环驱动压）及毛细血管半径的4次方成正比，和毛细血管长度及血液黏稠度成反比。因此，理论上讲，提高微循环血流量的方法包括提高微循环驱动压，降低血液黏稠度及扩张毛细血管内径，由于毛细血管内径主要由神经体液调节，因此临床上改善微循环血流的方法主要依赖于前两种，包括液体复苏，应用血管活性药物、正性肌力药物、输血、血管扩张剂及其他药物。

一、液 体 复 苏

液体复苏是抢救循环休克的一线治疗方法，液体复苏可显著增加心输出量，提高平均动脉压，以期改善组织灌注，延缓器官功能衰竭，改善临床结局。然而，对于诸如脓毒症这类存在微循环分布受损的疾病，即使经过充分的液体复苏，心输出量显著升高，仍然无法保证局部微循环得到充分的灌注及氧合。此外，过量的液体输注可引起液体超负荷，加重器官功能衰竭（如肺水肿）及微循环低灌注。

红细胞通过微循环将氧输送给组织的过程包括两个关键因素：对流转运（携氧红细胞通过毛细血管的转运方式）及被动弥散（氧从红细胞至组织细胞线粒体的扩散方式）。红细胞通过毛细血管对流转运氧流量（convective flow，CF）由每秒钟通过毛细血管的红细胞个数（RBC/s）、红细胞的含氧饱和度（HbSat）及100%氧饱和度下单个红细胞的携氧能力（系数 $K=0.036$ pl O_2/RBC）决定，其计算公式如下：CF=（RBC/s）×（HbSat）×K。脓毒症引起的循环容量相对不足可导致微循环灌注不足，从而引起组织氧供下降，因此目前几乎所有的复苏方法均以提高循环灌注量（即对流转运氧流量）为目标，来提高组织氧供。然而，与组织氧供一样重要的还有组织的氧摄取，即氧从红细胞到组织细胞线粒体的被动弥散能力，倘若出现氧弥散功能障碍（如线粒体损伤），即使微循环氧供得到充分保障，仍会出现器官功能损伤及微循环衰竭。氧的被动弥散（diffusion）遵循 Fick 弥散定律，其由红细胞与线粒体间氧分压差（PO_2 Grad）、弥散系数（D）、氧交换面积（S）及红细胞至线粒体的弥散距离（L）所决定，其计算公式如下：diffusion=（D×S×PO_2 Grad）/L。由此可见，液体复苏对微循环的影响是双向的。一方面，液体复苏可以通过增加心输出量来提高氧的对流转运量，从而改善微循环。此外，由于通过毛细血管的血流量与微循环驱动压及毛细血管半径的4次方成正比，和血液黏稠度成反比，液体复苏又可通过增加循环驱动压，降低血液黏稠度及通过减少缩血管素的释放以增加血管内径等方式来改善微循环血流量。另一方面，液体过负荷可通过提高微静脉流压（增加静脉回流）而降低微循环驱动压，甚至可能增加弥散距离（组织间隙水肿）而降低微循环血流量。因此，液体复苏是把双刃剑，临床上的液体管理往往也是最难掌握的，对脓毒症的液体管理应该实现个体化。

二、血管活性药物

去甲肾上腺素是临床上最常用的血管活性药物，国际脓毒症指南建议，对于脓毒性休克患者，在经过足够的液体复苏后血压仍低，首选去甲肾上腺素以维持平均动脉压（MAP）大于 65mmHg。去甲肾上腺素既是 α 受体激动剂，也是 β 受体激动剂，因此具有收缩血管和强心的双重功能。理论上讲，去甲肾上腺素可以通过收缩血管维持 MAP 及增加心输出量来提高微循环驱动压，从而改善微循环灌注。然而，目前的临床研究似乎都不太支持应用去甲肾上腺素提高 MAP 以改善微循环的观点。一项单中心研究纳入了 16 例脓毒性休克患者，通过液体复苏及增加去甲肾上腺素剂量将 MAP 从 60mmHg 提高到 90mmHg，结果发现，尽管全身氧供明显提高，但舌下微循环灌注未见明显改善。同样，Dubin 等的研究也发现，逐渐增加去甲肾上腺素剂量将脓毒性休克患者的 MAP 维持在 65mmHg、75mmHg、85mmHg 三个水平，结果显示，三组间的舌下毛细血管血流指数及灌注毛细血管比例无明显差异，但毛细血管灌注密度却有逐渐下降的趋势。以上研究提示，当脓毒性休克患者血压达到最小灌注压时（65mmHg），增加去甲肾上腺素剂量以维持更高的 MAP 并不能改善微循环血流，对于一部分患者的微循环灌注甚至是有害的。

三、正性肌力药物

临床上常用的正性肌力药物包括 β 受体激动剂、磷酸二酯酶Ⅲ抑制剂和钙增敏剂等，多巴酚丁胺是临床上常用的一类正性肌力药物，具有 β_2 受体激动功能，同时也具有轻微的扩血管效力。因此，多巴酚丁胺既可通过提高心输出量来增加组织氧供，又可通过提高微循环驱动压来改善微循环血流量。早在 20 世纪末就有研究发现，多巴酚丁胺可提高皮肤微血管血流及胃黏膜血流。De Backer 等的一项前瞻性研究发现，在脓毒性休克早期输注 5mg/（kg·h）的多巴酚丁胺可显著改善毛细血管灌注。最近的一项研究也发现，对脓毒性休克患者输注小剂量多巴酚丁胺可以改善微循环血流分布及组织氧耗。

左西孟旦是一种新型的钙增敏型正性肌力药，与传统的正性肌力药物不同的是，其主要提高肌钙蛋白 C 对 Ca^{2+} 的敏感性，可直接与肌动蛋白上的肌钙蛋白 C 结合，并不增加心肌细胞内 Ca^{2+} 浓度，因而增加心肌收缩力的同时，并不影响心脏舒张功能，且不增加心肌耗氧。同时，左西孟旦具有开放细胞膜上的 ATP 敏感性钾通道作用，因而也具有轻微的扩血管功能。因此，与多巴酚丁胺一样，左西孟旦既可通过提高心输出量来增加组织氧供，又可通过提高微循环驱动压来改善微循环血流量。早有实验研究发现，左西孟旦在改善微循环氧合方面优于去甲肾上腺素、米力农及多巴酚丁胺；同时，一项前瞻性随机对照研究发现，左西孟旦在改善舌下小、中血管的微循环血流方面也优于多巴酚丁胺。

四、输　　血

脓毒症患者常常因感染、反复采血、扩容等原因引起单位容积的血红蛋白浓度下降，导致血液携氧能力降低，组织氧供下降。根据上述的微循环对流转运氧流量（氧供）的计算公式可知，提高每秒钟通过毛细血管的红细胞个数可提高微循环的氧供。因此，国际脓毒症指南建议，对于 Hb 低于 7.0 g/dl 的脓毒症患者，建议输注红细胞。然而，输注红细胞是否可能改善微循环灌注与红细胞的储存时间及是否残留白细胞有关，红细胞的储存时间延长及残留白细胞均会导致白细胞相关性致炎因子的释放，增加红细胞与血管内皮细胞的黏附性，进而导致微循环的恶化。因此，输注红细胞或许可以提高组织氧供，但不一定能改善组织微循环状态。目前，关于输注红细胞是否可以改善脓毒症患者微循环灌注仍存在争议。一项前瞻性观察性研究发现，通过输注去白红细胞将血红蛋白浓度从 7.1g/dl

提高到 8.1g/dl 并不能改善严重脓毒症及脓毒性休克患者的舌下微循环。另一项研究也发现，在脓毒症早期输注非去白红细胞同样不能影响舌下微循环和鱼际肌组织氧饱和度。然而，Donati 等的研究却发现，与输注非去白红细胞比较，输注去白红细胞可显著改善脓毒症患者的灌注血管密度、灌注血管比例及微循环血流速度，但该研究仍无法证明输注去白红细胞在改善微循环灌注方面优于非去白红细胞。因此，未来仍需高质量研究予以证明。

五、血管扩张剂

毛细血管网前的小动脉阻力血管调控着通过毛细血管网的血流量，在小动脉阻力血管周围围绕着一层平滑肌，该平滑肌层的收缩与舒张受局部组织氧分压和血管活性剂的调节。目前，临床上常见的血管扩张剂包括乙酰胆碱、前列环素、硝酸甘油和一氧化氮（NO）。20 世纪 80 年代，随着研究者对前列环素和多巴酚丁胺具有扩血管作用的发现，使用药物改善微循环的观念开始逐渐受到关注，此后，诸多研究开始探讨血管扩张剂对微循环及组织灌注的影响。

最早观察血管扩张剂对脓毒症效果的研究发表于 1978 年，该研究观察了 8 例外科术后合并严重脓毒症患者，研究发现，硝酸甘油外用可以显著降低外周血管阻力，提高心输出量及氧耗。此后，Spronk 等发现静脉输注硝酸甘油可显著改善脓毒性休克患者的微循环血流。然而，最近的一项前瞻性随机对照双盲试验却得到了阴性的结果，该研究纳入了 70 例脓毒症患者，随机分为接受硝酸甘油治疗组和安慰剂组，结果发现，两组间的舌下微循环血流指数无显著差异。因此，输注硝酸甘油能否改善微循环仍有待商榷。

生理条件下，NO 作为内源性血管扩张剂，内皮细胞通过释放 NO 来调节微血管以调节血液流向组织。在脓毒症中，由于诱导型一氧化氮合酶的异质表达，NO 系统受到严重破坏。此外，NO 也可被活性氧消耗，导致微血管床中产生 NO 相对缺乏的局部区域，这或许可以部分解释脓毒症微循环再分布形成的原因。因此，理论上讲补充 NO 供体物质，提高体内 NO 合成或许可以开放部分塌陷血管，改善微循环灌注。近年来，越来越多的研究开始关注前列环素及乙酰胆碱对微循环的影响。一项动物研究发现，输注四氢生物蝶呤（一氧化氮合酶辅助因子）可以显著改善舌下微循环灌注及组织渗漏。然而，最近的一项随机对照研究发现，吸入 NO 尽管可以提高血浆亚硝酸盐水平，但不能改善舌下微循环血流、乳酸清除率及器官功能衰竭。Pittet 等的研究发现，输注前列环素可以提高脓毒症患者的全身氧供与氧耗，并改善皮肤微循环血流。另一项研究也发现，静脉输注前列环素可以提高胃黏膜 pH，提示内脏微循环血流改善。同样，De Backer 等的两项研究均发现，局部应用乙酰胆碱可以逆转舌下微循环障碍。

六、其　　他

微循环障碍发生的机制是错综复杂的，需要更多的基础及临床研究来探究其本质。从脓毒症的病理机制来看，调节失控的炎症反应进而改善脓毒症微循环障碍应该是降低患者病死率的一个重要的策略。目前的研究提示乌司他丁是其中一个值得重视的药物。

乌司他丁临床上主要用于治疗脓毒症、休克、急性肺损伤和胰腺炎等。近年也有一些RCT研究进一步验证了乌司他丁在脓毒症患者治疗中的疗效和安全性。2014年一项前瞻性、随机、双盲、对照研究发表于《重症监护医学》（*Intensive Care Medicine*），纳入了来自印度7家医院的122例重度脓毒症患者，随机分至乌司他丁20万IU组或安慰剂组，每12小时用药一次，共治疗5天。结果显示，乌司他丁相比安慰剂可以降低28天全因死亡率（7.3%比20.3%，P=0.045）。此外，乌司他丁可显著降低新发器官衰竭发生率，显著增加脱离呼吸机的天数，显著缩短住院时间。

乌司他丁抑制微血栓形成和改善毛细血管通透性可能是其保护脏器、降低病死率的重要作用机制。乌司他丁在日本已经用于治疗弥散性血管内凝血（DIC）。在临床危重症发生DIC时，它能通过抑制凝血酶和纤溶酶来阻止病情进展，有研究证实乌司他丁可有效治疗儿童DIC。乌司他丁另外一个重要的药理机制是改善毛细血管通透性，有临床研究者记录了大量临床经验。解放军总医院第一附属医院烧伤研究所休克与多器官障碍实验室的研究表明，乌司他丁能减轻50%总体表面积（TBSA）烫伤休克大鼠局部和全身炎症反应，降低脏器微血管通透性，改善微循环，减少血管内液体丢失，减轻内脏组织水肿，有效改善烧伤休克。山东滨州医学院附属医院ICU及细胞生物学教研室的Wang等研究者开展了一项基础实验，评估了UTI对LPS引发ARDS动物模型血管内皮通透性、肺内皮糖萼完整性及HPA活性的保护作用，同时探讨了相关机制。此研究表明，UTI预处理LPS引发的ARDS模型可抑制内皮HPA活性并减轻肺内皮糖萼损伤，提供了乌司他丁保护内皮细胞的直接证据。

（胡才宝　严　静）

参 考 文 献

胡森. 2011. 乌司他丁对烫伤大鼠全身炎症、脏器微血管通透性和组织含水率的影响. 感染、炎症、修复，12（3）：149-151

胡伟航，刘长文，胡炜，等. 2012. 感染性休克患者中心静脉血和混合静脉血氧饱和度缺乏一致性. 全科医学临床与教育，10：249-252

黄小泰. 乌司他丁治疗小儿弥散性血管内凝血的疗效观察. 2011. 中国医学创新，8（27）：43，44

苏青，虞俊杰，杨敏杰，等. 2002. 持续监测pHi对于评价严重烧伤休克患者预后的意义. 中国微循环，6：295，296

Ait-Oufella H，Lemoinne S，Boelle PY，et al. 2011. Mottling score predicts survival in septic shock. Intensive Care Med，37（5）：801-807

Altemeier WA，Cole W. 1956. Septic shock. Ann Surg，143：600-607

Altintas MA，Altintas AA，Guggenheim M，et al. 2010. Insight in microcirculation and histomorphology during burn shock treatment using in vivo confocal-laser-scanning microscopy. J Crit Care，25（1）：173

Barochia AV，Cui X，Vitberg D，et al. 2010. Bundled care for septic shock：an analysis of clinical trials. Crit Care Med，38（2）：668-678

Bateman RM，Sharpe MD，Ellis CG. 2003. Bench-to-bedside review：microvascular dysfunction in sepsis：hemodynamics，oxygen transport，and nitric oxide. Crit Care，7（5）：359-373

Bauer A，Kofler S，Thiel M，et al. 2007. Monitoring of the sublingual microcirculation in cardiac surgery using orthogonal polarization spectral imaging：preliminary results. Anesthesiology，107：939-945

Boerma EC，Koopmans M，Konijn A，et al. 2010. Effects of nitroglycerin on sublingual microcirculatory blood flow in patients with severe sepsis/septic shock after a strict resuscitation protocol：a double-blind randomized placebo controlled trial. Crit Care Med，38（1）：93-100

Cerra FB，Hassett J，Siegel JH. 1978. Vasodilator therapy in clinical sepsis with low output syndrome. J Surg Res，25（2）：180-183

Christ F，Gartside IB，Kox WJ，et al. 1991. The assessment of the microcirculatory effects of dobutamine using mercury in silastic strain gauge plethysmography in man. Postgrad Med J，67（Suppl 1）：S42-50

Corrêa TD，Filho RR，Assunção MS，et al. 2017. Vasodilators in septic shock resuscitation：a clinical perspective. Shock，47（3）：269-275

Dahl KN，Kalinowski A，Pekkan K. 2010. Mechanobiology and the microcirculation：cellular，nuclear and fluid mechanics. Microcirculation，17（3）：179-191

De Backer D，Creteur J，Dubois MJ，et al. 2006. The effects of dobutamine on microcirculatory alterations in patients with septic shock are independent of its systemic effects. Crit Care Med，34（2）：403-408

De Backer D，Creteur J，Preiser JC，et al. 2002. Microvascular blood flow is altered in patients with sepsis. Am J Respir Crit Care Med，166：98-104

De Backer D，Donadello K，Cortes DO. 2012. Monitoring the microcirculation. J Clin Monit Comput，26（5）：361-366

Doglio GR，Pusajo JF，Egurrola MA，et al. 1991. Gastric mucosal pH as a prognostic index of mortality in critically ill patients. Crit Care Med，19（8）：1037-1040

Donati A，Damiani E，Luchetti M，et al. 2014. Microcirculatory effects of the transfusion of leukodepleted or non-leukodepleted red blood cells in patients with sepsis：a pilot study. Crit Care，18（1）：R33

Dubin A，Pozo MO，Casabella CA，et al. 209. Increasing arterial blood pressure with norepinephrine does not improve microcirculatory blood flow：a prospective study. Crit Care，13（3）：R92

Dumas G，Lavillegrand JR，Joffre J，et al. 2019. Mottling score is a strong predictor of 14-day mortality in septic patients whatever vasopressor doses and other tissue perfusion parameters. Crit Care，23（1）：211

Duranteau J，Sitbon P，Teboul JL，et al. 1999. Effects of epinephrine，norepinephrine，or the combination of norepinephrine and dobutamine on gastric mucosa in septic shock. Crit Care Med，27（5）：893-900

Ebert RV，Stead EA. 1941. Circulatory failure in acute infections. J Clin Invest，20：671-679

Fries M，Ince C，Rossaint R，et al. 2008. Levosimendan but not norepinephrine improves microvascular oxygenation during experimental septic shock. Crit Care Med，36（6）：1886-1891

Furchgott RF，Zawadzki JV. 1980. The obligatory role of endothelial cells in the relaxation of arterial smooth muscle by acetylcholine. Nature，288（5789）：373-376

Gutierrez G，Palizas F，Doglio G，et al. 1992. Gastric intramucosal pH as a therapeutic index of tissue oxygenation in critically ill patients. Lancet，339（8787）：195-199

He X，Su F，Velissaris D，et al. 2012. Administration of tetrahydrobiopterin improves the microcirculation and outcome in an ovine model of septic shock. Crit Care Med，40（10）：2833-2840

Ince C. 2014. The rationale for microcirculatory guided fluid therapy. Curr Opin Crit Care，20（3）：301-308

Inoue K，Takano H，Yanagisawa R，et al. 2008. Protective effects of urinary trypsin inhibitor on systemic inflammatory response induced by lipopolysaccharide. J Clin Biochem Nutr，43（3）：139-142

Jansen TC，van Bommel J，Schoonderbeek FJ，et al. 2010. Early lactate-guided therapy in intensive care unit patients：a multicenter，open-label，randomized controlled trial. Am J Respir Crit Care Med，182：752-761

Jhanji S，Stirling S，Patel N，et al. 2009. The effect of increasing doses of norepinephrine on tissue oxygenation and microvascular flow in patients with septic shock. Crit Care Med，37（6）：1961-1966

Jones AE，Shapiro NI，Trzeciak S，et al. 2010. Lactate clearance vs central venous oxygen saturation as goals of early sepsis therapy：a randomized clinical trial. JAMA，303：739-746

Kaplan LJ，McPartland K，Santora TA，et al. 2001. Start with a subjective assessment of skin temperature to identify hypoperfusion in intensive care unit patients. J Trauma，50（4）：620-628

Karnad DR，Bhadade R，Verma PK，et al. 2014. Intravenous administration of ulinastatin（human urinary trypsin inhibitor）in severe sepsis：a multicenter randomized controlled study Intensive Care Med，40（6）：830-838

LeDoux D，Astiz ME，Carpati CM，et al. 2000. Effects of perfusion pressure on tissue perfusion in septic shock. Crit Care Med，28（8）：2729-2732

Lima AP，Beelen P，Bakker J. 2002. Use of a peripheral perfusion index derived from the pulse oximetry signal as a noninvasive indicator of perfusion. Crit Care Med，30：1210-1213

Maddirala S，Khan A. 2010. Optimizing hemodynamic support in septic shock using central and mixed venous oxygen saturation. Crit Care Clin，26：323-333

Marik PE，Bankov A. 2003. Sublingual capnometry versus traditional markers of tissue oxygenation in critically ill patients. Crit Care Med，31：818-822

Morelli A，Donati A，Ertmer C，et al. 2010. Levosimendan for resuscitating the microcirculation in patients with septic shock：a randomized controlled study. Crit Care，14（6）：R232

Mouncey PR，Osborn TM，Power GS，et al. 2015. Trial of early，goal-directed resuscitation for septic shock. N Engl J Med，372（14）：1301-1311

Neviere R，Mathieu D，Chagnon JL，et al. 1996. The contrasting effects of dobutamine and dopamine on gastric mucosal perfusion in septic patients. Am J Respir Crit Care Med，154（6 Pt 1）：1684-1688

Ohashi H，Kawasaki N，Komatsu H，et al. 2011. Microdialysis detection of lactate in subcutaneous tissue as a reliable indicator of tissue metabolic disorders in an animal sepsis model. J Smooth Muscle Res，47：37-46

Ospina-Tascón GA，García Marin AF，Echeverri GJ，et al. 2017. Effects of dobutamine on intestinal microvascular blood flow heterogeneity and O_2 extraction during septic shock. J Appl Physiol，122（6）：1406-1417

Peake SL，Delaney A，Bailey M，et al. 2014. Goal-directed resuscitation for patients with early septic shock. N Engl J Med，371（16）：1496-1506

Pittet JF，Lacroix JS，Gunning K，et al. 1990. Prostacyclin but not phentolamine increases oxygen consumption and skin microvascular blood flow in patients with sepsis and respiratory failure. Chest，98（6）：1467-1472

Radermacher P，Buhl R，Santak B，et al. 1995. The effects of prostacyclin on gastric intramucosal pH in patients with septic shock. Intensive Care Med，21（5）：414-421

Rivers E，Nguyen B，Havstad S，et al. 2001. Early goal-directed therapy in the treatment of severe sepsis and septic shock. N Engl J Med，345（19）：1368-1377

Sadaka F，Aggu-Sher R，Krause K，et al. 2011. The effect of red blood cell transfusion on tissue oxygenation and microcirculation in severe septic patients. Ann Intensive Care，1（1）：46

Sakr Y，Chierego M，Piagnerelli M，et al. 2007. Microvascular response to red blood cell transfusion in patients with severe sepsis. Crit Care Med，35（7）：1639-1644

Schwarte LA，Picker O，Bornstein SR，et al. 2005. Levosimendan is superior to milrinone and dobutamine in selectively increasing microvascular gastric mucosal oxygenation in dogs. Crit Care Med，33（1）：135-142

Seymour CW，Gesten F，Prescott HC，et al. 2017. Time to treatment and mortality during mandated emergency care for sepsis. N Engl J Med，376（23）：2235-2244

Spronk PE，Ince C，Gardien MJ，et al. 2002. Nitroglycerin in septic shock after intravascular volume resuscitation. Lancet，360（9343）：1395，1396

Thachil J. 2016. Disseminated intravascular coagulation：new pathophysiological concepts and impact on management. Expert Rev Hematol，9（8）：803-814

Trzeciak S，Glaspey LJ，Dellinger RP，et al. 2014. Randomized controlled trial of inhaled nitric oxide for the treatment of microcirculatory dysfunction in patients with sepsis. Crit Care Med，42（12）：2482-2492

Vallée F，Mateo J，Dubreuil G，et al. 2010. Cutaneous ear lobe PCO_2 at 37℃ to evaluate microperfusion in patients with septic shock. Chest，138（5）：1062-1070

van der Poll T，Opal SM. 200. Host-pathogen interactions in sepsis. Lancet Infect Dis，8（1）：32-43

Vincent JL，Zhang H，Szabo C，et al. 2000. Effects of nitric oxide in septic shock. Am J Respir Crit Care Med，161（6）：1781-1785

Wang L，Huang X，Kong G，et al. 2016. Ulinastatin attenuates pulmonary endothelial glycocalyx damage and inhibits endothelial heparanase activity in LPS-induced ARDS. Biochem Biophys Res Commun，478（2）：669-675

Wendelbo Ø，Hervig T，Haugen O，et al. 2017. Microcirculation and red cell transfusion in patients with sepsis. Transfus Apher Sci，

56（6）：900-905

Wiersema R，Koeze J，Eck RJ，et al. 2020. Clinical examination findings as predictors of acute kidney injury in critically ill patients. Acta Anaesthesiol Scand，64（1）：69-74

Yasufumi O，Morimura N，Shirasawa A，et al. 2019. Quantitative capillary refill time predicts sepsis in patients with suspected infection in the emergency department：an observational study. J Intensive Care，7：29

Yealy DM，Kellum JA，Huang DT，et al. 2014. A randomized trial of protocol-based care for early septic shock. N Engl J Med，370（18）：1683-1693

第二十一章　多器官功能障碍综合征与微循环

多器官功能障碍综合征（MODS）是指机体在受到严重感染、创伤、烧伤、休克等致病因素打击后，短时间内同时或序贯出现 2 个或 2 个以上器官功能障碍的临床综合征。MODS 患者出现 2 个器官功能衰竭时，病死率为 52%～65%，而出现 3 个或 3 个以上器官功能衰竭时，病死率达 84%。充分认识 MODS 的病因和发病机制，对诊治及降低其死亡率非常重要。

第一节　多器官功能障碍综合征的微循环障碍机制

各种能导致休克的强烈致病因子均可成为 MODS 的病因，如失血、失液、烧伤、创伤、感染、过敏、心脏功能障碍、强烈的神经刺激等。但应注意的是，MODS 并非只是继发于休克之后，多种因素如严重感染、急性胰腺炎、自身免疫性疾病、多发性骨折、大面积烧伤、肠缺血-再灌注损伤、大手术、大量输血输液或术后治疗不当等，都可能在没有发生休克的前提下引起 MODS。

一、全身炎症反应综合征

MODS 的发病机制十分复杂，目前认为，全身炎症反应综合征（SIRS）是其最重要的发病机制。SIRS 是指严重的感染或非感染因素作用于机体，刺激炎症细胞活化，导致各种炎症介质的大量产生而引起的一种难以控制的全身性瀑布式炎症反应。

炎症细胞激活和炎症介质的异常释放、组织缺氧和自由基、肠道屏障功能破坏和细菌或/和毒素移位均是机体炎症反应失控的表现，构成了 MODS 炎症反应失控 3 个相重叠的发病机制学说，即炎症反应学说、自由基学说和肠道动力学说。MODS 的主要机制：炎症失衡及免疫功能紊乱；内皮细胞受损及血管壁通透性增加；凝血功能障碍及微血栓形成等。血管内皮损伤已成为许多疾病发生和发展的基本病理过程，内皮细胞的损伤及功能紊乱与烧伤、创伤、脓毒症、MODS 等多种临床重症的病理生理过程密切相关。在 MODS 发生发展过程中，有效循环血量减少、肾小球滤过率下降、肾素-血管紧张素系统激活，其活性增高也会对机体造成多种损害。

作为 MODS 最主要的发病机制——SIRS 引起的代谢改变，包括基础代谢率增高、蛋白质和脂肪大量分解、负氮平衡、高血糖、机体耗氧增加等。细胞在高代谢反应中发生功能改变，包括免疫细胞、肝细胞、肠细胞和肌细胞等功能障碍，最终导致多器官功能障碍和衰竭。同时，由于多系统炎症反应引起全身微循环血流灌注不足、缺血-再灌注损伤，导致内皮细胞损伤和炎性物质的激活。炎性激活物的存在[如肿瘤坏死因子（TNF）-α、内毒素]使血栓调节蛋白和蛋白 C 活性下降，从而促进血管内凝血。血液处于高凝状态，微血管内微血栓形成，微循环障碍，一部分毛细血管甚至小动脉被血栓封闭或由于血小板、白细胞及细胞残骸在微血管内弥漫性淤积致无血液灌注而丧失供氧功能；其次是内皮细胞损伤释放氧自由基、血小板活化因子（PAF），多形核白细胞活化，进一步释放自由基、蛋白水解酶和花生四烯酸产物等引起组织和细胞损害。当因组织缺血、缺氧，引起肠黏膜屏障结构和功能障碍、肠营养不良时，肠道细菌透过肠黏膜屏障入血，经血液循环、门静脉循环或体循环到达远隔器官，并在远隔器官内生长繁殖，加剧其他器官的损伤。

二、微循环障碍

MODS 的病因及始动环节各不相同，而微循环障碍则是其发生、发展的病理生理基础。此时往往有多种机制参与微循环功能障碍，广受关注的主要包括组织氧代谢障碍、微循环自身调节功能障碍、自由基损伤、白细胞与内皮细胞相互作用和凝血功能紊乱几个方面。近年来的研究进一步阐述了其他机制对微循环功能障碍的促发作用，例如，阻力血管舒缩调节功能受损；内皮细胞功能障碍/凋亡；中性粒细胞活化增加，黏附、聚集、释放促炎介质，激活凝血系统微血栓形成；毛细血管开放数量减少、密度减低，开放的毛细血管流速增加，通透性增加。血管至细胞器距离增加，导致氧弥散障碍；红细胞变形能力下降，引起血液流变学异常。

研究证实，寒冷刺激、应激、外伤、感染、缺血-再灌注等均可通过不同的始动环节，引发微循环调节功能障碍。在脓毒症中，内毒素或前炎症细胞因子的释放启动了细胞与介质瀑布式的变化，微循环功能障碍成为脓毒症患者体内稳态受损的病理基础。微循环调节功能障碍是一个复杂连续的过程，其发生机制包括黏附分子的暴露，内皮细胞和白细胞的活化，白细胞与内皮细胞的相互作用，血管基底膜损伤，血管通透性增强，血浆渗出，过氧化物动态产生，血管外肥大细胞脱颗粒、释放组胺和 5-羟色胺活性物质，血流速度减慢，甚至出现血栓、出血、局部血流停止等。最近该领域研究的突出进展归结为微循环障碍导致脓毒性组织缺氧。研究证实，一氧化氮（NO）系统是微循环自身调节机制中的一个核心组分，在脓毒症中，不同器官部位诱导型一氧化氮合酶（iNOS）呈非均质表达，从而使得 NO 系统受到破坏，造成病理性血液分流增加，缺乏 iNOS 的区域由于没有 NO 诱导的血管扩张作用，从而表现出血液低灌注状态。同时，脓毒症时活化的白细胞可生成活性氧类，直接破坏微循环结构、细胞间的相互作用和凝血系统的功能。另外，这些介质可破坏微循环的屏障功能，包括细胞间连接和内皮细胞多糖包被，导致毛细血管渗漏而出现组织水肿和氧摄取异常。上述各方面异常改变若不能得到及时纠正，微循环的自身调节机制受到严重破坏，微循环障碍持续存在将最终导致实质细胞呼吸窘迫和器官功能衰竭，使心、肝、肾、脑、胰腺等器官发生功能障碍。

三、器官微循环特点

机体主要器官之间的微循环既相互联系又各具特点。

（一）脑

脑是机体最复杂的器官，其功能涉及全身各脏器、组织的功能与代谢，以适应内外环境不断变化的需要。

1. 脑内微血管的分布、形态及结构存在较大的差别

①脑动脉：大脑前、中、后动脉在软脑膜分支，直角进入脑实质以保证血供，脑内细动脉壁薄，平滑肌较少。②脑内微血管：脑实质内的血管周围结缔组织明显少于其他脏器血管周围的结缔组织，而脑内毛细血管周围正常情况下没有结缔组织。

2. 脑的血流情况

脑血管床的容积小，但血流量大，约占心输出量的 15%，为了平衡血管容积小和血流量大之间的差异，脑的毛细血管血流速度快。

3. 循环特点

脑循环和其他脏器一样存在神经调节、化学调节和代谢调节，通过调控心血管系统基础张力及循环容量维持机体稳态。

4. 各种原因最终导致微循环缺血、缺氧时的改变

毛细血管内皮细胞、周细胞及星形细胞改变，血脑屏障通透性增加。

（二）肺

肺具有多种功能，最基本的功能是实现机体血液与外界空气进行气体交换，从而保证组织细胞的生命、功能及代谢顺利进行。

1. 肺血管

肺泡一侧的细动脉分成许多毛细血管将肺泡围绕，毛细血管间相互缠绕，在肺泡另一侧注入细静脉。肺泡毛细血管内皮细胞和肺泡 I 型上皮细胞间仅隔着基底膜，其间无任何结缔组织，是肺微循环在结构上适应肺换气功能的一种表现。

2. 肺血流

肺泡壁、肺泡囊壁毛细血管血流随呼吸而周期性地变化，肺泡扩张时可见开放毛细血管数增多，血流加快；肺泡缩小时可见开放毛细血管数减少，血流速度减慢。

3. 疾病下的肺微循环

在炎症作用下，肺泡毛细血管内炎症细胞堆积，释放各种细胞毒性物质，或在缺氧状态下，最终均可导致肺泡毛细血管内皮细胞严重损伤，继而毛细血管通透性增加，肺间质水肿，进一步影响通气及换气功能，加重机体缺血、缺氧。

（三）心脏

心脏是血液输送的动力器官。

1. 心脏微循环结构特点

心肌内的血管与心室腔之间存在多种通路：①小动脉与心腔间的吻合通路；②毛细血管与心腔间的吻合通路；③细动脉-窦-腔间的吻合通路；④细静脉与心腔间的吻合通路。

2. 血流特点

心脏与心肌间的多种血管通路是心脏血管分布的特点，心腔向心肌的直接灌注在所有压力下均可发生，它适应心脏的收缩舒张及心肌自我供血的功能，但这部分血流只占心肌供血的 4%～6%。

3. 疾病下的改变

在炎症和缺氧状态下，心脏微循环功能障碍，反复的细胞聚集，血液黏度增加，微血管阻力增加，影响心肌组织血液循环，使心肌缺血缺氧，严重时出现心肌梗死，诱发或加重心肌功能障碍，甚至引起猝死。

（四）肝脏

肝脏是物质代谢的中心器官，在消化、吸收、排泄、生物转化及各物质代谢中均有十分重要的作用。肝脏微循环特点：肝脏的血液量极为丰富，约占心输出量的1/4。其血液有来自门静脉和肝动脉的双重供应。炎症状态下，早期病理改变为肝微血管内红细胞聚集、血流缓慢、肝细胞水肿进而肝细胞坏死；而在缺血缺氧状态下，肝细胞可以出现空泡、变性、萎缩甚至坏死。

（五）肾脏

肾脏最基本的功能是排泄机体可溶性代谢废物，以保证机体内环境的稳定，并兼具一定的内分泌功能。肾脏微循环特点：肾脏血管十分丰富，血流量大，约占心输出量的 1/5。在炎症状态下，出现免疫复合物沉积，引起肾功能下降；在缺血缺氧状态下，肾脏较其他器官更易受到损害；患者早期出现尿量减少，继而水电解质、酸碱失衡，最终加重疾病进展。

（六）肠道

肠道具有对食物进行消化、吸收、传输等功能，且容纳了种类及数量繁多的菌群。肠道微循环特点：为了满足吸收、上皮细胞的增殖和大量消化液的分泌功能，肠道微循环具备表面积巨大的毛细血管网和充分的血液供应。鉴于该特点，在疾病状态下，肠道亦属于易损器官，如疾病未得到及时有效的控制，继而出现肠道菌群移位，加重感染，促进全身炎症反应，最终导致疾病进展而难以控制。

第二节　多器官功能障碍综合征的诊断、治疗和预防

MODS 进展迅速，而且预后极差，因此，早期发现、预防进展和及时治疗器官衰竭非常重要。

一、多器官功能障碍综合征的诊断标准

MODS 可能累及机体所有的器官或系统，修正的 Fry-MODS 诊断标准反映了人们对 MODS 认识的变化。1997 年结合国际常用的评判标准提出的修正的 Fry-MODS 诊断标准几乎包括了所有可能累及的器官或系统（表 21-1）。然而，该诊断标准未能包括 MODS 的整个病理生理过程，而且对器官微循环障碍早期评估不足，但避免了烦琐的程度评分，较为简洁，因此到目前为止依然有临床实用价值。1995 年 Marshall 和 Sibbald 提出的计分法 MODS 诊断评估系统值得推广（表 21-2）。每天通过评分，可对 MODS 的严重程度及动态变化进行客观的评估。该计分法诊断标准能够定量、动态评价 MODS 病理生理过程。1996 年 Vincent 等提出了全身性感染相关性器官功能衰竭评分（SOFA 评分），它不但体现器官和系统功能衰竭的病理生理过程和程度评分，而且对疾病（感染）特异性的 MODS 进行评估（表 21-3）。

表 21-1　修正的 Fry-MODS 诊断标准

系统或器官	诊断标准
循环系统	收缩压<90mmHg，并持续 1 小时以上，或需要药物支持才能够维持循环稳定
呼吸系统	急性起病，氧合指数（动脉血氧分压/吸入氧浓度，PaO_2/FiO_2）≤200mmHg（无论是否应用 PEEP），X 线正位胸片见双侧肺浸润，肺动脉嵌顿压（PAWP）≤18mmHg 或无左心房压力升高的证据
肾脏	血肌酐>2mg/dl，并伴有少尿或多尿，或需要血液净化治疗
肝脏	血胆红素>2mg/dl，并伴有转氨酶升高（大于正常值 2 倍以上），或已出现肝性脑病
胃肠	上消化道出血，24 小时出血量超过 400ml，或胃肠蠕动消失不能耐受食物，或出现消化道坏死或穿孔
血液	血小板<50×10^9/L 或降低 25%，或出现 DIC
代谢	不能为机体提供所需要的能量，糖耐量降低，需要用胰岛素；或出现骨骼肌萎缩、无力等表现
中枢神经系统	格拉斯哥昏迷评分<7 分

表 21-2　MODS 计分法评估系统

器官或系统	器官评分				
	0	1	2	3	4
肺（PaO_2/FiO_2）	>300	226～300	151～225	76～150	≤75
肾脏（血肌酐，μmol/L）	≤100	101～200	201～350	351～500	>500
肝脏（血胆红素，μmol/L）	≤20	21～60	61～120	121～240	>240
心脏（PAR，mmHg）	≤10	10.1～15	15.1～20	20.1～30	>30

续表

器官或系统	器官评分				
	0	1	2	3	4
血液（血小板，×10⁹/L）	>120	81～120	51～80	21～50	≤20
脑（格拉斯哥昏迷评分）	15	13～14	10～12	7～9	≤6

注：PAR. pressure-adjust heart rate，压力校正心率=心率×右心房压（或中心静脉压）/平均动脉压；如应用镇静剂或肌松剂，除非存在神经功能障碍的证据，否则应视作正常计分。

表 21-3　脓毒症相关性器官功能衰竭评分标准（SOFA 评分）

SOFA 评分	1	2	3	4
呼吸系统				
PaO₂/FiO₂	<400	<300	<200（机械通气）	<100（机械通气）
凝血系统				
血小板（×10⁹/L）	<150	<100	<50	<20
肝脏				
血胆红素（mg/dl）	1.2～1.9	2.0～5.9	6.0～11.9	>12.0
循环系统				
低血压	平均动脉压<70mmHg	多巴胺≤5μg/（kg·min）或多巴酚丁胺（无论剂量如何）	多巴胺>5μg/（kg·min）或肾上腺素≤0.1μg/（kg·min）或去甲肾上腺素≤0.1μg/（kg·min）	多巴胺>15μg/（kg·min）或肾上腺素>0.1μg/（kg·min）或去甲肾上腺素>0.1μg/（kg·min）
中枢神经系统				
格拉斯哥昏迷评分（分）	13～14	10～12	6～9	<6
肾脏				
肌酐（mg/dl）	1.2～1.9	2.0～3.4	3.5～4.9	<5.0
或尿量（ml/d）			或<500	或<200

　　其实，更值得临床医师注意的是血液乳酸水平。因为无论是感染还是创伤等非感染因素所致的全身循环衰竭早期，微循环障碍已经发生和发展，间接反映微循环障碍严重程度的是乳酸水平。因此，早期、动态观察血液乳酸水平可以及时预防 MODS 的发生与发展。此外，不同原因引起急性循环衰竭（休克）的病理生理过程不同，早期临床表现也有所不同。急性循环衰竭早期识别和诊断主要基于病因、血乳酸水平和/或血压、组织低灌注等临床表现。

二、多器官功能障碍综合征的治疗

　　MODS 的治疗应针对病因和发病环节，以恢复重要器官的微循环灌注和减轻器官功能损伤为目的，恢复内环境稳定。而不同阶段治疗目标应有所不同，并监测相应的指标。

（一）病因治疗

控制原发疾病是 MODS 治疗的关键。治疗中应早期去除或控制诱发 MODS 的病因（表 21-4），避免机体遭受再次打击，对于存在严重感染的患者，必须积极引流感染灶和应用有效的抗生素。若为创伤患者，则应积极清创，并预防感染的发生。患者出现腹胀、不能进食或非结石性胆囊炎时，应积极采取措施，保持肠道通畅，恢复肠道屏障功能，避免肠源性感染。对于休克患者，则应争分夺秒地进行休克复苏，尽可能地缩短休克时间，避免引起进一步的器官损害。

表 21-4 病因治疗措施

分类	病因	治疗要点
分布性	严重感染	清除感染灶、抗生素、外科手术
	过敏原接触	去除过敏原、肾上腺素
	神经源性	去除致病因素、立即平卧、激素、肾上腺素
	中毒	清除未吸收毒素、解毒剂、促排出或 CRRT
	酮症酸中毒	去除诱发因素、小剂量静脉滴注胰岛素
	甲减危象	甲状腺激素替代治疗、糖皮质激素
低血容量性	创伤或出血	清创，充分止血，输液、输血
	热射病	物理降温、药物降温
	急性胃肠炎、肿瘤化疗、消化道梗阻	纠正内环境紊乱
心源性	急性心梗	介入或溶栓治疗、抗心律失常治疗、硝酸甘油扩张冠脉
	恶性心律失常	复律、相应抗心律失常
	心肌病变	适当限制活动，相应抗心律失常、抗凝治疗
	瓣膜病	限制体力活动、介入性治疗、外科手术
梗阻性	张力性气胸	积气最高部位放置胸膜腔引流管
	肺栓塞	溶栓治疗
	心脏压塞	心包穿刺引流

即使病因尚未明确，也应尽早开始复苏。一旦确定原因，必须迅速纠正（如控制出血、经皮冠状动脉介入治疗急性冠状动脉综合征、溶栓或栓塞切除术治疗大面积肺栓塞、给予抗生素和控制脓毒性休克的病灶）。

休克的治疗基本上有四个阶段，每个阶段都需要调整治疗目标和监测。在第一（抢救）阶段，治疗的目标是达到存活相适应的最低血压和心输出量。该阶段需要的监测最少；在大多数情况下，侵入性监测可以局限于动脉和中心静脉导管。需要采取挽救生命的措施（如外伤手术、心包引流、急性心肌梗死的血运重建、脓毒症应用抗生素）来治疗潜在的病因。在第二（优化）阶段，目标是增加细胞的氧供应，针对血流动力学状态的干预有一个相对狭窄的窗口期。适当的血流动力学复苏可减轻炎症、线粒体功能障碍，以及减少胱天蛋白酶激活。测量 SvO_2 和乳酸水平可能有助于指导治疗，有条件时监测心输出量。在第三（稳定）阶段，目标是防止器官功能障碍，也就是维持血流动力学稳定。该阶段组织供氧不再是关键问题，改善器官微循环变得更加重要。在第四（降级）阶段，目标是使患者逐渐停用血管活性药物，促进自发性多尿或通过使用利尿剂或超滤促进液体排出，以达到相对负的液体平衡。

（二）对症治疗（复苏）

由于病因不同，所以用于达到这些目标的确切治疗方法可能不同，但对于休克治疗的目的是相同的。关于复苏治疗常采用 VIP 规则：通气（给氧）、输液（液体复苏）和改善心泵（给予血管活性药物）。

1. 通气支持

应立即开始给氧，以增加供氧，预防肺动脉高压。由于外周血管收缩，脉搏血氧测量的结果通常可信度不高，而精确测定需氧量通常需要监测血气。使用面罩而非气管插管进行机械通气在休克治疗中的作用有限，如操作失误可迅速导致呼吸和心搏骤停。因此，所有患有严重呼吸困难、低氧血症或持续性或恶化性酸血症（pH＜7.20）的患者都应行气管插管，以提供有创机械通气。有创机械通气的另一个好处是，通过增加胸膜腔内压，降低呼吸肌对氧的需求和降低左心室后负荷。有创机械通气后动脉压的突然降低则强烈提示低血容量和静脉回流的减少。使用镇静剂应保持在最低限度，以避免进一步降低动脉压和心输出量。

2. 液体复苏

液体疗法改善微血管血流量和增加心输出量是任何类型休克治疗的重要组成部分。即使是心源性休克患者也可受益于液体复苏，因为急性水肿可导致有效血管内容积减少。应重视液体管理，因为太多的液体会带来水肿风险，以及其他一些不良后果。

液体复苏的实际终点很难确定。一般来说，要使得 Frank-Starling 曲线达到一个稳定水平，但这在临床上很难评估。因此，液体复苏的终点需要结合心率、血压、尿量、血乳酸、碱剩余、床边超声等综合判断。在接受机械通气的患者中，液体反应除了可以直接通过心脏输出监护仪的每搏量来确定，也可以通过观察到的呼吸机循环中动脉压追踪的脉压变化来间接确定。值得注意的是，这种床旁推断有一定的局限性：①患者必须接受相对大的潮气量通气；②没有自主呼吸作用（通常需要使用镇静剂甚至肌肉松弛剂）；③患者需要满足没有严重的心律失常和右心室功能障碍的条件。无论使用何种检测方法，仍然存在一个灰色区域，在该区域很难预测患者对静脉输液的反应。

在补液试验过程中应避免刺激患者或做出任何其他治疗方法的改变。液体复苏可以根据需要重复给予，但如治疗效果不佳应迅速停止，以避免液体过载。液体类型选择：晶体液可作为首选，必要时加用胶体液，如白蛋白。补液顺序先晶体后胶体。液体输注速度应视机体对输注液体的反应而定，但要避免输注过程过快而导致肺水肿，一般采用 30～50ml/kg 液体在 30～60 分钟内输入，先快后慢，心源性休克患者除外。

3. 血管活性药物

如果低血压严重，或者即使给了液体也难以纠正，就需要使用血管活性药物。在液体复苏过程中暂时使用血管活性药物是可行的做法，目的是尽快纠正有效血容量不足所致的组织灌注不足，但组织灌注不足一经纠正就应停止使用。

　　因起效快、效价高、半衰期短、易于调整剂量，故肾上腺素能激动剂目前为一线血管活性药物。每一种肾上腺素能受体激动剂都有利有弊。例如，β肾上腺素能受体激动剂刺激虽然可促进血液流动，但其可增加心肌缺血的风险，这是因为增加心率和收缩力可导致心肌氧耗增加。使用异丙肾上腺素，纯β肾上腺素能药物，仅限于严重心动过缓患者的治疗。另一方面，α肾上腺素能受体激动剂刺激会增加血管张力和血压，且降低心输出量和影响组织的血流量，尤其是肝区血流量。因此，纯α肾上腺素能药物很少被推荐使用。

　　去甲肾上腺素是临床上首选的血管活性药物，该药以α肾上腺素能属性为主，但其适度β肾上腺素能效应有助于维持心输出量。该药物可以显著升高平均动脉压（MAP），但对心率或心输出量则无明显影响。去甲肾上腺素通常的剂量是0.1～2.0µg/（kg·min）。多巴胺的β肾上腺素能效应主要在低剂量的时候体现，而α肾上腺素能效应主要体现在高剂量时。极低剂量多巴胺[<3µg/（kg·min）]静脉注射可能会选择性地扩张肝区和肾脏的循环血容量，但对照试验未显示其对肾功能的保护作用，因此并不推荐常规使用。多巴胺能刺激也可能对下丘脑-垂体系统产生不良的内分泌影响，主要通过减少泌乳素的释放导致免疫抑制。

　　通常认为多巴酚丁胺是增加心输出量的首选血管活性药物，不管是否同时给予去甲肾上腺素。同样是主要发挥β肾上腺素能作用，多巴酚丁胺较异丙肾上腺素更不易诱发心动过速。多巴酚丁胺的起始剂量为2～3µg/（kg·min），静脉滴注速度则根据症状、尿量等调整。多巴酚丁胺小剂量开始即可以明显增加心输出量，但静脉内剂量超过20µg/（kg·min）通常不会带来额外的益处。多巴酚丁胺对动脉压的影响有限，但对以心肌功能障碍为主要异常的患者而言，血压可能略有升高，而低血容量患者血压则可能略有下降。为保证组织灌注，改善微循环障碍，临床医生应根据患者的具体情况调整多巴酚丁胺的剂量，而不是选取常规给药剂量。

　　磷酸二酯酶Ⅲ型抑制剂如米力农和依诺西蒙通过降低cAMP的代谢而产生正性肌力作用，这类药物可以增强多巴酚丁胺的作用。另外，它们也可能对β肾上腺素能受体下调及近期接受β受体阻滞剂治疗的患者有益。然而，磷酸二酯酶Ⅲ型抑制剂可能对低血压患者产生不可接受的副作用，而且这些药物的半衰期长（4～6小时），限制了每分钟的即时调整。因此，选择间歇性、短期注入小剂量的磷酸二酯酶Ⅲ抑制剂可能比在休克状态下持续输注更可取。

　　左西孟旦的主要作用是与心肌肌钙蛋白C结合，增加心肌细胞的钙敏感性，但它也可通过在血管平滑肌中打开ATP敏感性钾通道，起到血管舒张的作用。然而，这种药物由于起效时间长，限制了其在急性休克状态下的实用性。

　　通过减少心室后负荷，血管扩张剂可增加心输出量而不增加心肌对氧的需求。这些药物的主要局限性是存在使动脉压降到损害组织灌注水平的风险，但谨慎使用硝酸盐和其他血管扩张剂仍可能改善微血管灌注。

（三）机械支持

　　主动脉内球囊反搏（intraaortic ballon pump，IABP）机械支持可减少左心室后负荷，增加冠状动脉血流。然而，一项随机对照试验表明 IABP 对心源性休克患者没有任何有益的作用，目前不推荐 IABP 常规用于心源性休克。体外膜氧合（extracorporeal membrane oxygenation，ECMO）可作为可逆性心源性休克患者的紧急抢救措施或心脏移植的桥梁。

（四）血流动力学支持的目标

除非患者临床病情明显好转，否则应插入动脉导管监测有创动脉血压或采用无创血流动力学监测血压，再加上中心静脉导管输液和给予血管活性药物，以指导液体治疗。

1. 脉压

复苏的首要目标不仅是恢复血压，更重要的是保证足够的细胞供氧与代谢。但是纠正动脉低血压是前提。恢复 MAP≥65mmHg 是初步的复苏目标，但应根据患者精神状态、皮肤外观和尿量进行调整，以恢复组织灌注水平。尤其对于少尿患者，除非已确定为急性肾功能衰竭，否则应定期评估动脉压进一步升高对排尿的影响。相反，对于没有重大神经系统问题的急性出血患者，MAP<65mmHg 是可以接受的，目的是限制失血和相关凝血病变的发生，直至出血得到有效控制。有研究表明，开通股动脉进行有创动脉血压的监测，是外周动脉压作为中心动脉压的标准替代。

2. 心输出量和给氧

由于循环衰竭代表了氧供应和氧需求之间的不平衡，维持足够的氧输送到组织是必要的，但所有实现这一目标的方法都有局限性。在纠正低氧血症和严重贫血后，心输出量是氧输送的主要决定因素，但心输出量的最佳目标很难确定。心输出量可以通过各种技术手段来测量，但每一种技术都有其优缺点。在应对诸如液体复苏等干预措施时，心脏输出量的绝对测量不如对体液出入平衡监测重要。如以预先设定的心输出量为目标是不可取的，因为所需的心输出量会随着时间的推移在不同患者和同一患者的不同阶段有所不同。

在低血流量状态或贫血患者中，SvO_2 明显降低，而在分布性休克患者中，SvO_2 水平正常或升高。而中心静脉氧饱和度（$ScvO_2$）作为其替代指标，是通过中心静脉导管在上腔静脉血中测量的，因此仅反映上半身静脉血的氧饱和度。正常情况下，$ScvO_2$ 略小于 SvO_2，但在危重症患者中，$ScvO_2$ 往往大于 SvO_2。研究发现，在脓毒性休克急诊患者中，在开始6小时内提高 $ScvO_2$ 至少达到 70% 的治疗措施可降低死亡率。

3. 血乳酸水平

血乳酸水平升高反映细胞功能异常。在低流量状态下，高乳酸血症的主要机制是组织缺氧和厌氧代谢的发展，但在分布性休克中，其病理生理学更为复杂，可能还涉及糖酵解增加和丙酮酸脱氢酶的抑制。在所有病例中，乳酸清除率的改变可能是由于肝功能受损。

连续乳酸监测在休克治疗中的价值已被认识 30 年。虽然乳酸盐的变化比全身动脉压或心输出量的变化慢，但在有效的治疗下，血乳酸盐水平应在数小时内下降。对于休克和血乳酸水平>3mmol/L 的患者，血乳酸水平在 2 小时内降低至少 20% 的目标可降低住院死亡率。

4. 微循环指标

手持式正交极化光谱（OPS）成像技术及侧流暗视野（SDF）成像技术的发展，为直接观察微循环和评估干预措施对舌下及表面微循环血流灌注的影响提供了新的手段。在各种类型的循环休克中发现了 30 种微循环变化，包括毛细血管密度降低、灌注毛细血管比例减少和血流异质性增加，这些变化的持续恶化与不良预后相关。

近红外光谱技术是利用近红外光从氧合血红蛋白和脱氧血红蛋白的组分中测定组织氧饱和度的技术，如分析前臂短暂缺血期间组织氧饱和度的变化可用于量化微血管功能障碍。各种治疗干预已被证明对这些微循环变量有影响，但以监测或以微循环为目标的治疗是否能改善结果还需要进一步研究。

（五）器官功能监测及功能支持

MODS 是住院患者的首要死亡原因，且 MODS 的病死率与衰竭器官数目有明显的相关性。根据美国 1988～1990 年对 42 家医院 17 440 例 ICU 患者的统计，2 个器官功能衰竭者病死率为 52%～65%，而 3 个或 3 个以上者病死率达 84%。可见，患者一旦发生 MODS，病死率高，预后差。故积极监测患者各器官功能，早期发现相应器官的功能改变，有望改善 MODS 患者预后。微循环是一个通常被忽视的实体。长期以来，血流动力学评估一直局限于对心输出量和氧输送的监测，尽管全身血流动力学监测无法预测微血管的氧输送。由于微循环是氧气和营养物质交换的主要场所，以增加各个器官灌注为目的的治疗干预应伴有微血管灌注的改善。

1. 肺功能监测及功能支持

肺是休克引起 MODS 时最常累及的器官，其发生率可达 83%～100%。在休克早期，创伤、出血和感染等刺激呼吸中枢，使呼吸加快，通气过度，可表现为呼吸性碱中毒。随着休克的进展，可出现以动脉血氧分压进行性下降为特征的急性呼吸衰竭。一般在脉搏、血压和尿量都趋于平稳后突然发生，表现为间质性肺水肿、肺泡水肿、充血、出血、局部肺不张、微血栓形成和透明膜形成，临床称之为急性呼吸窘迫综合征（acute respiratory distress syndrome，ARDS）。早期对患者进行动脉血气分析监测，有利于掌握和预测肺功能变化，并及时采取相应的治疗措施。其主要治疗方式是氧疗和机械通气。近年来提出小潮气量机械通气的治疗概念，即采用潮气量 6～8ml/kg，吸气末平台压力＜30cmH$_2$O（1cmH$_2$O= 0.098kPa）的保护性肺通气策略。

2. 肾功能监测及功能支持

肾脏是休克时易受损害的重要器官。各类休克常伴发急性肾功能不全，严重时发生肾功能衰竭，成为休克肾；临床表现为少尿或无尿、氮质血症、高钾血症和代谢性酸中毒。在休克早期，肾小管上皮细胞没有缺血性坏死，表现为急性功能性肾衰。关注 MODS 患者尿量、血液生化指标变化，对患者预后判断至关重要。在临床危重症特别是 SIRS 及 MODS 常用的连续性血液净化（continuous blood purification，CBP）方法包括连续性静脉-静脉血液透析、连续性静脉-静脉血液透析滤过、高容量血液滤过、血浆置换、超高通量血液净化、连续性血浆滤过吸附等。连续性静脉-静脉血液透析和高容量血液滤过在临床上应用较多。文献报道，连续性血液净化技术在治疗 MODS 患者过程中可达到多种目的，且患者耐受性较好。总之，连续性血液净化技术更符合人体生理规律，在 MODS 患者的治疗中应掌握好适应证，及时实施。

3. 胃肠道功能监测及功能支持

胃肠道也是休克时易受损害的器官之一。休克早期有效循环血量减少，机体因代偿而进行血液重新分布，使胃肠道最早发生微循环功能障碍，继而引起肠壁淤血水肿、消化液分泌减少、胃肠运动减弱、黏膜糜烂甚至形成溃疡。此时，肠黏膜上皮受损，肠道屏障功能削弱，肠道细菌大量繁殖，大量内毒素甚至细菌移位进入血液循环和淋巴系统，启动全身性炎症反应，引起肠源性内毒素血症或肠源性菌血症和脓毒性休克。细菌透过肠黏膜侵入肠外组织的过程称为细菌移位。有些患者血中细菌培养阴性，有感染症状，但找不到感染灶，可能是肠源性内毒素血症所引起，称为非菌血症性临床脓毒症。有学者认为，胃黏膜 pH 与危重症患者发生 MODS 有关，是早期预测 MODS 的重要监测指标之一。因此，改善肠道灌注是 MODS 治疗的重要方向。

4. 肝功能监测及功能支持

休克引起肝功能障碍常继发于肺、肾功能障碍之后，但有时也可最先发生。休克时有效循环血量减少和微循环功能障碍都可引起肝脏血流量减少，影响肝实质细胞和库普弗细胞的能量代谢；细菌内毒素移位入血首先经门静脉循环到达肝脏，可直接损害肝实质细胞，也可活化库普弗细胞，后者表达释放 TNF-α、IL-1 等多种炎症介质而损伤肝细胞，使肝脏对毒素的清除功能削弱，蛋白合成能力下降。这些变化反过来又加重内毒素血症对机体的损伤，形成恶性循环。此外，肝功能障碍还可使乳酸代谢受阻，加重休克微循环障碍引起的酸中毒。在感染引起的 MODS 中，若发生了严重的肝损伤，患者死亡率几乎可达到 100%。故上述提及的相关监测指标对 MODS 评估及治疗具有重要参考价值。肝功能衰竭者应给予还原型谷胱甘肽、门冬氨酸钾镁、支链氨基酸、肝细胞生长素、丁二磺酸腺苷蛋氨酸等药物护肝退黄。肝性脑病者可给予门冬氨酸鸟氨酸治疗。

5. 心功能监测及功能支持

对心源性休克患者，心功能障碍是原发性改变。在其他类型休克早期，由于机体的代偿，能够维持冠状动脉血流量，心泵功能一般不会受到明显影响。但如果血压进行性下降，也会继发心功能不全，心输出量降低，甚至出现急性心力衰竭。中心静脉压、平均动脉压、每小时尿量、中心静脉血氧饱和度等常作为复苏效果判断的重要指标，因此也作为心功能监测指标。

6. 免疫系统功能监测及功能支持

休克时免疫器官（脾脏、胸腺、淋巴结）会出现巨噬细胞增生、中性粒细胞浸润，以及淋巴细胞变性、凋亡和坏死等改变。一般来说，在休克早期，免疫系统被激活，患者血浆补体 C3a 和 C5a 升高。C3a 和 C5a 均可增加微血管通透性，激活白细胞和组织细胞后进一步加重微循环功能障碍。在革兰氏阴性菌所导致的脓毒性休克中，细菌内毒素可与血浆中抗体形成免疫复合物，后者激活补体，产生过敏毒素等一系列血管活性物质。免疫复合物可沉积于多个器官微血管内皮上，吸引、活化多形核白细胞，使各系统器官产生非特异性炎症反应，导致器官微循环功能障碍。而在休克晚期，机体免疫系统处于全面抑制状态，体内中性粒细胞的吞噬和杀菌功能下降，单核/巨噬细胞功能受抑制，辅助性 T 细胞/抑制性 T 细胞比例降低，B 细胞分泌抗体能力减弱，炎症反应无法局限化，使感染容易扩散或易引发新的感染。上述免疫系统功能障碍与 IL-4、IL-10、IL-13 等抗炎介质大量表达有关，有条件的医疗机构可完善上述免疫功能相关项目检查，精确评估患者病情。免疫调节的治疗旨在恢复宿主免疫平衡，改善器官微循环障碍，提高存活率。连续血液净化治疗可以控制过度炎症反应，而免疫刺激药物可以改善免疫系统受损。新近研究显示氢化可的松及活化蛋白 C 的疗效并不理想，而 IL-7、粒细胞-巨噬细胞集落刺激因子（GM-CSF）、干扰素（IFN）、程序性死亡因子 1（PD-1）等却很有前景。

7. 脑功能监测及功能支持

脑组织只能通过糖的有氧代谢获取能量，但脑的糖原含量很少，主要靠血液供应葡萄糖。因此，脑组织对缺血缺氧非常敏感。在休克早期，由于血液重新分布和脑循环的自身调节，脑的血液供应能基本保证，除了应激引起的烦躁不安外，没有明显的脑功能障碍。但随着休克的发展，当平均动脉压低于 50mmHg 或脑循环出现微循环功能障碍时，脑组织会因缺血、缺氧、能量供应不足和酸性代谢产物的积聚而严重受损，患者可出现神志淡漠，甚至昏迷。脑细胞水肿可引起颅内压升高，严重者形成脑疝。脑疝时延髓生命中枢受压，可导致患者因呼吸、心搏骤停而死亡。亚低温可降低机体代谢，减少脑组织对氧气和葡萄糖的消耗，从而起到对脑功能的保护及支持治疗作用，是心肺复苏后脑功能不全唯一疗效确切的治疗措施。

（六）调节炎症/免疫调理

尽管严重感染、创伤和休克是导致 MODS 的常见原因，但在 MODS 的病理生理过程中，最大的威胁来自免疫功能紊乱。免疫调理实际上是 MODS 病因治疗的重要方面。研究发现乌司他丁可降低脓毒性休克患者 TNF-α、IL-1、IL-6 和 IL-8 的水平并提高超氧化物歧化酶（SOD）活性，从而达到保护器官的作用。当前，对机体炎症反应的研究取得了阶段性的成果，但尚有待多中心临床随机对照试验进行验证。

正确判断 MODS 患者 SIRS/代偿性抗炎反应综合征（compensatory anti-inflammatory response syndrome，CARS）失衡方向，是进行临床干预、恢复 SIRS 与 CARS 平衡的前提。虽然目前尚无快速、准确的指标应用于临床，但有关外周血单核细胞表面人类白细胞抗原（human leukocyte antigen，HLA）-DR 表达量及辅助性 T 细胞（Th）1/Th2 功能的研究，可判断 SIRS/CARS 的失衡方向，从而为指导免疫调控治疗指明方向。外周血单核细胞表面 HLA-DR 表达量是反映细胞免疫功能状态的客观指标之一。Bone 提出 HLA-DR 的表达量低于 30% 则可诊断 CARS。Kox 选择 10 例严重感染伴 MODS 的 CARS 患者，给予 IFN-γ-1b，结果在 3 天内全部患者的单核细胞 HLA-DR 的表达量显著增加，而且释放 TNF-α 和 IL-1 的能力也明显恢复，提示 IFN-γ 可逆转 CARS。当然，HLA-DR 表达＞30% 时是否反映机体以 SIRS 为主尚难以确定。因此，HLA-DR 的表达量仅能粗略反映机体免疫功能状态，尚难以用于评价 SIRS/CARS 失衡方向。

Th1/ Th2 细胞功能改变也能反映机体的免疫功能状态，Th1/Th2 漂移方向则有助于反映 SIRS/CARS 的失衡方向和程度。根据 Th 细胞所分泌的不同淋巴因子及其功能，将 Th 细胞分为 Th1 和 Th2 细胞两种类型。Th1 细胞以产生 IL-2、TNF-α 等促炎介质为特征，增强炎症细胞毒性作用，介导细胞免疫应答。Th2 细胞可产生 IL-4、IL-5、IL-10、IL-13 等细胞因子，以抗炎反应为主，促进抗体生成，介导体液免疫应答。可见，Th1 和 Th2 细胞实际上分别反映促炎和抗炎反应，两者的失衡则反映了 SIRS 和 CARS 是否失衡，是 MODS 免疫失衡的重要环节。

感染、创伤时 Th1 向 Th2 漂移，说明机体细胞免疫功能低下，CARS 占优势。此时免疫调控的重点应放在通过促进 Th0 向 Th1 分化，同时对前列腺素 E_2-5-羟色胺通道进行下调，重建细胞免疫功能，恢复 SIRS 和 CARS 的平衡。感染、创伤时也存在 Th1 未向 Th2 漂移的情况，此时以炎症反应占优势，免疫调控治疗的方向应以抑制 SIRS 为主。动物实验研究显示，给予 IL-10 等抗炎介质可能是有益的。当然，Th1/Th2 的漂移并不能直接测定，需分别测定 Th1/Th2 表达或释放的细胞因子，以两者比例改变反映漂移方向。因此，临床上还难以迅速捕捉到 SIRS/CARS 失衡方向。寻找准确、快速的炎症反应失衡判断方法，仍然是当前临床研究的重要方向。

（谌俐宏　蒋龙元）

参 考 文 献

陈伟，袁媛，何龙泉，等. 2005. 清开灵注射液对高血压脑出血全身炎性反应综合征的干预作用. 中医药临床杂志，17（5）：463，464

程煊，张敏思，马小明. 2005. 参附注射液对创伤性 SIRS 患者前炎症细胞因子的影响. 中国实用中西医结合杂志，18（22）：1582，1583

丁丽，邹宇，李智永. 2011. 大黄的药理与临床应用. 中国现代药物应用，5（4）：165，166

蒋龙元，杨炼红，常建星，等. 2006. 乌司他丁对脓毒性休克患者细胞因子的影响. 中华急诊医学杂志，15（12）：1136-1138

蒋文中，汤彦. 2004. 危重病乳酸增高机制及其在预后中价值. 临床荟萃，19（7）：405-407

黎明，徐志立. 2009. 大黄素对大鼠离体胃平滑肌条收缩性的影响. 医学信息，2（5）：790，791

刘安平，肖雪. 2014. 连续性血液净化治疗多器官功能障碍综合征的应用进展. 实用心脑肺血管病杂志，22（5）：3，4

刘大为. 2017. 实用重症医学. 北京：人民卫生出版社

沈涛. 2012. 胃黏膜 pH 值监测对多器官功能障碍的早期预警价值. 临床医学，32（2）：7，8

田牛. 1995. 主要器官微循环的特点及其改变. 微循环技术杂志，1：41-50

王宝恩，张淑文，赵淑颖，等. 1992. 重症感染并发 MOF 的诊治及其病理生理基础. 中国危重病急救医学，4（1）：3-5

王今达，催乃杰，高天元，等. 1989. "菌毒并治"新理论临床应用价值的验证——"菌毒并治"治疗感染性多系统脏器衰竭 50 例的疗效观察. 中国危重病急救医学，1（1）：58

王今达，雪琳. 1998. 细菌、内毒素、炎性介质并治——治疗重症脓毒症的新对策. 中国危重病急救医学，10（6）：323-325

徐杰军，夏庆，王蕾丹. 2001. 参注射液在多脏器功能失常综合征治疗中的应用及其意义. 中医药学报，29（4）：56，57

于学忠. 2011. 协和急诊医学. 北京：科学出版社

赵承梅，沈彬，华潜棠，等. 2004. 中药清开灵对急性重症胆管炎大鼠肝肺脏器损伤的保护作用. 天津中医学院学报，23（4）：178-181

赵玉娟，张佛龙，吴胜龙，等. 2000. 参麦注射液对多脏器功能失常综合征患者生命体征影响的观察. 临床荟萃，15（15）：704

中国医师协会急诊医师分会. 2016. 急性循环衰竭中国急诊临床实践专家共识. 中华急诊医学杂志，25（2）：146-152

周达勇. 2014. 连续性血液净化治疗多脏器功能障碍综合征 24 例临床观察. 心血管病防治知识（学术版），（1）：144-146

朱志云，叶纪录. 2008. 早期血乳酸测定在严重脓毒血症与感染性休克中的意义. 临床荟萃，23（21）：43，44

Bone RC，Balk RA，Cerra FB，et al. 1992. Definitions for sepsis and organ failure and guidelines for the use of innovative therapies in sepsis. Chest，101：1644-1655

Bone RC. 1996. Immunologic dissonance：a continuing evolution in our understanding of the systemic inflammatory response syndrome（SIRS）and the multiple organ dysfunction syndrome（MODS）. Ann Intern Med，125（8）：680-687

Creteur J，Carollo T，Soldati G，et al. 2007. The prognostic value of muscle StO$_2$ in septic patients. Intensive Care Med，33：1549-1556

Deitch EA，Xu D，Kaise VL. 2006. Role of the gut in the development of injury- and shock induced SIRS and MODS：the gut-lymph hypothesis，a review. Front Biosci，11：520-528

Duflo F，Debon R，Monneret G，et al. 2002. Alveolar and prognostic value in ventilator-associated pneumonia. Anesthesiology，96（1）：74-79

Freund Y，Lemachatti N，Krastinova E，et al. 2017. Prognostic accuracy of sepsis-3 criteria for in-hospital mortality among patients with suspected infection presenting to the emergency department. JAMA，317（3）：301-308

Fry DE. 2012. Sepsis，systemic inflammatory response and multiple organ dysfunction：the mystery continues. Am Surg，78（1）：1-8

Giamarellos-Bourboulis EJ，Tsaganos T，Tsangaris I，et al. 2017. Validation of the new sepsis-3 definitions：proposal for improvement in early risk identification. Clin Microbiol Infect，23（2）：104-109

Knotzer H，Pajk W，Dünser MW，et al. 2006. Regional microvascular function and vascular reactivity in patients with different degrees of multiple organ dysfunction syndrome. Anesth Analg，102（4）：1187-1193

Levy MM，Fink MP，Marshall JC，et al. 2003. 2001 SCCM/ESICM/ACCP/ATS/SIS international sepsis definitions conference. Crit Care Med，31（4）：1250-1256

Marshall JC. 2005. Modeling MODS：what can be learned from animal models of the multiple-organ dysfunction syndrome? Intensive Care Med，31（5）：605-608

Mellhammar L，Wullt S，Lindberg A，et al. Sepsis incidence：a population-based study. Open Forum Infect Dis，3（4）：207

Osuchowski MF，Welch K，Siddiqui J，et al. 2006. Circulating cytokine/inhibitor profiles reshape the understanding of the SIRS/CARS continuum in sepsis and predict mortality. J Immunol，177（3）：1967-1974

Raith EP，Udy AA，Bailey M，et al. 2017. Prognostic accuracy of the SOFA score，SIRS criteria，and qSOFA score for in-hospital mortality among adults with suspected infection admitted to the intensive care unit. JAMA，317（3）：290-300

Rivers E，Nguyen B，Havstad S，et al. 2001. Early goal-directed therapy in the treatment of severe sepsis and septic shock. N Engl J Med，345（19）：1368-1377

Sablotzki A，Borgermann J，Baulig W，et al. 2001. Lipopolysaccharide-binding protein（LBP）and markers of acute-phase response in patients with multiple organ dysfunction syndrome（MODS）following open heart surgery. Thorac Cardiovasc Surg，49（5）：273-278

Seymour CW，Liu VX，Iwashyna TJ，et al. 2016. Assessment of clinical criteria for sepsis：for the third international consensus definitions for sepsis and septic shock（sepsis-3）. JAMA，315（8）：762-774

Simpson SQ. 2016. New sepsis criteria：a change we should not make. Chest，149（5）：1117，1118

Singer M，Deutschman CS，Seymour CW，et al. 2016. The third international consensus definitions for sepsis and septic shock（sepsis-3）. JAMA，315（8）：801-810

Vincent JL，De Backer D. 2013. Circulatory shock. N Engl J Med，369（18）：1726-1734

Yu M，Luo YL，Zheng JW，et al. 2005. Effects of rhubarb on isolated gastric muscle strips of guinea pigs. World J Gastroenterol，11（17）：2670-2673

第二十二章　高原与微循环

第一节　高原环境与低/缺氧

一、高原与高原环境

中国有四大高原：青藏高原、内蒙古高原、黄土高原和云贵高原。按医学生物学概念，可以使人体产生低氧应激的海拔高度的国际标准：中度高原（moderate altitude），2000～3000m；高原（high altitude），3000～5500m；特高高原＞5500m。据此，我国有1200万人居住在这一高度。近年来，国内学者提出以海拔1500m为高原起点：1500m起人体最大摄氧能力（V_{O_2max}）下降；1500m为低氧刺激红细胞生成素（erythropoietin，EPO）增多的起点，开始出现红细胞增生反应。高原环境对机体不利的主要自然因素是低压、低氧、寒冷、干燥及强紫外线等。尤其是高海拔低氧环境，无论是对世居者慢性缺氧的人群还是对急进高原急性缺氧人群，均产生广泛的生理影响或导致急慢性高原病。急性高原病包括急性轻症高原病[又称为急性高原反应或急性高山病（acute mountain sickness，AMS）]、高原肺水肿（high altitude pulmonary edema，HAPE）和高原脑水肿（high altitude cerebral edema，HACE）。

二、低/缺氧与全身炎症反应综合征

高原病对高原居民健康甚至生命的危害尤为突出，历来是高原医学研究的重点。目前虽然对高原病发病机制与防治措施的研究取得了显著进展，但由于高原病的发病机制十分复杂，仍有许多问题尚未阐明。近年来的大量研究显示，炎症反应在高原病的发生中具有非常重要的作用，可能是高原病发生的重要机制和防治的重要靶点。严重缺氧与严重感染、重症创伤一样，会继发全身炎症反应综合征（SIRS）。SIRS在肺部的表现由轻到重依次为急性肺损伤(ALI)和急性呼吸窘迫综合征(ARDS)；急性高原病是由严重缺氧导致的SIRS，由轻到重依次表现为AMS、亚临床型高原肺水肿(subclinical high altitude pulmonary edema，SHAPE)和HAPE及继发的ARDS。高原低压、低氧是所有高原病的共同始动环节。大量研究显示，低氧引起缺氧诱导因子（HIF）等转录因子介导的多个基因的转录翻译改变，进而引起能量代谢失衡、神经内分泌改变、体液平衡紊乱、氧化应激和血管功能异常等是高原病发病的重要机制。早在20年前就有研究显示，HAPE患者支气管肺泡灌洗液中白细胞介素（IL）-1、IL-6、肿瘤坏死因子（TNF）-α、C反应蛋白（CRP）、单核细胞趋化因子1（MCP-1）等炎症标志物显著增多，利用表达谱芯片分析发现，高原肺水肿模型大鼠

表达差异基因主要具有炎症免疫反应、氧化还原反应、趋化作用等生物学功能。最近研究表明，耗竭肺泡巨噬细胞可显著降低急性高原暴露诱导的大鼠肺血管通透性和肺含水量增加，地塞米松可显著降低急性高原暴露大鼠肺含水量，并显著降低大鼠血浆和肺组织中IL-6 等炎症因子的表达，模拟急性高原暴露（5000m），大鼠脑组织脑含水量及脑血管通透性显著增加，脑组织中 TNF-α、一氧化氮（NO）、氧自由基等炎症介质随着海拔高度的增加而增加。另外，肺血管组织中细胞间黏附分子（ICAM-1）、血管细胞黏附分子-1（VCAM-1）和 E-选择素等细胞黏附分子表达也显著增多。用显微镜活体观察发现，急性高原缺氧大鼠肠系膜微循环中白细胞沿壁滚动数、黏附数和与内皮细胞接触时间显著高于平原对照组。基于此，我国学者高钰琪等提出了"高原病炎控理论"，其要点为：①高原低氧激活炎症反应；②血管通透性增加、血管收缩舒张失衡等炎性血管反应是急性高原病的重要发生机制；③高原低氧时，炎症细胞、炎症因子直接介导了血管重塑、心肌重塑和血液重塑等组织重塑过程，过度的组织重塑是高原肺动脉高压、高原心脏病和高原红细胞增多症等慢性高原病的重要发生机制；④炎症是影响高原病发生、发展的关键环节，调控炎症反应是防治高原病的重要途径。炎症反应参与高原病的发生、发展，上呼吸道感染等前炎症状态是急性高原病的重要诱发因素。研究显示，低氧可影响和启动炎症免疫反应。炎性血管反应是急性高原病的重要机制，血管通透性增加、血管收缩舒张失衡。而炎症介质是血管通透性增加、血管收缩舒张失衡的重要调节因素。我们新近研究发现，低氧性肺动脉高压小鼠肺血管周围有大量炎症细胞浸润，肺组织中炎症因子（如 IL-1β、IL-6、MCP-1 等）表达显著增高。另外，肺血管组织中 ICAM-1、VCAM-1 和 E-选择素等细胞黏附分子表达也显著增多。我们前期在体外肺微血管内皮细胞单层–白细胞共培养模型中研究发现，缺氧显著增加白细胞与肺血管内皮细胞单层的黏附，缺氧诱导的内皮细胞 ICAM-1、整合素家族等细胞黏附分子（cell adhesion molecule，CAM）表达上调是黏附增加的重要机制，这种黏附在低氧引起的血小板活化因子、一氧化氮等介质的产生及内皮单层通透性增高中发挥作用。

急性缺氧作为一个独立危险因素，可能引起 SIRS，在高原定义为急性高原反应综合征（acute high altitude reaction syndrome，AHARS）。值得指出的是，严重缺血、缺氧或活性氧打击模式作为非感染性机制也可直接刺激粒细胞使之处于预激状态，从而介导肺损伤。这一点对我们认识 AMS 与 SIRS 的关系可能增加了一些新的理论依据。Ricardo通过出血性休克大鼠 ALI 模型观察了 ICAM-1 与多形核白细胞（PMN）黏附的关系，认为组织低灌注后血流中的许多毒性物质激活 PMN-肺血管内皮细胞（pulmonary vascular endothelial cell，PVEC）介导性损伤。Yasushi 等通过 PMN 细胞培养流式细胞仪技术首次建立了量化白细胞核内核因子（NF）-κB 表达活性模型，并量化观察了脂多糖（LPS）-PMN、NF-κB 活性和氧化 PMN-NF-κB 活性，结果提示在 SIRS 病案中无论有无 LPS 参与均可使NF-κB 表达量增加。进一步研究证实，PMN-PVEC 在缺氧下诱导血栓激活凝血通路，抑制纤溶酶原活性的复杂分子机制，而所有这些不仅突出表现在高原 SIRS、ALI 的模型研究和临床研究上，也表现在上述 AMS 的多种出凝血紊乱上，反映出 AMS 与 SIRS 某些相似的病生机制。尽管 SIRS 与 AHARS 两者在发病途径、发病机制及其结局上有着相似的模式，但在发病过程上各有其自身的规律性。AHARS 与 SIRS 在第一次打击与第二次打击或连续多次打击中存在差异。就 AHARS 而言，它的原发打击是单一缺氧，当其缺少创伤、感染、休克等打击因素时，及时氧疗可能改变病程；但对 SIRS 而言，其第一次打击是来自创伤、感染、休克、缺氧等，由于其在处理的及时性和有效性方面不可能像及时给氧那样高效、快速，加上叠加的缺氧因素，有可能诱发多器官功能障碍综合征（MODS）（图 22-1）。

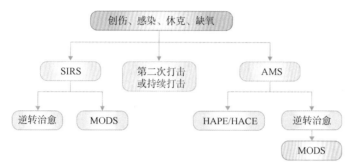

图 22-1　低氧与创伤等导致的 MODS 示意图

第二节　高原缺氧环境与微循环

一、高原低氧环境对微血管和微血流的影响

在高原地区缺氧环境所造成人体低的动脉血氧分压（PaO_2）和动脉血氧饱和度（SaO_2）血液及其有形成分的流变学特性即血液流变性（property of hemorheology），包括血液的黏弹性、触变性，红细胞的变形性和聚集性，以及血小板的黏附和聚集性等，对于循环功能，尤其是微循环，有重要的作用。在低氧环境下，机体对低氧刺激最直接的反应是增加微循环内的红细胞数目，以增加携氧能力，弥补大气中的供氧不足，这是机体代偿有利的一面。但对机体不利的一面是高原缺氧可引起微血管和微血流发生改变。正常情况下，红细胞表面带负电荷，相互排斥不易聚集。但进入高原后，由于毛细血管内皮细胞损伤，红细胞表面负电荷减少，细胞膜成分改变及血浆中出现异性蛋白等，加之血流环形运动的破坏，均可导致红细胞、血小板的聚集性及黏附性增加，从而造成血管内压增加，血管通透性增强，血浆外溢，红细胞渗出，致管袢自发性出血点增多，可形成较大瘀斑。这种血流改变特点，既给微血栓形成创造了条件，又明显降低了血液流速，减慢了物质与气体交换的频率，导致代谢产物不能很快运走，酸性产物增多，pH 下降，直接影响组织器官和细胞代谢的水平，严重者导致细胞变性、坏死及组织结构的损伤。上述改变直接影响了物质交换的三个主要因素：交换面积、交换时间和交换速度。缺氧可引起微血管和微血流发生改变，表现为微血管收缩，细动脉口径缩小，毛细血管血流缓慢。毛细血管壁发生改变，白细胞贴壁、翻滚、聚集、游出。毛细血管、细静脉通透性升高，血液浓缩、血液黏度增加。细静脉中白细胞贴壁加大了毛细血管的后阻力，再加上红细胞聚集，导致微血流速度减慢。

二、不同海拔健康人微循环变化特征

由于高原特殊的地理位置，大气压、大气中氧分压等因素，使地处高原的人体长期处在低氧环境，许多生理指标会出现明显的改变。在高原由于因缺氧刺激骨髓红细胞系统，致红细胞增加明显，血液黏滞度增加，红细胞在血管内流动速度明显减慢，可影响红细胞与组织细胞的能量交换和氧的传递，并且会形成微血栓，这种改变似乎与平原休克早期微循环的改变一致，健康人微循环的这种改变可能会导致各种急慢性高原病的发生。随着海拔高度的不同，健康人之间的微循环表现可能也不一样，世居的健康人与移居的健康人微循环也有所不同，藏族、汉族人群可能也有差异，现将这些观察性研究报告如下。

（一）海拔低于 2300m 汉族健康人微循环变化特征

我们采用侧流暗视野（SDF）成像技术测定了西宁地区（海拔 2260m，高原健康组）和南京地区（海拔 50m，平原健康组）健康人舌下黏膜微循环变化特征及生理学参数（表 22-1～表 22-3）。

表 22-1　高原健康组与平原健康组生命体征对比分析（$\bar{x} \pm s$）

组别	例数	T（℃）	HR（次/分）	R（次/分）	MAP（mmHg）	SpO$_2$（%）
平原健康组	35	36.59±0.28	75.20±5.19	18.91±1.33	92.34±4.45	97.14±1.51
高原健康组	35	36.54±0.27	73.62±5.58	18.54±1.48	94.17±5.09	96.60±1.31
t		0.730	1.219	1.101	−1.599	1.602
P		>0.05	>0.05	>0.05	>0.05	>0.05

高原健康组与平原健康组在体温（T）、心率（HR）、呼吸（R）、平均动脉压（MAP）和血氧饱和度（SpO$_2$）方面均无统计学差异（$P>0.05$）（见表 22-1）。

表 22-2　高原健康组与平原健康组血细胞参数对比分析（$\bar{x} \pm s$）

组别	例数	WBC（×10^9/L）	RBC（×10^{12}/L）	Hb（g/L）	HCT（%）	PLT（×10^9/L）
平原健康组	35	5.00±1.43	4.07±0.16	134.31±10.05	43.24±3.26	262.02±45.41
高原健康组	35	6.25±1.22	4.89±0.41	148.82±16.49	44.02±3.80	208.77±48.81
t		3.916	7.741	4.445	0.916	−4.725
P		<0.05	<0.05	<0.05	>0.05	<0.05

高原健康组与平原健康组比较，高原健康组白细胞（WBC）、红细胞（RBC）、血红蛋白（Hb）、血细胞比容（HCT）均明显高于平原健康组，但高原健康组血小板（PLT）低于平原健康组（见表 22-2）。

表 22-3　高原健康组与平原健康组微循环变化比较（$\bar{x} \pm s$）

组别	n	TVDsmall（mm/mm²）	PVDsmall（mm/mm²）	PPVsmall（%）	MFIsmall
平原健康组	11	10.00±2.10	10.81±2.38	84.24±8.00	3.21±0.34
高原健康组	22	15.35±2.73	15.35±2.73	96.07±4.63	2.17±0.31
t		−5.682	−4.670	−5.249	8.544
P		<0.05	<0.05	<0.05	<0.05

　　高原健康组微循环指标总血管密度（TVD）、灌注血管密度（PVD）、灌注血管比例（PPV）较平原健康组明显增加，而微血管血流指数（MFI）明显减低。在低海拔和高海拔健康人之间，中小型血管中 MFI 显著降低；观察到的微循环血流量减少可能是由血细胞比容增加引起。Martin 等报道，随着海拔的升高舌下血管密度增加。这些研究结果提示，在高海拔地区的人群微循环血管的密度有升高，而血液流动的速度似乎有下降，这是高海拔人群微循环改变的一个特点。

（二）海拔大于 2500m 藏族健康人微循环变化特征

　　海拔 2500m 以上藏族健康人微循环指标 TVD、PVD、PPV、MFI 较海拔 2500m 以下藏族健康人明显降低，同时，观察发现血流速度明显加快。但在同一海拔，汉族健康人微循环密度却明显增加，血流速度明显减缓，这点藏族健康人与汉族健康人有着明显的不同。这可能是藏族人群适应高海拔的微循环改变特征。

　　藏族健康人在更高海拔的血管密度减低，考虑与其世代久居于高海拔地区所致的基因特点有关，其红细胞携氧能力可能不以增加血管密度为代价。维持均匀的微循环血液流动，对组织灌注是至关重要的，无论所含血液的流动速度如何。

　　不同海拔藏族健康人随着海拔上升 TVD、PVD、PPV、MFI 两两比较（$P < 0.05$），具有明显的统计学意义；血管密度随海拔增高而减小，具有藏族在高海拔地区自身的特点（表 22-4）。

表 22-4　不同海拔藏族健康人的微循环对比（$\bar{x} \pm s$）

组别	n	TVDsmall（mm/mm²）	PVDsmall（mm/mm²）	PPVsmall（%）	MFIsmall
果洛（4100m）	28	17.43±4.19	17.39±4.15	95.27（89.35, 98.73）	4.00（3.75, 4.00）
互助（2260m）	45	19.85（18.49, 22.65）	19.85（18.47, 22.62）	98.84（96.02, 99.94）	4.00（4.00, 4.00）
统计量		Z= −2.972	Z= −3.006	Z= −3.197	Z= −2.963
P		0.003	0.003	0.001	0.003

三、高原红细胞增多症是影响机体微循环的主要因素

　　高原红细胞增多症（high altitude polycythemia，HAPC）是长期居住于高海拔的人群中最常见的一种慢性高原病，其本质是在长期低氧作用下红细胞过度增生。

当机体处于高原环境时，由于氧含量降低，不能满足正常生理活动对氧气的需求，机体会发生适应性改变以满足组织细胞的血氧供应，通过红细胞的适度增加可以增强血红蛋白将氧气运送到各组织器官的能力以利于高原习服。但如果红细胞继续增加，超过一定的数量，机体就会出现血液流变学的改变，如血液黏滞度增大、血流缓慢、微循环障碍等，进而加重组织、细胞缺氧，促使骨髓生成更多的红细胞，并形成恶性循环的病理过程。

红细胞的数量、大小、形态、变形能力、聚集程度及血浆黏滞度均可影响血液黏滞度，而红细胞变形性又受红细胞膜微黏滞度、细胞表面积与体积之比和细胞内黏滞度的影响。慢性低氧导致的红细胞过度增生的病理过程如果不及时干预，可累及肺循环和体循环，特别是体循环中的微循环系统。高钰琪等在高原红细胞增多症动物模型中发现，模拟高原缺氧第1、2周时，大鼠红细胞结构与功能发生代偿性改变以利于高原习服；到缺氧第3周时，大鼠全血黏滞度、血浆黏滞度、红细胞凋亡率及红细胞变形指数等指标出现转折点，提示此时红细胞结构与功能出现失代偿；到缺氧第4周时，红细胞结构与功能的变化导致大鼠毛细血管内滞留过多变形性下降的红细胞，增加了血栓形成的概率，导致大鼠微循环障碍，从而加重组织细胞缺氧。微循环功能下降，机体从血液中获得氧及营养物质的能力降低，组织缺氧，刺激机体产生更多的红细胞，使血液变得更黏稠，又加重了微循环障碍。如此往复，机体陷入"缺氧→红细胞增多→微循环障碍→血液同组织间物质交换能力下降→机体缺氧→红细胞增多"的恶性循环之中，使得HAPC病情越来越重。

光镜下心肌有不同程度的肌溶性、凝固性、出血性和梗死性改变，肌细胞为颗粒性坏死、脂肪变性及空泡变性，心肌间毛细血管内皮细胞肿胀。肺部表现为散在性出血，肺毛细血管高度扩张淤血，肺泡壁增厚，弹力纤维增多、增粗，肺泡腔扩大或出现间质性水肿，间质小血管弹力纤维明显增多，肺动脉平滑肌增生，中层毛细血管增生及出血，肺小动脉内皮细胞增生、肿胀，肌性动脉中层增厚。脑的表现为脑实质表面脑沟变浅，脑底及软脑膜的血管扩张、充血或破裂，并有脑内点状或片状出血，脑细胞肿胀，间质水肿，神经细胞坏死，出现局限性或广泛性软化。

那么，是通过什么机制导致HAPC患者发生上述微循环障碍呢？低氧导致HAPC患者体内红细胞大量增加，增加的红细胞引发血液流变学改变。HAPC血液流变学的典型表现：血细胞比容、聚集性明显升高，变形性下降，全血黏滞度和全血还原黏滞度显著增高，血液呈高黏滞状态。同时，血小板数量减少，血小板黏附率下降。血液流变学的改变对微循环的影响要明显大于对大血管的影响。HAPC患者血液流变学的一系列变化导致机体缺氧，进而引起乳酸、CO_2等代谢产物堆积，这些代谢产物致使毛细血管扩张，血管内皮细胞损伤，扩张的毛细血管内淤滞了大量的红细胞，这些红细胞变形性较差，极易发生溶血，加上损伤的内皮细胞，这些因素共同激活机体内源性和外源性凝血系统，从而使机体极易形成血栓，加重微循环障碍。而外周循环血量也会因微循环回流障碍而大大减少，进一步降低全身微循环灌注。毛细血管内淤滞的血液同时也会通过升高的毛细血管静水压和受损的内皮细胞渗出。这些因素共同作用，形成恶性循环，加重机体缺氧，最终导致患者出现头痛、气短、乏力、精神委靡、心悸、睡眠障碍、耳鸣、食欲差、发绀、结膜充血、肌肉/关节疼痛、杵状指（趾）、手指/脚趾麻木和感觉异常等一系列临床症状与体征。

第三节　高原微循环变化的生理学及病理生理学意义

一、微循环变化的生理学特征

在重症医学中，改善组织的氧运输以防止细胞功能衰竭和死亡从而阻止器官功能衰竭的发生，是对危重症患者护理和治疗的基石。同样，掌握高原微循环变化的生理学特征，才能进一步判断病理性变化，从而指导治疗。

我们研究发现，随着海拔增加，健康人微循环指标 TVD、PVD、PPV 明显增加，而 MFI 无明显差异。同时发现，随着海拔增加，健康人血流速度明显减慢。Hb 和 HCT 升高引起的血管募集可能是高海拔毛细血管密度升高的原因之一。高海拔地区的健康人，小血管密度和微血管流量均匀地显著增加。那么这种生理性的改变有什么重要的生理学意义呢？

当机体处于高原环境时，由于氧含量降低，不能满足正常生理活动对氧的需求，机体会发生适应性改变以满足组织细胞的血氧供应，主要是通过全身、器官、细胞等不同层面产生低氧诱导应答反应，包括促进红细胞生成、无氧代谢能力增强、毛细血管数量和密度增加、肺血管阻力增加及低氧诱导因子激活等。研究发现，高原健康人红细胞数量、血细胞比容、血红蛋白均高于平原健康人（P 均 <0.05）。适度的红细胞和血红蛋白增多可增加血液携氧能力和组织的供氧量，具有重要的代偿意义。但过度的红细胞增生，可使血液黏滞度和血流阻力明显增加，以致血流减慢，并加重心脏负担，对机体不利。机体为了适应高原红细胞的过度增生，改善因血液流动缓慢导致的组织细胞的物质代谢和营养物质交换需求，只能代偿性地增加微血管的数量。高原健康人不论是 TVD 还是 PVD 和 PPV 均明显高于平原健康人。这种变化不仅发生在人体，生活在高原的动物骨骼肌毛细血管密度也增加。动物研究表明，在高原出生的犬和慢性缺氧动物的心肌、大脑灰质毛细血管密度均增加。缺氧时的毛细血管增生，可缩短氧从毛细血管向组织细胞弥散的距离，改善组织的供氧量，是组织、细胞对低氧环境的一种适应性反应。血管密度的增加是机体对低氧环境的反应。总毛细血管密度的增加可能与慢性缺氧效应相关，例如，血黏滞度增加、红细胞变形性下降。动物研究已经证明了这一点，血黏滞度增加可增加血管阻力，通过增加管壁切应力，增加组织灌注量。在我们的研究中，微循环是通过探测在微血管内流动的红细胞而记录的。

不但慢性低氧会导致毛细血管密度明显增加，急性缺氧的表现也是一致的。Martin 报道，24 例健康志愿者从海平面登山至海拔 5300m 高原，10 例留在此地进行研究，其余 14 例登到更高的海拔（6400m、7950m），进行了 MFI 及血管密度测定。结果显示，与海平面相比，MFI 在小血管（管径 $<25\mu m$，$P<0.0001$）和中等血管（管径为 $26\sim50\mu m$，$P=0.006$）均明显减低；与 5300m 相比，登至更高海拔时小血管和中等血管的 MFI 明显减低（$P=0.017$ 和 $P=0.002$）；小血管数量及中等血管数量均减少，分别从 $2.8mm/mm^2$ 减至 $2.5mm/mm^2$、$2.9mm/mm^2$ 减至 $2.4mm/mm^2$；尽管小血管密度在本组中没有明显增加，但中等血管却明显

增加[（1.68±0.43）mm/mm^{2}比（2.27±0.57）mm/mm^2，P=0.005）]，血管密度在其他的海拔高度均增加（P<0.001）。

高原地区健康人 MFI 明显减少，MFI 减少的主要原因是微血管内红细胞数量及比容增加，红细胞数量及比容增加导致血液黏滞度升高，这也是机体对低氧环境的适应，血液流动减缓使组织有一个较长的微循环灌注时间。血液流动缓慢实际上是一种适应性反应，可增加红细胞组织转运时间和改善氧的扩散，增加组织中氧气卸载的时间。因为在毛细血管和线粒体之间分压梯度降低的情况下，长时间通过毛细血管网络可能会增加氧的卸载，特别是在心输出量高的时候，就像在运动时一样。在这项研究中，随着海拔增高微循环密度明显增加存在显著差异。血流均匀这一点在临床中尤为重要，在脓毒症中，组织缺氧发生的基本机制是不正常、不均匀的微血管血流。Daniel 等研究表明，急进高原急性缺氧患者 MFI 也出现明显减低，血管密度明显增加。

二、微循环变化的病理生理学意义

不论是急性缺氧还是慢性缺氧，对机体有利的一面表现为微循环血管密度增加，可显著增加物质交换，这可能是机体适应高原的生理反应之一。微血管的增生对机体也有不利的一面，如当机体遭遇严重感染、休克、全身麻醉时，高原人群更易发生低血容量性休克及毛细血管渗漏，易出现脏器及组织水肿。在缺氧环境下，HIF-1α 可激活细胞内 VEGF、EPO、iNOS 等相关基因的表达。VEGF 基因的表达可促进微血管的增生及增加微血管的通透性，导致大量血管内液体甚至大分子物质进入组织间隙，从而发生毛细血管渗漏、低血容量性休克等。EPO 的表达促进了红细胞的增加，使血液黏滞度增加，血流速度减慢，易于发生血栓栓塞，加重休克。iNOS 表达的增加，使 NO 产生过量，加重内皮细胞损伤，导致血管通透性增加，加重毛细血管渗漏。高原缺氧条件下，血管通透性较高，因此毛细血管渗漏更严重，休克并发症多、发生早、发生率高、进展快、程度重、死亡率高。上述这些病理生理改变可能在全身麻醉、创伤性休克、烧伤、ARDS 等中表现得更为突出，临床医生在治疗中一定要熟知高原生理及病理生理，进行目标导向治疗，从而减少治疗中的再损伤。

（一）微循环障碍是导致高原全麻患者酸中毒的主要原因

在临床观察到的现象表明，在海拔 2260m 地区，胆囊腹腔镜术后较平原易出现高乳酸血症，这种改变可能是多种原因导致的，但主要可能与术中心率、动脉血压、血氧饱和度改变有关，尤其与平均动脉血压降低、氧输送不足、微循环功能障碍、细胞缺氧有关。麻醉安全的最重要措施是保证重要器官的血供，而微循环的血供直接影响麻醉的内在质量。如果麻醉过程中微循环的灌注压力降低、阻力增加或微循环开放数量减少，就会减少微循环血供，从而可能导致组织器官缺血缺氧，导致患者术后出现严重并发症。

我们对 10 例腹腔镜胆囊手术全麻患者进行了大循环和微循环观察。诱导麻醉后患者 HR 上升，MAP、SpO$_2$ 均明显下降。与异丙酚和舒芬太尼对心血管的抑制作用有关。异丙酚应用后可以直接抑制心脏乳头肌收缩，抑制血管运动中枢及阻断交感神经末梢释放去甲肾上腺素，同时扩张血管，使静脉张力和外周阻力降低，对心血管的抑制效应较强；丙泊酚诱导时使整个小动脉干血管舒张，静脉注射丙泊酚可扩张微血管。丙泊酚输注时可增加微血管间歇灌注或无灌流。丙泊酚麻醉可减少健康人毛细血管血流，微循环灌注显著下降，因而导致总体微循环血流量下降；另外，可能是诱导后依托咪酯和舒芬太尼共同作用高峰，两者的协同作用引起了血压下降。瑞芬太尼在降低血压的同时能直接抑制小肠系膜微循环，明显减少微循环血流。麻醉诱导后患者除 HR、BP、SpO_2 外，同时发现患者 TVD、PVD、PPV、MFI 明显下降（表 22-5 和表 22-6）。表明全麻诱导过程中除引起大循环血流动力学较大幅度的波动，还会导致微循环灌注显著下降，因而导致总体微循环血流量下降；提示诱导麻醉可显著影响患者微循环。

　　大量临床资料提示，高原地区胆囊术后出现高乳酸血症较多，这可能与高原地区生理状态下微循环改变有关。在生理状态下，高原地区微循环 TVD、PVD、PPV 较平原地区明显增加；在麻醉等病理生理状态下，微循环大量开放，机体可能需要更多的容量。临床上如果仅按大循环指标去观察组织的灌注，在高原地区可能是不合适的。高原地区麻醉诱导后可能需要更多的液体进行循环复苏。

表 22-5　麻醉诱导后与麻醉诱导补液后（生理盐水 500ml）的比较-1

组别	n	HR（次/分）	SpO_2（%）	MAP（mmHg）
麻醉诱导前	10	75.80±7.02	95.00±1.41	91.50±3.59
麻醉诱导后	10	115.80±7.92	89.90±1.72	80.70±4.94
麻醉诱导补液后	10	86.90±7.29	92.50±1.50	85.90±4.77

　　由表 22-5 可知，与麻醉诱导前 5 分钟时比较，麻醉诱导后 5 分钟和补液后即刻患者 HR 加快，SpO_2 和 MAP 下降（$P<0.05$）；与麻醉诱导后 5 分钟时比较，补液后即刻患者 HR 减慢，SpO_2 和 MAP 升高（$P<0.05$）。

表 22-6　麻醉诱导后与麻醉诱导补液后（生理盐水 500ml）的比较-2

组别	n	TVDsmall（mm/mm²）	PVDsmall（mm/mm²）	PPVsmall（%）	MFIsmall
麻醉诱导前	10	14.56±2.60	14.56±2.59	95.28±4.93	2.07±0.19
麻醉诱导后	10	11.47±2.36	9.91±2.50	90.33±2.82	1.55±0.27
麻醉诱导补液后	10	11.23±2.61	10.44±2.59	91.46±2.92	1.56±0.27

　　由表 22-6 可知，与麻醉诱导前 5 分钟时比较，麻醉诱导后 5 分钟和补液后即刻患者 TVD、PVD、PPV 和 MFI 降低（$P<0.05$）；与麻醉诱导后 5 分钟时比较，补液后即刻患者 TVD、PVD、PPV 和 MFI 差异无统计学意义（$P>0.05$）

　　高原地区胆囊择期手术麻醉前 20 分钟内预灌注 5ml/kg 仍不足以抵消麻醉和手术引起的微循环灌注不良，在较高纬度的高海拔地区由于气候干燥，同时由于患者术前禁止摄入水等，麻醉诱导后预补充量应在 7ml/kg 以上。从有限的资料和微循环的特征来看，随着海拔高度的增加，术前麻醉诱导后预补充量应适度增加，可能有助于减少术中及术后严重并发症，相关基础研究和临床观察亟待加强，以进一步明确高原麻醉时的生理与病理生理学改变。

（二）高原危重症患者易出现毛细血管渗漏综合征

毛细血管渗漏综合征（capillary leak syndrome，CLS）是由各种原因造成毛细血管内皮损伤、血管通透性增加，进而引起大量血浆蛋白渗透到组织间隙，从而造成全身组织间隙水肿，以低蛋白血症、低血容量性休克、急性肾缺血等临床表现构成的一组综合征。从高原肺水肿发病机制及临床表现来看，急性缺氧可致毛细血管通透性增加，易发生 CLS。从缺氧致微血管密度增加来看，发生在高原的 CLS 可能较平原严重，液体渗漏量较大。因此，发生在高原的 CLS 治疗更复杂。

（三）高原创伤性休克与微循环障碍

发生在高原地区（现场）的创伤性休克，既有严重创伤、感染应激等因素，更有低氧/缺氧的应激因素始终贯穿在休克的整个病理生理过程中，两者有叠加作用，疾病发生时症状重，治疗较为复杂。发生在高原现场的创伤性休克的人群有两类：一类是急进人群，在高原受到车祸、战伤等外界因素的打击，伴有急性缺氧因素的打击，易并发急性高原病（高原肺水肿、高原脑水肿），在受到严重打击后，临床症状重，治疗更加复杂；第二类是世居人群，在遭受外力因素打击后，本身因慢性缺氧导致的心肺功能、微循环等生理功能就不同于平原人群，在疾病状态下，其病理生理也完全不一致。对上述两类人群如果仍按平原人群治疗原则进行治疗，可能会带来一定的副作用。

1. 高原创伤性休克的定义

高原创伤性休克是指发生在高原，机体经过严重创伤打击后，以创伤作为应激原，引起的外周和中枢神经系统、内分泌系统及体液等的联动而发生的一系列生理、病理反应，机体出现显性或隐匿性休克。按血流动力学分类，高原创伤性休克主要为低血容量性休克，但根据应激程度、创伤部位、感染与否，可伴有分布性休克（神经源性休克、感染性休克）、心源性休克、梗阻性休克，严重时会发展至多器官功能衰竭。

2. 高原创伤后休克发病机制

（1）创伤后的损伤相关分子模式（图 22-2）：严重创伤后会出现多个器官的功能改变，从而激活机体一系列反应，包括凝血、炎症、内分泌和神经系统，各系统间相互作用，进一步加重缺血-再灌注损伤。失血及组织损伤部位都可以迅速激活炎症反应，组织可释放损伤相关分子模式（DAMP）。高原创伤性休克，低氧可为发病的始动环节，在高原，机体还未经历严重创伤打击，低氧就会对机体先造成第一次打击，尤其对急进高原及海拔>3000m 的患者，如果此时合并有呼吸道感染、高原肺水肿、高原脑水肿、消化道出血，机体再遭受严重创伤、大量失血等，休克的发生、发展较平原明显加重加快，治疗难度极大。这里不仅是指急进高原的患者，也包括世居高原的患者，尤其有慢性高原病患者，包括慢性肺动脉高压、高原心脏病、高原红细胞增多症患者等。

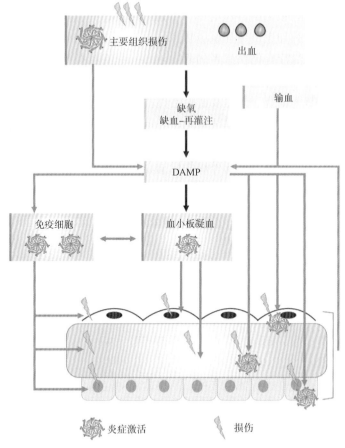

图 22-2　损伤相关分子模式

（2）高原创伤炎症反应与急性高原反应的叠加效应：急性重症高原病（severe acute mountain sickness，SAMS）是由急性缺氧为始动因素所导致的多个器官损害，缺氧可以作为一个独立的危险因素，缺氧既可作为休克发生的始动因素，也可作为疾病发生、发展的继发因素。高原缺氧和低张性缺氧所导致的 SAMS 与由创伤、感染、休克、缺氧等作为第一次打击因素导致的 SIRS 有着相同或相似的病理生理变化（见图 22-1）。缺氧和其他一些导致休克的因素共同加重了休克的发生和发展。同时，高原缺氧使得休克的治疗更加复杂和困难。

3. 基于微循环的高原创伤性休克治疗

创伤性休克的救治原则是有效补充失血量和失液量，进行损伤控制性复苏，在高原更应注意酸中毒、低体温和凝血紊乱（三者构成"死亡三角"）。在高原由于缺氧的复合打击，更易出现血管渗漏，容易发生组织和器官水肿，以下问题要引起高度重视。

（1）高原创伤后血管通透性增加：血管通透性增加是休克患者并发肺水肿的重要原因，高原缺氧本身就会加重血管通透性，加重肺水肿。因此，在液体复苏过程中要特别注意监测和观察各项指标。①休克引起微血管壁通透性增加的原因很多，大多与炎症有关，如感染、创伤、烧伤等。缺氧和酸中毒也是导致休克微血管壁通透性增加的原因。②休克时心血管功能受抑制，可能存在心脏收缩功能和舒张功能异常。③休克早期液体复苏可使心脏前负荷加重，心室舒张末期容积增加、压力增高，心房压及毛细血管流体静水压也相应随之升高，导致肺水肿加重。④血浆胶体渗透压降低也参与休克患者肺水肿的发生。

（2）液体复苏循环治疗是创伤患者的基本治疗：只有维持足够的循环容量，才能保证足够的氧输送，因此保持患者的循环容量是生命支持的基本保障。液体复苏循环治疗首先以满足恰当的容量负荷为前提，强心及血管活性药物只应该在确保恰当的容量负荷的前提下使用。组织灌注不足和细胞缺氧是休克的核心问题。循环通路的建立对于创伤失血性休克患者是至关重要的，因其通常出血量较大，应及早进行快速输血维持血容量，改善微循环灌注，保证主要脏器的氧供。首选外周静脉通路，有条件的情况下应尽早建立中心静脉通路，骨髓腔内血管通路是上述通路不能建立时的重要选择。液体治疗的最终目标是避免输液不足引起的隐匿性低血容量和组织低灌注，以及输液过多引起的心功能不全和外周组织水肿。

（3）维生素 C 和氧合高渗高胶液对高原失血性休克的治疗和改善微循环作用：氧自由基在高原失血性休克的发生中起重要作用，为探讨自由基清除剂的抗休克效果，我们观察了维生素 C 对高原失血性休克的治疗作用，同时还观察其对心泵功能、氧运送量、氧耗量、脂质过氧化物含量及动物的存活时间和存活率的影响。实验发现，高原失血性休克输注生理盐水后休克进一步加重，而滴注维生素 C 后心指数、左心室收缩压、dp/dt_{max}、氧运送量、氧耗量和 pH 明显增加，而脂质过氧化物（LPO）明显降低，存活时间明显延长（21.68 小时），提示维生素 C 有明显的抗休克作用。高渗盐液对高原失血性休克的治疗作用是肯定的，不仅能增加休克动物的平均动脉压和左心室收缩压，明显提高左心室 dp/dt_{max}，延长存活时间和提高存活率，对肺、肾损伤具有保护作用，并且能改善肾脏微循环灌注。为了更好地解决休克后严重的低氧血症，有学者研制了氧合高渗高胶液，并在高原现场实地观察了对高原失血性休克复苏的作用，证实氧合高渗高胶液能明显升高高原失血性休克动物的平均动脉压和心室内压，改善心泵功能和肺、肾功能，提高休克动物的存活时间和存活率，而无其他任何不良反应，其作用明显优于高渗盐液、维生素 C 和纳洛酮。氧合高渗高胶液还能明显降低休克动物血浆内皮素（ET）水平，维持 ET 与 NO 的平衡，说明氧合高渗高胶液输入后能不同程度地保护血管内皮细胞，影响 ET 和 NO 的释放。氧合高渗高胶液治疗还能明显纠正体内脂质过氧化损伤，恢复体内的抗氧化能力，促进休克复苏。因此，氧合高渗高胶液具有多重保护作用。

（四）高原低氧环境与烧伤

高原属于相对特殊的环境，在高原地区发生烧伤后又有其区别于平原地区的特点。

1. 高原缺氧环境与烧伤早期组织细胞的缺血缺氧损害

高原缺氧这一特殊的环境因素是高原医学的特点，无论是局部影响还是全身影响，高原缺氧的不利因素增加了在这一地区抢救烧伤患者的难度。烧伤后体液的大量渗出是烧伤早期最主要的病理生理特征，由于体液大量丧失，人体有效循环血量迅速下降，组织及细胞灌注不良，造成了严重的缺血缺氧性损害，而高原缺氧所致低氧血症将加重这种缺血缺氧性损害。聂兰军等报道的高原烧伤患者 PaO_2 变化，死亡患者明显偏低，伤后一直处于低氧血症状态，难以纠正。烧伤早期休克为低血容量休克，20 世纪 80 年代器官功能衰竭成为烧伤主要死亡原因，周围循环功能失常是高原 MODS 的首发表现。黄跃生等认为，临床上立即补液复苏的患者，也有一段时间处于休克状态，而早期复苏不佳或延迟复苏，均能发生严重氧自由基损害，促进了肠道细菌和内毒素移位，并发 MODS。因此，烧伤早期损害主要表现在低血容量、血液浓缩、低蛋白血症、低钠血症、代谢性酸中毒，在高原缺氧环境下尤为突出。严重缺血缺氧可导致大量血管活性物质、凝血活酶等释出，进一步使毛细血管扩张与通透性增加，血浆外渗，血液浓缩致血流缓慢、淤滞，使渗出增加，甚至可导致血管内凝血，促进微循环障碍，反过来加重组织缺氧，形成恶性循环。近来，有学者指出，烧伤后 5 分钟心输出量即下降，10 分钟即下降 50%，1 小时降至对照组的 1/3，而血容量仅降至 69%。显然，烧伤早期心输出量下降并非主要因为血容量不足，而心肌损害可能是其重要因素，是组织缺血缺氧的启动因素，在高原低氧环境下，上述损害更为突出。这种休克和心肌的直接损害产生的循环血量下降所致心输出量降低、血压下降及组织血流灌注不良、微循环变化与失血性休克基本相同。不同的是，烧伤后体液从毛细血管渗出至大量丧失有一个发展过程，由此为人体代偿和治疗创造了条件，赢得了时间。烧伤休克期的防治，根本的问题是改善血管通透性，减少和防止渗出；同时，及早进行补液治疗，迅速恢复血容量，改善组织血液灌注和缺血缺氧。

在高原低氧环境下，除及时、有效补液外，早期应注意使用疏通微循环的药物，保持持续性吸氧。烧伤后，体液丧失速度一般以伤后 6～8 小时为高峰，至伤后 18～24 小时速度减慢。烧伤面积越大，体液丧失速度越快，休克发生时间亦越早。因此，要争取时间，在休克未发生或未发展至严重阶段前，积极进行治疗，迅速补充血容量，增加心输出量，以改善组织血液灌注，休克多可被预防和纠正。

2. 高原地区缺氧环境与烧伤后肠源性感染

因早期休克的影响，多数器官因血液浓缩、微循环障碍而缺氧导致不同程度的损伤，肠道是烧伤早期血容量减少最先受累的器官之一，也是缺血-再灌注损伤早期重要的靶器官之一。大鼠高原烧伤后肠道病理变化证实，烧伤后 3 小时即发生肠黏膜器质性损害，而且呈进行性加重，至伤后 48～72 小时损伤仍在继续。烧伤后肠道血流量迅速下降，伤后 6 小时、24 小时、4 天和 7 天门静脉血流量分别下降至伤前的 25%、34%、67.3% 和 62.2%，肠黏膜细胞能量储备下降。由于高原的缺氧环境，肠黏膜损伤后缺氧状态在较短时间内改善不明显或极为缓慢，胃肠道应激性损害引起黏膜屏障结构受损而增殖修复受抑，导致肠道细菌和内毒素经肠黏膜侵入机体，并播散到肠系膜淋巴结、肝、脾、肺、肾与血液，造成多器官功能损害及全身严重感染。陈意生指出，低血压（30mmHg）30～60 分钟，肠道细菌可侵入肠系膜淋巴结，90 分钟后广泛侵入肝、脾及血液，低血容量时间与肠源性感染相关，并强调细菌内毒素可反馈性地引起肠黏膜通透性增加。高原地区缺氧环境多可加重休克的程度，如早期抗休克不及时或措施不当，则极易发生严重的肠源性感染，给治疗带来极大的困难。烧伤后肠动力减弱，肠内容物淤滞，肠道菌群出现变化。从肠梗阻的模型中观察到，24 小时肠道革兰氏阴性杆菌可增殖 1000 倍。细菌内毒素通过肠黏膜屏障移位至肠淋巴结、门静脉和腹腔，进一步与体内巨噬细胞作用，促使后者大量释放炎症介质，如 IL-1、IL-6、TNF-α 及花生四烯酸产物（如血栓素、前列腺素），同时促进神经介质的产生，刺激内分泌器官产生大量的皮质醇、儿茶酚胺和胰高血糖素等，从而导致急性发热反应。免疫功能下降，机体持续超高代谢，干扰肝脏正常蛋白质合成，诱导异常蛋白质产生，导致广泛的脏器损害。因此，有学者提出，肠道可能是 MODS 的始动器官，烧伤早期及时、合理、有效地补液以改善烧伤后肠道血液灌注，维持肠黏膜正常结构与功能，是预防肠源性感染的首要措施。

必须清醒地认识到烧伤早期特别是伴有重度休克者，多有肠源性感染，在高原地区，更容易发生，应采用针对肠道革兰氏阴性菌的有效抗生素，控制感染。口服双歧杆菌等生态制剂，维持肠道微生态。早期采用肠道营养能改善烧伤后肠道血液灌流，维持肠道正常结构与功能，减少肠道内毒素移位，降低肠源性超高代谢，效果明显优于静脉营养。

3. 高原缺氧环境与烧伤后凝血系统功能失常

血液是由高分子溶液与多种细胞构成的悬浮液，在人体生理流动介质中其物理性和流动性非常复杂，高原地区氧分压下降，机体对低氧刺激的反应最简单的方式就是增加循环内的红细胞数量，以增加携氧能力，弥补大气中的供氧不足，红细胞生成素分泌增多，刺激骨髓，促进红细胞生成。

由于大量的红细胞、血红蛋白和其他有形成分的产生，血液发生了"浓、黏、聚、凝"的物理改变：①血细胞比容和血浆中的大分子增加，血液黏滞性提高。②高海拔地区（5380m）健康人平均血浆蛋白较平原地区健康人增加48.5%，是导致血浆黏度增加的主要原因，血浆黏度对全血黏度影响很大，血浆黏度升高，全血黏度升高，血液黏滞性增大。③红细胞、血小板的表面电荷减少，细胞表面相互排斥力减小，则细胞聚集性增加，形成血栓的可能性增大。④纤维蛋白原增加或血小板聚集相对数量增多，亦可形成血栓。严重烧伤后，体液大量渗出，血液浓缩，加重红细胞聚集而导致血液淤滞，血流速度缓慢，造成微循环障碍。红细胞聚集越早，血液黏度越高，口径较小的毛细血管可形成塞流现象，导致血栓形成系数升高。而塞流又能明显降低血液流速，减慢了物质与气体交换频率，致使酸性产物不能很快运走，而酸性代谢产物增多，pH 下降，直接影响组织器官和细胞代谢水平，造成各器官功能性损害。这种损害在高原缺氧地区尤为突出。因此，高原地区严重烧伤，微循环障碍较平原地区严重得多，更容易发生出血性疾病，在抗休克的同时，疏通微循环，改善组织与细胞缺氧状态，是提高抢救成功率的重要措施之一。

4. 高原低氧环境与严重烧伤后吸入性损伤

吸入性损伤仍为目前烧伤死亡的主要原因之一，也是导致 MODS 的首发和/或始动因素，缺乏直接并富有成效的治疗措施，成为当前治疗烧伤的难点。吸入性损伤早期，肺血管收缩引起肺动脉高压，造成血管通透性增高而导致肺水肿，影响气体交换；同时，肺血管收缩又造成局部缺氧，从而加剧了局部组织中糖的无氧酵解过程，乳酸等产物大量积聚，进一步影响气体交换。这种通气功能障碍若不能及时纠正，可导致肺泡弥散障碍和肺通气血流比例失调，引起肺部微循环障碍，最终导致 ARDS。杨宗诚等认为，引起肺水肿的主要因素有以下几个方面：①肺泡上皮和肺毛细血管内皮解剖和功能完整性受损；②血管和间质的静脉压和胶体渗透压变化；③弹性组织失衡；④淋巴回流失代偿。

高原肺水肿本身就是高原地区最常见、最凶险的疾病之一，高原低氧环境大大加重了烧伤患者的缺氧状态，如果再伴吸入性因素，低氧血症更明显，易加重肺损伤，发生

ARDS 等。

5. 高原低氧环境下烧伤创面感染

感染是大面积烧伤患者主要的死亡原因,在高原地区亦是如此。众多学者认为,感染是 MODS 最常见的启动因素。烧伤创面的坏死组织和含有大量蛋白质的渗出液是细菌良好的培养基,细菌一旦在创面定植(最早在伤后 6~8 小时开始)即迅速繁殖,并可向深部或四周蔓延,可引起脓毒症。创面加深或向创面深部健康组织侵袭形成创面脓毒症,如将被侵袭的组织进行细菌定量培养,每克组织菌量经常 $>10^5$ CFU(平均为 10^7 CFU,范围为 10^6~10^8 CFU)。目前对深度烧伤焦痂下组织的细菌定量与组织学检查已成为临床诊断的一项有意义的措施。细菌超过 10^5 CFU 时,可出现明显的全身感染症状,大面积烧伤创面的侵袭性感染经常是形成 MODS 发病中第二次打击的元凶。

高海拔气候的另一特点是干燥,这种高原干燥寒冷气候对烧伤创面有明显影响,创面细菌和真菌的感染及检出率与内地潮湿环境相比明显要低,这是有利于烧伤治疗的因素。但早期迅速切除坏死组织、覆盖创面同样重要,因为无论是细菌内毒素或外毒素均可刺激各种炎症细胞大量合成并释放炎症介质和一系列细胞因子,进一步活化业已被预激的炎症细胞,从而使全身炎症反应处于失控状态,最终发展成 MODS。烧伤早期一次性大面积切痂,清除焦痂及痂下水肿液中的炎症介质及内毒素,然后给予创面良好的覆盖,使开放伤变为闭合伤是治疗烧伤创面感染最有效的方法。不少学者指出,烧伤早期即在所谓的休克期,施行广泛的切除焦痂手术并不加重应激反应,反而明显降低了血中炎症介质含量,保护血管内皮细胞功能,减少患者血浆炎症介质及内毒素含量,有效地维护内脏功能,降低全身感染与内脏并发症的发生率,提高治愈率。

(五)基于病理生理学导向的高原 ARDS 治疗

由于高原急慢性缺氧导致的诸多生理或疾病的影响,如 HAPC、肺动脉高压(pulmonary arterial high pressure,PAHP)等,发生在高原的 ARDS 与平原 ARDS 在诊断标准、发病机制、病理生理、临床治疗等方面有许多不同,如果高原 ARDS 仍完全遵循平原 ARDS 的治疗方法,可能会造成明显的治疗再损伤。

1. 高原急慢性缺氧肺动脉高压

(1)高原急性缺氧性肺动脉高压:机体快速进入高原后,尤其进入海拔大于 3000m 的高原后,随着海拔高度的升高,大气压明显降低,大气环境氧分压($PamO_2$)降低,从吸入气氧分压到肺泡、动脉血、组织、静脉血氧的传递明显降低,并且随着海拔升高,其氧张力明显降低,对机体的影响是全身性的和多方面的。首先表现为气体交换障碍,由于大气压降低致肺泡气中氧分压下降,肺泡和毛细血管之间的氧分压差减少,从而减少氧通过肺泡毛细血管的弥散速率;低氧性通气反应(hypoxic ventilatory response,HVR)增强,易出现低二氧化碳和呼吸性碱中毒;因低氧致交感神经系统兴奋,易致心率增快、血压升高、心输出量增加,随着心输出量的增加,会导致肺动脉压升高,这种改变在海拔 4000m 以上可持续数周;易出现缺氧性肺血管收缩(hypoxic pulmonary vasoconstriction,HPV),导致缺氧性肺动脉高压(hypoxic pulmonary hypertension,HPH),同时由于血液成分的改变，致微小血管栓塞等，加重肺动脉高压（图 22-3）。

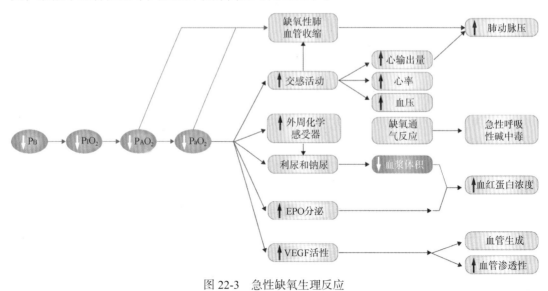

图 22-3 急性缺氧生理反应

注：PB. 大气压；PIO₂. 吸入气氧分压；PAO₂. 肺泡氧分压；PaO₂. 动脉血氧分压

（2）高原慢性低氧性肺动脉高压：慢性缺氧（持续性缺氧或间断性缺氧）可致肺动脉压长期维持于高水平，称之为缺氧性肺动脉高压。1944 年，Kerwin 利用 X 线检查，测量 273 名居住在 3350～5000m 高原男子的心脏，发现其横径增大 11.5%。对生活于高原的动物（豚鼠、家兔、犬、羊、猪等）进行观察发现，其右心室重量比平原相应动物重约 25%。这些观察结果都直接或间接地说明长期生活于高原低氧环境的人，可发生缺氧性肺动脉高压。缺氧可引起肺血管收缩，血流阻力增大，从而引起肺动脉高压。不论是肺泡气氧分压下降，还是肺动脉或肺静脉血氧分压降低均可引起肺血管收缩，而以肺泡气氧分压降低引起的肺血管收缩效果最为明显。肺血管收缩的部位主要发生在肺毛细血管之前，发生在肺动脉，尤其是中小动脉。长时间持续缺氧或间断缺氧，均可使肺动脉压长期维持于较高水平。较为持久的肺动脉高压还伴有肺血管壁的结构改建。肺血管壁发生结构改建时，血管壁增厚，管腔狭窄，导致肺动脉压进一步升高。在缺氧性肺动脉高压形成的早期阶段，肺血管收缩是主要因素，其后，肺血管壁结构改建也参与其中。

2. 高原 ARDS 的特殊改变

高原低压低氧是高原 ARDS 发病的主要危险因素之一。导致 ARDS 的常见危险因素为肺部感染、误吸、肺外伤及全身性感染，严重感染时 ARDS 发病率可高达 25%～50%，严重误吸 ARDS 发病率也可达 9%～26%。若同时具有两种或三种危险因素，ARDS 发病率显著升高。高原ARDS 的病因，除与上述因素有关外，高原低压低氧可能是高原 ARDS 发病的主要诱因之一。从临床特征和病理改变可进行佐证。

（1）临床特征：HAPE 继发 ARDS 就可佐证低氧可能是高原 ARDS 的主要诱因之一。HAPE 一般是发生在急进高原＞3000m 时的一种特殊的肺水肿，严重时可继发 ARDS。Zimmerman 曾报告 2 例 HAPE 继发 ARDS，甚为典型。一例为 26 岁男性，5 年前曾有过一次 HAPE 史，再次自海拔 600m 抵达 2900m 后发病，出现严重肺水肿，急转至低海拔

（1400m），病情反而恶化，出现发热、循环功能不全、严重低氧血症，PaO$_2$ 仅 29mmHg，X 线胸片示双肺广泛水肿，实验室检查确定为继发 ARDS，这是一例典型的由低氧诱发的 ARDS；另一例为 43 岁男性，在海拔 3650m 发病，诊断为 HAPE，出现进行性呼吸困难，双肺弥漫湿啰音，胸片示斑片状肺泡性浸润，实验室检查证实已发展为 ARDS。2 例患者均经呼吸机支持，给予 PEEP 通气而治愈。此后马四清等报告了 8 例在青藏铁路建设期间出现 HAPE 继发 ARDS，经过积极治疗，全部存活。

（2）病理特征：弥漫性肺泡损伤（diffuse alveolar damage，DAD）是 ARDS 的特征性病理改变，是 ARDS 的病理诊断依据。DAD 的主要病变是肺泡透明膜形成（富含蛋白的肺泡和间质水肿）。HAPE 继发 ARDS 时，病理改变主要也是肺泡透明膜形成，引起气体弥散障碍，造成严重的低氧血症和呼吸窘迫。邹恂达等报告 2 例，一例为初入型 HAPE，另一例为再入型 HAPE，2 例都合并 HACE，因治疗无效死亡。尸检均见双肺高度充血水肿，肺泡腔内有大量蛋白及透明膜形成，2 例脑均呈实质性水肿，1 例有散在点状出血。北京阜外医院报告 1 例 HAPE，因严重呼吸衰竭而死亡，尸检证实并发间质性肺炎而发展为 ARDS。从以上病理表现来看，HAPE 继发 ARDS 时的病理表现与平原 ARDS 是一致的，再一次佐证高原低氧可诱发 ARDS。为此，我国高原病著名学者吴天一院士提出，在 ARDS 危险因素中，应将高原低氧作为一种重要危险因素，以引起高原学者们广泛重视。严重低氧血症既是 ARDS 的诱发因素，也是加重因素，正因为高原严重低氧的打击，发生在高原的 ARDS 临床症状较平原严重，治疗更为棘手。

（3）高原 ARDS 诊断标准的特殊性：随着海拔高度的上升，高原大气中的氧分压逐渐降低，致肺泡气中氧分压降低，正常人体动脉血氧分压较平原明显降低，氧合指数随之下降。因此，ARDS 柏林标准显然不适合高原地区，如果仍按此标准诊断高原 ARDS，可能在高原 ARDS 严重度分层方面会出现假阳性。但是，这种因海拔变化造成的巨大差异并未引起高原重症医生的高度重视，导致高原 ARDS 的救治成活率仍然较低。临床上应当采用校正的氧合指数，便于与平原地区进行同质化比较，从而避免高原 ARDS 的诊断误差。校正方法为：在标准大气条件下海平面的气压为 760mmHg，随着海拔升高，大气压逐渐下降，海拔每升高 12m，大气压下降 1mmHg，校正氧合指数=760/实际海拔×实际测得的氧合指数。

（4）高原 ARDS 病理及病理生理的特殊性：肺泡大量塌陷是 ARDS 病理生理改变的基础，主要表现为肺容积明显减少，肺顺应性降低和肺通气血流比例失调。高原 ARDS 除具备上述病理生理特征外，还有以下特殊性：

1）肺毛细血管通透性明显增加：高原低氧，血管内皮细胞生长因子（VEGF）表达增加，红细胞增多，血液黏滞度增高，致毛细血管明显增生，这在前期的研究均明确证实。在此基础上，机体在遭受严重缺氧、创伤、感染等因素打击后，机体内大量炎症介质（如 IL-1、TNF-α、前列腺素 E$_2$ 等）释放，对肺毛细血管及肺组织造成直接损害，使肺毛细血管通透性增加，加之毛细血管大量增生，血管内液体渗漏较平原增加明显，出现毛细血管渗漏综合征，主要表现为肺水肿、脑水肿、低血容量性休克及急性肾损伤等，这是高原 ARDS 的一个显著的病理生理特征。

2）肺动脉高压：高原低氧常常导致生理性肺动脉高压。缺氧可引起肺血管收缩，血流阻力增大，从而引起肺动脉压升高。长时间持续缺氧或间断缺氧，均可使肺动脉压长期维持于较高水平。较为持久的肺动脉高压还伴有肺血管壁的结构重建。血管壁发生结构改建时，血管壁增厚、管腔狭窄，导致肺动脉压进一步升高。高原 ARDS 患者也常合并肺动脉高压。高原 ARDS 时，严重的低氧血症、肺泡塌陷、肺容积减少或局部肺过度膨胀可导致肺泡外血管压迫或肺泡血管压迫，使总的肺血管阻力（pulmonary vascular resistance，PVR）增加；同时，机体内 NO 生成减少和缩血管物质大量生成和释放引起的肺动脉痉挛、血栓栓塞均加剧肺动脉高压。高原重症患者在生理性肺动脉高压基础上发生 ARDS 时，肺动脉压增高更为严重（生理性肺动脉高压与病理性肺动脉高压叠加），这就是高原 ARDS 病情严重的主要原因之一。

3）高原 ARDS 时机体右心功能的损害更为严重：高原 ARDS 时，过高的肺动脉高压会加重右心后负荷，进一步损伤右心功能，最终导致右心衰。在 ARDS 的多项研究显示，20%～25%的 ARDS 患者合并急性肺心病（acute cor pulmonale，ACP），出现严重的右心功能损害。急性右心功能损害一方面使左心前负荷减少，同时右心的容积或压力升高均通过室间隔传递给左心，从而影响左心射血，出现左心功能障碍，进一步发展可导致全心功能损害。这些病理生理的特殊改变，直接影响着高原 ARDS 的治疗策略。

（5）高原 ARDS 治疗的特殊性：高原 ARDS 病理生理改变的特殊性，决定了其治疗策略。

1）积极纠正低氧血症：严重低氧血症是加剧高原 ARDS 的主要诱因，因此在治疗感染、创伤、休克等原发病因的基础上，应积极纠正低氧血症，根据低氧血症严重程度，依次采用面罩吸氧、经鼻高流量湿化吸氧、无创通气及有创通气。研究显示，对于轻度 ARDS 患者，无创通气成功率可达 70%，经鼻面罩进行的正压通气（NPPV）可明显改善轻度 ARDS 患者的氧合，有可能降低气管插管率，有改善患者预后趋势。机械通气的核心是给予机体呼气末正压通气，以利于塌陷的肺泡复张，减轻肺间质和肺泡水肿，增加机体氧合。

2）肺保护性通气策略：机械通气是 ARDS 最基本和最有效的支持手段，但机械通气是一把双刃剑，应用不当会对机体造成明显的损伤，因此，在机械通气中，应强调肺保护性通气策略。①依据高原 ARDS 病理生理，合理设置潮气量及呼气末正压（PEEP）、小潮气量并限制气道平台压：小潮气量通气是 ARDS 肺保护性通气策略的重要措施，也是预防 ARDS 发生的手段。2000 年的 ARDSnet 研究显示，小潮气量通气可降低 ARDS 患者病死率，明显改变了临床医生的临床行为。实施小潮气量通气的同时，需要限制平台压在 $28cmH_2O$ 以下，以减少肺损伤。最近的研究显示，限制驱动压在 $15cmH_2O$ 以下可明显改善患者预后。小潮气量通气不仅能明显降低气道平均压，控制平台压，过高的气道正压通气，造成肺泡塌陷与过度膨胀，导致肺泡毛细血管和肺泡间毛细血管阻力增大，加重肺动脉高压，造成右心功能损害，这在高原生理性肺动脉高压 ARDS 患者尤为重要。②选择合适的 PEEP：PEEP 能够维持复张后肺泡开放，改善肺顺应性，由于 ARDS 肺部病变的不均一性，不适当的 PEEP 通气会致肺泡塌陷或肺泡过度膨胀，均导致肺毛细血管压力改变，增加肺动脉压，增加右心室负荷，引起 ARDS 患者右室流出道阻力增加。Suter 等从最佳顺应性等角度考虑，认为能使 PaO_2/FiO_2 值最佳而不降低呼吸系统顺应性甚或能改善顺应性的 PEEP，可能即为最佳 PEEP，其值接近 7～$8cmH_2O$，此时 PEEP 可在肺复张和过度膨胀之间取得较好的平衡,改善肺复张,且不损害右心功能。③俯卧位通气:ARDS 患者,肺血管阻力升高,肺动脉高压,不适当的机械通气模式及条件又会加重肺动脉高压,对本身已存在肺动脉高压的患者,更是雪上加霜,过高的肺动脉高压导致右心及左心功能损害,加重肺损伤,加重肺水肿,在临床治疗中,要解决这一难题,以上目标之间可能存在矛盾,采取俯卧位可能为最有效的措施。俯卧位通气是重症 ARDS 肺保护及肺复张的重要手段,是经典复张的延伸和补充,也能明显改善肺部的分泌物引流。俯卧位通过体位改变,改善肺组织压力梯度,明显减少背侧肺泡的过度膨胀和肺泡反复塌陷-复张,改善局部肺顺应性和肺均一性,改善氧合,并可减少肺复张的压力、PEEP 水平,降低应力和应变,避免和减轻呼吸机相关性肺损伤(VILI)。俯卧位可减轻肺部炎症,甚至全身炎症反应,从而改善细胞因子释放导致的心功能损害。同时,俯卧位通气可使肺通气更均匀,改善氧合,降低 CO_2,降低驱动压等方式,纠正右心衰。

因此,对于极为严重的 ARDS 患者,机械通气 24～48 小时后氧合指数仍低于 100mmHg 并严重 ACP 患者,右心室保护性通气策略必须联合俯卧位通气,以增加肺顺应性、降低平台压和 $PaCO_2$ 水平,促进氧合改善,从而有利于保护右心室功能。高原 ARDS 存在明显的肺动脉高压,更应早期实施俯卧位通气,从而减轻肺损伤、保护心功能。

3)高原 ARDS 机械通气,更应关注右心保护:高原 ARDS 特征主要为肺动脉高压,正压通气时跨肺压及肺的膨胀压增加,可对肺泡毛细血管产生挤压,导致 PVR 升高,进而增加右心后负荷,甚至可出现急性肺动脉高压及右心室功能障碍,这在本身存在生理性肺动脉高压患者尤为关键,不恰当的机械通气条件会进一步加重肺动脉高压,海拔越高,这种现象越明显。因此,应针对不同海拔高度或基础肺动脉高压状况及右心功能状态实施通气策略。该策略主要包括三个要素:通过限制平台压和驱动压降低肺应力,改善氧合以逆转缺氧性肺血管收缩,减轻高碳酸血症。①降低肺应力:机械通气导致的肺应力,取决于 PEEP、潮气量及肺的顺应性。任何通气模式对 PVR 的影响,都可能与 PEEP 和平台压相关。应调整潮气量及 PEEP 以保持平台压$<27cmH_2O$ 及驱动压$<15cmH_2O$,降低潮气量可以降低肺应力。所以小潮气量通气,尤其以跨肺压导向的小潮气量设置可能更为合理。Jardin 等研究显示,当 PEEP 增加至 $10cmH_2O$ 以上时,则会出现与右心室收缩期超负荷相关的心输出量下降、平均动脉血压降低及左心室扩张度变小。PEEP 值越高,右心室后负荷增加越明显,右心室射血就越少。②改善低氧性肺血管收缩:低氧可引起肺血管收缩,导致肺血管重塑,即非肌化肺小动脉及远端动脉发生肌化,引起肺动脉高压及右心室功能障碍。Marshall 等研究显示,吸入 FiO_2 100%时,ARDS 时的缺氧性肺血管收缩迅速缓解,肺动脉压可从峰值下降 10%～15%。因此,纠正低氧血症,改善缺氧性肺血管收缩是 ARDS 治疗不可或缺的部分。③减轻高碳酸血症:高碳酸血症通过诱导肺循环血管收缩可引起右心室功能障碍。ARDS 患者中,高碳酸血症一方面来自疾病本身,另一方面来自机械通气参数设置。在 ARDS 治疗过程中应保持 $PaCO_2<48mmHg$,即允许性高碳酸血症。ARDS 患者由于缺氧等常出现呼吸窘迫,过快的通气频率可能诱导内源性 PEEP 和动态的过度膨胀,从而不利于 CO_2 的清除并损害右心功能。所以,对于重症 ARDS 患者,机械通气时,不应保留自主呼吸,避免人机对抗对肺循环及右心室功能所导致的损害,并应注意监测总 PEEP。

4)高原 ARDS 液体复苏的特殊性:高原 ARDS 患者往往在早期存在容量不足,因此在 ARDS 早期液体复苏就非常必要。但是，高原 ARDS 存在明显的肺动脉高压、右心增大、右心功能继发性损害，甚至出现高原性心脏病，右心室顺应性很低。右心在生理情况下通常处于无张力阶段，称为"布口袋"期，此期右心主要通过形状的变化，将静脉回流的血液泵入肺动脉，增加心输出量，但舒张末期压力并不会出现变化，中心静脉压（central venous pressure，CVP）也不发生改变，急进高原或长期生活在高原地区的个体，这种生理性的"布口袋"期物理形状被损害。此时给予正向液体复苏，心输出量可继续增加，但右心室舒张末期压力增加的幅度较平原地区明显增高，右心室室壁很快进入高张力阶段，CVP 可明显升高；此阶段增大的右心室使室间隔左移，导致左心舒张末压力增高，引起心输出量下降，称之为"恃弱凌强"期。因此，在容量管理过程中，正确判断患者处于何种张力状态，是决定容量治疗的关键；有效而恰当的容量管理会使右心室处于"布口袋"期，维持良好的右心输出，而不恰当的容量管理会使右心室进入"恃弱凌强"期，这时只有通过液体负平衡的反向液体复苏才能改变右心高张力状态，从而增加左心输出量。高原心脏泵功能明显下降，加上组织细胞氧代谢障碍、毛细血管通透性增加等多重复杂因素，非常容易出现急性心力衰竭、肺水肿，补液的窗口期非常狭窄，容量耐受区间变窄，不恰当的液体复苏容易导致或加重肺水肿，越来越多的研究证实容量失衡会影响患者的预后。因此，高原 ARDS 患者的液体管理非常重要，应早期进行血流动力学监测。早期应用 PICCO 血流动力学监测，可评判有效血容量、血管外肺水量及肺毛细血管通透性。血容量不足会加重全身器官组织灌注不足，过量扩容会直接加重肺水肿，加重低氧血症等。高原重症科医生应有扎实的血流动力学功底，只有这样才能实现高原 ARDS 的容量安全管理。

总之，随着对高原人体生理学的深入研究，临床医生对高原 ARDS 的病理生理深入理解，对高原 ARDS 从病因、诊断、呼吸循环功能精准评估、保护器官功能等多方面进行综合分析并系统管理，建立适合高原地区的重症医学救治模式，定会提高对高原 ARDS 的治疗水平。

（马四清 何宗钊）

参 考 文 献

管向东，于凯江，陈德昌，等. 2019. 重症医学. 北京：中华医学电子音像出版社

马四清，吴天一，张雪峰. 2014. 急性重症高原病与多器官功能障碍综合征. 北京：人民卫生出版社

潘纯，杨毅. 2016. 机械通气：血流动力学治疗的手段. 中华重症医学电子杂志，2（2）：81-85

石钟山，马四清，陈强. 2013. 早期机械通气治疗对急性高原肺水肿继发急性呼吸窘迫综合征患者氧合及血流动力学的影响. 中华危重病急救医学，25（6）：78-82

吴天一. 2001. 高原肺水肿与急性呼吸窘迫综合征. 高原医学杂志，11（2）：62-66

于凯江，管向东. 重症医学. 2017. 北京：人民卫生出版社

Amato MB，Meade MO，Slutsky AS，et al. 2015. Driving pressure and survival in the acute respiratory distress syndrome. N Engl J Med，372（8）：747-755

Benumof JL. 1979. Mechanism of decreased blood flow to atelectatic lung. Tex Rep Bio Med，39：231-233

Bouferrache K，Vieillard-Baron A. 2011. Acute respiratory distress syndrome，mechanical ventilation，and right ventricular function. Curr Opin Crit Care，17（1）：30-35

Fergusou ND，Fan E，Camporota L，et al. 2012. The Berlin definition of ARDS：an expanded rationale，justification，and supplementary material. Intensive Care Med, 38（10）: 1573-1582

Iribarren C, Jacobs DR, Sidney S, et al. 2000. Cigarette smoking, alcohol consumption, and risk of ARDS: a 15-year cohort study in a managed care setting. Chest, 117（1）: 163-168

Jardin F, Farcot JC, Boisante L, et al. 1981. Influence of positive end-expiratory pressure on left ventricular performance. N Engl Med, 304（7）: 387-392

Lheritier G, Legras A, Caille A, et al. 2013. Prevalence and prognostic value of acute cor pulmonale and patent foramen ovale in ventilated patients with early acute respiratory distress syndrome: a multicenter study. Intensive Care Med, 39（10）: 1734-1742

Ma SQ, Wu TY, Chen Q, et al. 2013. Acute respiratory distress syndrome secondary to high-altitude pulmonary edema: A diagnostic study. J Med Lab Diagn, 28（4）: 1-7

MA SQ, Peng SH, HE ZZ, et al. 2016. Change of microcirculation in healthy volunteers and patients with septic shock in Xining. Chin J Appl Physiol, 32（6）: 533-539

Marshall BE, Hanson CW, Frasch F, et al. 1994. Role of hypoxic pulmonary vasoconstriction in pulmonary gas exchange and blood flow distribution. Intensive Care Med, 20（5）: 379-389

Paternot A, Repessé X, Vieillard-Baron A. 2016. Rationale and description of right ventricle-protective ventilation in ARDS. Respir Care, 61（10）: 1391-1396

Price LC, Mcauley DF, Marino PS, et al. 2012. Pathophysiology of pulmonary hypertension in acute lung injury. Am J Physiol Lung Cell Mol Physiol, 302（9）: L803-815

Ranieri VM, Rubenfeld GD, Thompson BT, et al. 2012. Acute respiratory distress syndrome: the Berlin definition. JAMA, 307（23）: 2526-2533

Schmit JM, Vieillard-Baron A, Augarde R, et al. 2001. Positive end-expiratory pressure titration in acute respiratory distress syndrome patients: impact on right ventricular outflow impedance evaluated by pulmonary artery Doppler flow velocity measurements. Crit Care Med, 29（6）: 1154-1158

Suter PM, Fairley B, Isenberg MD. 1975. Optimum end-expiratory air pressure in patients with acute pulmonary failure. N Engl Med, 292（6）: 284-289

Sweency RM, McAuley DF. 2016. Acute respiratory distress syndrome. Lancet, 388（10058）: 2416-2430

Tabuchi A, Nickles HT, Kim M, et al. 2016. Acute lung cause asynchronous alveolar ventilation that can be corrected by individual sighs. Am J Respir Crit Care Med, 193（4）: 396-406

Vieillard-Baron A, Price LC, Matthay MA. 2013. Acute cor pulmonale in ARDS. Intensive Care Med, 39（10）: 1836-1838

Vieillard-Baron A, Rabiller A, Chergui K, et al. 2005. Prone position improves mechanics and alveolar ventilation in acute respiratory distress syndrome. Intensive Care Med, 31（2）: 220-226

Villar J, Sulemanji D, Kacmarek RM. 2014. The acute respiratory distress syndrome: incidence and mortality, has it changed. Curr Opin Crit Care, 20（1）: 3-9

Zhan Q, Sun B, Liang L, et al. 2012. Early use of noninvasive positive pressure ventilation for acute lung injury: a multicenter randomized controlled trial. Crit Care Med, 40（2）: 455-460

(R—9216.01)

www.sciencep.com

科学出版社 医药卫生出版分社
E-mail:med-prof@mail.sciencep.com
电话:010-64034596(投稿) 64019242(购书)

科学出版社互联网入口

本书在线资源获取

ISBN 978-7-03-068771-5

9 787030 687715 >

定 价:238.00元